U0397633

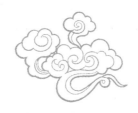

黄帝内经学术发展史略

主　编　王庆其

上海科学技术出版社

内 容 提 要

《黄帝内经》作为中医学最早的经典著作，奠定了中医学理论基础，在不同历史时期的政治形势、社会背景、文化思想、科学技术发展等众多因素的影响下，具有鲜明的时代特征，经后世医家不断的探索、实践和创新，中医学术思想和临床经验得到持续的传承与发展。

本书从中医学术发展史的角度对《黄帝内经》自秦汉至清代前期的学术发展历程进行梳理、分析、研究和反思，从哲学思想、基础医学、临床医学方面研究后世医家对《黄帝内经》理论的阐释、发挥及运用，展示了《黄帝内经》理论在后世的传承、变化与发展，探讨中医学术发展的规律，从而启迪当今学术研究。

本书可供中医院校师生、中医学理论研究及临床工作者参考。

图书在版编目（CIP）数据

黄帝内经学术发展史略 / 王庆其主编. -- 上海：上海科学技术出版社，2022.9
ISBN 978-7-5478-5806-6

Ⅰ. ①黄… Ⅱ. ①王… Ⅲ. ①《内经》—研究 Ⅳ. ①R221.09

中国版本图书馆CIP数据核字（2022）第150437号

本书出版受教育部医史文献重点学科（培育）建设项目、教育部首批虚拟教研室《内经课程虚拟教研室》项目、国家中医药管理局内经重点学科建设项目、上海市教委高峰高原学科《中医药科技发展与社会文化》项目（编号：A1 - ul5190402）、上海中医药大学科学技术发展基金项目等课题支持。

黄帝内经学术发展史略

主编　王庆其

上海世纪出版（集团）有限公司
上海 科 学 技 术 出 版 社 出版、发行
（上海市闵行区号景路 159 弄 A 座 9F - 10F）
邮政编码 201101　　www. sstp. cn
上海雅昌艺术印刷有限公司印刷
开本 787×1092　1/16　印张 25.5
字数 500 千字
2022 年 9 月第 1 版　2022 年 9 月第 1 次印刷
ISBN 978 - 7 - 5478 - 5806 - 6/R · 2568
定价：198.00 元

编委会名单

主　编

王庆其

副主编

李海燕　姚　怡

筹　划

陈　晓　邹纯朴

严　序

王庆其教授是上海中医药大学博士生导师、终身教授、上海市名中医、国家中医药管理局内经重点学科学术带头人。20世纪80年代初，作为中国中医研究院方药中教授的研究生，毕业后即来到我校内经教研室工作，凡40余年。他在《黄帝内经》领域中沉潜研索，优游涵泳，钩玄探赜，矢志不移，学术日臻精深，成为全国不可多得、出类拔萃的内经学专家之一。日前，我收到他最近完稿、将付梓的又一本力作《黄帝内经学术发展史略》，颇感惊喜。这已是他一生中第27本有关《黄帝内经》研究的学术著作了。

在前26本著作中，涉及《黄帝内经》诸多领域的研究，有文献整理和研究，包括释义、辞典、导读、文献集成等12种，有本科及研究生国家规划统编教材5种，有心悟及讲稿2种，有文化专题研究2种，有《内经临床学》研究5种，等等。特别引人瞩目的是，他突破了把《黄帝内经》作为单纯中医理论书籍的桎梏，历时10多年，以其睿智慧眼开启了对《黄帝内经》临床病证的研究，并以《内经临床医学》这一命题出版了专著，拓展了《黄帝内经》的研究领域，获得了学术界的高度评价。由此可见，无论在深度还是广度方面，都足以征信王庆其教授是一位殚精研究、锲而不舍的学者。

近几年，面对当前中医药事业的发展，他又强烈地意识到《黄帝内经》作为中医学理论和临床的经典和体系，揭示其学术发生和发展的轨迹和规律，必将对未来中医学术守正创新的发展思路和模式具有重要借鉴和启迪作用。几经寒暑，穷索冥搜，钩玄稽沉，辛耕不辍，《黄帝内经学术发展史略》卷帙终成，功莫大焉。皇皇巨著，先睹为快，弋获良多，深感其特点显明。

首先，该书开宗明义地总结了《黄帝内经》或者说是中医学的核心理念，这是关键之举。所谓核心就是处于中心位置，对相关联的事和物的起点和发生，内涵的形成和外延的拓展起到规定的及决定性影响的因素。中医学的理论和临床体系也一定具有核心理念，并围绕着核心理念，像水波那样，围绕着中心在不断拓展中，不断完善自身的体系。我们今天研究《黄帝内经》学术发展史，不能离开核心理念去探讨。王庆其教授把《黄帝内经》的核心理念归结为天人相参的人本思想，并由此出发提出与之相关的基本要素，包括形神合一的整体观和生命观；基于"气化"的生命过程；基于亢害承制的生命和谐状态。我以为王庆其教授的论述是中肯的，也是颇有见地的。纵然，对《黄帝内经》的核心理念如何表达，还存在仁者见仁智者见智的不同，但是相信通过研究，一定会越来越明确，越来越趋于统一，这对我们研究中医学体系是十分重要之举。

其二，该书令我注目的是把《黄帝内经》在漫长的2 000多年过程中的学术发展与历朝历代的社会政治、经济、技术及思想文化背景结合起来进行观察、分析和研究，体现了学术发展研究过程对历史的尊重。以两宋时期为例，宋朝廷重视医学及文学、药局和校正医书局的设立，宋金对峙的政治局面、理学的出现和盛行、对外贸易的鼎盛、活字印刷术的发明，隋唐时期在临床医学总结的基础上对宋代中医理论升华的需求，等等，都从不同方面影响着中医学术发展，才铸就了两宋时期中医学的辉煌成就。显然把学术发展与时代特点结合起来研究，有利于发现和总结学术发展规律和特点，同时也给中医的文化特质赋予了时代特征，这正是学术发展史追求的任务。读了书稿的史略总论，深感医论昭晖，切中肯綮，颇受教益。

其三，该书的"史略各论"，对于《黄帝内经》主要的学术思想和学术观点，从哲学思想、基础医学、临床医学三大部分进行概括和覆盖，并结合秦汉以来历朝历代著名医家的经验积累及理论阐发和创新，纵向梳理了《黄帝内经》学术发展的脉络和进程。王庆其教授从2 000多年来有案可查的医家中爬罗剔抉、旁搜远绍，挖掘了82位对《黄帝内经》学术有重要贡献的名医大家，分门别类、系统地进行了总结，给中医学界清晰地展示了历代医家对《黄帝内经》学术的继承、创新和发展，使《黄帝内经》在原有的基础上获得今日的辉煌。由此，联想到当今在中医继承性人才培养中，提出"学经典、跟名师、做临床"的指导方针，而不顾及历代名医名家的临床经验积累和学术理论创新对中医学子成才的重要作用，不能说不是个缺憾。我认为应该充分认识到，如果不重视历代医家对中医学术发展的贡献，就无法全面认识和正确把握今日的中医学。王庆其教授在书稿中能充分重视历代医家对《黄帝内经》学术发展的重要地位和作用，诚卓识也，感佩不已。

有道是芝兰有根，醴泉有源。王庆其教授成就是书，其论之迂阔，理之精深，充分显示了他深厚的学术积淀和广阔的学术视野，以及他学而不倦、锲而不舍、着意创新的精神。我为他取得的学术成就感到由衷的高兴。然而，读后虽感收获颇丰，但回味起来又觉得尚未尽意。该书所论主要是《黄帝内经》传世以后的学术发展，而对于《黄帝内经》自身是为何从先秦时期的文化和科技成就中脱颖而出，形成为人类最早的医学理论体系之一的过程，尚未展开探索和研究。这涉及《黄帝内经》的发生学问题，也可以说是中医学理论体系的发生学问题。这一研究对于发现中医学理论体系形成的科学学和社会学规律，提高中医未来发展的自觉性，具有重要意义。我诚挚地期望王庆其教授在现有成就的基础上，组织团队对《黄帝内经》进行发生学研究。纵然，由于当时社会条件的限制，传世的文史资料并不丰硕，给这项研究工作带来诸多困难，但相信随着我国考古工作和古代史学的深入研究和挖掘，一定会有更多有价值的线索走进我们的视野。我期待这项诸多学者望而却步的课题能在王庆其教授主持下得以突破。

　　读《史略》，浮想联翩，承蒙不弃，嘱为作序，乐观其成，欣然受命，不计工拙，遂成本文。是为序。

严世芸

2022 年 3 月

注：严世芸教授是国医大师、全国名中医、中华中医药学会原副会长、上海中医药大学原校长、上海市中医药研究院原院长、终身教授。

翟　序

《论语》云："学而时习之，不亦说乎？有朋自远方来，不亦乐乎？人不知而不愠，不亦君子乎？"可谓潜心学问、知行合一实乃人生之幸事，上海中医药大学王庆其先生精研《黄帝内经》多年，学术成果丰硕，今又嘱我为其新作《黄帝内经学术发展史略》作序，浏览之下，甚是钦佩。

《黄帝内经》是我国现存最早的一部医学典籍，被尊为"医家之宗"，自成书以来一直都是学习中医的必读精研之书，历代有关《黄帝内经》的研究著作也是极其丰富，据王洪图先生主编的《黄帝内经研究大成》中所收录的《黄帝内经》研究文献汇编，截至1990年，共计有384部有关《黄帝内经》本身的研究著作，其中存218部，若加上历代医家涉及《黄帝内经》研究的著作，则远远不止此数，至于浩如烟海的中医著作中关于《黄帝内经》论述的"零金碎玉"也是集腋成裘，蔚为大观。对于如此众多的《黄帝内经》研究著作及成果，任应秋先生也曾在《〈内经〉十讲》中列有"校勘《内经》诸家""注解《内经》诸家""类分研究《内经》诸家""专题发挥《内经》诸家"四讲，以简约划分，启领后学，因此专注于《黄帝内经》学术发展研究、将《黄帝内经》之学发扬光大，则始终是我辈责无旁贷。如今王庆其先生与其团队历经数年，专注于《黄帝内经》学术发展史，撰成《黄帝内经学术发展史略》。上篇以历史为轴，细述自秦汉时期至清代《黄帝内经》学术发展概况与特点，注重政治经济技术、思想文化背景对于医学发展的影响；下篇从哲学思想、基础医学、临床医学三个方面横向阐述后世医家对于《黄帝内经》的发挥，以追溯源流、梳理发展、分析成果。纵观全书，基本涵盖后世对《黄帝内经》研究的大致方向，从医经注疏到专题发挥，从学术争鸣到临床实践，均有涉及，殊为不易。

宋朱熹曾有名言："问渠哪得清如许，为有源头活水来。"古代医家在长期实践当中，积累有关中医药的经验，汇集成为《黄帝内经》一书，后世历代医家均以《黄帝内经》学术内容为基础，或有阐释发挥，或有补充创新，形成了如今博大精深的中医药学理论体系。但由于《黄帝内经》非一人一时之作，其中出现了不少学术争鸣，反映出西汉以前就有了不同的学术流派及其相应的观点，《黄帝内经》成书之后，历代医家在钻研经典的基础上又有所发挥羽翼，形成了众多的医学流派。纵观中医学术发展史，自

《黄帝内经》奠基中医学术以降，历两千余载，虽建立了系统的理论体系，但中医学理论体系一直呈现百家争鸣之态势，且每每因一家学说之发展而对中医学的发展产生巨大影响和贡献，这是中医学发展的重要特点，借此《黄帝内经》也已经融入中医药学的血脉之中。为此我们把中医理论发展范式概括为"经典传承式"，即在继承《黄帝内经》核心观念的基础上，不断借鉴、同构同时期新出现的思想文化、自然科学等方面的优秀成果，结合自身的临床实践经验，丰富并发展以经典为源头的中医药理论继承与创新模式。如今生命科学正在飞速发展，中医学的生存和发展面临着极大的挑战，持续而深刻地研究源头之作《黄帝内经》，是保持中医学生命力旺盛的根本。

曾记得当年王洪图先生在谈及《黄帝内经》学科的任务时指出："研究《黄帝内经》及内经学科形成、发展的条件、背景及其过程，从对其历史与现状研究中，探索学术发展规律。"《黄帝内经》作为中医学理论之源，其所确立的医学理论及其阐述的思维方法，在当代中医学发展中仍具有不可替代的指导作用，必须认真学习和研究。我也很高兴地看到《黄帝内经学术发展史略》一书在这方面进行的努力，也希望更多的《黄帝内经》研究者能投身于《黄帝内经》学术的深入研究中，做好中医药的传承创新工作。故乐为之序。

翟双庆

2022 年 3 月

注：翟双庆教授是北京中医药大学副校长、中华中医药学会内经学分会名誉主任委员、全国高等中医药教育指导委员会秘书长。

前　言

　　《黄帝内经》是中华传统文化中的一颗璀璨明珠，它汇集了秦汉以前的医学经验，融合了古代哲学、天文历法、地理、农学等诸多领域的科学成就，创立了中医学独特的理论体系。历代医家正是在《黄帝内经》所阐释的理论原理、应用技术及其所采用的方法论的基础上，通过不断探索、实践和创新，使中医学术思想和临床经验得到持续的传承与发展。《黄帝内经》不仅是历代先贤医学经验和学术思想的荟萃，更是古代哲学思想和东方文化智慧的结晶。其创立构建的"天地人三才一体"的医学模式，将人的生命置于自然、社会的系统之中进行考察，将中华传统文化"天人合一"思想在认识人的生命与健康方面发挥到了极致；其司外揣内、援物比类的思维方式，用东方意象智慧构筑了完全不同于实证科学的生命科学体系；其生生之道的变易思想，成为中医学术体系的基本认识论和方法论，实现了对活体生命规律联系和动态的把握；其源于儒道的中和思想，反映了对生命在自然社会中生存方式的深刻思考，形成了中医对于健康、疾病、治疗、养生的基本观念和基本原则，凸显了中医药学的基本特色；直至今日，《黄帝内经》对于中国生命哲学和中医学术思想的传承与发展，以及医学临床实践应用，仍然具有无可替代的重要指导价值，因此受到广大中外学者和学术界的高度重视和深入研究。2011年，《黄帝内经》入选《世界记忆名录》。及至今日，业界倡导"读经典，做临床"，《黄帝内经》的学术思想及思维方法对于中医临床实践和科学研究，仍然发挥着重要的指导作用。

　　"以史为鉴，可以知兴衰"，史是指自然界和人类社会发展的过程。学术是经典的灵魂，王元化先生说"有学术的思想，有思想的学术"。学术发展史是指学术的形成和发展的过程，从中可以窥视学术发展的主要规律。

　　习近平总书记强调："要遵循中医药发展规律，传承精华，守正创新。"中医学术史的研究是探索中医药自身发展规律的重要途径。有关中医学术史的研究过去著作不多，近年每有佳作问世，首推的是严世芸教授主编的《中医学术发展史》，全面系统阐述了中医学术发展的历程。还有如李经纬、张志斌研究员主编的《中医学思想史》，马伯英先生主编的《中国医学文化史》等。有关《黄帝内经》学术发展史研究著作甚少，近年有王洪图主编的《黄帝内经研究大成》中第二编《黄帝内经》学术研究发展史，梳理和阐述了历代学术发展的沿革，有一定的参考价值。

《黄帝内经》诞生于秦汉时期，被历代医家奉为"医家之宗"，然"其文简，其意博，其理奥，其趣深"，要探微索隐，识契真要，着实不易。作为学术理论源头，其基本原理贯穿于全部中医学术发展的全过程，在医疗实践中不断充实完善，学术的全面继承，理论研究的日趋深化，为后世的学术传承打下了坚实的基础。前贤的理论和经验不可照搬，而后世医家的创新亦不可无中生有，需传承经典并发扬，中医药理论体系的发展植根于经典文化之沃土，若离开经典谈创新，无异于断源头而求活水，乏基石而筑高墙。

本书名《黄帝内经学术发展史略》，旨在溯源析流，从历史的角度对《黄帝内经》的学术发展历程进行梳理、分析、研究和反思，厘清《黄帝内经》理论在后世的传承、变化与发展，提炼学术思想，评判剖析得失，力求从学术的演变发展概括出某些规律性的认识，以系统挖掘、传承学术精髓。毕竟此项工作既复杂且又面广量大，其中十一之漏在所难免，何敢轻言周全，故以"史略"名编。

本书分为总论、分论。总论亦为"溯源"，沿历史发展之轴，纵向结合特定历史时期社会政治、科学技术、文化教育特点，梳理历代医著文献对《黄帝内经》的传承发展，循经典引申式推进研究；而分论则为"析流"，沿中医学术发展脉络，立足于理论体系，并根据本人所提出的"《黄帝内经》立论三体系"的观点，划分为哲学思想、基础医学、临床医学三部分，横向研究后世医家对《黄帝内经》理论的阐释、发挥及运用。可供中医学理论研究及临床工作者参考。

本书成稿历经数载寒暑，青灯黄卷，旁搜远绍，其中甘苦唯寸心自知。然囿于才识，管窥蠡测、舛讹阙漏，恐难避免，诚请学界前辈及诸同道不吝教正。最后要衷心感谢国医大师、全国名中医、上海中医药大学原校长、上海市中医药研究院原院长、终身教授严世芸先生和北京中医药大学副校长、中华中医药学会内经学分会名誉主任委员、全国高等中医药教育指导委员会秘书长翟双庆教授，两位雅情高谊在百忙中为拙书精心赐序，以为增辉；还要衷心感谢上海科学技术出版社的热情支持与帮助，他们的支持使本书得以顺利付梓。

王庆其

2022 年 2 月于上海中医药大学

目录

上　篇　《内经》学术发展史略总论

下　篇　《内经》学术发展史略各论

绪论 《内经》的核心理念

习近平总书记强调："要遵循中医药发展规律，传承精华，守正创新。"那么，什么是中医药自身发展规律？"中医自身发展规律"的提出标志着中医对自我身份的反思与认同，中医首先需要进行自我认识，通过对中医学理论体系及疾病防治体系的发生和形成、中医认知思维方式及研究方法的深入研究、提炼、总结出"自身发展规律"，然后才能引领未来中医药的发展按照"自身发展规律"走向"守正创新"的发展。

中医学是中华民族的伟大创造，是中国人原创性的生命科学。《黄帝内经》（以下称《内经》）是我国现存最早的中医经典巨著。它从"天地人三才一体"思想出发，从生命的演化过程中把握生命活动规律；不仅从宏观的角度论证了天地人之间的相互关系，并且运用了古代多学科的理论和方法阐述了医学科学最基本的命题——生命规律，从而建立起具有东方文化特色的中医学理论体系，使中医学成为一门独立的学科。

如果说西方医学用形式逻辑与实证方法开启了认识生命的一扇门，那么《内经》用传统中华哲学智慧和丰富的实践经验为世界打开了认识生命的另一扇门。

从《内经》的核心理念为切入点可以窥见先哲对于生命的认知和理解。所谓核心理念是指具有核心价值的指导思想。核心理念也是认知思维的基本方式，是学术的灵魂。核心理念又可以理解为学术思想。所谓学术思想，就是把从实践中积累的经验和知识，提炼成对事物本质及规律性的理性认识。中医学术思想是人们在长期的医疗实践中总结、提炼、升华成为对人体、生命、生死、疾病、健康、养生、治疗等问题的基本观念。有哲人云《内经》"详于道，略于器"。古人云"形而上者谓之道，形而下者谓之器"，道为本，器为末，参悟道才能把握事物的规律和境界；器是技术和方法，讲究因时因人因地因事而变，是在道指导下的本领。我们讲中医特色，实质上首先体现在中医学原创性的、独具特色的思维方式。独特的认知思维方式形成了独特的理论体系及诊疗疾病的方法。汤钊猷院士说："中医的精华不完全在于中药，在于中医的核心理念。"

学界倡导"读经典，做临床"，怎么读？怎么做？仅仅背诵几条经典的条文，是远远不够的，最重要的是透过经典的文字深刻领会经典的核心理念，借鉴经典的认知思维方式指导临床实践和科学研究，这才是问题的关键，这也是中医经典的学术价值

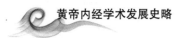

所在。

一、人是"天-地-人"关系的总和

中国的先人们无论探讨宇宙的生成或探索生命的奥秘，实质上都是围绕着"天人"关系这个核心展开的。"天人之学"是中国哲学的思维起点，也是中国人最基本的思维方式。北宋哲学家邵雍："学不际天人，不足以谓之学。"钱穆先生说："中国人的最高信仰乃是天地人三者合一""天人合一论，是中国文化对人类最大的贡献。"

《内经》受中华传统文化"天人合一"思想的影响，提出"人与天地相应（参）"的观点，《灵枢·岁露论》："人与天地相参也，与日月相应也。"《灵枢·刺节真邪》："与天地相应，与四时相副，人参天地。"《内经》认为人是"天-地-人"关系的总和。它从"天地人三才一体"思想出发，从生命的演化过程中把握生命活动的规律。《素问·举痛论》说："善言天者，必有验于人。"《旧唐书·孙思邈传》："善言天者，必质之于人；善言人者亦本之于天。"《内经》认识"人"必须联系"天"，"天"的本体是"人"。传统文化中的"天"，以"人"为基础和起点。人体是一个"小宇宙"，宇宙是一个"大人体"。"天"就是大写的"人"。"天人合一"思想是中医学最基本的核心理念，它贯穿于中医学理论体系的全部，并作为临床疾病防治实践的指导思想。

"人与天地相应（参）"的含义有以下几方面。

（1）人本自然，人与自然有着相同的根源

《内经》受先秦"气一元论"思想的影响，认为"气"是构成世界的本源，自然界一切事物的生成、发展变化、消亡都是由于阴阳二气相互作用变化的结果。人的生命是自然界的产物。《素问·宝命全形论》："天地合气，六节分而万物化生矣。"人作为万物之一，自然也来源于气。"夫人生于地，悬命于天，天地合气，命之曰人。""天人同源"是构建"人与天地相应（参）"观的基元。

（2）人赖大自然而生存，并受大自然的制约

《素问·六节藏象论》："天食人以五气，地食人以五味。五气入鼻，藏于心肺，上使五色修明，音声能彰。五味入口，藏于肠胃，味有所藏，以养五藏气，气和而生，津液相成，神乃自生。"人是天地阴阳相互作用的产物，其生存也离不开自然。所以人与自然息息相关，天地阴阳的变化必然影响和制约着人的生命活动。《素问·离合真邪论》："天地温和，则经水安静；天寒地冻，则经水凝泣；天暑地热，则经水沸溢；卒风暴起，则经水波涌而陇起。"人体一切生命活动的变化受制于天地阴阳的变化。

（3）人与自然遵循同一规律，人必须服从自然界规律

东汉科学家王充说："天气变于上，人物应于下。"《素问·至真要大论》："天地之大纪，人神之通应也。"这里"人神"是指人的生命活动；"通应"是说人与自然是相通相应的，遵循同一自然规律。《灵枢·营卫生会》人"与天地同纪"。《素问·四气调神

大论》："人能应四时者，天地为之父母。"人不可能超越自然而存在，所以以天地为"父母"，遵循自然规律。

诚然，仔细分析发现，古代哲学中的"天人合一"的原始含义是指"自然界和精神的统一"是"一种内心修养理论"（张岱年），这与《内经》"人与天地相应（参）"思想的含义不完全相同。《内经》"人与天地相参"思想是建立在人与天地同源——"气"基础之上的，人作为自然万物之一，与天地遵循同一自然规律。所以《内经》作者在肯定世界物质统一性的前提下，把人体置于"天地人一体"的大背景下考察生命活动的规律，并作为中医学独特的医学模式和方法论，广泛应用于诠释生理、病理，指导诊治疾病和养生防病，其中包含着丰富而深刻的科学意义。

关于"天人合一"思想的评价，钱穆先生说："我以为'天人合一'是中国文化的最高信仰，也是中国文化最有贡献的一种主张。西方人离开了'人'讲'天'，在今天科学愈发达愈显出对人类生存的不良影响。'天人合一'论，是中国文化对人类最大的贡献。"《内经》从"天人一体"思想出发，从生命的演化过程中把握生命活动规律。"天人相参（应）"的思想是对中国传统文化"天人合一"思想的重大发展，是中医学最基本的核心理念，它贯穿中医学理论体系与临床疾病防治实践的全过程。

二、生命是"形神合一"的统一体

形神关系是哲学领域中的一个重要命题，形神是生命的基本要素。形神关系从哲学上讲其本质是物质和运动的关系，从医学上讲实质是机体与功能、肉体与精神的关系。人的生命是肉体与精神、身与心、形与神的统一体。

中国传统哲学对形神关系主要有两种观点：一种是形神二元论，如《淮南子》："夫精神者所受于天也，而形体者所禀于地也。"肯定形体、精神皆禀气而成，但形体所禀的是地之重浊之气，精神所禀的是天之清轻之气，人死后精神归于天，形体归于地。这是明显的二元论。另一种是形质神用论，如南北朝范缜说："神即形也，形即神也。是以形存则神存，形谢则神灭也。"所谓"形"是形体，"神"是精神，"即"就是密不可分。范缜认为二者之间的关系是"名殊而体一""形神不二"，不可分离，形体存在，精神才存在；形体衰亡，精神也就归于消灭。

《内经》受形神一元论观点的影响提出"形神合一，乃成为人"的观点，心身关系的本质是形神关系。《荀子·天论》："形具则神生，好恶喜怒哀乐藏焉。"《内经》关于形神关系的含义是神本形而生。《灵枢·本神》："故生之来，谓之精，两精相搏谓之神。"人的生命来源于父母阴阳两精相结合的产物。即精成而后神生，形神俱备乃成为人。《灵枢·天年》："何者为神？岐伯曰：血气已和，营卫已通，五藏已成，神气舍心，魂魄毕具，乃成为人。"这里黄帝问的是什么叫"神"，岐伯答的是"人"怎么形成的。经旨告示，生命的形成过程，先形成营卫气血脏腑，然而赋予神气魂魄，才能形成具有生命活力的人。明代医学家张介宾的概括富有哲理："形者神之体，神者形之用，无神则形不可活，无形则神无以生""形神俱备，乃为全体"。张氏的描述堪称经典。

《内经》还告诉我们：形神和谐，健康长寿。《素问·上古天真论》："故能形与神俱，而尽终天年。"形神失和则病，形神分离则亡。《灵枢·天年》："百岁，五藏皆虚，神气皆去，形骸独居而终矣。"

形神合一的观点是中医学的生命观，也是心身理论的本质。心身医学存在的价值和意义，就是对现代医学根深蒂固的心身分离观念和单纯生物医学模式的一种挑战，它促使人们用整体的医学观点，去认识生命、健康和疾病的本质。

《内经》心身关系的基本特点是心统率形、神。人类的生命活动有两大类，即生理性活动和心理性活动，而主导统率人体生理、心理活动的是心。《素问·灵兰秘典论》："心者君主之官，神明出焉""故主明则下安""主不明则十二官危"。《灵枢·邪客》："心者，五藏六府之大主，精神之所舍也。"心有两大生理功能：心主血脉；心主神明。血脉之心主宰五脏六腑生理活动；神明之心主宰心理活动。张介宾《类经图翼》做了很好的概括："心为脏腑之主，而总统魂魄，并赅意志。"

现代心身医学的生理病理学基础是大脑皮层与内脏相关理论，内脏与神经系统都是完整机体的一部分，神经系统既能调节各器官的功能，使之联合成一个整体，它本身又依赖于机体其他部分，其中高级皮层对内脏功能的影响具有最重要的作用。近年心理生物学研究确认，社会心理因素主要通过自主神经系统、内分泌系统、神经递质和免疫系统作为中介机制而影响躯体内脏器官的功能。《内经》将心作为调节心理、生理活动的最高统帅，把形、神整合成统一的整体，这是中医学对心身理论的独特见解。

三、健康是人体的一种和谐状态

什么是健康？《灵枢·本藏》有一段精辟的叙述："是故血和则经脉流行，营复阴阳，筋骨劲强，关节清利矣。卫气和则分肉解利，皮肤调柔，腠理致密矣。志意和则精神专直，魂魄不散，悔怒不起，五藏不受邪矣。寒温和则六府化谷，风痹不作，经脉通利，肢节得安矣。此人之常平也。"经文中"人之常平"即指健康无病之人。"血和""卫气和"合称"气血和"，概括为气血运行和畅；"志意和"理解为精神活动正常；"寒温和"指人能适应外界寒温环境。要之，健康的本质是天人和、形神和、气血和。古希腊哲学家阿尔克曼翁曾经说过："健康就是一种和谐的状态，是一些成对的相反因素之间的平衡。而疾病只不过是和谐遭到破坏的表现，是一元素多于另一元素，或者一对元素多于另一对元素所致。"在《内经》的作者看来，健康是天与人、心与身、气与血的一种和谐状态。

既然健康的本质是和谐，那么疾病就是天人失和、心身失和、气血失和的结果，治疗疾病的目标是采取各种治疗措施，治疗因内外致病因素作用于人体而产生的种种不和谐（证候），最终达到"致中和"这个总目标。何谓"致中和"？《中庸》："中也者，天下之大本也；和也者，天下之达道也。致中和，天地位焉，万物育焉。"所谓"致中和"，致，达到的意思；中，中正平和、不偏不倚；和，和谐协调的状态或境界。"致中和"，达到天下大道的理想境界，对于治疗疾病来说，就是脏腑气血阴阳恢复"中和"的状态，就恢复了健康。

中医治疗疾病的方法很多，归纳起来主要有汗、吐、下、和、温、清、消、补八大方法。其中广义的"和"法，可以概括所有的治法，程钟龄在《医学心悟》中说："一法（和法）之中八法备也；八法之中百法备也。"明代医学家张景岳在《景岳全书》"和略"中说："和方之剂，和其不和者也。凡病兼虚者，补而和之；兼滞者，行而和之；兼寒者，温而和之；兼热者，凉而和之，和之为义广矣。亦犹土兼四气，其中补泻温凉之用，无所不及。务在调平元气，不失中和贵也。"即指一切致病因素而导致人体的脏腑气血阴阳失和而采用的"和其不和"的方法。中医治疗疾病不是直接地单纯地针对实体性病因，而是综合地针对病因在机体产生的反应，形成的证候，通过辨证施治，以求恢复机体的协调平衡。例如新冠肺炎是一种新型的病毒造成的疾病，目前尚未找到直接消灭病毒的良药。但中医可以根据新冠病毒所造成的临床表现，按照"正气存内，邪不可干"的原则，通过辨证论治，或扶正以祛邪，或祛邪以安正，可以改善机体的状态，使疾病向愈。

四、"气化"是人体代谢的基本形式

《内经》所谓的"气化"，是指气的运动及其所产生的各种变化。气化是自然界（生长化收藏）及生命（生长壮老衰）活动的表达形式。广义的气化，是指自然界阴阳之气相互作用所产生的一切变化，包括天地阴阳之气对一切事物的产生、成长、消亡所带来的影响。狭义的气化，是指人体内部各种物质的生化活动。具体表现为：饮食物进入人体后化生为精、气、血、津、液等物质的过程与产生的诸种生理活动；人体脏腑在生理活动过程中所转化为汗、尿、粪等代谢产物的过程和作用等。

阴阳交感相错互用是气化活动的根本机制。《素问·天元纪大论》："在天为气，在地成形，形气相感而化生万物""阴阳相错，而变由生"。《楚辞集注》："二气交感，化生万物。"

升降出入聚散是气化运动的主要形式，是天地体用、万物生死之枢机。《素问·六微旨大论》："气之升降，天地之更用也。""升已而降，降者谓天；降已而升，升者谓地。天气下降，气流于地；地气上升，气腾于天。故高下相召，升降相因，而变作矣。""故非出入，则无以生长壮老已；非升降，则无以生长化收藏。是以升降出入，无器不有。""出入废则神机化灭，升降息则气立孤危。"《素问·五常政大论》："气始而生化，气散而有形，气布而蕃育，气终而象变，其致一也。"气的运动谓气机，气机的表现形式多种多样，主要有升降出入聚散。自然界的生长化收藏，人体的生长壮老已，无不依赖气化。升降出入聚散运动是所有形体器官的共性。它们之间还必须保持协调，否则自然界就会变生灾害，人体就将发生疾病。清代医家周学海《读医随笔》说："升降出入

者，天地之体用，万物之橐籥，百病之纲领，生死之枢机也。"

例如，天地的气化，《素问·阴阳应象大论》："清阳为天，浊阴为地。地气上为云，天气下为雨；雨出地气，云出天气。"一切自然现象都是天地阴阳升降出入的变化结果。气化是产生各种自然现象和产生自然万物的源泉。人体的气化，《素问·阴阳应象大论》："味归形，形归气，气归精，精归化，精食气，形食味，化生精，气生形。""清阳出上窍，浊阴出下窍；清阳发腠理，浊阴走五藏；清阳实四肢，浊阴归六府。"说明了饮食气味进入人体后经过气化变为精气等物质的过程。

现代生物学认为，生物的最基本特征是新陈代谢，这是生命活动存在的基础。新陈代谢是维持生物体一切生命活动过程中各种化学变化的总和，它包含着机体同外界的物质交换和能量交换，以及机体内部的物质转变和能量转移的两个过程，从而表现出一系列的生命现象。中医气化理论的实质体现了人体这一复杂生命过程中物质和能量的转化和代谢过程。张景岳认为："阳动而散，故化气，阴静而凝，故成形。"阳和阴是指物质的动与静、气化与凝聚、分化与合成等的相对运动，说明物质和能量的相互依存、相互转化的作用。

阳气是"化气""成形"过程中的催化剂，是性命之化源。《素问·生气通天论》："阳气者，若天与日，失其所，则折寿而不彰，故天运当以日光明。"自然界的阳气即于太阳提供，有了太阳就有了自然万物的生生化化。《素问·阴阳应象大论》："阳化气，阴成形。"万物之"化气""成形"，阳气是原动力。人体亦然，《素问·生气通天论》："阳气者，精则养神，柔则养筋。"人体之形（筋）、神皆赖阳气以温煦，才能维护其生命活动。所以阳气是人体物质代谢和生理功能的原动力，是人体生殖、生长、发育、衰老和死亡的决定因素。所谓"得阳者生，失阳者亡""阳强则寿，阳衰则夭"。诚如张介宾《类经附翼·求正录·大宝论》所说："天之大宝，只此一丸红日；人之大宝，只此一息真阳。""凡万物之生由乎阳，万物之死亦由乎阳，非阳不能死万物，阳来则生，阳去则死矣。""难得而易失者，唯此阳气，既失难复者，亦唯此阳气……即百虑其亏亦非过也。"这些论述对于指导临床诊治疾病具有深远的指导意义。

《金匮要略·水气病脉证治》记载："阴阳相得，其气乃行；大气一转，其气乃散。"仲景的立论思想是指阴阳不相得，大气不运之病理。从具体病理表现分析，"大气一转"，一般指宗气"若雾露之溉"的宣发播散通转功能。我理解"大气"当为"元气"，"元者，气之始也"，包括正气、真气、神气、宗气、胃气、营卫之气等。"大气一转"是指人体元气来复，气化功能得以康复通转，邪气驱散，疾病向愈；若"大气一衰，则出入废，神机化灭，气立孤危"。

五、"亢害承制"是人体的自稳调控机制

《素问·六微旨大论》说："亢则害，承乃制，制则生化。"《内经》把五行看作宇宙的普遍规律，自然界万事万物的循环运动并非杂乱无章，各行其是，而是步调相应，并

然有序。而维持这种动态的有序的运动是由于自然界内部有一种生化和制约并存的自稳调节机制。一年之中六气的变化受五行的制约，六气不亢是由于受到下承者的制约，有制约才有正常的生化，如果亢而无制则"生化大病"，必引起灾变，病害丛生。张介宾《类经图翼》："造化之机，不可无生，亦不可无制。无生则发育无由，无制则亢而为害，必须生中有制，制中有生，才能运行不息，相反相成。"天地间万事万物的运动变化始终离不开这种相互协调、相互制约的调节机制，才能保持自然界的动态平衡。

天地如此，人体也复如此。人体的生命活动也离不开生化和制约并存的调节机制。中医认为，人体的生理活动是以五脏为中心的五大系统之间相互联系、相互作用，维持着动态的协调平衡。国医大师裘沛然先生认为，人体本身存在一个调控系统，具有自我防御、自我抗病、自我修复、自我调节四大功能，人体依靠这些自稳调节功能维系着生命活动的有序进行。裘老认为，而这些功能的发挥，必须以心境泰然、神志安定、充满乐观和信心为前提，否则就会导致疾病的加速恶化。《素问·汤液醪醴论》所谓"神不使也""病为本，工为标，标本不得，邪气不服"。医生的治疗措施只有通过患者的"神机"才能发挥其治疗效应，"标本相得，邪气乃服"。现代社会中的人们，承担着前所未有的巨大压力，一方面，社会节奏的加快，使人们的生活压力增加，容易透支健康；另一方面，社会竞争的加剧也给人们带来了巨大的危机感，从而引起心态的失衡，容易遭受更多的挫折和打击，造成心理创伤。从而破坏了人体"自控调节系统"，使神经内分泌免疫网络功能失衡，产生一系列的临床表现或者病证。严重者导致"神不使"，危及生命。裘老认为，当今社会滥用药物及来自多方面的心理压力和紧张，是破坏人体自稳调节功能的主要原因。治病先治神，若病至"神不使"时，必不可治。人要恢复、完善调控机制，必先养神，"精神内守，病安从来"。中医养生强调养心，通过调节心态，缓解身心压力，恢复人体"自我调控"功能，达到"亢害承制""制则生化"的目的。

六、"人为天地之镇"的人本思想

人本思想就是"以人为本"的思想，是当今社会的最高价值观。儒家的"仁者爱人""己所不欲，勿施于人"是其代表。《内经》的人本思想，是站在疾病与人这个角度去探索的，强调尊重人、关爱人、治病救人，而不是人性的善、恶，更不是人与人之间的管理与被管理关系。《素问·宝命全形论》："天覆地载，万物悉备，莫贵于人。"《灵枢·玉版》："人者天地之镇也。"唐代医学家孙思邈《备急千金要方》："人命至重，有贵千金，一方济之，德逾于此。"

从患者与医生的关系说，以患者为主；从"病"与"人"的关系说，以人为主；在"邪"与"正"关系说，以保护"正气"为主。这一理念贯穿医疗实践活动的始终。

《内经》"以人为本"思想举隅，《素问·汤液醪醴论》："形弊血尽而功不立者何？岐伯曰：神不使也。帝曰：何谓神不使？岐伯曰：针石，道也。精神不进，志意不治，故病不可愈。""病为本，工为标，标本不得，邪气不服。"《读素问钞》注曰："药非正气不能运行，针非正气不能驱使，故曰针石之道，精神进，志意治则病可愈；若精神越，志意散，虽用针石，病亦不愈。"经文告诉我们，医工的治疗措施通过人体正气（神机）才能发挥治疗效应，如果病至"形弊血尽"的"神不使"则回天乏术。

又如，《素问·五常政大论》："大毒治病，十去其六；常毒治病，十去其七；小毒治病，十去其八；无毒治病，十去其九；无使过之，伤其正也。不尽，行复如法。""必养必和，待其来复。"《内经》将治病的药物称为"毒药"，是药皆有毒，所以临床用药必须以中病即止，不伤正气为原则。《素问·六元正纪大论》："大积大聚，其可犯也，衰其大半而止，过者死。"药过病所，或药证不合，就可能造成死亡。

再如，治疗疾病要善用食养，以补益精气。《素问·藏气法时论》："五谷为养，五果为助，五畜为益，五菜为充，气味合而服之，以补益精气。"《内经》倡导药治与食疗相结合，值得我们遵循。

中医临床治疗疾病时强调"扶正祛邪""祛邪即所以安正""祛邪而不伤正""有胃气则生，无胃气则死""得神者昌，失神者亡""留得一分津液，便有一分生机"等原则就是"以人为本"思想的具体表现。"以人为本"在中医学中意味着以人的生命为本、神气为本、正气为本、胃气为本等。

七、"治未病"思想体现人类忧患意识

何谓忧患意识？所谓忧患意识就是从人类生存的实际情况出发，预测对于未来事物的发展可能给自身造成负面影响的一种自醒和警觉。并力求通过自身的努力，避免或减少这种负面影响的发生，消除可能产生的不良情况。

在中国传统文化中有关忧患意识的记载甚多。如《周易·系辞传》说："君子安而不忘危，存而不忘亡，治而不忘乱；是以，身安而国家可保也。"从社会发展的本质看，忧患意识存在于人类实践活动的一切领域，包括对待自然、对待社会、对待人类自身，都可能产生忧患情绪。受中国传统文化的深刻影响，人类对于自身的健康和疾病问题也充满着忧患意识。《内经》提出："是故圣人不治已病治未病，不治已乱治未乱，此之谓也。夫病已成而后药之，乱已成而后治之，譬犹渴而穿井，斗而铸锥，不亦晚乎！""治未病"思想充分体现了传统文化居安思危的忧患意识，居安思危则安，居安思安则危；未病思防则健，未病不防则病。此也说明在中国古代治国、治人理无二致。

当前医学面临着诸多忧患问题，如根据我国医学界调查，当前心脑血管病、恶性肿瘤、糖尿病等的发生率逐年上升，已经与发达国家接近，恶性肿瘤、脑血管病、心血管病已占总病死数的61％，亚健康状态的人更是占整个人群的60％左右，严重影响了国人的健康水平。改变不良生活习惯，积极倡导健康生活方式新理念，已经成为改善大众健康状况、降低医疗负担的当务之急。另外，医疗的进步无法遏制新生疾病不断诞生的势头，医源性疾病逐渐增多；生态环境与医学的矛盾突出；老龄化社会使老年性疾病发病率增加，医疗费用大幅增加，社会负担加重，对医疗提出新课题。

关于当前人类与新冠病毒的斗争，科学家认为，无论如何，病毒与细胞之间的战争亘古至今。每时每刻，你的身体中正进行着一场大战。这场起源于几十亿年前的战斗现今仍在我们每个人的体内发生。病毒之所以能够利用细胞的多种机制成功入侵、攻击细胞核，是因为病毒与细胞核由相同的物质构成。它和人类祖先的祖先一样古老，它也在不断进化。大多数病毒已不足为惧，可怕的是新对手。若是某种对人体细胞兼具杀伤力和传染性的新病毒，经由自然界的动物宿主或外来人口传播至人群中，免疫系统对它没有任何经验记忆，便可能酿成巨大的灾难。文明的发展为病毒传播创造了条件，人口增长、畜牧业发展、城市化进程、现代交通工具的发明，使病毒可以在更短的时间内感染更多的人。"世界卫生组织（WHO）自1986年至今召开的历届全球健康促进大会中，健康已被赋予新的内涵，医学发展的任务从防病治病逐步转向维护和增强健康、提高生命质量"。人类对医学核心价值的深刻反思，将导致医学目的的调整和医学模式的转变。要解决这场全球性的医疗危机，必须对医学的目的做根本性调整：把医学发展的战略优先从"以治愈疾病为目的的高技术追求"，转向"预防疾病和损伤，维持和促进健康"；只有以"预防疾病，促进健康"为首要目的的医学才是供得起、可持续的医学。

在上述医学所面临的"忧患"情势下，中医学"治未病"思想的学术意义更加显现出来，这就是在当前大力倡导中医"治未病"医学模式的现实意义。《证治心传》说："欲求最上之道，莫妙于治其未病。""治未病"是"最上之道"，也就是医学的最高境界。从文化和哲学角度来分析，忧患意识实际是一种"超前意识""风险意识"，是促进医学发展的重要动力。

上　篇

《内经》学术发展史略总论

医学作为一门自然科学，其产生和发展一定都与所处的社会历史时期密不可分，其学术理论的特点、治疗经验的积累以及疾病谱的变迁都有着时代背景的烙印[1]400。中国历史悠久、文化丰盈、源远流长，作为五千年光辉灿烂的中华文化的一部分，中医学是在中国传统文化背景中产生并发展起来的，受不同时期政治制度、社会意识、哲学思想、民间习俗等因素的影响，具有其特定的发展模式。同时，就中医学的自然哲学属性而言，与科学技术当隶属于同一体系。一方面，科学理论的发展和技术的进步，无疑对中医学有着积极的影响和推动作用，以针灸工具为例，从石针、竹木针、青铜九针到金银针的发展，无不是当时科学技术进步的体现；另一方面，由于《内经》成书年代自然科学尚未精确划分，医学也与其他自然科学之间存在着相互渗透、不可分割的联系。近年研究表明，《内经》的自然科学成就涉及天文、历法、地理、气象、物候、数学、化学、农学等多个学科[2]97，从而形成独具特色的理论体系。可见，作为中医学基础理论框架、奠定中医学理论基础的《内经》，是建立在哲学、天文、历法、科技等多学科知识的基础上，从而形成独具特色的理论体系，其学术理论在后世医家传承发展的过程中，势必受到各个不同历史时期的政治形势、社会背景、文化思想、科学技术发展等众多因素的影响；同时，各时期的医家在思想和方法论上也与当时所处的社会经济、科学技术水平相适应，必然具有鲜明的时代特征。

第一章 秦汉时期《内经》学术
发展概况与特点

第一节 政治经济技术背景

一、秦汉的国家统一与社会发展

公元前221年，秦灭六国，结束列强纷争统一中国，建立秦王朝——我国历史上第一个统一的封建专制中央集权的国家。在政治制度上废除分封，采用"郡县制"以巩固和加强中央集权，制定了"书同文、车同轨、度同制、行同伦、地同域"等措施，统一全国的度量衡和货币，规范简化了各种文字，修筑堤防、修建长城，促进了社会生产的发展，但由于秦朝的横征暴敛、残暴统治，人民纷纷揭竿而起，最终秦朝被汉朝所取代。西汉初期，统治者鉴于历史的教训，实行了一系列减轻人民负担的政策："轻徭薄赋""与民休息"等，这些如减免赋税、鼓励生产、兴修水利等以使人民休养生息为目的的政策，使人民生活逐渐安逸，农业、手工业、商业等各方面都有了较大的发展。历经数十年的累积，至汉武帝时期，政府财政实力雄厚，人民生活富足，国家逐渐走向全盛，出现了政治升平、经济繁荣之盛世。"文景之治"后，外戚与宦官夺权，西汉王朝渐渐走向衰落，社会再次出现动荡，最终在公元8年大权旁落，被王莽所篡。至公元25年，东汉开国皇帝刘秀在扫平群雄之后，施行了一系列促进社会发展、巩固封建统治的措施，社会生产很快得以恢复。东汉开国到明帝、章帝时期基本保持了恢复生产的政策，是一个积极发展的时代，但到了东汉末年，因皇帝幼小，外戚权力巨大，反复出现外戚与宦官夺权，而致社会动荡、战火绵延，加之天灾频现，以致连年疾疫。从秦开始，我国统治阶级和被统治阶级发生了变化，社会的主要矛盾也转变为地主阶级和农民阶级之间的矛盾。

经济上，直到秦建立起统一的封建王朝以后，土地私有制才得以确立和推广，中国从此走进了长达两千余年的封建社会。在秦朝灭亡及楚汉争霸的十余年战乱期间，刚刚确立的封建经济再次被极大地破坏了。西汉初期政府采取了"重民"方略，通过开垦土地与增加人口的数量、提高生产技术水平、改进生产工具、兴修农田水利以及减轻徭役赋税等手段，使农业生产得到了恢复，土地私有制得到了进一步巩固和发展。汉武帝时期，由于统治者的挥霍无度，加之大量的水利及土木工程建设耗费了大量人力物力，北方匈奴又对边境骚扰频繁，西汉初期数十年的积蓄很快消耗殆尽。为了解决财政危机，汉武帝颁布了打击富商大贾的算缗令和告缗令，并制定了其他一系列措施：严禁贩卖私盐和私人开矿冶铁等，历经一系列的改革，虽然政府实际收入大量增加，但商业遭到严重破坏，农民贫困程度再次加深。汉武帝以后，由于外戚宦官争权，加之西汉—王莽—东汉的政权更迭，地方势力独大，经济实力空前扩张，割据一方。虽然有光武中兴，但仍难以彻底改变这种局面。两汉末年又都出现了宦官和外戚互相争夺势力范围的恶性循环，并最终导致汉朝的灭亡。

二、秦汉领先世界的科技成就

秦汉时期，国家统一为生产力迅速发展奠定了基础，并促进科学技术的进步，在自然科学技术方面取得了很多辉煌成就，处于世界领先水平，同时，也为《内经》理论体系的构建带来了直接的影响。

农业科技在政府大力支持下蓬勃发展：汉朝创造推广了如"代田法""区种法"等旱田增产的耕作法以及北方地区推广水稻种植技术，使农业发展迅速，同时，铁制农具的普及化、犁壁、耧车、耦犁等铁质农业生产工具的重大突破及广泛使用大大提高了生产效率，为后世犁耕技术奠定基础；另外，如《四民月令》《氾胜之书》等农学著作把农业科技知识上升为系统化的理论，使中国的农业实用科学体系得以形成。

水利事业的发展也是推动农业进步的重要因素：都江堰和郑国渠等水利工程至今仍是水利灌溉的典范，同时，人们经常利用天然湖泊或依据地形地势兴修大小陂塘，还发展了提水灌溉技术，东汉时期，掖庭令毕岚发明了新型灌溉工具"翻车"及其配套设施"渴乌"。

采矿、冶炼、铸造业领域的科技创造已达到了世界先进水平：西汉后期出现了将生铁炒炼成熟铁或钢的技术，铸铁脱碳制钢技术得到推广，东汉时期，主要兵器已全部为钢铁所制，"百炼钢"代表了当时炼钢工艺的最高水平。到了东汉时期，炼铁时所用的燃料已经是煤炭，水排也可以成倍提高冶铁高炉的供氧能力[3]36-40。

边疆防御设施举世瞩目：秦始皇耗时 10 年动用 30 万人，修筑的万里长城西起甘肃临洮，东至辽东，全长 5 000 余里，汉朝时修筑了朔方长城和凉州西段长城，绵延万里，不仅是抵抗外族入侵的防御体系，更体现了当时测绘、设计、建筑、工程的水平，是中国悠久历史的见证。

造纸术的发明和革新更加有力地推动了科学文化的发展和传播：伴随丝绸业的发展，中国最早的纸——帛出现了，它易于书写、携带和保存，推动了思想文化的交流，20 世纪 70 年代长沙马王堆汉墓中出土的《五十二病方》即是书写于帛书之上，至公元 105 年，东汉蔡伦发明"蔡侯纸"，这种纸不仅平整光滑、便于书写，而且成本低廉，开始取代了简、帛，使得科学文化交流传播更为便捷，也为后世医学著作的涌现、传播创造了有利条件。

数学成就代表了当时世界的先进水平：秦汉时期我国出现了一批如岳麓秦简《数》、张家山汉简《算数书》等实用性很强的数学书籍，东汉时期集大成之作《九章算术》是中国古代数学体系确立与数学特点形成的核心标志。

天文历法方面，从秦朝的"颛顼历"、西汉司马迁和落下闳制的"太初历"、刘歆改进"三统历"到东汉刘洪的"乾象历"，历法演算精度不断发展，不仅有对自然现象的科学解释，也促进了运气学说、病因学说的发展，以汉武帝太初元年颁布的太初历，以寅月为正月，《内经》中即有"寅者，正月之生阳"（《灵枢·阴阳系日月》）的记载。在历法研究发展的同时，落下闳和邓平改进了"浑仪"，创立赤道式浑天仪以测定天体位置，汉宣帝时耿寿昌以铜铸"浑象"以表示天象，直至东汉时期张衡著《浑天仪图注》以解释天文现象，历代天算家在"浑天仪"改进制造方面积累了宝贵的经验。同时，汉代，三种对日月星辰等宇宙结构认识的学说：盖天说、浑天说、宣夜说，均已成形，无论是最古老的关于天地结构的盖天说"天如一顶斗笠，地如倒扣盘子，太阳绕北极旋转"，东汉郄萌总结的宣夜说"日月众星，自然浮生虚空之中。其行其止，皆须气焉"（《晋书·天文志上》），还是张衡集大成之浑天说"浑天如鸡子，天体圆如弹丸，地如鸡中黄……天地各乘气而立，载水而浮"（《浑天仪图注》），不仅对古代天文仪器的制造产生重大影响，也为中医学"天人相应"论奠定了自然科学的基础[4]2-3。

另外，天水放马滩与长沙马王堆出土的古地图表明中国古代的地图绘制达到世界先进水平，班固的《汉书·地理志》，记述了疆域政区的建置，开创了中国的历史地理学体系之先河。张衡发明制作的世界上第一台地动仪，要早于西方 1 700 多年，也都是那个时代地理学发展进步的标志。

第二节　思想文化背景

秦汉时期，伴随国家统一、中央集权制形成，统治阶级为维护皇权统治，要求思想意识形态的统一性是大势所趋，无论秦朝"以法为教，以吏为师"，还是汉朝"罢黜百家，独尊儒术"，皆提示了这一时期为适应政治需要、思想文化一元化的特征，具有不可替代的教化作用。

一、秦朝以法为教，文化统一

伴随社会思想意识形态的发展确立，秦朝形成了大一统的封建中央集权政治格局。思想上，从"百家争鸣"转变成崇尚法家"不别亲疏，不殊贵贱，一断于法，则亲亲尊尊之恩绝"的法治思想。治国思路以耕种为本、法律制衡。商鞅奉《法经》入秦以行变法革新，虽后期有儒家思想融入，但法律上崇尚"严刑峻法"，认为法令是"为治之本"。虽有利于开疆拓土，短期内有富国强兵之效，但不利于安国抚民。秦始皇将严令、重刑作为治理天下万民之利器，以重典治国，不施仁政，也使得社会矛盾凸显。同时，秦始皇下令焚毁诗、书、百家语及秦纪以外的历史书，"史官非秦记皆烧之……所不去者，医乐、卜筮、种树之书"（《史记·秦本纪》），虽使得医药书籍得以侥幸保存，但"焚书坑儒"将法家思想推向了极端，终结了春秋战国"百家争鸣"，也对古文献的保存和学术传承造成了极大的损失。秦朝简单粗暴的执政措施，为统一思想而以法治民的策略，不仅造成了相对文化禁锢，还更加激化了秦朝与知识分子之间的矛盾。

秦始皇为了保证政令的统一、政权的集中，所推行的"书同文，车同轨，度同制，行同伦，地同域"等文化统一措施，创立笔画简略的"小篆"作为规范文字颁行全国，颁布统一度量衡，消除了经济文化交流中的障碍，实现了政令、军令的统一，为商贸、经济活动提供了便利条件，从而推动了民族文化的整合和统一，但也仅仅局限于形式上和制度上的统一，深部的冲突则难以调和。

二、汉初黄老之学，无为而治

秦亡后汉虽"承秦制"，但吸取了秦王朝严刑峻法的教训，"秦以刑罚为巢，故有覆巢破卵之患；以李斯、赵高为杖，故有倾（一作顿）扑跌伤之祸"（《新语·辅政》），接受陆贾"无为也，乃无不为也"的思想，采用"逆取而以顺守之，文武并用"的"长久之术"（《史记·郦生陆贾列传》），与汉初"与民休息"政策相应的正是主张"无为而治"的黄老学派，崇尚以道家学说为基础、融合儒学所成的新道家思想，即所谓"黄老之学"，对文化的控制逐渐放松，伴随封建经济发展，政治统治稳固，思想文化也开始进入复兴融合、发展繁荣的时期。

而在西汉早期真正建立"黄老之学"理论体系的，其一是以刘安为代表的淮南学派，《淮南子》即是这方面的代表著作。当时部分学者对诸子百家的思想进行系统分类整理，在以医言政、以医议事的理念下，将诸子百家的学术思想融汇于一炉，以生命科学为载体，"旨近老子，淡泊无为，蹈虚守静"（《淮南鸿烈集解·高诱叙目》），将各家思想的相关内容渗透于对人体现象的阐释中，《淮南子》正是黄老之学的集大成之作；其二则是司马谈，其所著《论六家要旨》是另一部研究和整理先秦思想的代表著作，"论大道则先黄老而后六经"（《汉书·司马迁传》），将先秦诸子百家的思想按其学术体系概括为阴阳、儒、墨、名、法、道六家，反映了汉武帝时期的思想特点，即是以道家为本，对"阴阳、儒、墨、法、名"进行评析取舍，可视作汉初黄老政治的理论总结。二者均发展了先秦道家，但其中遵循客观规律，并非消极"无为"，"纪纲道德，经纬人事"（《淮南子集释·要略》）积极态度是与先秦道家最大的区别，但因清净寡欲、不可胜任社会教化之能，且无法抑制地方王侯势力膨胀，政治无为已不能适应休养生息后经济繁荣之势，且与羽翼渐丰的西汉统治阶级需求不符，而受当权者冷遇，由盛转衰。

三、独尊儒术与经学兴衰

在汉初休养生息，社会稳定，经济基础雄厚的基础上，清静无为的寡欲政治逐渐转变为皇权扩张的多欲政治，将统一思想视为首要政治任务。汉武帝采纳了董仲舒等人的建议，"推明孔氏，抑黜百家"，尊儒兴学，制度教化，专立《诗》《书》《礼》《易》《春秋》五经博士，儒家思想迅速崛起取代了黄老之学，成为汉代文化思潮的主流，也是官方政治哲学和权威意识形态，儒家经典倍受重视，儒家典籍"五经"成为治国之"法"，直至东汉前期都是儒学思想极盛的时期。但是值得注意的是，此时盛行的儒家思想已非孔孟之道，而是董仲舒提出的"天人感应"思想，"天者，百神之大君也"（《春秋繁露·郊祭》），"天"为最高主宰，吸收先秦诸子思想，在《春秋》思想基础上，应用阴阳、五行学说，所构建的以"天"为核心的"天人感应"思想体系，"天人相与之际，甚可畏也。国家将有失道之败，而天乃出灾害以谴告之；不知自省，又出怪异以警惧之；尚不知变，而伤败乃至"（《汉书·董仲舒传》），"以《春秋》灾异之变，推阴阳以错行"（《汉书·董仲舒传》），成了汉代政治思想的理论指导，是一种孔孟儒学相融合，又带有浓郁神学色彩的"新儒学"；汉武帝以后，董仲舒的新儒学更加被推崇，政府重视典籍的整理注释，而历代研究、训解、阐发儒家经书之学即为经学，反复注疏诠释、阐析发微成为经学研究的一大特征，经学大兴以至于西汉后期，士人的论述中常可见到"子曰""《诗》云"，甚至连黄帝的诏书都引经据典，可见经学思想对当时文化思想的影响。

而经学内部因学术派别不同分为今文经学和古文经学，汉初广开献书之路，朝廷搜集民间、口头流传儒家经典，以隶书记录为"今文经"，而武帝末年鲁共王刘馀自孔子旧宅壁中发现以古籀文书写的先秦《尚书》《礼记》《孝经》《论语》的原本，为"古文经"，因二者典籍版本文字、学术观点、研究方法不同，今文经学充满神秘主义思想、繁琐且迂腐，而古文经学一定程度上包含了实事求是的唯物主义思想、训诂简明而朴素，二者各守家法，专门授受。两派之间长期存在剧烈的斗争，自汉武帝至西汉末年，由于封建统治所需，"今文经"位居"官学"正统，尤以《春秋公羊传》为要，阐发"大一统"精义，以服务武帝专制集权、扫除思想障碍；至西汉平帝时终立古文经学博士。王莽当政后，为了显示对古文经学派的支持，他改变了各科经学博士均由今文经学派把持的局面。而东汉政权建立之后，光武帝废黜古文经学，再次转向支持今文经学。虽然今文经学再次兴起，但古文经学仍以其原始、质朴的色彩迎合了光武帝的统治需要。

四、汉末谶纬之学

儒学当道后迅速与天人感应和阴阳灾异思想紧密联系在一起，因其神学倾向日益严重，伴随经学兴衰最终导致了谶纬之学泛滥。自汉昭帝以后，由于政权逐渐衰退，阴阳灾异学说被当时学者推崇重用，就连以刘向、刘歆父子为代表的汉代大儒，也都争相推演阴阳灾变说[5]149，刘向集春秋以降符瑞灾异成《洪范五行传论》，至西汉末年，董仲舒所创"天人感应"演变为谶纬之学。"谶，验也"（《说文解字》），即预言之书，只是西汉末年危机四伏，阴阳灾变说和谶纬之学不仅没有产生起死回生的效果，还被外戚王莽利用，编谶文"大归言莽当代汉有天下云"（《汉书·王莽传》），轻而易举地完成了所谓的"禅让"。而光武帝刘秀光复汉室亦得益于此，故"宣布图谶于天下"（《后汉书·光武帝纪》），王权争斗中，谶纬之学因服务于统治集团而地位抬高，一时间"儒者争学图纬，兼复附以妖言"（《后汉书·张衡传》）政治混乱；但同时，谶纬神学的影响力威胁到了正统经学家的利益，以王充、范升、陈元、郑兴、桓谭等人为代表的许多经学家相继站出来高举"疾虚妄"旗帜，反对、系统批判了谶纬之学，但仍无法阻止谶纬神学泛滥。

可见，在儒学思想的传播和影响下，不仅促进医学文献的校注、整理和研究，推动了医学教育发展，丰富医学理论体系，对医学的发展也起到了积极的促进作用。儒学重形象思维，从宏观现象上认识人体的生理病理现象，如《周易》中"一阴一阳之谓道"（《周易·系辞上》）"天地细缊，万物化醇"（《周易·系辞下》）等天人相应、顺应自然、预防保健、疾病预测等思想，《尚书》"水曰润下，火曰炎上，木曰曲直，金曰从革，土爰稼穑"（《尚书·洪范》）奠定了"五行"学说的思想基础。《论语》对医学思维模式、医学伦理学的影响，《礼记》对医学行为的规范作用[6]354-357，因此，中医学理论体系带有浓厚的哲学色彩。但同时，儒家厚古薄今、封建伦理纲常、经学风气也一定程度上阻碍了医学的发展。重点着眼于医书文献的注疏训释，虽然促进了对文献的整理研究，但多停留在医书的重复修订、编次、整理和编纂，助长了因循守旧的作风，缺乏事理本质深入探究之念，例如在解剖、病理方面缺乏微观认识，在一定程度上也阻碍了医学理论的创新发展。

第三节　《内经》学术发展概况及特点

秦汉时期是中国医学史上一个承上启下的时期，也是中医理论体系成形的时期，名医名著多有出现，虽有始皇"焚书坑儒"，但又有"医乐、卜筮、种树之书"不在焚烧之列之政令，故而避免了因政治因素对医学发展所造成的灾难性的影响。同时，东汉末年，社会动荡、灾疫流行，也为医家们提供了大量的临床实践机会，是中医药学取得重大发展的时期。成书于汉代、作为我国现存最早的中药学专著——《神农本草经》，收录药物 365 种，归纳其性味，并概述"君臣佐使"配伍原则，及中药"四气五味"学说；东汉张仲景著《伤寒杂病论》确立了辨证论治的理论体系；华佗兼通各科，尤以外科闻名于世，制"麻沸散"行外科手术；在前人仿生导引术的基础上，模仿虎、鹿、熊、猿、鸟的动作特征并与人体五脏功能相配属，创编养生功法"五禽戏"。可见，在《内经》所构建的中医学基础理论框架的指导下，阴阳五行、脏腑经络、生理病理等方面得到充分认识、大量临床实践经验研究积累的基础上，原先零散的药物、方剂、诊断等医药实践经验被系统整合，理论与实践紧密地结合起来，使得临床医学迅速发展。这一时期，《内经》学术理论得以充实完善，不仅初步确立了中医学辨证论治的理论体系，也开启了临床各学科分科发展、本草方剂学术体系奠基之端，也为后世医药学发展奠定了坚实的基础。

一、学术理论的奠基充实

秦汉时期可谓是中医理论成形之期，以《内经》《难经》为中医学基础理论确立的标志。被誉为"医家之宗"的《内经》分为《灵枢》和《素问》，共 18 卷、各 81 篇，集此期医学之大成，基本已涵盖中医学基础理论的各个方面，构建了中医学的理论体系框架，体系庞大复杂，覆盖自然哲学、人文社会科学、基础理论及临床医学等方面，最早载于刘歆编著《七略》中。经后世考证，《内经》非一人一时之作，为医学论文的合编著作。其中，在"天人合一"整体观的指导下，采用取象比类、司外揣内的方法，结合临床实践构建"脏居于内，象见于外"的藏象理论体系框架，以"阴阳"类分的病因理论"其生于阳者，得之风雨寒暑，其生于阴者，得之饮食居处，阴阳喜怒"（《素问·调经论》），可谓后世三因学说之滥觞，凭望闻问切四诊辨识疾病全貌，尤以脉诊最为详尽，确定三因制宜、标本先后、因势利导、逆正从反等治则，为后世奠定"君臣佐使"和"七方"等遣药制方之法，在"天人相应"整体思想指导下的"恬淡虚无""顺应四时""形神共养"等养生之则以及"不治已病治未病"的预防医学思想等等，从基础理论到病证诊治，奠定了中医学理论基础。

《难经》又称《黄帝八十一难经》，以答疑释难的形式阐述《内经》之奥义，补《内经》之未备。共辑为 81 节，初唐杨玄操认为系秦越人所撰，但具体何时何人所著至今尚无定论。《难经》针对包括《内经》在内的多种古典医经进行理论拓展，涉及脉学、命门、三焦、奇经八脉、腧穴、针刺等方面，在传承的基础上多有创见，故清徐大椿在《医学源流论·难经论》中评之"推本经旨，发挥至道，剖析疑义，垂示后学，真读《内经》之津梁"，为后世医家临床实践奠定了理论基础。《难经》与现存《素问》《灵枢》相参，有 9 处与《素问》同（分见于 7 章），有 38 处与《灵枢》同（分见于 17 章），此外另有《素问》《灵枢》未见引文 17 处[7]40，其中有着许多富有创见性的内容，使得《内经》学术理论在藏象、脉学、经络、针灸等方面得到了充实、完善和发展，二者互为印证，故而张景岳有"《难经》出自《内经》，而仅得其什一"（《类经·序》）。

其中，藏象理论中不仅增加了脏腑结构、重量等描述，丰富完善了解剖学内容，还阐发了"其左者为肾，右者为命门。命门者，诸神精之所舍，原气之所系也。男子以藏精，女子以系胞"[8]180的"命门"学说、"三焦无形"新论，开启了后世研究命门学说之先河；脉学理论中，在《内经》"五脏六腑之气味，皆出于胃，变见于气口"（《素问·五藏别论》）"气口成寸，以决死生"（《素问·经脉别论》）理论的基础上，提出寸口为"脉之大会"，且"五脏六腑之所始终"，提出了"诊脉独取寸口"的诊脉方法，并论及寸、关、尺三部，浮、中、沉三候以及十二经脉脏腑在寸关尺的分候定位，简化了脉诊操作的同时赋予《内经》"三部九候"新的涵义；针灸理论中完善（五输穴、原穴、八会穴、俞募穴）腧穴理论，提出"奇经八脉"概念及子母补泻等针刺补泻手法，为后世针灸学奠定理论基础，也对后世医家具有重要的启迪和指导作用。

二、辨证论治体系的确立

张机，字仲景，南阳人，受业于同郡张伯祖，据传曾"举孝廉，官至长沙太守"（唐·甘伯宗《名医录》），恰逢疫疠之气流行"或阖门而殪，或覆族而丧"（曹植《陈思王集·说疫气》），张仲景"感往昔之沦丧，伤横夭之莫救""撰用《素问》《九卷》《八十一难》《胎胪药录》，并'平脉辨证'为《伤寒杂病论》"（《伤寒论·自序》），共10卷、397条，融理、法、方、药为一炉，奠定了中医学辨证论治的基础，故吴谦在《医宗金鉴》中称道："启万世之法程，诚医门之圣书。"仲景承继《内经》理论并在临床实践中具体运用和发挥，将外感热病错综复杂的临床表现以及变化莫测的传变规律进行归纳分析，确立了外感热病的六经辨证论治体系的同时，也使得《内经》学术理论在诊法、病机、治则、方药等方面得以充实完善。

以外感热病为例，《素问》有"热论""评热论""刺热论"，《灵枢》中"寒热病""热病"等均为《伤寒论》提供了依据，在《内经》"今夫热病者，皆伤寒之类也""六经分证""脏腑病机"等理论的基础上，《伤寒论》以"外感病六经传变"为指导原则，归纳热病各阶段的证候特点作为辨证纲领，发展了六经传变规律，并在《素问》"汗下"两法的基础上补充完善，确立八法兼备的治则，而《金匮要略》则是在《内经》脏腑经络学说的基础上，以病分篇著述，可见，在外感热病和内科杂病的辨治方面，确立了"六经辨伤寒，脏腑辨杂病"、理法方药俱备的辨证论治体系，作为后世八纲辨证之滥觞，奠定了临证医学的基石；在治则治法理论的基础上，以整体观念为指导，遵《内经》治则理论，在"正气存内，邪不可干"（《素问·刺法论》）理论指导下，"扶阳气，存津液"贯穿六经辨治始终，并启治法变途，确立了汗、吐、下、和、温、清、消、补的治疗法则；在选方用药上，广泛择取了秦汉以来医家遗方以及各家方剂，运用《内经》药性理论、方剂配伍理论，灵活运用在外感伤寒及内伤杂病的治疗中，创立了方剂331首，配伍法度严谨，选药精审恰当，剂型多样，基本囊括了临床各科常用的方剂种类，为后世奠定了方剂学基础，被誉为"方书之祖"。

第二章 魏晋南北朝《内经》学术发展概况与特点

第一节 政治经济技术背景

一、魏晋南北朝的政治分裂

魏晋南北朝历经了自秦朝统一后的第一次大分裂，封建割据、战争连绵、王朝更迭，是中国历史上最为纷乱的时期之一。东汉末年，黄巾起义之后，各派政权相互夺权，形成了魏蜀吴三分天下的局面。之后魏由司马氏取代，并于公元280年灭吴，西晋一统山河，但好景不长，由于外戚杨贾两姓之间的争权，导致八王之乱，很快招致北方少数民族入侵中原而国破家亡。此时在北方，由于内外斗争尖锐，以鲜卑族为中心的各部族集团之间展开混战，形成"五胡十六国"的战乱格局。公元439年，北魏政权统一了北方，结束了我国北方长达150年的战乱，于公元534年再次分裂为东魏和西魏，之后又经历了北齐、北周等数个王朝，史称北朝。自西晋灭亡后，大量官民南迁，琅琊王司马睿于公元317年在建康（今南京）称帝建立东晋王朝。之后刘裕篡权，从此南方先后经历了宋、齐、梁、陈4个朝代，史称南朝。从西晋开始分裂到隋朝再次统一的多次政权更迭，战争、内乱、地方割据成了当时社会生活的主要方面。这期间，各种矛盾纷繁复杂，北方虽有过短暂的统一，但是长期的战争，使得黄河流域的文化、经济遭受了极大的破坏。但同时，长期的战争，人民不断迁徙，促进了胡、汉杂居的同时，也带来了各民族文化思想互相交流，促进了各民族间的大融合。

在经济上，此时的北方是并不安定的，好在北魏时期经历了近百年的太平，使得国家人民有了喘息之机，如北魏孝文帝时期曾推行均田制，使农业生产获得了暂时的恢复和发展[9]67。虽然发展是短暂的，但随着经济短暂兴旺，科学文化也相应取得不同程度的进步。相对而言，整个南方地区虽然经历了五朝更替，但广大南方地区并未遭受战乱之苦，处于相对平稳的状态，加之北方随西晋政府和官僚南下的民众，为江南地区带来了中原先进的文化技术，使得江南火耕水耨的耕作状态大为改观，同时，水利灌溉工程的修建，多种农作物的种植，农业生产水平提高的同时，也带动了手工业的发展，促进了长江流域的经济繁荣。

二、魏晋南北朝的科技进步

虽然南北朝时期各地战乱频发，农业生产遭受严重破坏，土地荒芜，但由于生活发展和战争机器的推动，农业技术仍在不停地进步。北魏贾思勰著《齐民要术》，总结了自秦汉以来黄河中下游地区的农作物的栽培、家禽饲养以及农产品加工等方面的生产经验，是我国现存最早的系统的农业百科全书。农田灌溉技术以及南方的内河航运也有了进一步的发展。

天文历法方面，根据自身的推算并结合实际观测数据，修正很多历代对天体运动的错误认识，特别是在岁差的发现与历法的修订上做出了不少贡献：东晋虞喜发现了恒星间的位置与古时星空的记载略有偏移，经过周密计算后发现岁差，并计算出"冬至点每50年后退1度"[10]260；南朝的何承天对岁差进行了进一步研究，他"通过分析前人的观测资料和自己的计算，得出了赤道岁差每一百年差一度"的结论[10]262，对岁差进行了开创性的探索；祖冲之在《大明历》中，首次把岁差引入到编制历法中，规定一回归年度为365.242 814 8日，改进闰法，将历法的精度大大提高，更符合天象实际，也体现了当时天文观测技术和推算方法的进步。

数学进入理论奠基的新时期，出现了很多算学著作，如赵爽《周髀》、魏刘徽《海岛算经》《九章算术注》、晋《孙子算经》、南北朝《夏侯阳算经》《张邱建算经》，南北朝祖冲之《缀术》，北周甄鸾《五曹算经》《五经算术》等，后来均被《算经十书》收入，大大丰富了以《九章算术》为代表的中国古代数学体系[11]247；赵爽在《周髀算经注》中以"勾、股各自乘，并之为弦实，开方除之即弦"总结了古代勾股算术的成就，刘徽不仅对《九章算术》中的大部分算法——论证，还首次用无限增加圆的内接正多边形边数的方法（割圆术）来求圆的周长和面积，把极限概念应用到解题之中，随后，祖冲之精准地将圆周率计算到了小数点后第7位的值3.141 592 6到3.141 592 7之间[12]22。

魏晋南北朝时期发明的灌钢技术，可以有效地将熟铁中的渣滓除去，所含的碳达到适当分量，转变为品质较纯的钢铁，使得农业器具、兵器的制造，均得到了发展。炼丹家也在炼制丹药的过程中，发现并积累了大量的化合反应方面的知识。《周易参同契》中记录了水银容易挥发，容易与硫黄发生化学反应[10]286；葛洪发现了铁对铜盐的置换反应："以曾青涂铁，铁赤色如铜""外变而内不化也"[10]269，陶弘景把丹药应用到外科疾病的诊治中，这些都为化学的初期发展做出了贡献[13]14。南北朝时期瓷器烧制技术也更为成熟，南方以青瓷为主，北方以白瓷为主，瓷器制造已成为手工业生产的重要部门。

　　地理学方面，撰述各地州、郡及山川的"地记"大量出现，裴秀编制《禹贡地域图》中首次明确建立中国古代地图的绘制理论，提出"制图六体"：分率、准望、道里、高下、方邪、迂直，在地图学发展史上具有重要意义；北魏郦道元著《水经注》，详细记载河流流经区域的地质、地貌、土壤、气候、物产及地理沿革等，为北魏以前中国地理资料的汇编总结。

第二节　思想文化背景

　　魏晋南北朝虽战乱频发、门阀分立，为动乱之世，但也是多民族国家形成的一个重要阶段，在思想文化上，可谓是个辉煌的时代，不仅承继了先秦、两汉时期的思想文化，各民族之间的融合、多元文化的碰撞还造就了这一时期思维活跃、学术多元化的历史特征，同时，也为其后唐宋文化繁荣奠定了坚实的基础。

一、玄学之风

　　魏晋南北朝时期，战乱苦难之无常，伴随世人对人生意义的探讨，儒学正统地位遭遇冲击，讲求入世的儒学思想逐渐让位无为放任的闲适快意，以儒学独尊的模式崩解、经学衰微的同时，代之以崇尚自由解放的多元发展。

　　玄学，作为汉魏时期儒道兼综发展的产物，以老庄思想为依托，是清静无为与治平事功的结合，冯友兰先生将"玄学"称为"新道家"[14]186，魏晋南北朝时期因社会剧烈动荡，政权更迭、王朝更迭频繁，世事变化无常，士人悲观厌世之情蔓延，"天人感应"理论体系逐渐瓦解，老庄"清静无为""顺其自然"的思想对于士人极具吸引力，在政治人伦的矛盾中求得安宁和平，转而思考个体生命价值，自然本体论逐渐取代"天人感应"，强调返璞归真，不问世事，崇尚隐逸清谈，理论上讲究思辨，超然物外、旷达的行事作风，推崇《易经》《老子》《庄子》为"三玄"，《易经》的"寡以制众""变而能通"，《老子》的"崇本息末""执一统万"，《庄子》的"不谴是非""知足逍遥"[15]741，糅合儒家经义，或于注释古书、或于赞颂草木之中以咏己志，最终出现了玄学的崛起，日益受到青睐和发展，而同时，魏晋名士之风也成为后世景仰和追求的目标。其中，根据"有无"之辩，冯友兰将玄学划分为王弼、何晏的"贵无论"，裴頠的"崇有论"，郭象的"无无论"，同时也有王弼、向秀"名教"和嵇康、阮籍等"自然"之辩。

　　玄学初起与儒学冲突剧烈，玄学"以老、庄为宗而黜六经"（《晋纪总论》《晋书·卞壶传》），儒学责玄学"排弃世务，崇尚放达，轻蔑礼法"（《晋书·孝怀帝纪》），二者相斥相融，出现了一批"儒玄双修"的学者，其中不乏通晓医理者，如嵇康、阮籍、郭象、王弼、陶渊明等，而两汉经学的传统地位被打破，逐渐走向失落并被取代，影响了当时的社会生活及文化形态。但是，玄学这种抽象晦涩的论理思辨，崇尚空谈中探讨自然与本体的关系，作为将儒道两家思想学说熔为一炉的产物，虽为当时的文化领域带来了全新的理性思辨的哲学思维，但并没有给当时的人们提供一种能够摆脱危机的理论依据，其中"贵无""贱有"所致的颓废懒散，反而使中国传统价值受到空前的挑战；同时，服石炼丹之风盛行，不仅炼丹专著传世，伴之而来新的疾病如发背、偏废等毒发之症，对寒食散证的治疗也成为当时医学研究的热点，仅《隋书·经籍志》中即载有解散方逾二十家，《诸病源候论》《小品方》《备急千金要方》等多有记载，推动了当时医学的发展。至南北朝时期，玄学逐渐衰落，并为佛教唯心主义所替代。

二、儒、道、释三教并存

动荡战乱的魏晋南北朝，宗教思想的传播与本土思想的碰撞融合，儒、道、释以及由儒学思想演变而来的玄学思想的相互拮抗、交流融合，呈现多元激荡之势。

首先，频繁战乱、分裂局势使得儒家学说失去了治世之能，伴随佛教自东汉中期传入中土并日渐兴盛，这与深陷动荡时局的民众寻找精神寄托密不可分，而肇兴于本土的道家思想亦受推崇，也使得两汉时期"独尊儒术"的经学思想一家独大的格局被打破，多种学派与思想经历了先前的压抑与沉寂，相继活跃起来，特别是汉末道教理论体系初步建立后道家思想出现复兴，将先秦的方术、巫术与道家的"道"相融合，作为本土宗教，故鲁迅曾有"中国根柢全在道教"之言[16]353；其次，尽管儒家经学僵死沉闷局面被打破，但经历了两汉的独尊儒术，在文人思想中已根深蒂固，其中执着的入世精神和深厚的人本主义，对思想文化影响最为深刻，渗透于社会生活的各方面；魏晋名士力图以道家的学说来融合儒家学说，以道为本，以儒为用，儒学进一步被道家化了，共同抵抗外来的佛教思想，例如南朝陶弘景即有"万物森罗，不离两仪所有，百法纷凑，无越三教之境"（《茅山长沙馆碑》）。

另外，佛教自西汉末期从印度传入我国，主张以出世而入涅槃作为人生的归宿，伴随佛经翻译增加、佛寺兴建，佛教传播迅速，不断与儒、道思想交叉融合，不仅登上思想论争的舞台，也因其中"因果报应""三世轮回"等忍受今世苦难、寄希望于来世的思想，迎合了战乱动荡社会中的主流思想，为民众所接受，而在民间广为流行起来，至东汉，作为异质文化的佛教已具有相当的影响，玄学名士结交或信仰佛教者日渐增多，除外北魏太武帝、北周武帝两位废佛帝王，在南北朝统治者的推崇和提倡下，佛教势力日盛并逐渐融入中土文化。但同时，佛教与儒、道二家的争议也是十分激烈，集中在如"生死""形神""轮回"等问题上。

可见，儒、道、释思想历经接触、碰撞与交流，兼容并蓄、求同存异，形成了错综多元的文化格局，并称"三教"呈鼎足之势，成为这一时期学术思想发展的特色，继续推动中国思想文化向前迈进。

第三节　《内经》学术发展概况及特点

魏晋南北朝在中国医学史上是一个理论结合临床、承前启后的时期，在社会动荡、民族融合的背景下，疗伤治病实践的增多，伴随临床医疗经验不断积累丰富，人口迁移、民族融合促进了医学交流，医学重心从黄河流域逐渐开始向长江流域迁移；在思想文化宽松自由的氛围下，医家在前人的理论奠基的基础上，开始转向医学实践经验的积累和撰写，故而多部医学著作涌现，如王叔和《脉经》、皇甫谧《针灸甲乙经》、葛洪《肘后备急方》、陶弘景《本草经集注》、雷敩《雷公炮炙论》、徐之才《雷公药对》等，使得《内经》理论得以传承和实践，方药理论、诊治方法日渐丰富，中医药理论也得以进一步充实和蓬勃发展，但正是因为这一时期国家政权的分裂、南北割据对峙，且封建统治者无暇关注医学发展，也一定程度上阻碍了医学的交流和发展，使得医学理论和实践的发展相对带有区域的局限性。

首先，理论研究方面，对经典医著进行整理、编次、注释的工作，是整理研究中医药典籍的起始时期，其中，诊断学、针灸学也在总结前代医家成就的基础上，逐渐形成了理论规范系统化；同时，养生方面，在儒释道三教并立的格局影响下，对于秦汉以来的养生经验进行了总结，在《内经》养生理论的基础上进行发挥，炼丹服石、导引按摩等养生方法均体现了当时所崇尚的老庄"清虚无为"的哲学思想；另外，伴随诊断水平提高，治疗方法多样，临床医学发展迅速，在内科、外科、骨伤科、妇科、儿科、五官科、针灸以及各种急救方面均取得了较大的进步。这一时期，伴随着医疗经验的不断积累和丰富，《内经》学术理论在实践中得到验证、充实和提高。特别是在脉学、针灸、养生方面取得了重大发展，为隋唐时期医学的发展奠定了基础。

一、经典医著的编次注释

作为中医学术继承和发展的重要方式之一，对《内经》理论的整理、编次、注释可谓中医理论体系框架构建的重要研究方式，自此，医家著书立说必称《内经》，于经典中寻找理论依据，结合自身的见解与发挥，将之寓于注释之中，注释阐发《内经》成风，形成《内经》注释之学，也从不同侧面阐发《内经》理论，丰富并深化发展了《内经》理论。

全元起，南朝齐梁间人，籍贯不详，曾官任侍郎，生平因史无专载，著《内经训解》，因全元起校注仅为《素问》8卷68篇，又称《素问训解》，为《内经》整理、校订、训解的最早版本，留存了魏晋以来《素问》原貌、结构及章节，但其后失传，因其注文被唐王冰注释《内经》、宋林亿校正《内经》所引用，宋林亿有云："时则有全元起者，始为之训解，阙第七一通"（《重广补注黄帝内经素问序》），故后人得见其梗概，林亿曾以全元起本校正王冰本，了解《素问》篇名卷次的演变，可见全元起本在校勘方面的重要价值；另外，从存世佚文可见，因全元起通晓医理，对《素问》原文字词训释的同时，融合医理阐释进行串讲，阐释注析透彻，且注释与经文贯通，不仅对后世杨上善、王冰均产生了重要的影响，因其语言风格与经文吻合，后人传抄王冰本时，曾将注文抄入正文中。《素问训解》作为《素问》最早注释本，堪称"开山之作"，具有较高的学术价值，其亡佚可谓后世《内经》研究的一大损失。

二、脉学理论的整理发挥

脉学作为中医诊断学的重要内容之一，有着悠久的历史，早在春秋战国时期即已应用于临床。《内经》中有着丰富的脉学内容，散见于《素问》的"六节藏象论""阴阳别论""平人气象论""脉要精微论""玉机真藏论""三部九候论"，以及《灵枢》的"邪气藏府病形""本神""论疾诊尺""根结""九针十二原"等篇章，涵盖了脉法、脉象、主病、诊脉方法及色脉关系等内容，如脉诊法中包含了全身三部九候遍诊法、十二经遍诊法、人迎寸口诊脉法、寸口诊法、阴阳脉法及四时五行脉法，脉象及主病论及40余种如季节脉、真脏脉、生死脉、病脉等，可谓中医脉学理论的奠基之作。

《内经》脉学理论，历经扁鹊、淳于意、华佗、张仲景等历代医家的传承发展，由于"脉理精微，其体难辨。弦、紧、浮、芤，展转相类"。"在心易了，指下难明"（《脉经·序》），使后学难以学以致用，至王叔和对自秦汉以来的脉学文献加以全面系统的整理总结，以"脉学"为中心编纂我国第一部脉学专著《脉经》。王叔和（公元201—280年），名熙，东汉末至西晋高平（今山西省高平市）人，医学家，医学编纂家，曾任太医令，其"性度沉静，博好经方，尤精诊处，洞识养生之道，深晓疗病之源"（甘伯宗《医林别传》），故而《脉经》序言中即有"今撰岐伯以来，逮于华佗，经论要诀，合为十卷"，以"类例相从"之法对《内经》脉学理论进行引用、拆分、合并，并重新编排，还收录了《张仲景论脉》《扁鹊阴阳脉法》《扁鹊脉法》《扁鹊华佗察声色要诀》《扁鹊诊诸反逆死脉》等篇，著就《脉经》10卷98篇，包括了脉形、诊断方法、与脏腑关系、阴阳辨识及妇人、小儿脉的辨识等。在《内经》多种脉法并存的基础上，重视"寸口脉"的基础上，承继于《难经》，确立并完善了"独取寸口"的诊脉方法，以及寸关尺三部脉法、双手寸关尺脏腑分候定位之法，发扬光大并沿用至今；承《内经》"阴阳理论"、立阴阳为辨脉之纲；将《内经》中30多种脉象规范简化至24种，逐一描述脉形指感的标准，首提八组相类脉的鉴别，并将脉证相联，系统总结脉象的临床意义。作为我国现存的第一部脉学专著，王叔和所著《脉经》可谓是在《内经》脉法理论总结基础上的发展创新、不断完善，开启并奠定了后世脉学的准则，他在综合前人经验的基础上，总结归纳了浮、芤、洪、滑、数、促、弦、紧、沉、伏、革、实、微、涩、细、软、弱、虚、散、缓、迟、结、代、动24种脉象的诊察标准，为后世诊脉之规范。《备急千金要方》即采用《脉经》的24脉的脉形。唐代太医署、宋代太医局均将之列入课程，对中医脉诊的发展做出了重要贡献。

三、针灸学术体系的构建

针灸学内容最早见于《灵枢》，包括经络、腧穴、刺法、灸法、针灸宜忌等内容，特别对于所载临床各科病证详细论述了针灸治疗，无论取穴原则、补泻方法均有详尽的论述，又以《灵枢》对于针灸阐述尤为详博，特别是经络和针法的部分，正如明孙一奎评之"于脏腑经络，盈虚顺逆，针法疾徐，靡不周悉"[17]104（节抄《灵枢》引），可谓是古代针灸理论最初的总结，在针灸学发展史上发挥了奠基作用，为后世医家奉为圭臬。

皇甫谧（公元215—282年），字士安，号玄晏先生，安定朝那（今甘肃平凉西北）人，史学家、医学家、文学家。历经董卓之乱、献帝西迁，图书遭遇严重损失，皇甫谧以著述为业，致力于医学著作整理，"遂博综典籍百家之言……以著述为务"（《晋书·皇甫谧传》），将《灵枢》《素问》《明堂孔穴针灸治要》中有关针灸的内容整理归纳、改编校订和发挥，"使事类相从，删其浮辞，除其重复，论其精要"（《针灸甲乙经·皇甫序》），结合临床实践著就《黄帝三部针灸甲乙经》，共12卷118篇，传抄者众多，自北宋校正医书局后始成今之传本。本书是将《素问》《针经》（即《灵枢》古名）和《明堂孔穴针灸治要》三书之精要，删其浮辞，去其重复，分类合编而成，此书直至于今仍与《黄帝内经》并重。主要论述脏腑经络、病因病理、腧穴针灸法及各类疾病的针灸取穴等。在理论上虽然是根据《黄帝内经》而编撰，但是它将脏腑、经络、腧穴、病机、诊断等理论加以梳理[18]222，也多有发挥：腧穴理论方面，对十四经腧穴增补了188个新穴位，共收录腧穴349个，以"按部分经"法排列，即头面躯干部按部位排列，四肢按经排列，体现经穴归属关系，内容更趋完善；刺灸理论方面，刺法中详述每穴针刺深度和留针时间，从适应证、禁忌证、操作细节、常见病证治疗等方面完善灸法操作，针灸配穴处方取法《内经》并予补充发展，针灸处方数量由412个增加到1 045个。《针灸甲乙经》作为现存最早的一部针灸学专著，也是《内经》的最古传本之一，不仅弘扬发展了《内经》的学术理论，也是继《内经》之后对魏晋之前针灸理论的又一次系统总结，汇集了晋以前针灸医家丰富的临床经验，系统构建了针灸学术框架体系[19]序，奠定了后世针灸学发展的理论基础，在针灸学史上发挥了承前启后的重要作用，对后世影响深远，宋、明、清代医家所著的针灸专著无不以之为参考。

而灸法作为传统中医外治法之一，因其"简便验廉"的特点受到医家重视，《内经》中灸法理论及运用为后世医家奠定了基础，《灵枢·官能》"针所不为，灸之所宜"，确立了灸法的地位，提出了灸法之度量："刺之深浅，灸之壮数"（《灵枢·经水》），定灸量、补泻、宜忌等，为后世医家所宗。东晋葛洪《肘后备急方》载灸法99条，首载隔物灸疗之法，并拓展临床各科应用范围，南北朝时期，陈延之撰《小品方》十二卷，第十二卷为灸法要诀，尤重灸法："夫针术须师乃行，其灸则凡人便施。为师解经者，针灸随手而行，非师解文者，但依图详文则可灸，野间无图解文者，但逐病所在便灸之，皆良法。"[20]63强调了灸法不同于针法的简便和效验，并提出施灸注意事项"避其面目四支显露处，以创瘢为害而"[21]243，对于灸法的发展有着积极的推动作用。

四、养生理论的践行和发展

《内经》构建了完备的中医养生学理论体系，"四气调神大论""上古天真论""生气通天论""宝命全形论"等多个篇章中均明确提出"治未病"思想，有"不治已病治未病"的预防观，有"法于阴阳，和于术数"的养生总则，有"虚邪贼风，避之有时"的防病观，有"与天地相参，与日月相应""顺四时而适寒暑""春夏养阳，秋冬养阴"的顺应自然的整体观，有"形体不敝，精神不散""恬淡虚无，精神内守"的形神共养观，诸多后世流传的养生法则、养生方法在《内经》中均有充分论述。"汤液醪醴论"提出了酒的治疗作用，"藏气法时论"有"五谷为养，五果为助，五畜为益，五菜为充，气味合而服之，以补精益气"，为后世医家养生理论的形成和发展奠定了基础，后世医家也多以《内经》养生理论为典范，不断丰富其内涵。

魏晋南北朝时期，社会动荡，生活朝不保夕，养生对于民众显得尤为重要，对养生之道的推崇，推动了医家对《内经》养生理论的践行发展：华佗将《内经》养生理论结合道家导引养生术，创制的"五禽戏"不仅体现了"动静结合""形神兼养"之理，也是《内经》养生理论与临床实践结合的最佳范例。

葛洪（公元283—363年），字稚川，号"抱朴子"，晋丹阳郡句容县（今江苏句容）人，东晋时期著名的道教思想家、医药学家、炼丹家、导引养生家，习医术、擅丹道，"尤好神仙导养之法"，精研并融合儒道思想，从道家的神仙方术到儒家的纲常名教，著就《抱朴子》内外篇、《神仙传》《西京杂记》《肘后备急方》等。其中，"内篇"二十卷言："神仙方药、鬼怪变化、养生延年、禳邪却祸之事，属道家"[22]336（《抱朴子·自叙》），"外篇"五十卷言："人间得失，世事臧否，属儒家"[22]336（《抱朴子·自叙》），《晋书·葛洪传》赞之"博闻深洽，江左绝伦；著述篇章富于班马"。葛洪在《内经》养生纲领"法于阴阳，和于术数，食饮有节，起居有常，不妄作劳"众术合修理论的基础上，将道家和儒家的养生观有机结合，以行气、宝精、食丹为养生关键，在"不治已病治未病"理论的基础上提出"养生以不伤为本"的预防原则，强调防患于未然。

陶弘景（公元456—536年）字通明，自号华阳隐居，谥贞白先生，丹阳秣陵（今江苏南京）人。南朝齐、梁时道教学者、炼丹家、医药学家，深得梁武帝萧衍的信任，常向他问询国家大事，被誉为"山中宰相"。精研养生之术，"或鸠集仙经真人寿考之规，或得采彭铿老君长龄之术，上自农黄以来，下及魏晋之际"[23]序（《养性延命录·序》），将道家养生理论与中医养生之术有机地结合，著就《养性延命录》《导引养生图》《养生经》，详载养生之术，可谓魏晋养生的典范。在《内经》养生理论的指导下，陶弘景认为需形神共养，提出"静者寿，躁者夭"[23]5 的养神观，"生者神之本，形者神之具。神大用则竭形，大劳则毙"[23]序（《养性延命录·序》）；重视饮食养生："百病横夭，多由饮食"，强调食饮有节、冷热适宜、四季有别；另外，葛洪、陶弘景在"精气神"理论基础上发展的导引吐纳摄生之术、"宝精爱气"的房中之术皆为后世所称道沿用，其中，葛洪"胎息"、陶弘景"息之六字"吐纳之法也是后世气功术之源。

第三章　隋唐时期《内经》学术发展概况与特点

第一节　政治经济技术背景

一、隋唐盛世

公元 581 年隋文帝杨坚建立隋朝，南北方相互对立的局面宣告结束。这是继秦汉以后我国又一次的南北统一，尽管隋朝统治不足 40 年，但在很多方面对历史的贡献是巨大的，如建立起三省六部制，创立科举制度，创新官员的选拔方式等；修建了南至余杭、北至涿郡、全长 2 000 多千米的大运河，连接了南北方的交通，更是促进了南北方经济文化交流。但刚刚脱离战争社会财富尚待积累的隋朝，却因隋炀帝的横征暴敛、穷奢极欲、苛捐杂税，以致民怨沸腾、揭竿而起，在农民起义下覆灭，最终军阀李渊在长安建立唐朝，并一统全国。唐朝是我国历史上超越秦汉的强盛王朝，吸取了隋灭亡的教训，兼听纳谏，在政治上实行怀柔裕民政策，造成多民族的归附，促进了民族文化的交流和大融合，并积极恢复、发展经济，使得生产力获得较大进步，出现了人口迅速增加，原有土地上生产的粮食已不能自足，于是大量开垦土地的情况。在唐前中期，社会经济文化达到鼎盛，航海技术进步促进了国内外文化的交流及贸易发展，成为当时世界上极为富庶和高度文明的大国，不仅是亚洲经济文化的中心，而且其光辉远射西方世界，堪称我国封建社会的鼎盛时期。特别是唐太宗李世民在位期间，我国封建社会空前繁荣，出现了"贞观之治"；唐玄宗时期又经历了"开元盛世"，但在唐玄宗末期的安史之乱后，唐朝从此走向了衰亡，政治混乱，宦官专权，农民起义不断发生。

经济上，隋文帝采取减轻农民赋税，使经济呈现了短暂的繁荣。但到了隋炀帝时期，由于他横征暴敛，修建大运河耗费了大量人力物力，将国库消耗殆尽，农业生产遭到破坏，土地荒芜，经济自此一溃千里。唐朝建立后采用怀柔裕民的政策，造成多民族的归附，促进了民族的大融合，使得劳动人民积极恢复生产，发展经济。盛唐时，人们思想解放，文学艺术百花齐放，万紫千红，唐诗、书法和绘画成就辉煌。那时的唐朝成为了当时亚洲乃至世界的经济文化中心，堪称我国封建社会的鼎盛时期。安史之乱以后，唐朝重新陷入分崩离析军阀割据的局面，经济上也告别曾经的辉煌[24]7。

可见，隋唐两朝是我国封建社会的上升时期，其间既有战事连绵、分裂动荡的晚唐，也有全国统一、政权集中、社会相对稳定的初唐。特别是贞观年间以及开元年间，堪称我国历史上的鼎盛时期，不但拥有广袤的疆土，而且经济繁荣。

二、隋唐时期科技的繁荣发展

隋唐时期，是我国封建社会最为稳定的时期，科学技术也相应地进入了大发展、大繁荣时期。

农耕方面，隋唐的统治者相继实行均田制，推广屯田，使耕地面积不断扩大，南方农业技术的进步带来了农业器具的改革。据晚唐陆龟蒙《耒耜经》所载，用于水田整地的江东犁由 11 个部件构成，其中用来调节入土深浅的犁评，巧妙而简便地应用了力学斜面原理，也是铁质农具成熟定型的标志。武后时编修的《兆人本业记》主要记载丰富的作物栽培知识；陆羽的《茶经》是一部记述唐以前茶的生产与特性的专著；此外，《水牛经》则专门记载了水牛的病理及疾病的治疗，适应了南方农业生产的发展需要。

炼铁、炼钢、炼铜等手工业都很发达，不仅产量大而且质量有所提高，当时炼钢方面有灌钢法，炼铜方面有胆水浸铜法，在隋唐时期都被采用和推广，反映了当时金属化学知识普及与提高[25]30-38。在瓷器的烧制中，匠人们积累了关于瓷石、胎釉含量和烧制过程中化学变化的丰富知识，发明了匣钵装烧法，烧制瓷器品种繁多、色彩绚丽，无论是著名的唐三彩，或是邢州的白瓷、越州的青瓷，都已达到巧夺天工的高水平，可见隋唐烧瓷工艺的重大成就。

建筑力学也在不断地改进，无论是规模宏大、规划完整的隋代大兴城、唐代长安城的兴建，还是五台山佛光寺东大殿，都是以木结构为主的建筑体系；同时，石拱桥的建造技术也愈加成熟，如保存至今的赵州桥，是隋代著名工匠李春设计并主持建造的。作为现存最早、跨度最大的空腹式单孔圆弧拱石桥结构，建筑技术高超，垒砌工整，打磨致密，坚固异常，这反映了当时工匠们丰富的力学知识。

雕版印刷术的问世，因其便捷、费用低廉的特点，被迅速推广，用于印制佛经、佛像，以及诗集、音韵、历法和医药等科技书籍，加之造纸技术不断地革新进步，都为思想文化的传播提供了物质基础，推动了科学文化的发展。

数学飞速发展：唐王孝通著《缉古算术》介绍了最早的求三次方程的正根的方法。中唐《韩延算经》主要介绍应用数学，叙述了租庸调、两税钱米的计算问题，应用在一个横列式里演算乘除的方法，是唐代应用数学知识的总结。同时，自汉代至唐代 1 000 多年间，《九章算术》《海岛算经》等 10 部著名的数学著作代表了中国古代数学精华，隋唐时期设立算学，唐太史令李淳风和算学博士梁述注释编纂《算经十书》进行数学教育，使之流传至今。

天文历法方面：隋刘焯《皇极历》以等间距二次差内插法处理日月的不均匀运动，提高计算精度，唐代名僧一行以此为基础，编写《大衍历》，分步中朔、步发敛、步日躔、步月离、步轨漏、步交会、步五星等 7 个部分，将太阳在一回归年所走度数分为 24 等分，每一分点即一节气，对后世影响甚大。隋代天文历法家耿询发明水力转运浑天仪；唐代李淳风主持并完成了包括有经、纬、黄道、白道、赤道单双环及望筒装置的浑天黄道铜仪的制造；僧一行和梁令瓒还使用齿轮和拨杆装置成功制造了水运浑仪，这架水运浑仪不仅能显示列宿运动情状，而且传动机械结构已比较复杂，是世界最早的天文钟之一。

伴随全国统一的出现，全国及地方区域性的地理学"图经"著作大量涌现，隋《诸郡物产土俗记》《区宇图志》《诸州图经集》，唐代贾耽绘《海内华夷图》首创朱墨二色标记古地名，李吉甫著《元和郡县图志》为后世编纂全国总地志的范本，还有玄奘《大唐西域记》，对后世地理知识的传播做出了重要贡献。

第二节　思想文化背景

隋唐时期，国家统一、社会安定、经济繁荣，推动了各民族间以及中外文化的交流，以多元开放的思想文化政策推动了文化的繁荣兴盛，特别在李唐王朝建立之初有着"践祚之初，悉行文教"的政策，虽然儒、佛、道仍关于优劣高下的论争不断，但长期理论上相互借鉴汲取的融合方式，开启了宋代理学的先河。

三教并行，和而不同

到南北朝末期，喜欢荒诞浮华和高谈阔论的玄学遭到了很多思想家、文人的批判，逐渐走向没落，同时，伴随统治阶级对儒、佛、道的不同利用程度和对儒、佛、道的排序，在思想领域，佛教思想从隋唐以前的理解和翻译，逐渐转向本土同化、进入全盛时期，传统儒学与新兴的道教、佛教三足鼎立的局面逐渐形成，任继愈归纳为"从三教鼎立佛教为首，到三教融合儒教为首"[26]2。

隋统一中国后，王通认为三教各有其弊，"三教于是乎可一矣"（《中说·问易篇》），提出了儒释道三教归一的纲领，亦可看出其立足儒学、融会佛道的努力。隋文帝采取了三教并行的思想文化策略，尤其借重佛、道二教来实行思想统治，隋炀帝尤其重视道教，如《隋书·经籍志》中有"大业中，道士以术进者甚众。其所以讲经，由以《老子》为本，次讲《庄子》及《灵宝》《升玄》之属"，同时道教也利用统治者的扶持，借机争取自己的地位。

李唐王朝建立以后，继承并奉行隋代三教并行的思想文化策略：尊道、礼佛、崇儒，唐高祖曾下诏"三教虽异，善归一揆"（唐高祖《赐学官胄子诏》），创造了宽松自由的思想文化氛围，改变了隋代轻视儒学、重点扶持佛教的做法，但唐朝历代君主在三教之中各有偏重，唐初统治者尊老子为始祖，重点扶植道教、奉为国教，确定了"令老先、次孔，末后释宗"（唐高祖《先老后释诏》）的顺序，以唐玄宗为代表的数代皇帝又是狂热尊崇道教并大力扶持，奉《道德经》为"蕴至道之精""可以理国家"，作为治国理政的指导思想，使得道教在唐朝广泛流行。而道家、道教的清静无为思想极大地影响了初唐统治者们的政治决策。包括魏征在内的一些政治家，在治世方略中显示出了极具道家、道教特色的美学智慧。以孙思邈为代表的道教学者从医德的角度提出了道教人格美学的问题。

统治者尊重儒学，主要重视其具有经世安邦治国之用，唐太宗有"尧舜之道、周礼之教，以为如鸟有翼，如鱼依水"[27]38（《贞观政要》卷六），"重儒"之倡使得式微儒学再度振兴，进一步统一儒家经典，考定五经、编纂标准版本，命颜师古统一经文，令孔颖达等统一经义编撰《五经正义》颁行全国，标志着南北朝分立的儒学开始进入统一的时代，而其后韩愈、柳宗元等也倡导古文运动，积极推行古道，复兴儒学。同时，统治阶级对佛教既有利用又有抑制，东汉已传入中国的佛教依附于黄老道和玄学，逐渐完成自身的本土化，形成了有别于印度佛教的中国佛学，伴随统治阶级政令变化发展时起时伏，如唐高祖"兴道抑佛"，而武则天则"释教在道法之上"，可见佛教发展的曲折起伏，另外，佛教唯心主义得到了高度发展，对此儒、道两家都作出了相应的反应，中印文化在冲突中交流，在交流中互相改造吸收，融会贯通。尤其是道教哲学大量吸收佛教哲学思辨性的内容，以此充实和提高自己，相较于保守的儒家，道教充分展现出其理论系统中无比强大的包容性和开放性。成玄英、李荣、王玄览在论著中均体现出援佛入道的特色。这种不滞于有无又不滞于玄的境界在表现精神的极度超脱自由上与美学找到了契合点，从而开启了唐代道教美学思想的大门。

可见，三教"和而不同"，唐代在思想文化统治上的改变，使得三教在并行不悖的原则下，为了自身的发展，不仅促进了三教的相互融合和发展，同时又导致了它们相互竞争之余的互相包容，为中国思想文化发展的繁荣时期。同时，也为中医药学的快速发展创造了广阔的空间。医家也深受三教合流的影响，如孙思邈《备急千金要方·大医精诚》"凡大医治病，必当安神定志，无欲无求，先发大慈恻隐之心，誓愿普救含灵之苦"[28]22，其中不仅有儒家的"恻隐之心"，道家的"无欲无求"，也有佛家的"大慈大悲"[29]478，创立了中医学伦理道德观。

第三节　《内经》学术发展概况及特点

作为中国医学史上一个兴盛发展的时期，隋唐时期社会相对安定，经济文化空前繁荣，封建统治者的重视和支持，重视医学人才的培养，举办太医署，形成从中央到地方完整的医学教育体系，医事制度进一步完善，均为医学发展提供了良好的外部条件。在安定的社会环境下，医家相对安心著书立说，全面综合整理前代医家的医学成就，孙思邈著《备急千金要方》《千金翼方》，王焘著《外台秘要》，同时，政府组织专门人员进行研究整理汇编。隋朝编纂了《四海类聚方》《诸病源候论》等医学巨著，唐高宗主持修订了我国第一部官修本草著作《新修本草》，均呈现医学集大成的总结倾向。这一时期，中医学在总结继承和发扬前人医学思想及实践经验的基础上，"继承不泥古，发扬不离宗"，学术争鸣，在医学理论和临床实践全面发展的基础上，使医学理论和临床实践得以更好地结合、传承，可见当时医学发展的繁盛之势。

隋唐时期，伴随儒学的复兴，特别是在儒学的尊经复古、经学注疏之风的影响下，对《内经》学术理论的研究发展呈现了总结编纂整理的趋势，不仅着眼于对《内经》的整理编次注释，还重视《内经》学术理论在临床医学上的运用总结，并逐渐专科化，临床各科、方剂、本草均获得了长足的进步，大量方书、本草著作、综合性医著的问世也为临床医学理论和实践向更高层次的发展奠定了坚实的基础。

一、《内经》整理编次注释

作为中医理论体系奠基之作的《内经》，因其文字古奥、难以理解，且非一时一人一地之作，每一篇章均包涵多方面内容，在后人研习流传过程中，"三坟之经，俗久沦坠，人少披习，字多传写误"[30]119（王冰注《素问·经脉别论》），不利于指导临床实践，同时，伴随中医学理论研究的不断深入，学科分化渐出端倪，以及临床实践的需要，均成了分类研究的动力。

隋唐政府重视对古典医经方书的注释、整理和发挥，多次组织对《内经》的整理校定。杨上善，隋唐间人，生卒年代不详，医学家，在隋炀帝大业年间曾任太医侍御，奉敕对《素问》《灵枢》进行编纂注解，将医理阐释、经文校勘、词义训释有机结合，首创分类研究法，仿《针灸甲乙经》体例，编撰《黄帝内经太素》（简称《太素》），合为 30 卷。在南宋以后亡佚，至清末学者杨守敬斥巨资购得小岛尚质初抄仁和寺本，虽已成残帙，但得以重窥原貌。

《太素》按照《素问》《灵枢》内容的类别不同、全面重新分类编次，加以注解，归纳为摄生、阴阳、人合、脏腑、经脉、腧穴、营卫气、身度、诊候、证候、设方、九针、补泻、伤寒、寒热、邪论、风论、气论、杂病 19 类，每类下再细分子目，将相关内容归纳集中、加以注解，进行分类研究，将篇幅较长者置前，短篇置于后，删减重复，使得理论见解更为系统化、条理化，因杨上善谙熟医典，且语言文字功底深厚，以阐发经义为多，不失经旨，使得中医理论体系呈现出一个纲目明细的雏形，是我国现存最早的以全文分类形式的《内经》全注本，开创分类注释《内经》的先河，亦为隋唐时期医学发展分科日渐细化的一个缩影。同时，因杨上善精于老庄之学，受道家老庄思想的影响，从其将"上古天真论""四气调神大论"等摄生相关篇章置于《太素》卷首可见一斑，设"顺养""调食"为篇题，并有"天地之间，人最为贵，人君众庶，莫不宝身"[31]325之语，可见其对于摄生之重视。另外，杨上善通晓字词训诂，训释有理有据，"太素本"多考据诸《说文》、旁及《尔雅》《广雅》《玉篇》等，且在分类注解中尽可能不改动经文、维持原貌，多在注解中以存疑方式说明，为最接近《内经》古貌的著作，详于医理，也有益于后世辑佚钩沉，在训诂、校勘上为后世医家所参考，且其分类明细、无所依傍，有"筚路蓝缕以启山林"开拓之功[32]308，亦有颇多理论创建及阐发，成为历代以来研究和考证《内经》的重要参考书。

因《内经》"其文简，其意博，其理奥，其趣深"[《重广补注黄帝内经素问序（王冰序）》]，且在流传后世过程中，数历传抄，"世本纰缪，篇目重叠，前后不伦，文义悬隔，施行不易，披会亦难"[《重广补注黄帝内经素问序（王冰序）》]之故，不仅不利于指导临床，且存在亡佚奉献，唐代医家太仆令王冰（公元710—805年），自号启玄子，以《素问》全注为祖本，进行了依序编次整理和修订，纠正重叠错漏，遵循"分类注释"的体例，以养生、阴阳、藏象、诊法、病能、经络、治法等为序进行编次，详尽诠注《素问》、阐发经义，对于"前后不伦，文义悬隔"连贯文段、添加字词以阐明医理，对于"篇目重叠"删去繁杂以留其要，兼顾词义训诂与医学理论的统一，更易篇第，使得各篇章相关内容集中，系统性、条理性更强，"历十二年，方臻理要"[《重广补注黄帝内经素问序（王冰序）》]。同时，还将《天元纪大论》《六微旨大论》《五运行大论》《气交变大论》《五常政大论》《至真要大论》《六元正纪大论》七篇补入集中阐发了运气学说，使古代运气学说的重要文献因此而保存流传下来，其功不可没。王氏在次注过程中"凡所加字，皆朱书其文，使今古必分，字不杂糅"[《重广补注黄帝内经素问序（王冰序）》]，书中多引证《周易》及阴阳家等许多著作的文字，用以经解经之法注解经文，回归经典原旨，历时12年，撰《重广补注黄帝内经素问》，又称《次注黄帝内经素问》，共81篇，24卷。此版后又经宋校正医书局医官林亿校正，流传后世，为自全元起注本、杨上善《太素》亡佚后，现存《黄帝内经素问》的最早祖本，也是历代《内经》注本流传最广、影响最大的一部著作，书中多处仍保留全元起注文，故林亿等将之称为"次注"，对《素问》的存世流传起到了关键的作用，对宋代及以后《素问》的校勘注释均有着重要的引导作用。另外，王冰注本不止于语言文字的训诂，其中的医理阐发也着实精当，对《素问》原文追本溯源，着重对养生、阴阳、运气、藏象病机及辨证论治理论，不仅深入阐发了医学理论，如对于《素问·四气调神大论》"春夏养阳，秋冬养阴，以从其根"的注解中，引入"滋苗者，必固其根，伐下者，必枯其上"[30]11，形象地揭示了阴阳互根之理；还融入了个人见解发挥，譬如在注解"诸寒之而热者取之阴，热之而寒者取之阳"中，提出"益火之源，以消阴翳；壮水之主，以制阳光"[30]466之法，为后世所熟知流传。《内经》传世至今历经千载，亡佚复得，注疏校补，但后世医家理论实践发展皆不离其所奠之理论根基，为医家所宗，方使"三皇遗文，灿然可观"[《重广补注黄帝内经素问序（林亿序）》]。

二、病源证候学的发展

《内经》明确将六气、情志、饮食、劳倦等归于致病因素，提出了最早的病因分类法，首将阴阳作为病因划分的总纲，并详细阐述各致病因素的特性，以及侵入人体的途径；"病机"一词首见于《素问·至真要大论》[33]10："审察病机""谨守病机"，根据外部症状，以五脏、六气为纲归类病机变化的"病机十九条"对后世病机研究具有跨时代的指导意义。同时，《内经》所载如热病、痉病、痿病、痹证等具体病证，论及各自病程变化规律：脏腑经络传变、六经传变等，均为病证的辨证论治奠定了基础。可见，《内经》病因病机理论，不仅为后世医家对病因病机学说的发展充实奠定了基础，也有效地指导了临床辨证论治。

巢元方，生卒年史书缺传，隋医学家，太医博士。立足于《内经》病因病机理论，太医博士巢元方等奉隋炀帝之诏，查阅藏书、荟萃群说，溯百病起源及证候之要，于公元 610 年撰成我国历史上第一部病因证候学专著《诸病源候论》50 卷，总结了我国 7 世纪以前病因、病机证候学的成就，以病为纲，分 67 门，又按病因、病理、脏腑等分类，对 1 739 种证候的病因、病机、发病做了专门具体的论述，以《内经》阴阳等理论为基础、串连诠释，全面运用于临床，涉及内、外、妇、儿、五官等各科疾病，开启后世对于疾病、证候探求病机之端。后世经方如《备急千金要方》《外台秘要》《太平圣惠方》等均直接或间接引《诸病源候论》条文置于首；提出"乖戾之气"为外感热病之因，为后世的"三因学说"、温病理论提供了病因理论基础；提出"沙水致瘿"及寄生虫病理论；作为中医学现存最早且最系统全面的病源学专著，被《四库全书总目》誉为"证治之津梁"，对后世医家影响极大。

三、综合性医著的传承

伴随临证医学的巨大发展，有关学术理论和疾病防治的研究日趋深入细致，不仅着眼于每一个疾病，而且注重每一个证候的临床表现和病因病机，治疗有效性得以保证。医学总结编纂的趋势出现，其间，综合性大型方书和临床各科专著也相继涌现，汇集了前代医学大成及临床实践经验，以《备急千金要方》和《外台秘要》为代表，后世医家有"不观《外台》方，不读《千金》论，则医所见不广，用药不神"之语，而《内经》学术理论则是其中的核心部分。

孙思邈（公元 581—682 年），唐京兆华原（今陕西铜川耀州区）人，医药学家，博学多识，德才出众，汇通儒释道三教，医学史上极负盛名，因其医术精湛被后人尊称为"药王"，编撰《备急千金要方》，共 30 卷，分 223 门，列医方 5 300 余首，作为第一部理法方药具备的临床医学百科全书，内容详博，可谓集唐代以前临床医学的大成者，后世医家赞其"上极文字之初，下讫有隋之世，或经或方，无不采撷"。《备急千金要方》全面总结了唐以前的医学成就，保存了大量古代经方文献，按妇产、小儿、五官、口腔、传染病、杂病、外科、急救、食治、养生、诊断、方剂、针灸等分科而述，在藏象、养生、针灸、临床医学等方面均体现对《内经》学术理论的传承发展。孙思邈对《内经》的重视程度，正如《备急千金要方·大医习业》中他对后学习医者的要求："凡欲为大医，必须谙《素问》《甲乙》《黄帝针经》《明堂流注》、十二经脉、三部九候、五脏六腑、本草孔穴……如此乃得为大医"[28]21。藏象理论方面，以虚实寒热为纲，系统论述了五脏六腑脉证并运用于临床辨治中，充实了《内经》藏象理论；养生方面，将《内经》饮食、起居、情志养生思想具体细化，在传承诸如《素问·四气调神大论》等篇章的基础上，发展《内经》老年养生、食疗、按摩导引等方面的理论，通晓养生之术，其中，养老、食疗为后世养生家所推崇，《备急千金要方》"人命至重，有贵千金"可见一斑；针灸理论方面，首载疗效显著的"阿是穴"，并对灸法完善发挥，启灸法防病保健之端；临床医学方面结合自身医疗实践经验，对许多内科疾病（包括传染性疾病、杂病）、外科疾病等都有着正确的描述，将治则治法汇集并条理化，方药充实完备，指导临床实践，特别在妇科、儿科方面，为专科形成奠定了基础。

王焘（公元 670—755 年），唐天宝年间陕西郿县人，医学文献学家。唐玄宗时期曾担任皇家图书馆"弘文馆"主管长达 20 年，其间，王焘对自先秦至唐代医学典籍及医家论著"上自炎昊，迄于圣唐，括囊遗阙，稽考隐秘"[《外台秘要方序（王焘序）》]，甄选分类编纂，汇集而成的综合性医著——《外台秘要》，全书共 40 卷，1 104 门，涉及内、外、妇、儿、五官等各科的临床证治，先论后方，载方近 7 000 首，早期传本已不存，历经辗转抄刻后留存。《外台秘要》具有重要的文献学价值，不仅保存了唐代以前的医学成就，还为后世提供了研究晋唐时期医著文献的资料，因王焘摘引的文献均一一注明了出处，弥补了战乱时期医书亡佚之憾（如《近效方》《古今录验方》《肘后方》《删繁方》等），许多散佚方书多赖《外台秘要》得以保存部分内容，也为后世医家校勘、辑佚提供了条件，其中引用孙思邈《备急千金要方》内容最多，后传至朝鲜、日本等地，日本《医心方》、韩国《医方类聚》均有引用。《新唐书》称之为"世宝"，清徐灵胎亦赞："唐以前之书，赖此书以存，其功亦不可泯"（《医学源流论·〈千金方〉〈外台〉论》）。

第四章 两宋时期《内经》学术
发展概况与特点

第一节 政治经济技术背景

两宋时期是我国历史上一个特殊时期，在政治上政府内部从中央集权的集中逐渐到皇权旁落，皇帝从励精图治到贪图享乐，土地兼并越来越严重，赋税征收越来越繁杂；军事外交上从最初的征服统一到逐渐衰落被征服直至灭亡；经济上农业土地开垦面积逐渐增加、耕作技术和生产工具逐步提高、农产品的种类也逐渐增加，手工业生产技术提高、产品质量提高，商业越来越兴盛、对外贸易往来更深入；文化包含的各个方面逐步兴盛并拥有两宋独有的特色，社会氛围朝着更加开放、自由的方向演进。两宋的历史呈现出的是政治和军事逐渐衰弱，经济和社会文化逐渐繁荣兴盛的过程。

一、两宋王朝的兴衰

公元 960 年，原为后周军官的赵匡胤废周恭帝，建立北宋政权，其后又陆续统一了中原，结束了唐五代十国的封建割据局面，使当时饱受战乱的中原百姓得到了短暂的修整。但北宋王朝仍处于群雄环峙之中。在公元 1060—1126 年这 60 余年间，宋金辽夏四国对峙，中原战乱不定。到公元 1126 年北宋被金灭亡，宋迁都至江南杭州，史称南宋。南宋于公元 1279 年被北方元朝灭亡，两宋王朝历时约 319 年。两宋时期虽外有金兵入侵，内曾有方腊等农民起义，但外患多局限于边疆，内乱时间不长，地域不广，对人民的生活影响相对较小。总体上讲宋代有两百多年时期还是十分安定的。在此大一统的较稳定的政治环境里，宋朝的经济贸易、技术、学术都得到了良好的发展，相对于隋唐时期有了巨大的飞跃。而这种欣欣向荣的气象，对医学也产生了正面影响。

二、宋代农业和经济的繁荣

北宋时期，五代十国战乱的局面结束，国家统一提供了有利于农业发展的环境。北宋农业的进步首先是土地开垦的数量增加，不仅旱地数量增加，水田和圩田得到大量开垦；其次农业生产工具上发明了踏犁和秧马，农业生产效率更高，在耕作技术上也有所创新，农作物的产量增加；最后是农作物的种类上，不仅粮食作物得到耕种，经济作物也不断发展。南宋时期，因为统治重心集中在南方，大量人口从北方迁移到南方，从而南方的劳动人口数量大量增加。南宋农业发展主要表现在水利设施的修建使农田能够承受一般的自然灾害，水稻种植面积大为增加并且南方水稻种植传播到北方，北方小麦种植也推广到江南地区，种植面积扩大，南宋时南北方农业发展水平出现了较大差异，南方的农业水平远远超过了北方[34]163。

在农业发展的基础上，手工业在北宋也大放异彩，棉纺织业、制瓷业、矿冶业、制船业、制纸业都有了很大水平的提高。农业、手工业的较快进步为商业繁荣发展提供了有利的物质条件。北宋时出现了几个大都市，在这些都市中已经打破了坊和市的界限并且出现了夜市，在城市以外的乡村也存在着草市，商业贸易的繁荣增加了政府的商税[35]7-8。南宋时手工业依然迅速发展，比起北宋时的手工业，南宋的手工业产品更精致，质量更高，生产技术更精细，富有创新性，生产规模更大，分布地区更广，并且出现了行会组织。此外，出现了几个全国性的商业城市，如北宋时期的汴州，南宋时的杭州都是商业繁华的大都市。但是江北的扬州，却经历数次战乱后却失去了往日的繁荣，但南方的广州，以及湖南、四川以及江浙地区由于北方人口的流入商业逐渐发展，人民逐渐富裕[36]570-571。

在对外贸易往来中，北宋不仅与辽、西夏和其他少数民族之间有着贸易往来，而且与海外诸国之间也存在着贸易，除日本、高丽、东南亚各国外，还有阿拉伯国家，很多沿海城市变成了繁荣的港口，广州和泉州这两个城市就有十多万人在这里从事商业贸易[37]144-145。北宋在广州设置市舶司，作为掌管广州港海外贸易的机构。北宋与海外诸国的贸易品主要是丝织品等手工业物品，农业和手工业的大发展为海外贸易提供了丰富的贸易品。南宋海外贸易兴盛，与五六十个国家和地区进行贸易交流，南宋时海外进口的产品多达 400 种；与各少数民族的贸易往来也从未中断，且往来产品的种类丰富、往来数量较大，交易活跃[36]625-635。

两宋时期造船业也较隋唐时期大有发展。据资料载，当时内河航船承载量可达"万石"（当时 1 石约等于 60 千克），海船更大。指南针的发明和使用，进一步推动了两宋时期航海事业。当时由南亚、中亚各地所产的药物、香料便通过海运贸易和漕运大量输入中原内陆，从东南沿海进入宋朝的香料主要有龙脑、沉香、豆蔻、丁香、砂仁、荜茇、荜澄茄、莳萝、白豆蔻、胡芦巴等，据考《宋史》中记载异域香料达 200 多次，约 30 余种，当时著名的泉州港每年进口香料达 10 万千克以上[38]172-174。两宋时期辛香药物的广泛使用以至于泛滥，海运漕运的发达是一个原因，此外还可能因为北宋以后气候逐渐变冷，从气象学上来看，北宋后的气候由唐初开始的第三个温暖期渐变为第三个寒冷期，至公元 12 世纪后期，具体地说在南宋乾道六年至八年间前后（公元 1170—1172 年）出现突变极寒，降低至中古气候寒冷的峰值[39]405-407。寒冷期大约持续了2个世纪（大约公元1000—1200年）[40]813-814。气候的变冷也可能导致了温燥辛香药的大量使用。宋代医书中多见香药和香疗法，至南宋官修方书《太平惠民和剂局方》经过绍兴、嘉定、宝兴、淳祐多次修订后，几乎无方不用香药，后世广为流传的苏合香丸、安息香丸、丁香丸、沉香降气汤即出自此书，甚至造成了滥用香药的医疗风气，多为后世的金元医家诟病。

三、宋代官方对医学的重视和医者地位的提高

在医政方面，宋代历朝皇帝都十分重视医药事业，是历代封建统治者中颁布医药诏令最多者。其中派遣医师防治疾病的诏令最多。此外还颁有关于征集、校正、编撰医学书籍的政令，多次组织官员学者集体编纂医书，更建立校正医书局专门校勘、刊行，医书得以广泛流传。加之印刷术、造纸术的大幅度改进和广泛应用，为宋代医书的整理、发行提供了优异的外部条件，使得医学书籍得以广泛传播和留存。宋代皇帝重视医疗，多位皇帝主持编纂医书，如宋太祖赵匡胤纂修《开宝本草》、宋太宗赵光义纂修《太平圣惠方》、宋徽宗赵佶主持编纂《圣济总录》，上行下效，使得当时具有高级文化学识的士大夫和文人也进行医书的整理、著述甚至医疗活动，如大文豪苏轼撰《苏学士方》，科学家沈括撰《良方》，后来此二书合编为著名的《苏沈良方》。至南宋时期，托名北宋名臣范仲淹一句"不为良相，便为良医"的名言，将医与相并论，更是激励了许多当时政治上不得志的读书人转而行医，使宋代医生的文化素养大幅度提高，出现了"儒医"，同时也提高了医生的社会地位，逐渐改变了隋唐时期读书人以行医为耻的世俗观念。

第二节 思想文化背景

宋代的社会文化主要包括宋学、科技文化、史学、文学、对外文化交流几个方面。宋学是指宋代的学术思想，主要是从经的义理即客观实际出发来解释经典，以实现通晓经典的目的。宋学突出的特点即将学术研究与社会实际结合起来达到经世致用的目的，其大力发展时期是在宋仁宗庆历至宋神宗元丰年间，到了南宋时期由于与社会实际脱离，仅限于学术研究，再加上南宋时程朱理学与心学的兴起而逐渐走向衰落。宋代的科技文化主要表现在所取得的科技成就，既有指南针、印刷术和火药的发明，又有数学、天文学和历学、农学方面的突破，可以说科技文化在宋代呈现出绚烂的光彩。史学的发展主要表现在：在前代史学思想的基础上有了新的变化，特别是南宋程朱理学的发展对史学产生了较大影响，是修史书的繁荣时期，史学家如欧阳修、赵明诚、叶适、司马光等人著有《旧五代史》《金石录》《名臣事纂》《资治通鉴》，为史学的发展增添了新的篇章[41]271-294。两宋的史学思想家们试图寻找历史发展规律和历史学的特点及规律，学者们经常展开辩论，使两宋的史学思想更具思辨性。宋代文学的繁荣主要表现在散文的多

样风格，辞赋及四六文快速发展，诗风及体貌的多变有白体、晚唐体、西昆体、九僧诗，宋词的婉约派、豪放派多种流派，最终形成了宋朝文学全面繁荣的局面。总体来说，两宋呈现的是开放、自由、宽松的社会文化环境。

一、融合了儒释道的"理学"

在学术思想背景方面，宋代出现了一大批哲学家和思想家，如北宋的王安石、周敦颐、张载、程颐、程颢，南宋的朱熹、陆九渊、叶适、陈亮等，他们或持有类似于唯物主义的观点，如王安石、张载，或持有类似于唯心主义的观点，如程颢、程颐、朱熹、陆九渊，并且产生了不同的学术流派，如王安石的"新学"、陆九渊的"心学"、张载的"关学"、程颢、程颐的"洛学"等。而"关学"和"洛学"在后期合并称为"道学"，"道学"在北宋中期的政治变革中登上了历史舞台，发展为后来的主流思想和官方哲学——"理学"。宋代"理学"的思想不仅是中国传统思想发展的巅峰，更是延续到明、清时代，影响近世中国长达七八百年之久。"理学"以儒学为主，吸收了佛、道两家的部分哲学观点，是对儒、释、道三家思想的一种融合。"理学"还是先秦孔、孟学说的一种新发展，它具有和汉代儒家经学、魏晋玄学和佛教哲学不同的形式，它以一种精致、思辨的哲学形式，论证了当时封建社会制度和伦理的合理性和永恒性，成为当时的中央集权统治的思想基础[42]260。

二、"太极"以及"理""气"之争

从思想内容上看，在宇宙论和本体论方面，宋代主要有"太极说"，由周敦颐提出："无极而太极，太极动而生阳；动极而静，静而生阴，静极复动，一动一静，互为其根……阳变阴合，而生水火木金土。五气顺布，四时行焉。五行一阴阳也，阴阳一太极也，太极本无极也……二气交感，化生万物。万物生生，而变化无穷焉。"（《太极图说》）认为宇宙最初始阶段是"无极而太极"，"太极"是宇宙万物的最根本实体，"无极"表示太极是无形无象的，太极即无极。太极运动和静止则化生宇宙万物，而阴和阳是太极静止和运动时的两种状态。太极运动的时候化生为阳气，太极静止的时候化生为阴气，阴阳二气又化生为五行万物。五行统一为阴阳，阴阳又统一为太极。这就是周敦颐给出的宇宙生成论，但他并未说明"太极"是物质性的还是精神性的。

后来宋代的思想家都承认"太极"这个本体论，但不同的学派给"太极"赋予了不同的含义。王安石、张载等偏于唯物主义的思想家认为"太极"是物质性的"气"，如张载的"气一元论"[42]273-276，认为世界的本源是物质性的"气"。而"二程"、朱熹等偏于唯心主义者则认为"太极"是理，是精神性的，如朱熹在"二程"的"天理论"基础上所创的"理一元论"，认为理是第一性的，是世界的本源。

张载在《正蒙·太和》中说："太虚无形，气之本体；其聚其散，变化之客形尔"[43]86-87"太虚不能无气，气不能不聚而为万物，万物不能不散而为太虚"[43]88（《正蒙·太和》），即气聚集起来就是有形的万物，气散则为无形的太虚，太虚虽然无形，不能为肉眼所见，但仍然是某种实体，并非虚无："知太虚即气则无无"[43]94（《正蒙·太和》）。而气是不断运动的："太和所谓道，中涵浮沈、升降、动静、相感之性，是生絪缊、相荡、胜负、屈伸之始。"[43]85即太和之气是升降、浮沉的，并进一步产生絪缊、相荡、胜负、屈伸的运动形式。"气块然太虚，升降飞扬，未尝止息……浮而上者阳之清，降而下者阴之浊。"[43]92气充满了"太虚"，太虚可以理解为宇宙虚空，它升降飞扬，从来没有停止过。气上浮成清气为阳，下降成浊气为阴。气的运动又是非常复杂微妙和不可预测："气有阴阳，推行有渐为化。合一不测为神。"[43]121（《正蒙·神化》）而气的运动有其内在自己的动力，是一种自发的运动，张载把这种气的内在动力称为"机"，如"凡圜转之物，动必有机。既谓之机，则动非自外也。"[43]105（《正蒙·参两》）气的变化是有规律的，即气的变化是有"理"的，如"天地之气，虽聚散攻取百涂，然其为理也，顺而不妄。"[43]87（《正蒙·太和》）而气的运动变化之理是客观的。基于此种"气一元论"的世界观，张载认为人的生死是气化的必然现象，如"聚亦吾体，散亦吾体，知之不亡者，可与言性矣。"[43]89（《正蒙·太和》）"气于人，生而不离、死而游散者谓魂；聚成形质，虽死而不散者谓魄。"[43]134（《正蒙·动物》）并且否定了世俗的鬼神之说，认为鬼神就是气的屈伸运动变化："天道不穷，寒暑也，众动不穷，屈伸也，鬼神之实，不越二端而已矣。"[43]97（《正蒙·太和》）

朱熹的"理一元论"思想，提出了一整套完整的客观唯心主义体系，他说："天地之间，有理有气。理也者，形而上之道也，生物之本也。气也者，形而下之器也，生物之具也。"[44]2947（《答黄道夫》），即理是第一性的，是某种结构或形式，是世界的本源，气是第二性的，是创造万物的材料。万物由"气"根据"理"的形势而组成。关于"理"和"气"的关系，朱熹认为理和气不能分离，但理在气之先，理是"所以然"。如他在《语类》卷一中说"天下未有无理之气，亦未有无气之理"[45]2，"有是理便有是气，但理是本"[45]2，"然必欲推其所从来，则须说先有是理"[45]2，"理未尝离乎气，然理形而上者，气形而下者。自形而上下，岂无先后？"[45]2这里的"理"在"气"先，从现代哲学的角度来看，可以理解为"逻辑上的在先"，而非构成事物的"时间上的在先"，即"理"是"气"的逻辑前提，"气"的具体情况由"理"决定。不说"理"，就说不了"气"，而说了"理"，并不代表一定有具体事物存在。他在《答刘叔文》中说："若在理上看，则虽未有物，而已有物之理。然亦但有其理而已，未尝实有是物也。"[46]2243朱熹的这种观点，类似于西方哲学中的"唯实论"（"唯实论"认为人们对具体事物的抽象概念才是世界的本质，这些抽象概念是真实存在的）。基于"理一元论"，朱熹认为人是由"理"和"气"相结合而生："人之所以生，理与气合而已"[45]49（《语类》卷四），"人物之生，必禀此理，然后有性，必禀此气，然后有形。"[44]2947（《答黄道夫》），其中"性"指天理表现在人这方面："性者，人之所以得于天之理也"（《四书集注》），意思是天理赋予了人的"性"，气构成了人的身体，那么这个"性"也可以理解为人的心理和精神。

而朱熹又提出，人的性分为"天命之性"和"气质之性"，"天命之性"可以理解为人的先验理性，是从作为世界本源的"理"得来的，"气质之性"则类似于人固有的感情、欲望等，是从构成身体的"气"得来[42]294。

张载和朱熹是北宋道学的两位代表人物，他们对于世界本源的看法截然相反，故而也形成了"理""气"之争。张载虽然也认为万物都有理，理是"气"运动变化的规律，但他仍然认为理是从属于气的，气才是构成万物的本源，后世将张载的理论体系归于唯物主义理论。而朱熹则认为理在气之先，理才是构成世界的本源，后世认为其理论是一个完整的客观唯心主义体系。但二者对气、理的定义差别不大，并且都认为理、气二者不可分，其争端不如朱熹与陆九渊的道学与心学之争那样激烈。

三、"一物两体"的辩证观

张载发挥了《易经》中阴阳的理论，将阴阳互动产生变化称为"二端"。《正蒙·太和》："万物虽多，其实一物；无无阴阳者，以是知天地变化，二端（阴阳）而已。"[43]100-101 即天地间万事万物由阴阳"二端"构成，或者说，凡事物都有阴阳两个方面，而天地间的变化是事物的阴阳两个方面互相作用的结果。事物由阴阳二气构成，而阴阳二气又是不断运动，互相感应的："若阴阳之气，则循环迭至，聚散相荡，升降相求，絪蕴相糅，盖相兼相制，欲一之而不能，比其所以屈伸无方，运行不息，莫或使之，不曰性命之理，谓之何哉？"[43]107-108 （《正蒙·参两》）阴阳二气这种循环、聚散、升降、兼制的运动，就是"性命之理"，即事物发展变化的基本规律。他又进一步说明："物无孤立之理，非同异、屈伸、终始以发明之，则虽物非物也。事有始卒乃成，非同异有无相感，则不见其成；不见其成，则虽物非物。故一：屈伸相感而利生焉。"[43]135-136 （《正蒙·动物》）认为事物都有两个矛盾的方面互相感应才能成其事物，对立面的互相感应互动有利于事物的产生。"二端"又称"两体"，《正蒙·太和》："两不立，则一不可见，一不可见，则两之用息。两体者，虚实也，动静也，聚散也，清浊也，其究一而已。"[43]97 "气本之虚则湛本无形，感而生则聚而有象。有象斯有对，对必反其为；有反斯有仇，仇必和而解。"[43]100 无论是事物的内部还是外部，没有两个对立面，统一的事物就不会显现，而统一的事物不显现，那么说它的两个对立面就没有用。就宇宙这个总体来说，其由虚实、动静、聚散、清浊的阴阳二气组成，而归结起来，这些对立面，无非都是一气的聚散运动。而对立面又是矛盾统一的关系，气聚而成事物，一个事物必然有其反对面，二者通过矛盾运动最后达成统一。而任何事物都涵有"两端"，所以认识事物和处理生活都要兼顾到"二体"，即"兼体"："若道，则兼体而无累也。"[43]265 （《正蒙·乾称》）[42]147-153

四、"心学"与朱陆对立

"心学"是理学中主观唯心主义的一个学派，其代表人物是陆九渊，他发展了程颢的主观唯心主义学说，反对朱熹客观唯心主义的"天理"论，提出"心即理"，认为理就在心中，心即宇宙，人同此心[42]297-302，心同此理："宇宙便是吾心，吾心即是宇宙。千万世之前有圣人出焉，同此心，同此理；千万世之后有圣人出焉，同此心，同此理也；东南西北海有圣人出焉，同此心，同此理也。"[47]3他进一步解释心，又叫"本心"，是"恻隐，仁之端也，羞恶，义之端也，辞让，礼之端也，是非，智之端也，此即本心。"[48]70他认为心不仅是世界的起源，还是道德标准的发端。

陆九渊和朱熹的对立在于理在何处，朱熹认为"理"不在人的意识之中，是"天理"，而"天理"在于人的是"性"，"理"先于人心而存在的；陆九渊则认为理就在人心中，心是第一性，"理"不能离开心而单独存在。在宇宙论上，陆九渊是反对"太极"说的："《中庸》曰：'中也者，天下之大本也；和也者，天下之达道也。致中和，天地位焉，万物育焉。'此理至矣，外此岂更复有太极哉？"[49]141意思是天地万物的"位""育"是"致中和"的结果，并不需要再加一个"太极"。也就是说万化就是万化，不需要有"太极"作为万化的根源。不同于朱熹所说的理为"形而上"，阴阳为"形而下"，陆九渊不承认有所谓的"道器之分"，即"形而上""形而下"之分，他认为阴阳也是道："至如直以阴阳为形器而不得为道，此尤不敢闻命。"[49]141当代哲学家冯友兰认为程朱理学的主张相当于西方的"实在论"，陆的心学相当于"唯名论"（注：实在论认为一个名词的内涵在客观上有和它相应的对象，唯名论认为一个名词只是一个空名字，除了它的外延以外，客观上没有和它相应的对象）[50]222-225。

五、"见闻之知""格物致知""反省内求"的认识论

张载认为人的认知有两种方式，一种为见闻之知，一种为德性所知。见闻之知即感性认识，是从感官获得的，所见所闻。他认为外物是感觉的必要条件，《语录》："感须待有物，有物则有感，无物则何所感？"[51]198人的认识在于主观感受和客观事物相结合，如《正蒙·大心》："人谓己有知，由耳目有受也；人之有受，由内外之合也。"[52]25德性所知是关于全宇宙的认知，这种认知不依靠于感觉经验，主要依靠道德修养："德性所知，不萌于见闻。"[52]24（《正蒙·大心》）而德性之知虽然不依靠耳目感官的见闻，却还是对外在世界的认识。并且张载认为德性之知是更高级的一种认识方法："知合内外于耳目之外，则其知也过人远矣。"[52]25（《正蒙·大心》）这种主张和朱熹的认识主张相似，他们都主张在认知上需要结合外物[42]279-280。

朱熹认为人心中生来就含有一切事物之理，但心虽含有万理，但不能直接自己认识自己，必须通过"格物"的功夫，就事物加以研究，然后才能达到心得自己认识，从而对于天地万物之理就无不了然了。如《补大学格物致知传》："所谓致知在格物者，言欲致吾之知，在即物而穷其理也。盖人心之灵，莫不有知，而天下之物，莫不有理。惟于理有未穷，故其知有不尽也。是以大学始教，必使学者即凡天下之物，莫不因其已知之理而益穷之，以求至乎其极。"[53]908而认识过程有两个阶段：一为"即物穷理"，二为

"豁然贯通"。"即物穷理"，包括研究抽象道理和具体事物的规律。研究了一些事物之理以后，就会忽然觉悟统一的理了，即"豁然贯通"。朱熹认为心中本来包含一切之理，通过格物启发来认识本来固有之理。落实到具体操作上，朱熹其实是提倡多读书，通过读书来研究一些事理[42]288-291。

陆九渊从"心即理"这个前提出发，提出了反省内求的认识真理的方法。他认为心中本有真理，只要反省内求，就可以获得真理："天之所与我者，即此心也。人皆有心，心皆具是理，心即理也……所贵乎学者，为欲穷此理，尽此心也。"[54]161（《与李宰书》）用他的方法为学，"向内用工夫""不过切己自反，改过迁善"[55]286（《语录》），即通过内省式的道德修养来获得真理，并且提出"六经注我"的观点："学苟知本，六经皆我注脚。"[55]193"心即理"，则六经都是我心的解释，我就不必去解释六经了。在这种先验论的基础上，陆九渊提出了"简易修养"法，认为只要充分相信自己先天赋予的本心，所有行为就自然合乎道德标准，不必向外索求："收拾精神，自作主宰，万物皆备于我，有何欠缺？当恻隐时自然恻隐，当羞恶时自然羞恶，当宽裕温柔时自然宽裕温柔，当发强刚毅时自然发强刚毅"[55]179，这种方法的要点在于相信自己的本心"须是信得及方可"，即肯定自己先验的道德意识。但是人的欲望会影响本心，即影响人由内省去获得先验的知识，要保持本心，就要祛除欲望："吾心之良吾所固有也。吾所固有而不能以自保，以其有以害之也……夫所以害吾心者何也？欲也。欲之多，则心之存者必寡；欲之寡，则心之存者必多……欲去，则心自存矣。"[56]258、[42]288-291

六、对人的生命的认识

张载认为人的生死是气化的必然现象，气聚而生，气散而死，人死以后，其气归于"太虚"，无所谓生死轮回，更没有什么超脱生死的"涅槃寂静"的彼岸世界，也没有"福善祸淫"的能力，鬼神就是气的屈伸："天道不穷，寒暑也，众动不穷，屈伸也，鬼神之实，不越二端而已矣。"[43]97（《正蒙·太和》）"气于人，生而不离、死而游散者谓魂；聚成形质，虽死而不散者谓魄。"[43]134（《正蒙·动物》）意思为人的精神由气聚而成，人死后精神灭亡即气消散，气构成的精神叫魂；人的肉体也由气构成，人死后这种气不会散，叫魄[42]276。

朱熹认为人是理与气结合而生成的，其所禀受的理，表现为天命之性，（程朱学派也称之为"义理之性"）。其所禀受的气，构成身体："人之所以生，理与气合而已"[54]150（《语类卷四》），"人物之生，必禀此理，然后有性，必禀此气，然后有形。"[44]2947（《答黄道夫》）[42]287

第三节　《内经》学术发展概况及特点

就两宋时期的总体医学发展来看，北宋时期以医书的整理和传播为特点。在学术上，主流医学为注重方证的经方学，根据现有史料而知，两宋时期的主要医学书籍以方书最多[57]253-268。两宋出现了运气学说的兴盛以及对《伤寒论》的广泛研究，有学者认为此时期对《伤寒论》深入研究使之成为一门专门的学问——"伤寒学"[58]34-35。宋室南渡以后，"局方医学"成为南宋地区医学的主流，而此时医学界追求简约蔚然成风，最具代表的是当时王硕《易简方》[59]338的盛行，此书中只载方剂30余首，却被广泛传播海内外，以致除此书之外诸方书（主要指《三因方》《百一方》《局方》）皆废的程度，被当时医学界奉为"近世名医之数"[60]342-346。相对于当时北方金国地区出现的河间、易水医学流派，南宋地区主要以陈言为首的永嘉"易简"医派（后世称"永嘉医派"[61]1）为当时民间医派的主流。在此社会背景和总体医学发展环境下，两宋时期对《内经》的学术研究也得到了丰富和发展。

一、《内经》文本的定型和传播

北宋以前，关于《素问》《灵枢》的文本整理未见官方记录，均是民间医家自发的传抄。到北宋，朝廷进行了大规模的医书整理和校勘发行，也惠及医经的整理和传播。据考北宋官方对《素问》共进行了4次整理校勘，其中由林亿等"搜访中外，裒集众本，浸寻其义，正其讹舛"［《重广补注黄帝内经素问序（林亿序）》］，并加以校勘补注。不仅参考多种《素问》传本和其他古代文献，并逐篇标注了全元起本的本来面目，所校勘的内容也十分深入细致，定名《重广补注黄帝内经素问》，是《素问》注本中最为完备，流传最广，后世流传的《素问》通行本多为林亿等所校注的这个版本[62]1128-1130。在高句丽敬献《黄帝针经》后，北宋官方约在元祐八年又对《针经》进行了校订。但高丽版的《黄帝针经》在战火中亡佚。至南宋初锦官（现成都）人史崧献家藏旧本《灵枢》九卷，经官方校正后于公元1155年（绍兴乙亥）刊行，但也有现代学者认为史崧版的《灵枢》实为元祐八年版的《黄帝针经》[63]103-107，后世通行的《灵枢》即为史崧的这个版本。可见，《素问》《灵枢》的文本定型在两宋，可以说，正是因为两宋时期《内经》文本的定型和大量刊印，使《内经》在内容上进行了统一，在形式上容易获得，才使得后世医家能更深入地研究《内经》理论。

二、《内经》学术理论的深化发展

两宋时期对于《内经》理论在学术上的发展主要有解剖学上增加了心、肺、脾胃、气海横膜、膀胱等脏腑的形态位置，藏象学说方面引申了"肾恶燥"理论，增加了肾藏病用药的原则，经络学方面主要增补了腧穴书目和主治，增加了骨度分寸数据，奠定了取穴标准化的基础；诊法上根据《内经》目诊发展了五轮八廓学说和望目之神色理论，扩充了望面色的内容（主要在儿科疾病的诊断中），发展了独取寸口脉法。其中扩充和应用最广泛的《内经》理论当属于运气学说，北宋刘温舒的《素问入式运气论奥》（3卷），此书论述五运六气及其与疾病的关系，将《内经》的运气七篇大论进行整理和系统化，并根据具体运气变化制定了相应的方剂。此书对宋代盛行运气学说有推动作用，对金元医家刘河间等亦有一定影响。

在《内经》的病证理论方面，两宋主要是对《内经》中散乱的病证进行了归纳整理并配以治疗方剂，并且《内经》的五藏系统理论被应用于儿科疾病的分类和辨治，并且将《内经》养生法用于指导老年人养生实践中，创立了系统的老年人养生食疗方法。此外，尚有许多和《内经》相关的论述散见于各家医书论著中，均在不同程度上对《内经》中的理论有所阐发[64]145-151。

从整个中医学术发展来看，两宋时期仍是经方学鼎盛时期。经过汉至隋唐的积累，两宋时期方书的成就不仅是宋代医学的发展，更是千年经方的集结，加之政策的重视和推行，到《太平惠民和剂局方》一书的应用，已达到了经方的极致[65]272。此时《内经》学的主要发展为文本的整理、校勘，现代所流行的《素问》《灵枢》文本均由宋人所完成。相对经方而言，在学术内容的发展上，《内经》其学不显，虽然运气学说得到了广泛的运用和研究，但仍未脱离谶纬的局限。

第五章 金元时期《内经》学术发展概况与特点

第一节 政治经济技术背景

一、三朝鼎立的政治格局和多民族文化融合

公元1125、1126年北方辽、北宋相继被金灭亡，中原北部地区即由金国统治，金朝与北面蒙古、南方宋朝成三足鼎立之势。至1234年蒙古灭金，北部易主，1271年蒙古改号大元，与南宋成南北对峙之势。1279年元灭南宋，统一全国。此时的政治环境主要以北方少数民族和南方汉族政权为主。北方金朝时期约为108年（公元1126—1234年）。蒙古和南宋对峙大约45年（公元1234—1279年）。南方宋朝与各国对峙时期大约153年（公元1126—1279年）。元朝统一时期大约89年（公元1279—1368年）。金代统治者效仿辽宋机构，提倡汉学，翻译汉家经书，使儒学逐渐传播和兴盛，并通过一系列制度改革，使北方经济复苏。到蒙古灭金时，北方经济又遭到破坏，人民生活极其动荡。元初统治者对农业生产一度不予重视，将大片耕地变为牧场，造成社会经济的衰退和逆转。忽必烈继位后，逐渐改变了这一局面，开始重视农桑，北方的农业得到恢复，农田面积有所增加。并且元代采取扶植商业的政策，故国内外商业都很发达，出现了很多繁荣的商业城市，甚至超过了宋代。而元灭南宋，统一全国后，蒙古王权内部纷争多，外部因大量土地兼并，加剧了农民和地主的矛盾，当时社会贫富差距很大，元后期经常爆发农民起义，使人民生活又处于动荡中。

二、延续宋代技术发展的高潮

元代在天文历法、数学、农学、医学、水利、地理以及技术学科等诸多领域，均取得令人注目的成就。历法方面，由许衡、郭守敬、王询主持编写的《授时历》被认为是中国传统历法中最杰出的一部。数学方面有朱世杰所著《算学启蒙》（1299年）和《四元玉鉴》（1303年）两部杰出的著作。《四元玉鉴》继承并发展了当时在我国北方发展

起来的设立、求解一元高次方程的"天元术"，以及设立、求解多元高次方程组的"四元术"，此外还在高阶等差级数求和等方面也都取得了世界数学史上较大的成就。在农学方面，在宋元时期四大农书之中，元有其三，分别为元政府"大司农司"组织人力编写的《农桑辑要》（公元 1273 年），王祯编写的《王祯农书》（公元 1313 年），鲁明善（维吾尔族）所编《农桑衣食撮要》（公元 1314 年）。水利方面，由郭守敬主持完成的北京地区通惠河工程（公元 1291—1293 年），被认为是中国传统水利工程的杰出代表。而现存的京杭大运河也是以元运河为基础所修建。医学方面金元四大家的出现，极大地丰富和发展了传统医学。在地理方面，在元代官方修纂了《大元一统志》，是各地方志的总志，该书规模空前，书中按元代各路、州、县，分别记述了各地区的建制沿革、坊郭、乡镇、道里、山川、土产、风俗形势、古迹、官迹、人物、庙宇等门类；保存了大量宋、金、元时所修方志书中的史料；对元代各地的社会经济等人文状况，以及地理、地质、考古等有较多的记述。可惜，此书在明代即已散失，现存仅有后人的辑本。此外元代青花瓷器、航海技术、制盐业、兵器制造等都有超过前代的发展[66]293-302。而印刷术在元代也有较大的进步，姚枢、杨古两位学者使用泥活字印刷印制了大量的书籍，农学家王祯完善和发展了木活字印刷术，使其可操作性大大增强，并且还有人尝试用锡制活字印刷书籍，但由于锡质地较软，不易着墨，容易印坏，并没有得到推广，但这些技术为明代的铜活字印刷术提供了基础[67]30-34。

第二节　思想文化背景

一、理学在北方的复兴

虽然宋朝先为金所败南迁，后又为元所灭，但其中原文化早已影响北方各民族。金朝灭北宋后，设立国子监，统领国子学，县以下也设学，学校课程沿袭中原旧制，以儒学为主，兼习道家。金世宗、章宗都推崇儒学。元代也承袭宋朝的教学体制，以《四书》《五经》为基本教材，并在汉人学者赵复、许衡的影响下，于皇庆二年规定科举考试均用朱熹的注释为标准[42]10。元朝统治者十分重视中原的文化，命当时的汉人官员姚枢搜罗人才，姚枢在德安发现了学者赵复，把他送到燕京，赵复为元代理学在北方的复兴做出了重大贡献。他在元代北方讲学，传授程朱之学，为元朝培养了一大批理学学者。赵复北传理学后，元代北方出现了两大派，一为许衡代表的鲁斋学派，一为刘因代表的静修学派。

二、"治生""天道生生""理在气中"

许衡发挥了朱熹的学说，并且强调"治生"。"治生"指生计的安排，即要选择一个工作保证生活来源。他说："学者治生最为先务。苟生理不足，则于为学之道有所妨。(《许衡集·附录·通鉴》)"他认为那些求官谋利的人往往就是出于经济生活没有保证，并且一改以往儒家对商业的排斥，认为如果不失义理，也可以经商"姑济一时"。(《宋元学案·鲁斋学案》)这一思想在明清时期影响很大[42]10。

元代另一位理学大家是刘因，他提出了"天道生生"的思想："天地之理，生生不息而已矣。凡所有生，虽天地亦不能使之久存也……天地之间，凡人力之所为，皆气机之所使，既成而毁，毁而复新，亦生生不息之理耳……成毁也，代谢也，理势相因而然也。"(《刘静修先生集》)他认为天地之理是万事万物的生生不息，这种生生不息是指旧的东西不断消尽，新的东西不断生成，这种有生有死，有毁有成的现象，正是天道。他提出不仅自然界有生生不息，成毁循环，人力所为的世界里也是如此，并且人是受"气机"的推动去进行这种成毁的循环，即所谓的"理势相因而然也"。[42]10

吴澄是朱熹的四传弟子，他发展了朱熹的理气论，提出了"理在气"中的观点："气之所以能如此者何也？以理为之主宰也。理者，非别有一物在气中，只是为气之主宰即是。无理外之气，亦无气外之理。"(《草庐吴文正公文集·答人问性理》)朱熹认为理和气是两种独立的事物，理是实体，而吴澄强调宇宙中实际存在的只是气，而理是气活动的规律，理并不是实体。"理在气中"思想的提出，在理学发展史上具有重大意义，它开启了明代理气一元论的先河[42]10。

三、朱陆合流

元代的儒学代表人物都不反对陆学(陆九渊的心学)。朱学的学者多以肯定的态度来吸取陆学所长，陆学思想在各个理学的派别中不同程度地被宣扬，这使得本不景气的陆学反而通过朱学得到传延。元代朱陆合流的趋势，使元代理学成为南宋朱陆对立到明代心学大盛之间的过渡环节[42]10。

第三节　《内经》学术发展概况及特点

总体来说，金元时期的中国北方基本处于反复的战乱时期，社会比较动荡。战争总是带来瘟疫和流行病，在医学发展上，由于当时华北地区爆发了猛烈的鼠疫，医家使用经方如张仲景的《伤寒》《金匮》方、宋朝官修《和剂局方》等不能取效，患者大量死亡，迫使医家重新寻找治病的新方法，外加宋室南迁，北宋时期的学术权威离开了华北，使华北的学术思想没有了权威的束缚，学术风气比较活跃，这种气氛也影响了医疗界，使当时一批有志于医学实践的临床医家纷纷探讨和临床相关的医学问题，引发了医学争鸣，出现了医学流派，史称"医之门户分于金元"。从医学学术的发展上来看，金元时期瘟疫的大流行致使鼎盛于北宋的经方学的衰败，医家纷纷转向经典医经中寻求治病新法，这就使《内经》的学术得到了大力的发展。当时闻名于世的河间、易水两大医学流派的医家无不精研《内经》，在《内经》理论的基础上纷纷创立自己的学说，并对后世的医学产生了深远的影响。

一、《内经》文本的分类系统化研究：滑寿对《内经》理论的分类及系统化贡献

《内经》作为一部非一时一人所成的医学论文集，其中的医学理论独立成篇，没有明确的体系结构和清晰的逻辑关联，甚至有些篇章里的观点还是互相矛盾的。所以对于《内经》文本的分类研究其实是一种基于《内经》的理论体系建构。这种建构性分类可以追溯到《黄帝八十一难经》，据范行准考，《黄帝八十一难经》根据《内经》八十一篇文本，结合当时医学界的流行学说，将当时《内经》理论引申概括为经脉、脏腑、诊断、杂病、伤寒、诊法等几大类[68]72。而隋代杨上善编纂的《黄帝内经太素》更加细化，杨上善将《黄帝内经》条文大致分为摄生、阴阳、人合、脏腑、经脉、输穴、营卫气、身度、诊候、证候、设方、九针、补泻、伤寒、寒热、邪论、风、气论、杂病十九大类[69]4-278，成为宋以后历代医家研究《内经》理论的范本。经宋臣林亿等校订的《重广补注黄帝内经素问》问世后，进行分类研究较有成就的主要著作是元代滑寿的《读素问钞》。滑寿（约公元1304—1386年），元襄城（今河南襄城县）人，曾为乡举，后弃儒从医，针灸并用，医术高明。他精研《内经》颇有心得，认为《素问》虽然详细，但错简很多，所以将其中内容重新摘录注释，并分为脏象、经度、脉候、病能、摄生、论治、色诊、针刺、阴阳、标本、运气、荟萃12类[70]6。该分类较《太素》的更简洁，较合理地梳理并概括了《内经》中的医学理论，使初学者更容易掌握《内经》的医学理论要旨。后世医家对内经理论的分类多基于《读素问钞》的模式。如徐春圃编《内经要旨》、张介宾编撰《类经》等均受滑氏影响。

二、对《内经》学术的创造性发展

金元时期的医学家们不拘泥于《内经》的片章摘句，难能可贵的是在深刻领会《内经》经旨精神实质的基础上，结合自己多年的临床实践，在学术上有许多创造性的发挥和发展。按《内经》三体系的分类，在藏象方面，主要有脏腑在解剖学上互相联系，五脏病证的具体阐发、五脏辨证的系统化、脾胃理论的发挥，经络病理的阐发，命门相火说的提出，气血理论的阐发，十四经之名的提出，穴位归经的提出，奇经八脉理论的完善等。在病因病机方面，主要有《内经》病机的分类和归纳补充，六气兼化论的提出，火热病机的发挥，相火病机的发挥，饮食病机的发挥，内伤外感病机的辨析等。在诊法方面，主要有五轮八廓说的完善，脉察阴阳五行的阐释等。治则治法方面，主要有因势利导、补虚泻实法则的具体发挥。运气学说方面主要有五郁治法的阐发，亢害承制的阐发等。临床医学方面，主要有《内经》病证的归纳和制方，《内经》风病、煎厥的阐发，

《内经》针刺原则的总结和简化，背腧穴补泻的引申，刺络法的拓展应用，大接经法，归纳《内经》"七方"，阐发"君臣佐使"制方之法，药类法象论的提出，泻火法及相应药物的归纳，四时养生、饮食养生的引申等。哲学思想方面主要有元气五行说、气机升降说、九气说的提出，阳常有余、阴常不足说的提出等。

如刘完素的《素问玄机原病式》《新刊图解素问要旨论》根据《素问》运气七篇大论，阐发了运气学说的概念、原理、推演方法、变化规律及其与疾病发生发展的关系，并从"火热论"角度深入阐述，发挥了"亢害承制"理论，对后世产生了重要影响。其在《医方精要宣明论》对《内经》煎厥、薄厥、飧泄、诸痹、心疝等61证，均据病列出治疗处方，对《内经》临床医学有很大发展，对临床有很好的参考价值。以攻邪著称的医家张从正体悟到"《内经》一书，惟以气血流通为贵"[71]50，提出了著名的"陈莝去而肠胃洁，癥瘕尽而营卫昌"经验之谈。其倡导的汗、吐、下三法和刺血疗法，以及"食养"和情志制胜法，都是基于《内经》并有所发挥。"脾胃派"代表李东垣，以《内经》脾胃理论为宗旨，结合其当时的临床实践，建立了"脾胃内伤学说"。"滋阴学说"倡导者朱震亨的《阳有余阴不足论》和《相火论》，其理论渊源均可以从《内经》中找到其立论依据。

金元时期，是医家对《内经》理论的全面回归和基于《内经》的理论创新时期。究其原因，可能是因为政局动荡，社会文化环境发生了相当大的改变，人们的体质和疾病谱也发生了变化，原先宋代所创的方剂无法解决其医疗需求，所以当时的医家纷纷转向经典理论中寻找治病方法。最典型的代表医家为张元素，他有"古方新病，（甚）不相宜，反以害人"之论[72]12，所用方剂多为自创。这种直接根据《内经》理论对临床疾病进行观察，并总结出规律，施以相应治疗措施的治疗模式，与宋以前根据症状对应经方的经方学治疗模式有很大的区别，使金元医家得以突破经方的局限性，为各种学术流派的形成奠定了基础。由于运气学的成型，使《内经》的理论更系统化，使金元医家有规范可依凭。金代医家十分注重五运六气的研究，并将其运用于医疗实践中。刘完素曾批评北宋医家朱肱的医学论述"其间亦未合圣人之意者，往往但相肖而已，由未知阴阳变化之道"。（《素问玄机原病式序》）他说的"阴阳变化之道"，很可能是五运六气的理论。金元四大家对疾病的病因病机的认识，在很大程度上基于五运六气的理论，并且在五运六气的基础上发展出了新的病理学理论[73]7，基于运气学说的药理学理论也得到了突破性的发展，如张元素创立的药类法相理论、药物归经理论等。

从整个中医学术发展来说，金元时期是由两宋的经方学为主转变为医经学为主流的转折期。经方学注重临床实用，为具体的应用性理论，医经学注重医理的探究，为基础性理论，金元医家以《内经》等医经之书为认识疾病和制定治疗方法的准则，先从已有的医学原理中对疾病制定一法则，次从法则中探求具体治法，多为自拟方药，与两宋时期直接依据经方中所列病证和固有方药，按病索方的治病方法有很大的差异。从学术方法来看，医家按经方学诊治疾病到了宋代后期有胶柱鼓瑟之弊，金元医家直接根据医理处理疾病，"代术以学"，似乎更能灵活应对临床千变万化的情况。

第六章 明朝时期《内经》学术发展概况与特点

第一节 政治经济技术背景

一、高度中央集权和由盛转衰的王朝

元朝末年，统治者残暴无道，致使民不聊生，各地爆发农民起义反抗元朝暴政。农民起义军领袖朱元璋乘势崛起，在公元 1368 年推翻元朝，建立了明王朝政权，在政治上取消了宰相制度，新设六部尚书行政部门执行皇帝的命令，使政权朝向皇帝手里集中。后其四子朱棣继位后，通过建立内阁制、削藩、迁都北京等措施，继续强化中央集权，使全国政权高度集中。

明代初期几位皇帝均采取了一系列有益于社会经济发展的政策，如废除元朝工奴制，减轻赋税徭役、惩治贪官污吏，削弱佃农对地主的依附，使百姓得到休养生息，社会安定，国力强盛。到中期，由于政权高度集中，明宣宗驾崩后皇室没有能干的皇帝继位，由 9 岁的明英宗继位，导致宦官专权，政治腐败，对外防御空虚，在抵抗蒙古部族南下时明英宗被俘虏，史称"土木堡之变"，此后国力由盛转衰，后经弘治中兴、万历中兴国势复振。晚明因政治腐败、东林党争和天灾外患导致政治混乱，国力衰退，爆发农民起义，时有"十三家七十二营"之说，社会动荡，百姓生活艰苦。1644 年李自成攻入北京，崇祯帝自缢，明朝灭亡。[74]299-302

二、相对繁荣的商业

明代初期，当政者为了使饱经战乱的社会经济复苏，颁布了一系列促进经济发展的政策，如鼓励垦荒，推广棉花和桑麻的种植，扶持手工业与商业，释放元代手工业奴隶，使其可以出售自己制造的手工业产品，减轻商税，有限地开展对外贸易，使明初七八十年间农业、手工业、交通运输和商业贸易等方面都得到较快的恢复和发展，并且促进了手工业品的商品化，使商品经济得到了较大的发展。

到明代中期，农村赋税徭役逐渐加重，导致农村很多农民破产，放弃耕地，出卖自己的劳动力，成为商人的雇佣。而商业化加速，也使很多读书人"弃儒就贾"，或者士、商互动。而对工匠徭役的松懈，也使工匠们有更多的时间改善手工品的质量，间接促进了商品质量的提高。而朝廷对商人的管制也逐渐松懈，商人出行较初期更为自由。不少地区和部分手工业行业中出现了资本主义萌芽，主要见于经济发展条件较好的东南沿海一带的纺织、冶铁、造船、制瓷等部门。社会财富逐渐积累，百姓们生活相对稳定和富足。但这种资本主义生产关系只是局部性和次要的。促进商品经济的发展，并非明王朝的本意，手工业中占主要地位的是官营手工坊，主要是为了满足统治者生活上的需求，而不是为了生产商品。自给自足的小农经济体系仍占主导地位。而在欧洲的各封建国家，没有不以生产商品为目的的官营手工业，手工业者们从各地封建庄园逃离到城市，进行商品生产，其资本主义萌芽发展迅速。与西方资本主义发展的速度相比，由于中央集权的封建统治力量十分强大，明代中叶出现的资本主义萌芽发展得十分缓慢。但相对而言，当时的百姓生活还算富足，社会环境相对稳定。

明代后期，统治阶层如皇室贵族和官僚豪绅，大量圈地和兼并土地，剥夺平民的财富，并且加重了赋役，使城市平民和农民遭到残酷的剥削。另外由于明中叶以后，倭寇在沿海一带的侵扰，朝廷经常实行海禁，使东南沿海地区无法与海外通商贸易，大大削弱了商业活动，许多小商贩甚至失去了赖以为生的来源。百姓们生活负担沉重，各地农民和城市下层阶级的贫民们不断揭竿而起。其中，农民起义军领袖李自成于1640年提出了"均田免粮"的口号，吸引了许多受压迫者参与农民军，1644年3月，李自成率军攻入北京，推翻了明王朝。同年5月吴三桂引清军入关，打败了李自成，建立了清王朝。[75]110[76]699-781

三、繁荣的技术文明

由于相对繁荣的经济发展，明代的科学技术也得到了显著提高，在一些技术领域的发展仍然领先于国外。最突出的是航海技术，15世纪上半叶郑和7次下西洋，最大船达44丈（150米），最多可容纳1 000人，曾远航南洋、印度洋，遍访亚非30多个国家，最远抵达今肯尼亚的马林迪。航海用的罗盘、计程法、测探器、牵星板及海图绘制均有创新。并且在采矿、冶炼、水利、改造盐碱地、种植方面均有创新和突破。建筑技术上也有较大成就，如紫禁城的建造、长城的重修、园林建造上的精致巧妙等。发达的商品经济也促进了数学的发展。由吴敬所著，成书于1450年的《九章算法比类大全》是明代商业数学取得进展的标志。珠算的推广和成熟也成于明代。程大位的《算法统宗》则是一部杰出的珠算著作。在声学方面也有突破性进展，其中朱载堉的十二平均律和天坛建筑声学效应为代表。明代的地方志也较前朝有显著发展，在数量上超过了宋代，在范围上新增了大行政区的省志，种类上增加了边务图志，即记录边防事务的图说。在地图的绘制上，罗洪先的《广舆图》达到了一个新的高度。[74]301[76]781-782

在明末也出现了一批著名的自然科学领域的著作。如李时珍的《本草纲目》，不仅是一本总结和新增了中药和医方的本草学著作，还记录了其他许多自然科学方面的知识。例如，从其中动物药的分类（按虫、鳞、介、禽、兽、人的顺序）可以看出，李时珍肯定生物界有一定的变化发展顺序，并指出了环境对生物的影响和生物对于环境的适应以及遗传与变异的现象等。而在化学方面，描述了从马齿苋中提取汞，从五倍子中制取没食子酸，用蒸馏、蒸发、升华、重结晶、风化、沉淀、干烧和烧灼法制药等。并且其中系统性的分类方法使其也不失为一部博物学著作。徐光启的《农政全书》是一部大型综合性农书，而《崇祯历书》则是历法上的改革和完善。徐弘祖的《徐霞客游记》记载了全国各地的地貌、地质、水文、气候、生物、人文、地理、民族、风俗等情况，在地貌学、水文、生物、人文地理上取得较大的成就。宋应星的《天工开物》则是一本涉及农业、手工业各个方面的技术类百科全书，不仅总结了农业、手工业技术生产、工艺过程，还涉及了职业病、预防中毒等问题，并提出了有价值的见解[76]699-781。

明代的印刷技术也较金元时期更近一步。元代出现木活字，到明弘治间（公元 1488—1505 年）铜活字已正式流行于江苏一带，万历间（公元 1573—1620 年）又出现了套版印刷，使书籍的印刷更容易，促进了书籍的流通，为医学著作出版和医学知识的普及创造了方便条件。对外的交通贸易促进了海外药物传入及新药的发现，推动了本草学的发展。药物学的发展又充实了农业知识，《农政全书》收录了朱橚《救荒本草》的全部内容。明代的冶金术也得到了大幅度提升，如焦炭、活塞式风箱和机车的使用增加了冶炼时的温度，大幅度提高了冶炼钢铁的质量和产量[76]716-721，这也影响到医学领域。据《外科正宗》记载，铍针原来用马衔铁打造，软而不锋，到了明代改为钢铁打造，质量大为提高，提高了手术效果[76]699-781。

第二节　思想文化背景

一、“八股取士”对学术思想的束缚

金元时期对朱学的推崇和应用，使朱学成为官学。至明朝，朝廷科举规定应试必须用“八股”文体，而且考试专以四书五经命题，人们只能按照宋儒朱熹等人的注释敷衍成章，所谓“代圣人立言”。八股文的考试标准使当时知识分子的思想僵化，死啃经书，往往“皓首穷经”，并无新发明创见，造成了极其沉闷的学术风气。这种大环境，对科学技术知识的发展十分不利，甚至连宋元时期高度发展的天文学、数学等传统学科都得不到很好的继承。明末著名思想家顾炎武曾痛斥八股取士的制度毁坏了有才能的人：“八股之害，等于焚书。”[76]699-701

二、"心学"的兴盛

明代初期，程朱理学被统治者奉为正统思想，至明代中叶，由于阶级矛盾日益尖锐，加之程朱学说逐渐成为僵化的教条，成为士大夫猎取功名的工具，逐渐失去了束缚人心的力量。明朝官员王守仁继承并发展了陆九渊主观唯心主义的"心学"，宣扬儒家道德规范是人心中内在固有的先验意识，在当时逐渐兴盛，并得到封建统治阶级的赏识，使之逐渐与理学相辅而行，逐渐成为当时的统治思想。

三、"心外无理""心外无物""天人一体"

王守仁继承并发挥了陆九渊的"心即理"的主张，否认心外有理，反对通过"格物"去认识理："天下之物本无可格者，其格物之功，只在身心上做。"（《传习录·此后黄以方录》）即认识理，不在格物，只在于人本身的内心。他认为："夫物理不外于吾心，外吾心而求物理，无物理矣。遗物理而求吾心，吾心又何物耶？"（《传习录·答顾东桥书》），即事物的知识（理）是本来不在人心之外，到人心之外去寻求事物的知识，是找不到的。同样，如果不能认识事物的规律和知识，人心也没法说是什么。从这里可以看出，王守仁所说的"心即理"似乎是人的理性认知能力，事物之理和人心的认识二者不可分割，有理性认识能力，能认识事物之理的才是良知或心，离开对事物之理的认知，就不能谈良知或心。

由此观点，他又进一步提出"心外无物"的主张。他说："若草、木、瓦、石无人的良知，不可以为草、木、瓦、石矣。岂惟草、木、瓦、石为然，天地无人的良知，亦不可为天地矣。"（《传习录下·以下钱德洪录》）意为离开了认识主体，即人的良知，则天地外界事物不可分辨，也不能成为天地万物。"身之主宰便是心，心之所发便是意，意之本体便是知，意之所在便是物。"（《传习录上》），这是说，精神、意识是根本的，第一性的。主宰身体的是心，即精神，精神活动产生意识，意识本体就是良知，意识所感知到的就是事物，事物的存在完全依靠人的意识知觉。由此在《传习录》中有一段著名的记载：一个弟子指着山中的花树问道："天下无心外之物，如此花树，在深山中自开自落，于我心亦何相关？"（《传习录下·以下钱德洪录》）王守仁回答："你未看此花时，此花与汝心同归于寂，你来看此花时，则此花颜色一时明白起来，便知此花不在你的心外。"（《传习录下·以下钱德洪录》）意思是，当没有看见花时，心不起作用，心和花都不能显现，而当看见花的时候，就知道花在你心里，心和花就一起显现了。这个回答和17世纪英国哲学家贝克莱的"存在即感知"的观点十分相似。

从"心外无物"，王守仁又进一步推出"盖天地万物与人原是一体"（《传习录下·以下钱德洪录》），"充天塞地中间，只有这个灵明……我的灵明便是天地鬼神的主宰。天没有我的灵明，谁去仰他高？地没有我的灵明，谁去俯他深……今看死的人，他这些精灵游散了，他的天地万物尚在何处？"（《传习录·此后黄以方录》），意思为对于个人来说，天地万物和人原是一体，这是从精神上来说的，每个人都有他自己的世界，天地鬼神万物都依靠他的知觉和理性（灵明）而存在，人若是死了，对他来说，世界万物也随之消失了。这个"天人一体"主张，强调了个人的主观能动性，有反对崇拜天地鬼神及外物的暗示，对当时专制统治者的思想统治有一定的挑战性。

四、"致良知"和"知行合一"

"良知"的观念源于《孟子·尽心上》："人之所不学而能者，其良能也。所不虑而知者，其良知也。"意思为良知指人的不依赖于环境、教育而先天具有的道德意识和情感。"不学"表示其先验性，"不虑"表示其直觉性[77]74。王守仁继承了孟子的思想，认为人都有良知，良知即先天固有的关于道德真理的认识："知是心之本体，心自然会知。见父自然知孝，见兄自然知弟，见孺子入井自然知恻隐，此便是良知。"（《王阳明全集·答季明德》）良知在人自己的心中，达到本心的良知，也就得到了对真理的认识。他进一步提出"格物致知"新的解释，根据"心即理"的主张，认为致知不是寻求于对外在事物的知识，而只是完全彰显本来固有的良知。据此引申出两个观点：① 致知不是寻求对于外在事物的知识，而只是完全彰显本来固有的良知。格物不是考察客观的事物，而只是改正自己的所思所念，格是改正，格物即改正那些不正当的观念[42]323-330。② 所谓致知格物，就是把我心的良知推致到事事物物上，我心的良知就是天理，把良知的天理推致到事事物物上，那么事事物物就都合理了："所谓致知格物者，致吾心之良知于事事物物也。吾心之良知，即所谓天理也。致吾心良知之天理于事事物物，则事事物物皆得其理矣。"（《传习录·答顾东桥书》）即格物致知不是去通过探求客观事物而找到真理，而是把心中固有的天理贯彻到事物中。这个主张和18世纪哲学家康德所说的"人为万物立法"相似。（《大学问》）[42]323-330

在"心即理""致良知"的前提下，王守仁又提出了"知行合一"的观点。他认为："外心以求理，此知行所以二也；求理吾心，此圣门知行合一之教"（《传习录·答顾东桥书》）[77]310-318意思是如果在心外探求真理，就会把认知和行为分离开，而在心中探求真理，就能做到知行合一。由于"心即理"，所以当人们向内探求，知道某种道理时，就能自然而然地做出相应的行为。这里他提出了"知行本体"的概念："知行如何分得开，此便是知行本体"（《传习录》上）来说明知行本是一体的主张，又说"若是知行本体，即是良知良能"（《传习录》中），认为人心中的良知良能就是知行本体，有了良知就会本能地去行动，这种本能即"良能"。他举例说："故《大学》指个真知行与人看，说'如好好色''如恶恶臭'。见好色属知，好好色属行。只见那好色时，已自好了，不是见了后，又去立个心去好。闻恶臭属知，恶恶臭属行。只闻那恶臭时，已自恶了，不是闻了后，别立个心去恶。"（《传习录》上）意思是就像人好色恶臭一样，看见美色、闻见恶臭属于认知，喜欢美色、厌恶恶臭属于行为，看见美色就会本能地喜欢，闻见恶臭就会本能地厌恶，并非看见了以后、闻见了以后会另外去分辨需要喜欢还是讨厌。他总结说："知是行之始，行是知之成。若是会时，只说一个知，已自有行在，只说一个行，已自有知在。"(《传习录》上）即知行本是一体，有知必有行，有行必有知。所以，知行合一是人先天所具有的，如果没有做到知行合一，是由于私人的欲望蒙蔽了良知，隔断了知行本体，而圣人教育别人知行的道理，是要恢复他的"知行本体"："此已被私欲割断，不是知行的本体了。未有知而不行者。知而不行，只是未知。圣贤教人知行，正是要复那本体。"(《传习录》上）他提出具体的方法是根除恶念："我今说个知行合一，正要人晓得一念发动处，便即是行了，发动处有不善，就将这不善的念克倒了，须要彻根彻底，不使那一念不善潜伏在胸中。"(《传习录·门人黄直录》）王守仁提出的"知行合一"偏重于人的道德修养。另外他还针对士族中知而不行的弊病，提出通过行为来辨别一个人的道德水平，而不是看他说了什么："就如称某人知孝、某人知弟，必是其人已曾行孝行弟，方可称他知孝知弟。不成只是晓得说些孝弟的话，便可称为知孝弟。"(《传习录》上）

五、理学的滥觞与实学思潮的兴起[76]778

明代初期，理学兴盛，程朱理学和陆王心学呈滥觞之势，士大夫大多以崇尚空谈性理相标榜，轻视一切"经世致用"之学。明王朝还采取了严禁平民私自学习天文历法的禁令："国初学天文有厉禁，习历者遣戍，造历者殊死。"(《野获编》）这一长期禁令使通晓天文历法的人才极为缺乏，天文历法学的发展停滞不前，而数学与天文历法的发展密切联系在一起，又间接使明代的数学发展停滞。徐光启曾说："算术之学特废于近代数百年间耳。废之缘有二。其一为名理之儒士直天下之实事，其一为妖妄之术谬言数有真理。"(《同文算指》）

但到了明末清初，有一股强劲的实学思潮渐渐兴起，出现了一大批杰出的思想家，如顾炎武、黄宗羲、王夫之等。这股实学思潮主要有：以"经世致用"为目的的经世实学的兴起。以王廷相、顾宪成、陈子龙、顾炎武、黄宗羲等人为代表，在田制、水利、荒政、税制、盐法、边防等各个具体事务上研究；质测实学的研究：以李时珍、徐光启、宋应星、徐霞客、王锡阐、梅文鼎等为代表的各类科学技术研究；考据实学的研究：以焦竑、方以智、顾炎武、毛奇龄等人为代表的考据学的研究，包括对诸经、诸子的考据；启蒙实学：以王艮、李贽、黄宗羲、徐渭、袁宏道等人为代表，提出反对君权，主张工农皆本，提倡人性解放。此外，这股实学思潮中还出现科学思想的萌芽，如批判和怀疑精神，以及实验、实测、实证的思想。明末清初许多思想家都对宋明理学和陆王心学做出了批判。如顾炎武说："昔之清谈谈老庄，今之清谈谈孔孟……不习六艺之文，不考百王之典，不综当代之务……以明心见性之空言，代修己治人之实学。股肱惰而万事慌，爪牙亡而四国乱，神州荡复，宗社丘墟。"(《日知录·夫子之言性与天道》）徐光启更是批判理学阻碍了数学的发展。而明末清初的很多思想家都有强烈的怀疑精神，并且提出怀疑，不能轻信。如黄宗羲提出："小疑则小悟，大疑则大悟，不疑则不悟……彼泛然而轻信之者，非能信也，乃是不能疑也。"（《答董吴仲论学书》）方以智曾说："物理无可疑者，吾疑之，而必欲深求其故也。"（《通雅》）徐光启也自述说："欲求其所以然之故……虽先儒所因仍，名流所论述，援因辩证，如云如雨，必不敢轻信所疑，妄书一字。"（《毛诗六帖讲意·毛诗韵谱说》）而实验、实证、实测的思想，都是对坐而论道、空谈性理的理学的批判。这些思想与促进西方近代科学得以迅速发展的科学思想又是类似的。如朱载堉（公元 1536—1611 年）首创十二平均律理论，曾亲手做了无数关于律管的实验。方以智区分了"通几"和"质测"（注：《物理小识·自序》："通观天地……寂感之蕴，深究其所自来，是曰通几。""物有其故，实考究之，大而元会，小而草木蠢蠕，类其性情，徵其好恶，推其常变，是曰质测"）。"通几"指研究事物变化的深微根源学问，类似哲学，"质测"指对于实际事物进行精细的考察以发现事物运动变化的固有规律，类似于科学。他提出"通几"离不开"质测"，如果脱离实际事物去谈事物变化的本质根源，就会陷入空虚，具有一定的实证思想[42]338-400。

六、形神问题的论述

王廷相主张精神以物质为基础，不能离开物体而独立存在："神者，形气之妙用……夫神必借形气而有者，无形气则神灭矣。"（《内台集·答何伯斋造化论》）认为精神只是物体所具有的作用，并不是另一种实体。形神之神与阴阳变化的神不是一回事，而形神之神也只是一种作用[42]341。

第三节　《内经》学术发展概况及特点

明代医学的主流思想仍延续了金元时期的医学，范行准将明清时期的医学流派分为东垣学派、丹溪学派、折衷学派、服古学派、叛经学派[68]199-203。当时社会上丹溪之学十分兴盛，出现了滥用苦寒药的流弊，又加之元末明初我国进入第四个寒冷期，气候转寒，很多医家转而倡导温补，批评丹溪学说，史称温补派，如喜用人参、黄芪的汪机，喜用熟地的张景岳，重视补脾胃的薛己、善补脾肾的李中梓等，都是温补派的代表人物。但由于温补派实质上是续东垣派的余绪，所以此时寒凉与温补之争被后世认为仍是延续了金元学派之争。由于明代统治者大力提倡宋代理学，许多医家也将理学学说用于医理的解释。如宋理学家邵雍所阐发的先天后天之说，被明代医家张景岳、赵献可等引入医学中阐述脾肾关系和人体阴阳。而周敦颐和朱熹所建构的太极理论被明代医家孙一奎、赵献可、张景岳用来阐述命门理论。而且，明儒的复古尊经思想也直接影响了明代医家的治学方向，推动了《内经》学术的研究。

明末随着西方传教士进入中国，一些当时的西方科学文化也被介绍到中国，特别是自然科学方面的知识给当时的中国知识界造成了不小的震动。在医学上，明末传教士邓玉涵（Johann Schreck，公元 1576—1630 年，德国人，天主教耶稣会传教士）翻译了《泰西人身概说》、罗雅谷（1593 年出生于米兰，意大利人，天主教耶稣会传教士）等翻译了《人身图说》2 本西方解剖学著作。明末传入的西方医药知识中，关于脑是专司思考的器官、脑的功能、脑与记忆之间的关系等知识的传入也是较为突出的内容[76]896。如方以智在其编著《物理小识》（初成书于公元 1643 年）中介绍了西方关于人脑的知识和西医的"四液体说"，还论述及盖伦等的肝血、心血供养之说并用来汇通解释中医诊脉于三部九候的道理。

但总体来说，此时的西方医学对我国医学的影响不大。

一、《内经》理论的分类系统化研究：张介宾、李中梓对《内经》理论发展的贡献

明代较之金元时期，对《内经》理论的研究更进一步。出现了众多编注《内经》的医家和著作。如马莳的《黄帝内经素问注证发微》《黄帝内经灵枢注证发微》、吴崑的《素问吴注》、张介宾的《类经》《类经图翼》《类经附翼》、李中梓的《内经知要》、王九达的《黄帝内经素问灵枢合类》、徐春圃的《内经要旨》等。其中出现了更完善的《内经》分类学著作，即张介宾的《类经》和李中梓的《内经知要》。

张介宾（公元 1563—1640 年），明山阴（今浙江绍兴）人，曾从军，后长期行医于京城[78]569，是明代著名的医学理论家与温补派医家[79]116。张介宾将《素问》《灵枢》全文收录，分类编成《类经》并注释。《类经·自序》说："类之者，以《灵枢》启《素问》之微，《素问》发《灵枢》之秘，相为表里，通其义也，两经既合，乃分为十二类。"他在元滑寿《读素问钞》的分类框架下，将《灵》《素》二书分为标本、会通、疾病、经络、论治、脉色、气味、摄生、阴阳、运气、脏象、针刺 12 大类，共 390 条，分为 32 卷。弥补了《读素问钞》在内容上未收录《灵枢》的不足之处[80]7-18。《类经》是类编《内经》的最佳著作。

李中梓（公元 1588—1655 年），明江苏云间南汇（今属上海浦东新区）人，明末清初的著名医家，他从《内经》中选取切于实际的重要内容，分类注释，编撰成《内经知要》，具体分为道生、阴阳、色诊、脉诊、脏象、经络、治则、病能 8 类，较《类经》少了针刺、运气、气味、标本、会通的类别，但将色诊和脉诊各置一类，体现了薛己所称赞的"至简至要"的特色，为后世从医者学习《内经》的重要入门书籍[81]5。清代薛雪称赞这本普及性的著作说："《内经知要》比余向日所辑《医经原旨》尤觉近人，以其仅得上下两卷，至简至要，方便时师之不及。用功于鸡声灯影者，亦可以稍有准则于其胸中也。"（《内经知要·薛序》）

二、对《内经》学术的进一步发展

明代《内经》学术的发展，在藏象方面，较有代表性的主要有脏腑解剖与功能的结

合性论述，营气理论的阐发，脾胃理论、脾肾关系、肝肾关系的发挥，命门理论、三焦理论的讨论，奇经八脉理论的完善。在病因病机方面，主要有相火病机的深入讨论，杂气病机、募原病机的提出，五脏病机传变的阐发。在诊法方面，主要有五脏色诊、问诊方法、闻诊、寸口脉诊、三部九候脉诊的发挥。在治则治法方面，主要有标本缓急、治病求本、虚实辨证的阐发，朝夕补法的发挥以及《内经》各种治则、治法、适应证的阐发等。在运气学说方面，主要有五郁病机的阐发，六气主病方药的制订以及对拘泥运气推算的批判等。在临床医学方面，主要代表有对《内经》风病、暑证等阐发，对方剂配伍和药性理论的进一步阐发，《内经》针刺禁忌的阐发，十二经井穴主治并刺法的归纳，十二经是动迎随补泻刺法，养生总则、情志养生、房事养生、饮食养生、导引养生的阐发，以及疾病预后的阐发等。在哲学思想方面，有代表性的理论主要有宗气说的提出，阳常有余阴不足论的补充，阳非有余、阴本无余的提出，阴阳自和，阳统乎阴，真阴论，阴阳无形水火论，五行阴阳水火论，五行与阴阳的关系，五行互藏生克反用，形神互根互用等。在《内经》理论分类研究方面继承了金元代医家的理论构架，并进一步细化和精炼。

明代的医学不仅延续了金元时期河间、易水学派的学说，而且在治学风格上，也继承了金元医家的研究模式，即以《内经》理论为依托，结合医家自己的临床经验来论述疾病，构建新的医学理论。最有代表性的医家当属张介宾，在《景岳全书》的杂证谟里，可以看到张介宾论述疾病的模式为首先辑录了《内经》中几乎所有与该病相关的条文，然后再根据经文，结合自己的经验对疾病进行分析和论治，其次是辑录一些前代医家对该疾病的经典的论述，再次是治则方药疗法等。据目前收集的资料来看，在基于《内经》理论所生成的理论数量上，基础医学部分和临床医学部分所增加的内容和金元时期相比相差无几，但在哲学思想部分较金元时期明显增加。可以看出，《内经》在明代医学研究和实践中的地位进一步得到了提升。

第七章　清代前期《内经》学术
发展概况与特点

第一节　政治经济技术背景

一、专制集权的加强和多民族大统一

明末政治腐朽，民不聊生，爆发了李自成等领导的农民起义，推翻了明王朝。公元 1644 年清军入关，消灭了李自成的大顺政权后建立了清王朝。清朝初期，满族统治者通过剿灭起义军，消灭在南京、福建、浙江、广东等地先后建立起来的四个南明小朝廷，臣服蒙古、新疆、西藏等少数民族地区，铲除吴三桂等三番割据，消灭台湾郑氏家族，从而使中国得到空前的统一。内政上，大力加强封建集权，另设"议政王大臣会议"（后为"军机处"），全由满族贵族组成，凌驾于内阁之上，直接对皇帝负责，是最高决策机构。地方行政分属总督、巡抚、布政使、按察使及知府、知县等各级长官，满汉兼任，但唯知府以下才允许多用汉人。基层推行保甲制度，十户一牌，十牌一甲，十甲一保，保甲长及牌头由当地地主或族长担任，负责监察，加强了对社会基层的统治。对少数民族地区继续用兵征讨，并推行"改土归流"的政策，废除其土司世袭制。从康熙到乾隆，建成了一个满汉合一的统治政权[76]572。

二、盛极而衰的王朝

清初顺治帝时满族贵族试图推行奴隶主生产方式，掳掠人口，圈占土地，引起汉族百姓普遍不满，大批逃亡以示反抗。至康熙帝亲政后，设计杀鳌拜，打击贵族阶级，严令禁止圈地，禁止"投充"，放宽"逃人法"，同时奖励垦荒，轻徭薄赋，惩治贪污，兴修水利，节约开支，使社会经济发展逐渐繁荣起来。至康熙四十八年（公元 1709 年），户部库存已由原先的 1 000 余万两增至 5 000 多万两。并且由于其"永不加赋"的政策，鼓励了当时的人口增殖。雍正继位后，进一步发展为"摊丁入亩"政策，等于取消了千百年来的"人头税"，使全国人口大大增加[76]573。而清朝统治者拉拢汉族地主阶级和知

识分子，使国内各民族统一加强，至乾隆朝初期，清代的封建经济文化逐渐发展到了高峰时期，其农业、手工业、商业的繁荣，进一步促进了资本主义萌芽，即所谓的"康乾盛世"。

但到了乾隆中期以后，由于土地不断集中，地价、物价不断上涨，乾隆帝好大喜功，多次南巡北狩，皇室也奢侈享受，铺张浪费，下级官吏贪污盛行，致使国库日渐空虚。乾隆末期，全国人口达到 3 亿左右，因为封建生产关系束缚了民间的生产力，其生产的增加远远赶不上人口增殖的速度，人民生活趋于贫困。而在经济上清王朝统治者采取了闭关自守的政策，对外部世界资本主义的发展一无所知。国内资本主义的商品生产虽然在乾嘉年间有所发展，但由于封建政治的束缚、繁征苛敛、行会特权得不到应有的发展，到道光、咸丰年间，清王朝的"强盛"只是徒有虚名了。

1840 年，中英鸦片战争拉开了清王朝没落的帷幕，也开启了中国反帝反封建斗争的进程，中国从此进入近代社会。从 1840 年到 1912 年清帝退位，清王朝灭亡这 70 多年期间，中国社会陷入外国侵略者入侵和瓜分的危机中，除了 2 次鸦片战争以外，其他比较大规模的侵略战争还有英法联军之役（公元 1856—1860 年），中法战争（公元 1883—1885 年），中日甲午战争（公元 1894—1895 年），八国联军之役（1900）等，从封建社会逐渐沦为半封建半殖民地社会[76]846。而中国本土也爆发了诸如太平天国、义和团等农民起义。清朝统治阶级内部在帝国主义的入侵面前也产生了分化，19 世纪 60 年代至 90 年代形成了以西太后为首的顽固派和以李鸿章等人为首的洋务派。顽固派势力强大，主张闭关排洋，洋务派主张"师夷之长技以制夷"，并开展了洋务运动，以"自强"为旗号，引进西方先进生产技术，创办新式军事工业，训练新式海陆军，建成北洋水师等近代海军。其中规模最大的近代军工企业是在上海创办的江南制造总局，除此以外，还有福州船政局、天津机械制造厂等一系列军用工业生产厂。以"求富"为旗号，兴办轮船、铁路、电报、采矿、纺织等各种新式民用工业。如在上海创办的最大的民用企业是"轮船招商局"。同时推动近代中国民族工业的发展。创办新式学校，选送留学生出国深造，培养翻译人才、军事人才和科技人才。1862 年在北京设立的京师同文馆，就是中国最早的官办新式学校。然而在 1894 年的中日甲午战争中，北洋海军的全军覆没宣告了这一近代运动的破产。而后，以康有为、梁启超为首的改革者进行了维新改良，以慈禧为首的王室顽固派虽然也意识到改革的重要性，但仍虚与委蛇。从 1895 年的广州起义开始，在全国各地多次爆发了武装起义。到 1911 年辛亥革命爆发，清王朝最终走向覆灭。

三、本国停滞的科技发展和近代西方科技的大量传入

从科技文化的发展上看，清代前期延续了明代的中西学交流的特点，自明末以来，西学东渐，很多传教士来华，同时也带来了西方当时的科学技术。清初朝廷重用了许多西方来华的科学家，如日耳曼人汤若望、法国传教士兼科学家白晋、张诚、比利时人南

怀仁等。汤若望、南怀仁先后被清廷任命为钦天监监正，帮助清廷修订历法。白晋、张诚则是康熙帝的老师，教授其数学等西方科学。此外还编译了一些西方关于天文、物理、化学等方面的书籍，如《几何原本》《测量高远仪器用法》《比例规解》等。在技术方面，民间出现了可制造望远镜、显微镜的人士，如孙云球、黄履庄。浙江人戴梓还制造出了"连珠铳"，即可连发子弹的枪械。南怀仁还进行了蒸汽动力装置的试验[82]80-84。可惜的是，康熙帝引进西方科学后并未在民生应用领域和教育领域进行推广，仅将其作为皇家的一种收藏和猎奇，对当时中国社会的文明进步并无推动作用。由于从乾隆时期实行的闭关锁国政策，商人和知识分子一概不准到海外贸易、考察，汉人出洋者为"自弃王化"，不论官民一律杀头，没收货物财产，并且连坐保甲属官。乾隆时期拒绝了英国使节的通商请求，雍正时期把西方传教士赶出中国，从此西方各种科技知识的传入陷入了停顿。而本土的科技由于统治者的思想控制，也早已停滞。

两次鸦片战争失败以后，清政府认识到西方技术的便利，由此开展了洋务运动，大量引进西方的科技，从新式织布机到蒸汽机，从各种工作母机到新式的转炉和平炉的炼钢方法、电报、轮船和火车等近代交通通信工具都相继传入中国。同时还在各处设立了译书馆等机构，翻译出版了不少西方近代科学技术书籍，如数学方面的《代数学》《代微积拾级》等，物理学方面的《重学》等，化学方面的《化学工艺》等，生物学方面的《天演论》等，关于天文学的《谈天》，地质学方面的《地学浅释》等，使当时西方的各门学科知识广泛地传入国内[76]857-858。

第二节　思想文化背景

一、对前朝的反思和理学的批判

清初因明朝的覆灭，使当时的汉族知识分子进行了反思，总结和批判了明代的政事和学术，在学术方面主要从各个方面对宋明理学进行理论上的批判。如方以智运用自然科学的成果建立自己的思想体系，王夫之发展了中国的唯物主义传统，对理学以及佛、道都进行了批判，黄宗羲从政治方面批判封建专制主义，顾炎武大力提倡"经世致用"的实学，以对抗道学的"空虚玄远"，傅山从诸子之学入手批判理学等。清初早期的思想家们一般都比较注重对自然科学的研究，并据此批判有神论和宣传无神论，可以说是这个时期社会思潮的共同倾向[76]68-69。

二、理学的再倡与考据学的兴起

乾嘉时期社会经济有了进一步的发展，资本主义经济因素也有所滋长。农业人口和农产品大大超过清初，工商业也恢复到明末水平。这一时期的中国社会比较稳定，而农民的反抗活动正在逐步加强，市民阶层的力量正在缓慢地增长。这种历史形式反映到思想界，就是理学的再倡和专门汉学的兴起，专门汉学又称考据学[83]119。由于理学的"道统"论和"大一统"思想有利于维护清王朝的统治，清廷大力提倡理学，重用理学家为大臣，从康熙到乾隆前期，程、朱理学一直是科举考试的依据。而清朝统治者实行文化高压政策，大兴文字狱，迫使当时的学者们多选择考证古典文献这条危险性小的道路。而清朝统治者看中考据学脱离实际、缺乏批判性的弱点，到乾嘉时期也开始提倡考据，作为理学的补充。乾隆、嘉庆年间开设四库全书馆，编纂《四库全书》，通过这部书的征集和编纂工作，一方面禁止和销毁了大批对清王朝统治不利的书籍，一方面崇奖考据学，于是考据学大为兴盛起来，在学术界占绝对优势，故又称乾嘉学派。乾嘉学派主要的工作内容是校注经书、史书、子书等古代文献，辨别古书的真伪以及年代，辑录亡轶的古书。其对古典文献的整理做出了出色的贡献，但由于当时考证学派风靡一时，甚至整个清代的学术也以考证为主，形成脱离实际的学风，阻碍了科学技术和文化的发展[76]839-841。这类学风也影响到当时医学的发展，表现为提倡尊经复古繁琐考据，缺乏革新和创造精神[74]399。

三、近代"西学"的形成以及对旧文化学术的批判

鸦片战争前二三十年，乾嘉之学逐渐由盛转衰，一些活跃于思想界的知识分子被内忧外患惊醒，兴起了一股经世致用的思潮，以龚自珍、林则徐、魏源等为代表人物。这股思潮主要包括揭露封建社会的黑暗和腐败，抨击考据学家逃避现实的治学态度和宋学家崇尚空疏的习气，主张改革变法、防御抵制西方侵略。鸦片战争失败后，使中国知识分子"天朝上国"的迷梦开始消散，希望了解和学习西方知识。如林则徐主持将所搜集的外国历史、地理、政治状况的资料编译为《四洲志》。魏源据《四洲志》增订而成《海国图志》，并在其中提出"师夷之长技以制夷"的思想，是中国近代"西学"的发端[84]167-169。

而洋务运动的开展也培养了一批具有近代自然科学知识的知识分子，他们所引入的自然科学知识构成了19世纪末"西学"的一个重要内容，以清代数学家李善兰为代表人物。李善兰通过补译《几何原本》后九卷向中国思想界完整地介绍了一种新的演绎推理的思维方法，通过《代微积拾级》系统介绍了微积分这一近代思想的巨大成果。在天文学方面，李善兰宣传了哥白尼学说，使我国思想界对于近代天文学概念有了科学的理解。在物理学上，他介绍了牛顿的古典力学体系，从而打破了明末清初以来西方传教士对中国科学界的垄断和封锁巨变。他在《重学·序》中说："今欧罗巴各国日益强盛为中国边患，推原其故，制器精也；推原制器之精，算数明也。"提出西方国家的富强是由于工业发达，而工业发达是由于自然科学的进步[84]231-236。

从太平天国运动的失败到中日甲午战争（公元1864—1894年）这30年间，出现一股早期改良主义的思潮，这股思潮上承林则徐、魏源的爱国主义思想，下启康有为等人

的变法维新思想，是 19 世纪后期中国思想史上最有代表性的思潮之一。早期改良派代表人物有薛福成、陈炽、马建忠、郑观应等。他们主张向西方学习救国救民的真理，不但重视西方科学技术，也开始注意学习西方社会政治制度，主张开议院、兴商务、废科举等。他们认为西方国家的富强是由于科学与工业的发达，所以主张中国必须"兴工艺之学"，而中国之所以落后，不仅是由于科学技术的不发达，而且还有社会政治制度方面的原因[84]237-239。

中日甲午战争（公元 1895 年）以后，中国于外面临被帝国列强瓜分的困境，于内由于清政府加紧对人民盘剥，激起人民群众的广泛反抗，而洋务派"自强新政"的失败使清政府对民间资本作出微小让步，放松对民间资本投资新式工业的某些限制，使民间资本主义有了较大的发展。在民族危机和社会危机的刺激下，产生了以康有为为首的资产阶级维新派的变法运动。被后世称为近代启蒙思想家的严复也在此时翻译赫胥黎的《天演论》，宣传生物进化论和天赋人权论，批判君权神授说，反对封建君主专制，提倡资产阶级民权。这时候讲新学，求变法一时蔚为风气，汇成一股思想潮流。变法维新思潮是中国近代思潮史上重要的发展阶段，具有强烈的爱国主义、明确的政治纲领、批判旧学和提倡新学的三大特点。然而由于维新派本身阶级和文化的局限性，使其对旧学的批判软弱无力，维新思潮随着"戊戌变法"运动（公元 1898 年）的失败而告终[84]247-249。而在维新变法的同时期，还有另一派以孙文为代表的资产阶级民主革命派人士，主张用暴力革命推翻清王朝，彻底结束封建专制的统治，并在维新变法失败后在 20 世纪初活跃于中国政治舞台。革命派宣传资产阶级民主主义思想，与封建主义旧思想旧文化相对立。和维新派相比，革命民主派表现出更努力学习西方，寻求真理的精神。他们广泛地介绍了西方资产阶级革命时期的政治理论、历史、哲学、文学以及自然科学，并运用这些理论对儒学、有神论、封建君主专制制度等旧学进行了猛烈的批判。他们指出，宋代程颐、程颢和朱熹的思想"钳锢天下之人心，束缚天下之才智"，理学家的"道统论"实质上是为了确立"宋学之专制"，这种提倡"正统"的思想是"君主愚民"的工具，阻碍了学术的进步。在学术上，革命派提倡"学术自由"的观点，来对抗"道统"的蒙昧主义。他们宣言："且学术之所以进步者，由于竞争也。学者各出其所见所闻，以互相辩诘，互相折衷，然后真理见……学派贵分，道统贵合；学派尚竞争，道统尚统一；学派主日新，道统主保守；学派则求胜前人，道统则尊尚古人。宗教家有道统，学术家无道统也。"[84]301-302

第三节　《内经》学术发展概况及特点

清朝前期医学思想的发展呈现出较复杂的局面，一方面经过长期的实践和总结，中医学的理论与临床技术已趋于完善和成熟，如温病学的形成对传染性热病方面的预防和治疗起到了正面积极的作用，人痘接种和天花预防法的大力推行、砷剂治疗梅毒更是古代医疗卫生事业上的飞跃。而另一方面，由于统治者的思想禁锢，社会的主导思想仍以宋明理学为主，此思想界的背景也影响到医学界，范行准认为，此时整体上的医学思想仍是对金元医学的延续，很少有独立的见解，所以其时的医学在历史上处于孱守时期[68]196-197。此时尊经崇古的思想达到最高峰，学术研究趋向于对古典文献的考据，医学界也深受影响，对《内经》这一中医经典古代文学进行了大量的文献学研究，如黄元御的《四圣心源》有对全书进行注解的，如张志聪的《黄帝内经素问集注》《黄帝内经灵枢集注》、高士宗的《黄帝素问直解》、张琦的《素问释义》；择要注解的，如姚绍虞的《素问经注节解》，冯兆张的《内经纂要》，徐大椿的《内经诠释》、费伯雄的《内经摘要》、邹汉璜的《素灵杂解》；有分类编纂的，如汪昂的《素问灵枢类纂约注》、薛雪的《医经原旨》、沈又彭的《医经读》、黄元御的《素问悬解》、罗美的《内经博议》、林澜的《灵素合抄》、郑道煌的《内经必读》、顾靖远的《素灵摘要》、叶霖的《内经类要纂注》；还有根据经旨发挥的，如程知的《医经理解》、江之兰的《医津一筏》、薛本宗的《素问》、范在文的《医经津渡》等[7]554-555，较宋金元明时期显著增多。

明末清初，西方医药知识有所传入，主要在于解剖学上，康熙帝曾任命两位传教士白晋、巴多明讲解西方解剖学，两人从法国著名解剖学家韦尔内和丹麦解剖学家巴托林等人的著作中取材，用满文和大量插图编成解剖学讲义，名为《钦定格体全录》，但此书被康熙帝禁止传阅，故未进入民间医学界。

随着中西交流的越来越深入，自嘉庆年间起，西方医药知识也越来越多地传入中国，中国大地上也陆续出现了西医诊所和医院。1820年，由英国传教士马礼逊和东印度公司外科医生李文斯顿合作，在澳门开设了中国的第一个西医诊所。另外还有英国医生郭雷枢、美国传教士医生彼得·伯驾等外国医生在中国开设西医诊所，两人在1838年创立了"中国医务传道会"，促进了西方各国的医生来华工作。其中伯驾在1847年于广州施行了第一例使用乙醚麻醉法的手术，时隔美国医生发明这种麻醉方法还不到一年。据统计，1805—1860年来华传教士医生共有30余人，所开设的诊所和医院共有32处，分别开设于澳门、香港、广州、上海、厦门、福州、舟山、汕头、宁波、武昌等地。1860年以后至20世纪初的数十年以内，西医医院和诊所得到了大规模的发展，全国有13个省市，80多个地区开办了西医医院或诊所。这种发展，和当时的西医教育是分不开的。1866年美国医生嘉约翰开办了"博济医校"，是当时在中国开办的第一所西医学校，至1912年停办时共培养出150名毕业生。1871年，在京师同文馆开设生理学和医学的课程。英国传教医师马根济1881年开设附属于天津李鸿章创办的医院的"总督医院附属医学校"，后改名为"海军医学堂"，该学校是一所比较正规的官方西医院校，学制为4年制，课程设有解剖、生理、内外科、妇产科、皮肤花柳科、公共卫生科、眼耳鼻喉科、治疗化学、细菌学以及动物学、植物学等[76]897-900。而随着国内学子被派出国到西洋学习以后，也有不少人出国专门学习医学，这些留学生回国后也开办西医诊所行医，并且翻译和编著了不少医学书籍[76]901。

随着西方医学进入中国以及逐渐落地生根，清代后期中国拥有了两套不同的医学体系，不少国人也开始探索中西医汇通的道路。早期在明末清初有王宏翰（约卒于公元 1700 年）著有《医学原始》（公元 1688 年），其中 30 篇内容介绍西方医学，其余各篇援引中医经典，参合中西，试图做一些汇通的工作，但其缺点在于在汇通中西医的医学理论时，多以中为主，以主观想象穿凿附会。至清末，由于西医本身的发展和西方科学技术知识不断传入，从而开始了从临床方面试图汇通中西医学的新的努力。代表人物有朱沛文（1892 年撰《华洋脏象约纂》）、唐宗海（著有《中西汇通医书五种》，出版于公元 1884—1894 年）、张锡纯（著有《医学衷中参西录》，出版于较晚的公元 1918—1934 年）等。

一、《内经》理论的分类系统化研究：未突破明代构建的藩篱

清代出现了一大批对于《内经》的分类研究，较系统的有汪昂的《素问灵枢类纂约注》，将《灵枢》《素问》二经合编分成病机、经络、脉要、审治、生死、运气、杂论、脏象、诊候 9 篇；薛雪的《医经原旨》将《素问》分为 9 类，摄生、阴阳、脏象、脉色、经络、标本、气味、论治、疾病；沈又彭的《医经读》分为 4 大类，平集、病集、诊集、治集；黄元御的《素问悬解》分养生、脏象、脉法、经络、孔穴、病论、治论、刺法、雷公问、运气；《灵枢悬解》分为刺法、经络、腧穴、营卫、神气、脏象、外候、病论、贼邪、疾病。虽然分类名目众多，但基本框架未脱离明代张介宾、李中梓的藩篱。

二、《内经》学术内容的增长

清代时期《内经》学术理论发展，在藏象方面，有代表性的主要是解剖学上的突破；脾胃理论、心肾关系、三焦心包命门学说、脑、卫气、精气神理论的深化认识；络病学说、奇经八脉学说的完善和临床运用等。在病因病机方面，主要有病机十九条的批判；相火病机、燥气病机的完善；气机升降出入的病机阐释等。诊法方面，主要有望色、望形体的补充，专辨燥湿的望诊，脉有胃气的阐释。治则方面有《内经》治则十三禁律，反治法的阐发，八纲辨证、三焦辨证、卫气营血辨证的确立，同病异治、清热法的发挥等。在运气学说方面，主要有运用标本中气理论阐释伤寒六经辨证，用运气学说解释疫病的发病以及对运气学说的批判。在临床医学方面主要有《内经》肠澼病因病机的阐发，治未病的阐发。在哲学思想方面，主要有大气说的提出、元气理论的发挥、阴阳离合说的发挥，气机升降说，阴阳学说与气机升降的结合，五行生克以气不以质论等。在《内经》理论的分类研究方面，也较明代增加了许多，但清代医家对于《内经》整体理论体系的构建未超出元明医家的藩篱。

可见，清代时期《内经》理论的发展不仅有进一步的深入完善，比如八纲辨证的确立，也有完全的创新，比如被运用于温病中得到卫气营血理论和三焦理论，运用于杂病的络病理论，且其理论发挥的数量也超过宋金元明各个时期。但是在针灸治法方面，由于清政府将针灸疗法从太医院中取消，虽然针灸在民间的应用不失广泛，但针灸疗法的研究得不到官方的支持，使得针灸理论方面基本没有创见[85]420。而在经络理论方面的创新，也是以服务于药物的治疗手段为主。在临床疾病的论述上，清代医家对《内经》中记载的具体病证和治法似乎阐发较少，而是延续了明代医家以《内经》理论为依托的模式，每论一病，先引用经文论述医理，如张璐的《张氏医通》、沈金鳌的《杂病源流犀烛》等，更有黄元御在《素灵微蕴》中用《内经》医理分析了 16 个疑难病例[86]847-857。

总体看来，清代由于前几个时期的积累和酝酿，《内经》理论在系统化和认识的深入方面取得了显著的进步，既能指导临床实践，又能从实践中不断补充完善自身，但在学术内容上，出现了过度的哲学化，呈现出重思辨、轻实证的特点，在对疾病机理的探讨上，纯粹以古代哲理作为说理工具，而不注重解剖结构上的可实证的病理改变的研究。此种发展，较之西方医学的发展路径，即希波克拉底时代的古希腊医学到 17 世纪后的实验室医学，呈现出明显不同的分歧。

参考文献

[1] 张立文. 中国学术通史（秦汉卷）[M]. 北京：人民出版社，2004：400.

[2] 王庆其，周国琪. 黄帝内经百年研究大成 [M]. 上海：上海科学技术出版社，2018：97.

[3] 慕容浩. 秦汉时期科技发展的国际影响与当代启示 [J]. 科学管理研究，2014，32（3）：36-40.

[4] 郭蕾，乔之龙. 论中医学天人相应论的科学基础 [J]. 中医研究，2004，17（4）：2-3.

[5] 孟祥才. 汉代的星空 [M]. 北京：九州出版社，2016：149.

[6] 李经纬，张志斌. 中医学思想史 [M]. 长沙：湖南教育出版社，2006：354-357.

[7] 严世芸. 中医学术发展史 [M]. 上海：上海中医药大学出版社，2004：40.

[8] 牛兵占. 难经译注 [M]. 北京：中医古籍出版社，2004：180.

[9] 俞慎初. 中国医学简史 [M]. 福州：福建科学技术出版社，1983：67.

[10] 杜石然，范楚玉. 中国科学技术史稿（上册）[M]. 北京：科学出版社，1982：260.

[11] 杜石然，范楚玉. 中国科学技术史稿（下册）[M]. 北京：科学出版社，1982：247.

[12] 李小花. 魏晋南北朝时期佛教对科学的影响 [D]. 北京：中央民族大学，2009：22.

[13] 徐春野. 魏晋南北朝道教对科技发展的影响 [D]. 济南：山东大学，2011：14.

[14] 冯友兰. 三松堂全集：第六卷 [M]. 郑州：河南人民出版社，2001：186.

[15] 王仲荦. 魏晋南北朝史（下册）[M]. 上海：上海人民出版社，1979：741.

[16] 鲁迅. 鲁迅全集第 11 卷 [M]. 北京：人民文学出版社，1981：353.

[17] [明] 孙一奎. 医旨绪余 [M]. 韩学杰，张印生校注. 北京：中国中医药出版社，2008：104.

[18] 谢英彪. 名老中医谈开中药处方的经验 [M]. 北京：中国科学技术出版社，2018：222.

[19] 江苏中医学校针灸学科教研组. 针灸学［M］. 南京：江苏人民出版社，1957：序.

[20]［日］丹波康赖. 医心方［M］. 北京：人民卫生出版社，1955：63.

[21]［南北朝］陈延之. 小品方［M］. 高文铸辑校注释. 北京：中国中医药出版社，1995：243.

[22]［晋］葛洪. 抱朴子［M］. 上海：上海古籍出版社，1990：336.

[23]［梁］陶弘景. 养性延命录［M］. 宁越峰注释；朱德礼校译. 赤峰：内蒙古科学技术出版社，2002：序.

[24] 郭巧德. 晋隋唐时期外感病的研究［D］. 天津：天津中医学院，2009：7.

[25] 郑学檬. 简论隋唐科学技术的发展［J］. 厦门大学学报（哲学社会科学版），1978（2）：30-38.

[26] 任继愈. 中国哲学发展史（隋唐）［M］. 北京：人民出版社，1994：2.

[27] 许明，苏志宏. 序卷 腾龙起凤［M］//许明主编. 华夏审美风尚史. 郑州：河南人民出版社，2000：38.

[28]［唐］孙思邈. 中医必读百部名著 备急千金要方［M］. 高文柱，沈澍农校注. 北京：华夏出版社，2008：22.

[29] 张岂之. 中国思想史［M］. 西安：西北大学出版社，1993：478.

[30]［唐］王冰. 重广补注黄帝内经素问［M］. 北京：中医古籍出版社，2015：119.

[31]［隋］杨上善. 黄帝内经太素［M］. 北京：人民卫生出版社，1965：325.

[32] 钱超尘. 黄帝内经太素研究［M］. 北京：人民卫生出版社，1998：308.

[33] 陈玉升，洪金烈，孙茂峰，等. 中医病机"机"字考察［J］. 北京中医药大学学报，2005，28（2）：10.

[34] 吴泰. 中国历史大讲堂宋朝史话［M］. 北京：中国国际广播出版社，2007：163.

[35] 姚文宇. 两宋时期货币制度与货币思想研究［D］. 山西财经大学，2014：7-8.

[36] 朱伯康，施正康. 中国经济史 上［M］. 上海：复旦大学出版社，2005：570-571.

[37] 赵国珍. 两宋时期商业政策的转变及海外贸易成就［J］. 商业时代，2014（18）：144-145.

[38] 严小青，惠富平. 宋代香料贸易及其影响［J］. 江苏商论，2007（4）：172-174.

[39] 中国陆游研究会，汉中市陆游研究学会. 陆游与汉中［M］. 上海：上海古籍出版社，2013：405-407.

[40] 张全明，王玉德. 中华五千年生态文化 下［M］. 武汉：华中师范大学出版社，1999：813-814.

[41] 漆侠. 辽宋西夏金代通史教育科学文化卷［M］. 北京：人民出版社，2010：271-294.

[42] 北京大学哲学系中国哲学教研室. 中国哲学史［M］. 2版. 北京：北京大学出版社，2003：260.

[43]［宋］张载. 张子正蒙［M］. 王夫之注. 上海：上海古籍出版社，2020：86-87.

[44] 朱熹. 朱熹集 5［M］. 郭齐，尹波点校. 成都：四川教育出版社，1996：2947.

[45]［宋］朱熹. 朱子语类 第1册［M］.［宋］黎靖德编. 武汉：崇文局，2018：2.

[46] 朱熹. 朱熹集 4［M］. 郭齐，尹波点校. 成都：四川教育出版社，1996：2243.

[47] 李敖. 陆九渊集 陈亮集 刘伯温集［M］. 天津：天津古籍出版社，2016：3.

[48] 刘辉兵，刘克耘，李政华，等. 百世大儒陆九渊［M］. 武汉：华中师范大学出版社，2019：70.

[49] 冯友兰. 冯友兰文集［M］. 长春：长春出版社，2017：141.

[50] 冯友兰. 中国哲学史新编 下［M］. 北京：人民出版社，1999：222-225.

[51] 徐传武，周舜南. 中国古代思想传承［M］. 北京：中国文联出版社，2001：198.

[52] [宋] 张载. 张载集 [M]. 章锡琛点校. 北京：中华书局，1978：25.

[53] 王书良. 中国文化精华全集 2 哲学卷 2 [M]. 北京：中国国际广播出版社，1992：908.

[54] 王德友. 道旨论 [M]. 济南：齐鲁书社，1987：161.

[55] 欧阳祯人. 陆九渊思想研究 [M]. 武汉：武汉大学出版社，2019：286.

[56] 郭齐家，顾春. 陆九渊教育思想研究 [M]. 南昌：江西教育出版社，1996：258.

[57] 陈邦贤. 二十六史医学史料汇编 [M]. 中医研究院中国医史文献研究所，1982：253－268.

[58] 严世芸，朱伟常. 宋代医家学术思想研究 [M]. 上海：上海中医学院出版社，1993：34－35.

[59] 王象礼. 陈无择医学全书 [M]. 北京：中国中医药出版社，2005：338.

[60] 卢嘉锡，廖育群. 中国科学技术史 医学卷 [M]. 北京：科学出版社，1998：342－346.

[61] 刘时觉. 永嘉医派研究 [M]. 北京：中医古籍出版社，2000：1.

[62] 李玉清，张灿玾. 北宋官方校勘整理《黄帝内经》情况考 [J]. 中华中医药杂志，2009，24 (9)：1128－1130.

[63] 王洪图. 黄帝内经研究大成 上 [M]. 北京：北京出版社，1997：103－107.

[64] 刘淑彦. 宋代医家《内经》散论辑录及学术价值研究 [D]. 石家庄：河北医科大学，2007：145－151.

[65] 王咪咪. 范行准医学论文集 [M]. 北京：学苑出版社，2011：272.

[66] 杜石然. 论元代科学技术和元代社会 [J]. 自然科学史研究，2007 (3)：293－302.

[67] 邓瑞全. 元代活字印刷漫谈 [J]. 中国典籍与文化，1996 (2)：30－34.

[68] 范行准. 中国医学史略 [M]. 北京：中医古籍出版社，1986：72.

[69] [唐] 杨上善，黄帝内经太素 [M]. 萧延平校正，王洪图，李云点校. 北京：科学技术文献出版社，2000：4－278.

[70] 李玉清，齐冬梅. 滑寿医学全书 [M]. 北京：中国中医药出版社，2006：6.

[71] [金] 张从正. 儒门事亲 [M]. 刘更生点校. 天津：天津科学技术出版社，1999：50.

[72] 郑洪新. 张元素医学全书 [M]. 北京：中国中医药出版社，2006：12.

[73] 梁其姿. 面对疾病 传统中国社会的医疗观念与组织 [M]. 北京：中国人民大学出版社，2011：7.

[74] 傅维康，吴鸿洲. 中国医学史 [M]. 上海：上海中医学院出版社，1990：299－302.

[75] 陈宝良. 明代社会生活史 [M]. 北京：中国社会科学出版社，2004：110.

[76] 杜石然. 中国科学技术史 通史卷 [M]. 北京：科学出版社，2017：699－781.

[77] 郭齐勇. 中国哲学史 [M]. 北京：高等教育出版社，2006：74.

[78] 李经纬，林昭庚. 中国医学通史 古代卷 [M]. 北京：人民卫生出版社，2000：569.

[79] 任应秋. 中医各家学说 [M]. 上海：上海科学技术出版社，1986：116.

[80] 李志庸. 张景岳医学全书 [M]. 北京：中国中医药出版社，1999：7－18.

[81] 包来发. 李中梓医学全书 [M]. 北京：中国中医药出版社，1999：5.

[82] 郭蕴静. 略论清代前期科学技术的发展 [J]. 求是学刊，1982 (6)：80－84.

[83] 侯外庐. 中国思想史纲 [M]. 上海：上海书店出版社，2008：119.

[84] 侯外庐. 中国思想史纲 下 [M]. 北京：中国青年出版社，1981：167－169.

[85] 陈邦贤. 二十六史医学史料汇编 [M]. 中医研究院中国医史文献研究所，1982：420.

[86] 孙洽熙. 黄元御医学全书 [M]. 北京：中国中医药出版社，1997：847－857.

下　篇

《内经》学术发展史略各论

第一章　哲　学　思　想

　　哲学是智慧的学问，启迪着社会与文明的发展进步。从本质上来说，哲学是对人类基本问题的回答，即人与大自然的关系、人与他人的关系、人与自身的关系，哲学是文化的核心和灵魂[1]序言第3页，是时代精神的精华。中医学的产生和发展都是深深地扎根于中国传统文化的土壤中，吸收了各个历史时期不同的文化和科技成果，其中，哲学思想、认识论和方法论的影响不可忽视。中医学作为中国传统文化的重要组成部分，在中医学理论形成与发展过程中，与中国传统哲学互相渗透，互相影响，大量吸收和借鉴中国古代哲学的基本范畴和思想内涵，形成了独具一格的理论体系和诊疗方法。而《内经》作为中医学理论的奠基之作，同样溯源于中国古代哲学，汲取了从《周易》到诸子百家的思想，与临床实践有机结合，是一部中国古代先民关于医疗知识的论文集，其中记录着古代先民对人体、医疗的认知，以及由实践中总结而来的医疗经验，属于朴素的唯物主义范畴，可谓是一部研究人体生命规律的哲学著作。《内经》在运用中国古代哲学对生命规律的研究和探讨中，将原本属于哲学范畴的元气学说、阴阳学说以及五行学说等，在生命科学领域得到了深刻诠释和丰富。

　　目前公认的《内经》的成书年代不晚于西汉，因为《黄帝内经》的书名首见于西汉刘钦编撰的《七略》，也有学者认为其成书年代可上推至战国[2]68-70，故而《内经》学术思想的形成受到先秦诸子和汉代哲学思想的影响，例如在宇宙论方面，对《内经》影响较大的主要有道家的"道气说""精气论"，阴阳家的"阴阳五行说"，杂家的"圜道观"，汉代的天人相应论等学说，在价值观方面，对《内经》有影响的主要有道家的"道法自然"，儒家的"中庸之道"。到了西汉时期，《春秋繁露》提出了"重阳""重土""重心"的价值取向也为《内经》所吸收[3]68-69。《内经》吸收了上述古代哲学思想，将其运用于医学知识的认知，对人体的生理、病理、治疗机制进行阐释，形成了独特的医疗学说，而其中的一些学术思想也对后世中医学术发展产生了深远的影响。同时，《内经》哲学思想也是构建中医学理论体系的重要基础，并对后世哲学思想的发展有着深远的影响，正是因为其中所包含的丰富的哲学思想，才能成为两千多年来中医学发展的思想源头。其中，气学说、形神学说、人与天地相应学说、阴阳学说、五行学说作为《内经》理论体系的重要组成部分，不仅共同构建了中医学理论体系的基础，也为后世医家承继并发展。因此，剖析相关哲学思想的发展脉络，对于更好地解读传承经典具有重要指导意义。

第一节　气　学　说

《说文解字》中："气，雲气也。象形。"[4]12《说文解字》中篆字作"气"。而伴随"气"的内涵从功能性和物质性方面逐渐被拓展丰富，被广泛地运用于自然、社会、人文等领域，诸如自然的四时更替，人体的生理活动等，春秋医和提出："天有六气。六气曰阴阳风雨晦明。"[5]22战国时逐渐出现了把气看做构成万物基础的思想，老子《道德经·四十二章》中有"道生一，一生二，二生三，三生万物，万物负阴而抱阳，冲气以为和"[6]95。道可养育万物之精气，为万物之源，刘安《淮南子》也有"宇宙生气，气有涯根。清阳者薄靡而为天，重浊者凝聚而为地……天地之袭精为阴阳，阴阳之专精为四时，四时之散精为万物"[7]20。其中的"道""气"皆指代化生万物最基本的物质元素，可见，"气"是中国古代哲学中的一个最基本、最重要的范畴，是宇宙的本原或本体，囊括天地万物于其中。正如张岱年在《中国哲学大纲》中有"中国哲学中所谓气，可以说是最细微最流动的物质"的论述，同时，哲学之"气"也渗透至研究生命规律的医学理论中，是构成人的形体与化生精神的实在元素，《管子》在继承道家"气"的思想的基础上，进一步提出精气说，"精气"是万物的本原，也是人生命的物质基础："精也者，气之精也"[8]328，"抟气如神，万物备存"[8]332，"凡物之精，此则为生，下生五谷，上为列星……天出其精，地出其形，合此以为人；和乃生，不和不生"[8]326、333（《管子·内业》）；气化运动可化生万物，如《庄子·知北游》中："人之生，气之聚。聚则为生，散则为死……故曰：通天下一气耳"[9]243，精气充盛不仅保证了形体健康，也是智慧的源泉，如《管子·内业》："精存自生，其外安荣。内藏以为泉原，浩然和平，以为气渊。渊之不涸，四体乃固。泉之不竭，九窍遂通。"[8]330"气，道乃生，生乃思，思乃知。"[8]328可见，"气"作为中医学理论体系中的重要概念和内容，贯穿于生理、病理、治疗、养生等各个方面。

《内经》吸收了先秦气学说，不仅说明天地万物由气构成，气化是万物的运动变化形式，更进一步用气和气化来说明人体的构成、生理病理现象和治疗效应，即"气一元论"。哲学意义上的"气一元论"出现于西周时期[10]91-94，而《内经》在解答"世界的本源是什么"这一哲学根本问题时，主要继承并拓展先秦哲学理论中"气一元论"的思想，《素问》中的"气"出现1 893次，《灵枢》中则出现了1 145次[11]119-121，构建了以"气"学说为核心的中医理论体系，运用于解读生命规律、认知疾病中，认为"气"不仅是天地万物变化的本源："天地气交，万物华实"（《素问·四气调神大论》），"气之升降，天地之更用也"（《素问·六微旨大论》），也是构成人体的基本物质、维持生命活动的基础："天地合气，命之曰人"（《素问·保命全形论》），人体藉"气"这一媒介与天地自然相通应："人以天地之气生，四时之法成"（《素问·宝命全形论》），"真气者，所受于天，与谷气并而充身也"（《灵枢·刺节真邪》），"天地之间，六合之内，其气九州、九窍、五脏、十二节，皆通乎天气"（《素问·生气通天论》），气机升降出入关乎人体的盛衰寿夭："出入废则神机化灭，升降息则气立孤危"（《素问·六微旨大论》），同时，论述疾病的发病机制，百病皆因"气"运行失常："百病生于气也，怒则气上，喜则气缓，悲则气消，恐则气下，寒则气收，炅则气泄，惊则气乱，劳则气耗，思则气结"（《素问·举痛论》），另外，防病治病需以保全真气为要，"治病之道，气内为宝"（《素问·疏五过论》）。在先秦哲学的影响下，《内经》的气学说理论又可分为"元气论"和"精气论"。

《内经》"元气论"认为，世界的本源是物质的，是阴阳二气相互作用的结果；气是运动着的物质实体，一切事物的变化都是不同的气运动的结果[12]3-4。如《素问·阴阳应象大论》指出"清阳为天，浊阴为地"，《素问·至真要大论》中有"本乎天者，天之气也；本乎地者，地之气也。天地合气，六节分而万物化生矣"。《内经》不但认识到阴阳二气交感而生化成万物，而且认识到了阴阳二气的背后有一种更为原始的统一的物质基础——元气，《素问·天元纪大论》引《太始天元册》的话更清晰地描绘了元气生成万物的过程："太虚寥廓，肇基化元，万物资始……抱统坤元……曰阴曰阳，曰柔曰刚。"借助道家"道生一，一生二，二生三，三生万物"[6]95的思想，有机地统一了元气与阴阳之气，即世界的本源是元气，元气形成了阴阳二气，阴阳二气相互交感化生出万物[13]24-28。这样，《内经》既得出了世界的本源是物质的结论，又圆满地解释了万物是如何变化、产生变化的。

"精气论"在《内经》中则更侧重于对人体现象的解释。首先，精气是从天地而贯穿人身的[13]24-28，所以《素问·宝命全形论》中有："人以天地之气生，四时之法成"，《灵枢·决气》中有"人有精、气、津、液、血、脉，余意以为一气耳"的论述；其次，《内经》在论述经络、脏腑、营卫气血等问题时均可见到"精气论"的影子，如《素问·上古天真论》："男不过尽八八，女不过尽七七，而天地之精气皆竭矣"，《素问·五藏别论》："所谓五藏者，藏精气而不泻也"，《灵枢·根结》："用针之要，在于知调阴与阳。调阴与阳，精气乃光"，《卫气》："其精气之行于经者，为营气"等。笔者综合了前人的观点[14]38-47、[12]3-4后认为，"精气论"在《内经》中有以下运用：① 精气是生命的本原物质，先身而生，具有遗传特性。② 精气构成人的形体，并维持着人体生命功能活动。③ 精气体现为人体的正气。

《内经》中虽然存在"元气论"与"精气论"的差别，但笔者认为，二者又是统一的。原因是《内经》实为战国时期诸多作者的结晶，并非一家一人的著作，因此，不同作者所持观点可能也有不同。另外战国时期的宋、尹学派第一次提出精气概念时指出

"凡物之精，比则为生，下生五谷，上列卫星……藏于胸中，谓之圣人，是故民气"[8]326（《管子·内业》），认为精气是一切物质现象和精神现象的来源。由此可见，"元气论"与"精气论"似有差别，实则统一，只是"元气论"可能在解释万物生成方面更有优势，而"精气论"则在解释万物运动变化方面更有优势。因此，"元气论"更多用于解释世间万物的来源，而"精气论"则更多用于说明人体现象。

《内经》认为构成人体的最基本元素就是气，如《灵枢·决气》："黄帝曰：余闻人有精、气、津、液、血、脉，余意以为一气耳。"而在《内经》中气学说关于人体生理病理和治疗的具体指涉的内容大致可分为这几个方面：① 人体生命之气，如正气，元气，阴阳之气，五脏精气，水谷精微，卫气，营气，宗气，人体阳气，经脉之气。② 致病因素，即邪气或病气。③ 病机，如气虚，气胀，气实，胃气亢盛等。④ 病位，即气分。⑤ 属性，如药物的四气五味，疾病的性质。⑥ 情绪。⑦ 气色。⑧ 气力。⑨ 气势。⑩ 运气，如五运之气，天之六气，主气客气，胜复之气，三阴三阳之气，气交等。⑪ 呼吸。⑫ 气味。⑬ 气机，即气在人体内升降出入的运动。⑭ 气化，一指阳气运化津液的作用和过程，一指运气中天之六气的变化及其相应的自然界变化[15]151-158。

《内经》中气学说运用于具体病理描述有如《素问·举痛论》："帝曰：善。余知百病生于气也，怒则气上，喜则气缓，悲则气消，恐则气下，寒则气收，炅则气泄，惊则气乱，劳则气耗，思则气结，九气不同，何病之生？岐伯曰：怒则气逆，甚则呕血及飧泄，故气上矣。喜则气和志达，荣卫通利，故气缓矣。悲则心系急，肺布叶举，而上焦不通，荣卫不散，热气在中，故气消矣。恐则精却，却则上焦闭，闭则气还，还则下焦胀，故气不行矣。寒则腠理闭，气不行，故气收矣。炅则腠理开，荣卫通，汗大泄，故气泄。惊则心无所倚，神无所归，虑无所定，故气乱矣。劳则喘息汗出，外内皆越，故气耗矣。思则心有所存，神有所归，正气留而不行，故气结矣。"《素问·调经论》："血气不和，百病乃变化而生。"《灵枢·口问》："凡此十二邪者，皆奇邪之走空窍者也。故邪之所在，皆为不足。故上气不足，脑为之不满，耳为之苦鸣，头为之苦倾，目为之眩；中气不足，溲便为之变，肠为之苦鸣。下气不足，则乃为痿厥心悗。"《灵枢·五乱》："黄帝曰：何谓逆而乱？岐伯曰：清气在阴，浊气在阳，营气顺脉，卫气逆行，清浊相干，乱于胸中，是谓大悗。故气乱于心，则烦心密嘿，俯首静伏；乱于肺，则俯仰喘喝，接手以呼；乱于肠胃，则为霍乱；乱于臂胫，则为四厥；乱于头，则为厥逆，头重眩仆。"

一、《难经》阐发"元气论"

元，通"原"，"始也"（《说文》），指天地万物之本原，作为中国古代哲学概念，"元气"指代产生和构成天地万物的原始物质，或指阴阳二气混沌未分的实体[5]144，如《鹖冠子·泰录》中即有"天地成于元气"。

承继《内经》中"气"为天地万物变化之源的理论，《难经》也强调"气者，人之根本也"[16]35（《难经·八难》），而"元气"又称"原气""生气""动气"，如《难经·八难》"诸十二经脉者，皆系于生气之原"[16]35，《难经·十四难》"脉有根本，人有元气，故不死"[16]57，可见，《难经》中"元气"与"原气"是互通的，皆本源、本始之意。"元气"一词，在《难经》全书只出现 1 次，而"原气"则出现 3 次，书中与原气相关的"原"字出现 26 次。《难经》认为，原气就是"肾间动气"，是从父母的先天之精化生而来，它维系于命门，故《难经·三十九难》有"其气与肾相通"，是肾与命门紧密联系的中介[17]629-630。原气是维系生命的根本、使生命充满活力的基础，可以激发并维持脏腑自身活动的原动力；原气具有推动作用，可以促进胚胎的生长和发育、人体身形的生长、各脏腑的活动，正如《难经·八难》有："所谓生气之原者，谓十二经之根本也，谓肾间动气也。"[16]35《难经·三十六难》有："命门者，诸神精之所舍，原气之所系也，男子以藏精，女子以系胞。"[16]180《难经·六十六难》有："脐下肾间动气者，人之生命也，十二经之根本也，故名曰原。"[16]292而元气的强弱可依据双手尺脉的变化探查可得，正如《难经·十四难》中有："譬如人之有尺，树之有根，枝叶虽枯槁，根本将自生。脉有根本，人有元气，故知不死。"[16]57亦为后世脉诊中以尺脉判断脉之有根无根奠定了理论依据。

《难经》的元气理论继承了《内经》"精气"理论，首次明确地将"元气"应用于医学理论中，同时认为元气就是"肾间动气"，并将之与命门相联系，为后世"命门学说"的发展奠定了基础。

二、"气"——汉华佗《中藏经》的灵魂

华佗《中藏经》中的"气"有非常重要的作用，不仅支撑了整个《中藏经》的学术体系，还被广泛地用来解释说明人体生命的生理、病理与疾病的诊断及治疗。

首先，华佗在说明人体的生命是怎样生成的时候用到了"气"。如："人者，上禀天，下委地，阳以辅之，阴以佐之；天地顺则人气泰，天地逆则人气否。"[18]1其次，华佗在说明人体病理时应用了"气"的升降出入运动来说理。如《中藏经·阴阳痞格论》有："阳气上而不下曰否，阴气下而不上亦曰否；阳气下而不上曰格，阴气上而不下亦曰格……阴走于下则冰肾肝，生其厥也。其色青黑，皆发于阴极也。疸为黄疸也，厥为寒厥也，由阴阳痞格不通而生焉。"[18]7最后华佗应用五脏的"气机"失调解释疑难杂症，应用"气机"判断预后，如《中藏经·病有灾怪论》载曰："病者有灾怪，何如也？病者应寒而反热，应热而反寒，应吐而不吐，应泻而不泻，应汗而不汗，应语而不语，应寐而不寐，应水而不水，皆属灾怪也。此乃五脏之气，不相随从而致之以，四逆者，不治。四逆。谓主客运气，俱不得时也。"[18]15甚至华佗还对五脏气绝所见的逆证进行总结，用来判定生死；如《中藏经·生死要论》载曰："不病而五行绝者，死；不病而性变者，死；不病而暴语妄者，死；不病而暴不语者，死；不病而喘息者，死；不病而强中者，死；不病而暴目盲者，死；不病而暴肿满者，死；不病而大便结者，死；不病而

暴无脉者，死；不病而暴昏冒如醉者，死，此内外先尽故也。逆者即死，顺者二年，无有生者也。"[18]14-15

由此可见，在《中藏经》中，华佗将表示生命哲学的"气"作为医学的具体存在而扩展延伸为天地之气、阴阳之气、气色、脉气等。相对于《内经》的"气一元论"，华佗的"气"将"元气""精气"统称为"气"，更广泛地应用对于人体生理、病理现象的解释，成为影响人体生命的决定力量。

三、西晋皇甫谧局限的"元气论"

皇甫谧并没有系统地论述世界的本源是什么，但从他的著述中所表露的思想可以看出，皇甫谧继承了《内经》"元气论"的唯物主义观点，认为气是构成自然万物生命的本源，他认为"天之在我者德也，地之在我者气也，德流气薄而生也"[19]1。皇甫谧虽然承认物质的"气"是构成自然界万物的根源，但同时又加进一个非物质性的"德"，成为二元论者，与《内经》的"气一元论"相悖，表明他的朴素唯物主义倾向有时显得相当模糊，仍然停留在自发、朴素的阶段。从历史的角度来看，皇甫谧身处玄学、神学盛行的时代，又受到佛教、神仙道教思想的影响，能够持有"元气论"的唯物主义观点，无疑是进步的，但从《内经》"气一元论"的角度看，不可避免地带有时代的局限性。

四、东晋葛洪以"玄""道""一"为基础的"元气论"

受到魏晋时期"玄学"盛行以及道教理论的影响，葛洪学术思想的重点就是"玄""道""一"，在《内经》气一元论的思想影响下，以"气"来解释世间万物的生成变化："夫人在气中，气在人中，自天地至于万物，无不须气以生者也"[20]39（《抱朴子·内篇·至理》），并受到老子思想的影响，认为"玄"既是生成自然万物的本源，也是万物变化的根本规律。《抱朴子·内篇》开篇就有"玄者，自然之始祖，而万殊之大宗也"[20]1（《抱朴子·内篇·畅玄》）的论断。葛洪认为"玄"的本质意义是指以"元气"为自然万物的本质或本源，它是产生一切物质现象世界的总根源，它是超越于现实世界的前世界状态。"玄"作为"元气"的意义主要体现于《抱朴子·内篇·畅玄》的论述中。特别是它的"胞胎元一，范畴两仪，吐纳大始"[20]1中的"元一"，按照刘歆的《三统历》所说应当指"元气"。另外，他在《抱朴子·内篇·畅玄》中有"其唯玄道，可与为永"[20]3的论述，说明他已经认识到世间万物的存在都是瞬间即逝的，只有玄道是永恒存在的。

葛洪所说的"道"是"玄"的同位语，道是宇宙万物生成变化的基本规律，特征是无数、无边、无形，无所不在、无所不能。道是宇宙万物生成变化的基本规律，它与"玄"的概念基本相同，都是万物的本源，具有永恒的性质。

葛洪认为"一"是生命的本源，在《抱朴子·内篇·地真》中有"人得一以生"的论述。"一"还指元气："一能成阴生阳，推步寒暑。春得一以发，夏得一以长，秋得一以收，冬得一以藏。"[20]143此处之"一"指元气，分阴阳，阴阳和合从而产生天地万物。葛洪的"一"对人类认识外部世界有重要作用，"人能知一，万事毕"[20]142。葛洪用此句话总结了知其一对于人的重要性[21]18。

葛洪的"元气论"继承了《内经》"元气论"的思想，认为元气是世界是生命的本源，同时，葛洪还认识到人类认识外部世界有重要作用。但同时葛洪的论断也有其局限性，首先"玄""道""一"在葛洪的论述中基本是同一个意思，但是从形式上仍然没有统一；其次，葛洪认识到了人类认识外部世界的重要作用，但是没有看到人类对外部世界的反作用，忽视了人类的主观能动性。

五、隋杨上善"气一元论"的多元表述

杨上善非常系统地继承了《内经》气理论思想，因此《太素》的学术体系正是建立在"气一元论"的基础之上的。但《太素》对"气一元论"的表达方式却是多种多样的，如太素、真气、道、太极、宗一等等。如《太素》卷二《摄生之二·六气》："黄帝曰：余闻人有精、气、津、液、血、脉，余意以为一气耳……杨注：一气者，真气也。真气在人，分一以为六别，故惑其义也。"[22]7卷三《阴阳·阴阳大论》杨上善注道："夫太极以生两仪，即有二，阴阳二气。二气之起，必有两仪之形，是即托形生气，积气成形。"[22]18另外，《太素遗篇》："身肌宗一"，杨氏注："真人身之肌体，与太极同质，故云宗一。"[23]978这其中的真气、太极、宗一都是表示元气。

在《内经》气理论的基础上，杨上善又有发展，他认为：① 人体之气来源于天地之气。如《太素·设方·知针石》中有："天与之气，地与之形，二气合之为人也。"[22]251② 气是人生命的基本保障，如《太素·真邪补泻》有："真气已失，邪独内着，绝人长命，予人夭殃。"[22]320③ 气具有抵御外邪的作用。如《太素·顺养》中有："真气内守，外邪不入，病无由生。"[22]3

可见，杨上善"气一元论"的思想是与《内经》一脉相承的，同时他又完善和发展了《内经》的理论，着重丰富了气维持人体功能方面的作用，为后世医家更加深入的论述打下了良好的基础。

六、金刘完素提出元气五行说

刘完素在《素问病机气宜保命集·素问元气五行稽考》中，总结前人的观点，提出了"元气五行说"："盖论五行以元气为根，富贵寿夭系之。由有尪羸而寿考，亦有壮盛而暴亡，元气固藏则尪羸而无害，及其散漫则壮盛而愈危。是以元气为根本，五行为枝叶。"[24]118他把人体之气比喻成一棵树，元气是根本，五行之气为枝叶，五行之气以元气为根，人的生命取决于元气的固藏，如果元气固藏，那么即使形体看上去消瘦也可以长寿，如果元气散漫，那么形体看上去壮盛，也有突然死亡的可能。而此"元气五行说"落实在人的体质上，则是："四方之民，均受元气一也，及其生焉，各类五行，形体殊

异。"[24]118 即所有的人，不论生活于哪个地域，都受一样的元气支配，但在外形和体质上，却符合五行的分类，是有差异的。

其次，他进一步提出了在五行分类上，南方人和北方人具体不同的形态、性格等生理特点："是故西北之民金水象，金方水肥，人方正肥厚；东南之人木火象，木瘦火尖，人多瘦长尖小。北人肥，南人瘦，理宜然也。北人赋性沉厚，体貌肥，上长下短，头骨大，腰骨小，此本体也。"[24]118-119 "南人赋性急暴，体貌尖瘦，下长上短，头骨偏，腰骨软，此本体也。"[24]119 如果北方人见"光明磊落，见机疾速，腰背丰隆"[24]119 者则属于元气固藏，可长寿，如果南方人见"宽大度，机谋详缓，脑额圆耸"[24]119 者则属于元气密固之人，可长寿。"北人……若光明磊落，见机疾速，腰背丰隆者，元气固藏，富贵寿考。南人……若宽大度，机谋详缓，脑额圆耸，元气固藏，富贵寿考。"[24]119 并指出在调养治疗的时候，需要辨明南方人和北方人的五行体质的特点以及元气的盛衰："要在察元气，观五行，分南北，定寿夭，则攻守有方，调养有法，不妄药人也。"[24]119

七、金李杲、元朱丹溪阐发气机升降说

李杲提出了脾胃阳气升发的理论：生理上，"《灵枢经》云：上焦开发，宣五谷味，熏肤充身泽毛，若雾露之溉，此则胃气平而上行也。"[25]59 胃气正常上行是上焦宣发熏肤充身泽毛的基础。"盖胃为水谷之海……升已而下输膀胱，行秋冬之令，为传化糟粕，转味而出，乃浊阴为地者也。"[25]60 脾胃之气升已则下输膀胱，传化和排泄糟粕。病理上，脾胃之气不升会导致头痛耳鸣、腹泻、痿厥等病，治疗上提出升提脾胃之气，以升麻、柴胡为主药[25]59。

朱丹溪阐发了气机升降理论："夫周流于人一身以为生者，气也。阳往则阴来，阴往则阳来，一升一降，无有穷已"[26]36，他认为，人的生命活动在于一身之气的周流循环，而具体的循环模式为阳气和阴气一来一往，一升一降，从而形成一个无穷无尽的气机循环，使人体生机不断，可以说是一种中国古代的生命哲学观。他在《格致余论》中进一步提出脾气为枢纽，使阴气升，阳气降的观点：① 五脏之气升降的生理病理：《格致余论·鼓胀论》："心肺，阳也，居上；肝肾，阴也，居下；脾居中，亦阴也，属土……是脾具坤静之德，而有乾健之运。故能使心肺之阳降，肾肝之阴升，而成天地交之泰，是为无病之人。"[26]20 朱丹溪认为，在生理方面，心肺之气属阳，阳气当下降，肝肾之气属阴，阴气应当上升，如此阴阳之气交泰则是正常状态，而脾居为气机之枢纽，起到斡旋阴阳气升降的作用。并且特别指出："人之有生，心为火居上，肾为水居下，水能升而火能降，一升一降，无有穷已，故生意存焉。"[26]27-28 （《格致余论·房中补益论》）即心火下降与肾水上升这二者的气机升降形成了一个无穷无尽的循环，使人的生命得以存续。病理上，"今也七情内伤，六淫外侵，饮食不节，房劳致虚，脾土之阴受伤，转输之官失职，胃虽受谷，不能运化，故阳自升，阴自降……清浊相混，隧道壅塞，气化浊血瘀郁而为热，热留而久，气化成湿，湿热相生，遂成胀满，《经》曰鼓胀

是也"。[26]20 （《格致余论·鼓胀论》）朱丹溪提出，若脾阴受损，不能转运气机，阴阳之气失去约束，那么心肺阳气就会顺其上升的本性而上升，肝肾阴气就会顺其下降的本性而下降，阴阳之气不能相交，就会产生病理产物——浊邪瘀血，浊、瘀之邪郁而生出热邪，热邪不去，留存日久，则又生出湿邪，湿、热之邪互结，就会酿成《内经》里说的"鼓胀"病。"冷气滞气逆气上气，皆是肺受火邪，气得炎上之化，有升无降，熏蒸清道，甚而至于上焦不纳，中焦不化，下焦不渗，辗转传变，为吐，为膈，为噎，为痰，为饮，为翻胃，为吞酸"[26]36 （《局方发挥》），在《局方发挥》里，朱丹溪又提出另一种气机升降失调的情况，即肺受火邪，也可导致气机上逆，最后出现呕吐、反胃、吞酸、噎嗝的病症。②《局方发挥》中有云："气为阳宜降，血为阴宜升，一升一降，无有偏胜，是谓平人。"[26]44 此处朱丹溪特别提出，对于气、血而言，气属于阳，血属于阴，根据阳降阴升为正常的原则，生理上气当降，血当升，气血升降没有偏胜偏衰的，就是健康的人。

八、金张从正详论九气说

《素问·举痛论》中云："怒则气上，喜则气缓，悲则气消，恐则气下，寒则气收，炅则气泄，惊则气乱，劳则气耗，思则气结，九气不同"，提出了"九气"病变原则，但没有阐明具体的临床表现以及治疗方法。张从正结合《灵枢·本神》中的内容，对于"九气"的症状进行了扩充："怒气所至，为呕血，为飧泄，为煎厥，为薄厥，为阳厥，为胸满胁痛；食则气逆而不下，为喘渴烦心，为消瘅，为肥气，为目暴盲，耳暴闭，筋解，发于外为疽痈；喜气所至，为笑不休，为毛发焦，为内病，为阳气不收，甚则为狂；悲气所至，为阴缩，为筋挛，为肌痹，为脉痿，男为数溲血，女为血崩，为酸鼻辛頞，为目昏，为少气不足以息，为泣则臂麻；恐气所至，为破䐃脱肉，为骨酸痿厥，为暴下绿水，为面热肤急，为阴痿，为惧而脱颐；惊气所至，为潮涎，为目睘，为口呿，为痴痫，为不省人，为僵仆，久则为痛痹；劳气所至，为咽噎病，为喘促，为嗽血，为腰痛、骨痿，为肺鸣，为高骨坏，为阴痿，为唾血，为瞑视，为耳闭，男为少精，女为不月，衰甚则溃溃乎若坏都，汩汩乎不可止；思气所至，为不眠，为嗜卧，为昏瞀，为中痞，三焦闭塞，为咽嗌不利，为胆瘅呕苦，为筋痿，为白淫，为得后与气快然如衰，为不嗜食；寒气所至，为上下所出水液澄沏清冷，下痢清白，吐痢腥秽，食已不饥，坚痞腹满急痛，癥瘕癫疝，屈伸不便，厥逆禁固，热气所至，为喘呕吐酸，暴注下迫，转筋，小便混浊，腹胀大而鼓之有声如鼓，疮疽疡疹，瘤气结核，吐下霍乱，瞀郁肿胀，鼻窒衄衊，血溢血泄淋闭，身热恶寒，甚则瞀瘈，目昧不明，耳鸣或聋，躁扰狂越，骂詈惊骇，禁栗如丧神守，气逆冲上，嚏腥涌溢，食不下，跗肿疼酸，暴暗暴注，暴病暴死。"[27]58

其中"呕血""飧泄""煎厥""薄厥""阳厥""胸满胁痛""食则气逆而不下""喘渴烦心""消瘅""肥气""目暴盲""耳暴闭""筋解""疽痈"这14种病症主要由"怒

气"，即过度愤怒所致。

"笑不休""毛发焦""内病""阳气不收""狂"这5种病症主要由"喜气"，即过度欢喜所致。

"阴缩""筋挛""肌痹""脉痿""男为数溲血""女为血崩""酸鼻辛""目昏""少气不足以息""泣则臂麻"这10种病症由"悲气"，即过度悲伤所致。

"破䐃脱肉""骨酸痿厥""暴下绿水""面热肤急""阴痿""惧而脱颐"这6种病症由"恐气"，即过度恐慌导致。

"潮涎""目眴""口呿""痴痫""不省人""僵仆""痛痹"这7种病症可由"惊气"，即受惊吓过度所致。

"咽噎病""喘促""嗽血""腰痛""骨痿""肺鸣""高骨坏""阴痿""唾血""瞑视""耳闭""男为少精""女为不月"这13种病症以及身体急速衰弱的表现都由"劳气"，即过度劳累所致。

"不眠""嗜卧""昏瞀""中痞三焦闭塞""咽嗌不利""胆瘅呕苦""筋痿""白淫""得后与气快然如衰""不嗜食"这10种病症可由"思气"，即思虑过度导致。

"上下所出水液澄沏清冷""下痢清白""吐痢腥秽""食已不饥""坚痞腹满急痛""癥瘕㿗疝""屈伸不便""厥逆禁固"这8类病症由"寒气"所致。

"喘呕吐酸""暴注下迫""转筋""小便混浊""腹胀大而鼓之有声如鼓""疮疽疡疹""瘤气结核""吐下霍乱""瞀郁肿胀""鼻窒鼽衄""血溢血泄淋闭""身热恶寒""瞀""目昧不明""耳鸣或聋""躁扰狂越""骂詈惊骇""禁栗""如丧神守""气逆冲上""嚏腥涌溢""食不下""胕肿疼酸""暴喑暴注""暴病暴死"这几类病症可由"热气"导致。

张从正根据《内经》五行相生之理，提出"九气"的具体治法：对于悲、怒、喜、恐、思五情之气，张从正提出言语情志相胜法："故悲可以治怒，以怆恻苦楚之言感之；喜可以治悲，以谑浪亵狎之言娱之；恐可以治喜，以恐惧死亡之言怖之；怒可以治思，以污辱欺罔之言触之；思可以治恐，以虑彼志此之言夺之。"[27]58

对于寒暑之气，张从正不仅提出以寒治热、以热治寒的治则，还举出了具体的治法："热可以治寒，寒在外者，以淬针、焫熨、烙灸、汤而汗之；寒在内者，以热食温剂平之。寒可以治热，热在外者，以清房、凉榻、薄衣，以清剂汗之；热在内者，以寒饮、寒剂平之。"[27]58

对于劳气，张从正根据《内经》"劳者温之"的说法，指出温为"温存养之"，即休息的意思，而非当时医者普遍以为的温药的意思。"惟逸可以治劳，《经》曰：劳者温之。温，谓温存而养之。今之医者，以温为温之药，差之久矣！"[27]58

对于惊气，根据《内经》"惊者平之"的说法，提出由于惊的病因是忽然而遇，所以使患者"习见习闻"，习以为常则不会受惊了，与现代的心理治疗中脱敏疗法十分神似。"惟习可以治惊。《经》曰：惊者平之。平，谓平常也。夫惊以其忽然而遇之也，使习见习闻则不惊矣。"[27]58

另外，张从正根据了刘河间"五志所发，皆从心造"的观点，认为喜、怒、忧、思、惊、恐、劳七气所致的病症可通过用寒凉药物平心火的方法治疗："故凡见喜、怒、悲、惊、思之证，皆以平心火为主。至于劳者伤于动，动便属阳；惊者骇于心，心便属火，二者亦以平心为主。"[27]58-59

九、明孙一奎提出宗气说

《内经》中对于人体功能的构建使用了"宗气""营气""卫气"等相关"气"论。"宗气"见于《灵枢·邪客》"五谷入于胃也，其糟粕、津液、宗气，分为三隧。故宗气积于胸中，出于喉咙，以贯心脉，而行呼吸焉"和《灵枢·刺节真邪》"宗气留于海，其下者，注于气街，其上者，走于息道"。主要说宗气的来源（胃中五谷之气）、所处位置（胸中）、运行路线（向上出喉咙、贯心脉、走息道，向下注于气街）、作用（行呼吸）。

孙一奎在《医旨绪余·宗气营气卫气说》中结合前人所论，总结概括并充实了《内经》宗气的概念，提出宗气位于膻中，出于上焦："宗气者，为言气之宗主也，此气搏于胸中……胸中，即膻中，膻中之分，父母居之，气之海也。三焦为气之父，故曰宗气出于上焦也。"[28]661-662是肺肾之呼吸，营卫之气运行的依凭："及其行也，肺得之而为呼，肾得之而为吸，营得之而营于中，卫得之而卫于外。"[28]662宗气统领上中下三焦之气的运行，是人身之气的总领："人与天地，生生不息者，皆一气之流行尔。是气也，具于身中，名曰宗气，又曰大气。经营昼夜，无少间断……后人只知有营卫，而不知营卫无宗气，曷能独循于经隧，行呼吸以应息数，而温分肉哉！此宗气者，当与营卫并称，以见三焦上中下皆此气而为之统宗也。"[28]662宗气主管呼吸功能，使血液行于脉道之中："惟此宗气、主呼吸而行脉道。"[28]662

十、明喻昌提出胸中大气说

喻昌根据《素问·五运行大论》"岐伯曰：地为人之下，太虚之中者也。帝曰：冯乎？岐伯曰：大气举之也"一句，提出"大气"之说。"大气"并非宗气："或谓大气即宗气之别名，宗者，尊也，主也，十二经脉，奉之为尊主也。讵知宗气与营气、卫气，分为三隧。既有隧之可言，即同六入地中之气，而非空洞无着之比矣。"[29]7（孙一奎认为大气即宗气[28]662）。大气存于胸中，无形无状，空洞无着"必如太虚中，空洞沕穆，无可名象，包举地形，永奠厥中，始为大气"。[29]6

人身上的大气如同天地间的大气一般，天地间有一大气包裹，使万物得以生长，人身中有大气斡旋脏腑经络之间，维持生命的功能："可见太虚寥廓而其气充周磅因礴，足以包举地之积形而四虚无着，然后寒、暑、燥、湿、风、火之气，六入地中而生其化……人身亦然，五脏六腑，大经小络，昼夜循环不息，必赖胸中大气，斡旋其间。大气一衰，则出入废，升降息，神机化灭，气立孤危矣。"[29]6

大气的诊断凭借右寸脉："然则大气于何而诊之？《内经》……其谓上附上，右外以候肺，内以候胸中者，正其诊也。肺主一身之气，而治节行焉。胸中包举肺气于无外，故分其诊于右寸，主气之天部耳。"[29]7

喻昌还联系张仲景的学说，提出大气在临床中的作用：主要是"大气一转，其气乃散"："《金匮》亦常一言之，曰：营卫相得，其气乃行；大气一转，其气乃散。见营卫两不和谐，气即痹而难通。必先令营卫相得，其气并行不悖，后乃俟胸中大气一转，其久病驳劣之气始散。"[29]6认为"大气"是疾病好转的关键因素。

喻昌以仲景治疗水饮病和胸痹病的为例，指出通过宣通胸中阳气，则胸中水饮和阴邪均可消散："《金匮》独窥其微，举胸痹心痛短气，总发其义于一门。有谓气分心下坚大如盘，边如旋杯，水饮所作。形容水饮久积胸中不散，伤其氤氲之气，乃至心下坚大如盘，遮蔽大气不得透过，只从旁边辄转，如旋杯之状，正举空洞之位水饮占据为言。其用桂枝去芍药，加麻黄、附子，以通胸中阳气者。阳主开，阳盛则有开无塞，而水饮之阴可晛耳。其治胸痹心痛诸方，率以薤白白酒为君，亦通阳之义也。"[29]7可见其大气之说实指胸中阳气而言。

喻昌提出当注重胸中大气的保护，治疗时不可损伤，胸中大气若受损，可见胸中痞满、疼痛的症状："凡治病，伤其胸中正气，致令痞塞痹痛者，此为医咎。"[29]7并指出在枳壳可损伤胸中大气，若胸中阳气无亏损，那么胸痹心痛之病症用枳术汤足矣，可见在胸中阳气亏损的状态下不可用枳壳[30]182。

十一、清徐大椿发挥《内经》元气说

徐大椿提出了元气的论说，对《内经》的"气"理论是一大补充。他认为元气决定了人的寿命："当其受生之时，已有定分焉。所谓定分者，元气也。视之不见，求之不得，附于气血之内，宰乎气血之先。其成形之时，已有定数。譬如置薪于火，始燃尚微，渐久则烈，薪力既尽，而火熄矣……故终身无病者，待元气之自尽而死，此所谓终其天年者也。"[31]119

元气是否受损是疾病预后的关键："至于疾病之人，若元气不伤，虽病甚不死；元气或伤，虽病轻亦死。而其中又有辨焉。有先伤元气而病者，此不可治者也；有因病而伤元气者，此不可不预防者也。亦有因误治而伤及元气者，亦有元气虽伤未甚，尚可保全者，其等不一。故诊病决死生者，不视病之轻重，而视元气之存亡，则百不失一矣。"[31]119

元气根源于命门之中，分散为五脏之精气："至所谓元气者，何所寄耶？五脏有五脏之真精，此元气之分体者也。而其根本所在，即《道经》所谓丹田，《难经》所谓命门，《内经》所谓七节之旁中有小心。阴阳阖辟存乎此。"[31]119治疗不当，损伤某一脏腑之气的话，也可使元气受损，保全元气的原则一是未病先防，二是已病要乘元气未伤，尽快治疗。"若夫预防之道，惟上工能虑在病前，不使其势已横而莫救，使元气克全，则自能托邪于外。若邪盛为害，则乘元气未动，与之背城而一决，勿使后事生悔，此神而明之之术也。"[31]119

十二、清黄元御补充气机升降说

黄元御（公元1705—1758年），出身官宦世家，精通儒家道学，因庸医误治而瞎一目，至此弃儒从医，制方多有奇效，曾为乾隆御医[32]682。他在《四圣心源》中阐发了阴阳互化、互藏用于解释人体脏腑气血生理活动的具体内涵。他根据阴阳互藏，提出脾为己土属阴，内含阳气，胃为戊土属阳，内含阴气。脾阳之气上升而化肝木之气，肝木之气上升则化为心火之气；胃阴之气下降，而化为肺金之气，肺金之气下降，而化为肾水之气，心、肺、肝、肾四脏之气实由脾胃之气升降转化而来。"土者，四维之中气也。脾以阴土而含阳气，故脾阳左升，则化肝木；胃以阳土而胎阴气，故胃阴右降，则化肺金。金降于北，凉气化寒，是谓肾水，木升于南，温气化热，是谓心火。肺、肝、心、肾，四象攸分，实则脾胃之左右升降而变化者也。"[33]648而脾胃升降又有赖于中气，中气是"脾胃旋转之枢轴，水火升降之关键"。[33]684

十三、清周学海发挥气之升降出入论

周学海接受了刘河间的"玄府"一说，并认为"玄府"不仅仅是汗孔，而是遍布于人体的通道，"气"在玄府中升降出入式的运行，才有了人的视觉、听觉、嗅觉、味觉、触觉、意识、情绪、认知等功能："刘河间曰：皮肤之汗孔者，谓泄气之门户也……一名玄府，谓玄微之府也。然玄府者，无物不有，人之脏腑、皮毛、肌肉、筋膜、骨髓、爪牙，至于万物，悉皆有之，乃出入升降道路门户也。《经》曰：升降出入，无器不有。故知人之眼、耳、鼻、舌、身、意、神、识，能为用者，皆由升降出入之通利也。有所闭塞，则不能用。"[34]236并进一步提出气的升降出入通道为人体肌肉筋骨中的"腠理"，细分了"升降"和"出入"的路径："升降者，里气与里气相回旋之道也；出入者，里气与外气相交接之道也。"[34]237"里气"是身体里的气，"外气"是空气。从病理上说，内伤性质的疾病，以气之升降功能得病为主，外感性疾病，以气之出入功能得病为主。升降功能失常到极致，会累及出入功能，出入功能失常到极致，会累及升降功能，并举了饮食内伤可发寒热，而外感风寒也可形成喘促的例子来说明[34]237。

他还提出，对于升降出入功能类的疾病，在治疗上，对于病情严重者需要辨别有余和不足之证，不能像对待轻证一样单纯用直升直降的方法。"若深重者，则不可以径行，而必有待于致曲……气亢于上，不可径抑也，审其有余不足。有余耶，先疏而散之，后清而降之；不足耶，行敛而固之，后重而镇之。气陷于下，不可径举也，审其有余不足。有余耶，先疏而散之，后开而提之；不足耶，先敛而固之，后兜而托之。气郁于内，不可径散也，审其有余不足。有余者，攻其实而汗自通，故承气可先于桂枝；不足者，升其阳而表自退，故益气有借于升、柴。气散于外，不可径敛也，审其有余不足。有余者，自汗由于肠胃之实，下其实而阳气内收；不足者，表虚由于脾肺之亏，宜其阳而卫气外固。"[34]238 如果对于重症，不辨虚实，用直升、直敛、直降、直散的方法，就会出事故。这里周学海举了一个治疗胸腹痞胀的例子，说是用槟榔、枳实、厚朴攻下，导致泄利不止，又用人参、黄芪、升麻、柴胡升举，结果导致气上下脱而死。

另外，他还提出了和升降出入治法相对应的药物，比如升麻、柴胡、人参、黄芪是直升的药物，芒硝、大黄、枳实、厚朴是直降的药物，五味子、山茱萸、金樱子、覆盆子是内敛的药物，麻黄、桂枝、荆芥、防风是外散的药物。这对于升降出入理论的临床应用是一个可操作性的指导。

总之，"元气论"作为哲学观念中的一种重要的自然观，被《内经》以及后世医家所认可和吸收。中国古代哲学思想通常认为"气"是构成天地万物统一的物质元素。气等同于元气，是开始之意，说明宇宙的本原是气，气有阴阳二性，人类和万物都是由气凝聚而生，人死物坏后又散而为气，气是永恒存在的，这是一个周而复始的不以人的意志为转移的运动过程。汉代的王充从元气论出发，把"天"还原为唯物主义的"自然之天"，被中医理论所引用。用于说明人体生命活动机制，提出了气化、气机等范畴，不仅论述气的聚散交感，更着重于人体气的升降出入机制的阐发。

哲学中的气理论渗入《内经》理论中，并在以后历朝历代中医理论体系的发展中贯穿于各个方面，它的作用可简单归为两个方面。

1. 阐明生命过程的物质性和运动性　元气论认为：万物之本原为气，生命过程亦然，"人受天地之气以化生性命也。是以形者生之舍也，气者生之元也，神者生之制也。形以气充，气耗形病，神依气位，气纳神存。"[24]1（《素问病机气宜保命集·原道》）生命起始于气之聚合，终止于气之离散，一旦气绝，生机便息。而气的不断运动的属性，也使生命表现为物质的运动过程。"气"应用于中医学，就形成了许多名词术语，诸如中医理论有"血气""精气""谷气"等概念。此外，中医理论还有"气、血、津液"的"气"，这是一个更为具体而特定的概念。

2. 解释人的整体性和联系性　由于构成人体各个部分、各个组织器官的都是气这类基本物质，而气除了聚合成有形的组织器官外，还弥散于人体之内，周游不息，无所不到。此外，人和自然界之间还时刻进行着各种各样的物质交换，包括"天食人以五气，地食人以五味"。（《素问·六节藏象论》）人之所以可以"与天地相参"，正是依赖于气的沟通。

在《内经》建立的"气"学说的发展过程中，众多医家以及略通医道的哲学家在不断地应用和实践中将传统的古代哲学的"气"理论进一步发展，在宋明理学兴起以后，逐步建立了由北宋张载发其端，明末清初的王夫之集大成的张王气学。他们继承中国传统哲学有关气的思想。以气为最高范畴，建立气本体论学说，重新恢复了唯物主义权威。并力求把唯物主义与辩证法相统一，达到了中国古代哲学发展的最高阶段[35]101。

第二节 形 神 学 说

形和神作为中国哲学的一对重要范畴，在历史上长期为哲学家们所津津乐道。形，可以理解为就身体、形体而言，也可以理解为就物质而言，亦可指人；神，可以理解为就心而言，也可以理解为就精神而言，亦可指鬼神、神明。这样，形神关系就表现为身心关系、物质和精神或物质现象和精神现象的关系、人神关系。形神和传统中医理论有着十分密切的联系，一方面形神观构成了中医学理论的重要基础，另一方面医学健康又是与形神直接相连的。

中国古代哲学的形神观讨论主要集中于两汉时期。西汉淮南王刘安与其门客集体编写的《淮南子》首先探讨了形体与精神的禀受与归属问题，指出："是故精神者，天之有也，而骨骸者，地之有也。精神入其门而骨骸反其根，我尚何存？"[7]55 "夫精神者，所受于天也；而形体者，所禀于地也。"[7]55（《淮南子·精神训》）认为精神与形体是人作为生命存在的两个不可或缺的方面，人的精神是禀受天的轻清之气而成，人的形体是禀受地的重浊之气而成。《淮南子》进而探讨了形、气、神三者的关系，认为三者在人的生命体中相互联系，各有作用。书中指出："形神气志，各居其宜，以随天地之所为。夫形者生之舍也，气者生之充也，神者生之制也，一失位则三者伤矣。"[7]9（《淮南子·原道训》）。这就是说，形体、精神和气志各以合适的场所来适应天地之变化。形体是生命之客舍，元气是生命之根本，精神是生命之主宰。对生命来说，三者缺一不可，其中一方失去位置，其他两方均将受到损伤。现在人们之所以能够形体强健，运动自如，且能耳聪目明，分清白黑美丑，辨明同异是非，正是因为形体充满元气，精神为之主使的缘故。

《淮南子》还依据上述形神观，指出气是联系形神的关键环节，在人的生命体中具有举足轻重的地位。形对神也有一定的制约作用，强调形劳有节，不可形劳过度，否则会影响生命的健康。"形劳而不休则蹶，精用而不已则竭。是故圣人贵而尊之，不敢越也。"[7]57（《淮南子·精神训》）形体劳累过度，心势必支持不住；精气一直发挥作用，最后也会衰竭。《淮南子》更注重神在生命体中的作用。书中提倡神主形从，以神制形，"以神为主者，形从而利；以形为制者，神从而害。"[7]10（《淮南子·原道训》）认为贵神贱形，则形、神各得其所，相得益彰；若以形制神，则不仅会影响精神之作用的发挥，也会直接伤害形体的健康，带来祸患。

值得注意的是，两汉之际的无神论哲学家桓谭，在中国古代无神论史上第一次明确而系统地阐述了形死神灭的思想。桓谭指出："精神居形体，犹火之然（燃）烛矣。如善扶持，随火而侧之，可毋灭而竟烛。烛无，火亦不能独行于虚空，又不能后然（燃）

其烛。烛犹人之耆老，齿堕发白，肌肉枯腊，而精神弗为之能润泽内外周遍，则气索而死，如火烛之俱尽矣。"[36]31（《新论·祛蔽》）这是说，人的精神居于人的形体之中，而不在形体之外，犹如烛火不能离开蜡烛而凭空存在一样，没有人的形体，也就没有人的精神。桓谭从精神依赖于形体而存在的形神观出发，引申出养生可以延寿却不能长生的养生观。

桓谭之后，唯物主义哲学家和无神论者王充在批判神学迷信的斗争中，提出了人的形体和精神有不同的物质基础，这就是阴气和阳气，"阴气主为骨肉，阳气主为精神"[37]347（《论衡·订鬼》），骨肉形体由阴气组成，精神由阳气所生，阴阳气俱，人之生也。在王充这里，阳气即精气，精神依赖精气而存在。王充也认为世上没有独自燃烧之火，也没有无形体之精神。

两汉哲学的形神哲学思想在其形成和发展过程中深深影响了中医传统理论的形神观。而《内经》中的"形"包含了两层意思，一是指自然界中一切有形的物体，《素问·阴阳应象大论》中有"阳化气，阴成形"，其中的"形"指一切有形之物体；二是特指人的形体，包括脏腑、经络、气血、津液、筋、脉、肉、皮、骨、髓等，如《灵枢·经水》中有："若夫八尺之士，皮肉在此……其藏之坚脆，府之大小，谷之多少，脉之长短，血之清浊，气之多少……皆有大数。"指代人体中的具体形质[38]8，《素问·宝命全形论》中："人生有形，不离阴阳。"《内经》中"神"的论述也包含了多方面的内容[39]986：一是指自然界的神，即自然界中物质运动和变化的规律，如《素问·阴阳应象大论》曰："阴阳者，天地之道也，万物之纲纪，变化之父母，生杀之本始，神明之府也。"二是指医学上的神，其中又有广义与狭义之分。广义的"神"指人体生命活动的外在表现，凡是生命活动，神便寓于其中，所有生命活动的外在表现及显露于外的征象均属于神，如"神明"，《灵枢·本藏》云："五藏者，所以藏精神血气魂魄者也"，说明人体的五脏皆藏神。《灵枢·本藏》有："经脉者，所以行气血而营阴阳，濡筋骨，利关节者也"，是经络之神活动的结果；狭义的"神"指人的精神意识思维活动，如"神志"，《灵枢·本神》有："肝藏血，血舍魂……脾藏营，营舍意……心藏脉，脉舍神……肺藏气，气舍魄……肾藏精，精舍志。"[40]9-11、[41]90

《内经》中对于"形""神"是辩证而统一的关系，二者相互联系、相互依存，不能彼此割裂独存，虽从医学的角度具体地论述了"形神合一"的观点，但还是非常全面的，可谓是集先秦文献之大成，大约包含以下三方面的内容。

其一，形为神之舍。《内经》认为人的灵明神气是依附于形体而存在的，没有形体就不存在精神作用，所以人气化停息、形体死亡后，灵明神气也就消散、思维意识也就不存在了。所谓："五脏皆虚，神气皆去，形骸独居而终矣。"（《灵枢·天年》）形为神舍的学说给中医治疗神志病、怡神养性提供了理论指导。《素问·八正神明论》说："故养神者，必知形之肥瘦，荣卫血气之盛衰。"因此，要想治神养神，必须调精、调气、调血而后才能五脏安和，血脉通利；养精、养气、养血而后才能五脏充实，神气旺盛。

其二，神为形之主。《内经》的形神理论在认为形的存在决定了神的存在的同时，也充分重视神对形的主宰性、统率性作用。在脏腑理论、养生治疗的认识上，中医学突出强调了神的重要性。《素问·灵兰秘典论》说："心者，君主之官也，神明出焉……故主明则下安。"人体生命活动的展开、五脏六腑的协调运作，都必须在神的主导下才能进行，因而神的主宰是生命活动的前提。

其三，形神两相倚。形与神俱，语出《素问·上古天真论》："故能形与神俱，而尽终其天年。"人体形与神的整体统一，一方面表现为形为神之舍，形体气血滋养灵明神气；另一方面表现为神为形之主，灵明神气主宰形体，统率脏腑功能活动。形与神二者相即相合依凭统一，即所谓形神相即、形神合一。形与神俱是人生命活动的基本特征，也是保身长全的重要前提；是藏象学的基础理论，也是中医哲学生命观形神范畴的重要内涵。

一、西晋皇甫谧"精歇形散"的形神观

皇甫谧生在魏晋之际，属战乱频繁的年代，士人生存环境艰难，时有性命之忧，佛教、道教思想盛行，世人大多信奉轮回转世之说或者追求炼丹以求长生不死，皇甫谧在《内经》"元气论"的基础上，认为气是构成自然万物生命的本源。并继承了"形神合一"的观点，虽然没有系统的形神理论的论述，但我们可以从皇甫谧对待死亡和梦的观点中看到他的"精歇形散"的形神思想。首先，重视对"形"的养护，《玄守论》中有："人之所至惜者，命也；道之所必全者，形也；性形所不可犯者，疾病也。"[42]3 提出生命是最珍贵的，而为生不损性命之道则是保全形体，拒绝为求富贵伤及性命之举："若扰全道义损性命，安得去贫贱存所欲哉"[42]3 其次，皇甫谧认为生死乃天地间的自然规律，人之生乃形与气相合，人死则气之不存，灵魂随气升天，剩下的无气之体应当"与地合形"，回归自然与自然万物同律，《晋书·皇甫谧传·笃终论》中有"人之死也，精歇形散，魂无不之，故气属于天；寄命终尽，穷体反真，故尸藏于地。是以神不存体，则与气升降；尸不久存，与地合形"[43]1159，批驳了死后为鬼的迷信思想，因此，他在那个厚葬盛行的年代选择了裸葬，倡导薄葬。由此可见，皇甫谧认为人的精神依托于形体而存在的，人是不存在所谓的灵魂，肉体死亡以后，将意味着精神也随之消失。另外，皇甫谧在阐述梦的产生时，正确地指出人们睡眠出现的各种梦境并不是因为精神脱离形体的独立活动，只是受到某些外界因素的刺激，或是情绪的变化没有消除，或是由于器官的疾病等，才"使人卧不得安而喜梦"[19]56。梦境的不同，则是由于刺激的原因不同，或生病的器官不同而产生，如肝脏有病者，就常梦到忿怒，睡前吃得过饱就会梦到给别人食物[44]77-81。

可见，皇甫谧在那个政局动乱的年代，且深受东汉以来谶纬之学的影响，固然有着避世求安的思想，但还能够坚持"人之死也，精歇形散"的形神观，具有朴素的唯物主义思想倾向，超然物外，并全心著述，实属不易。他不信鬼神，不信轮回，为200余年后无神论者范缜的思想深深埋下了种子。

二、东晋葛洪"形劳则神散，气竭则命终"的形神观

葛洪传承了《内经》"形神合一"的思想，他认为人的生命是形体与精神的统一，是以"道""气"作为的前提条件，即所谓："夫人在气中，气在人中，自天地至于万物，无不须气以生者也。"[45]89 说明了人与气合二为一，人以气生，气借人形。葛洪认为肉体是精神灵魂的物质载体，如果肉体过分劳损，不能养气，精神就会失去身体的承载，而精神是肉体的引领，若无精神则肉体也不具活动能力。他在《抱朴子·内篇·至理》里有："夫有因无而生焉，形须神而立焉。有者，无之宫也。形者，神之宅也。故譬之于堤，堤坏则水不留矣。方之于烛，烛糜则火不居矣。身劳则神散，气竭则命终。根竭枝繁，则青青去木矣。气疲欲胜，则精灵离身矣。"[45]84 在这里，葛洪不仅说明了形体与精神之间的相互关系：形体是精神的物质承担者，而精神则提供形体的生命源泉，养生需注意形神并重"形神相卫，莫能伤也"，方可延年祛疾，还揭示了二者的健康相互影响。而"形"与"神"之间的纽带是"气"，气的盈衰直接关系寿命的长短："受气各有多少，多者其尽迟，少者其竭速"[45]185（《抱朴子·内篇·极言》），倘若形体过劳则会导致精气耗竭、神志涣散，最终影响寿命："身劳则神散，气竭则命终"[45]84（《抱朴子·内篇·至理》），借此告诉人们延长寿命需养神、养形，而根本均在养气："宝精爱炁，最其急也"[45]96（《抱朴子·内篇·微旨》），可通过导引、行气、房中术等方式，具体见后文"养生理论"章节，在此就不赘述了。

葛洪对于形神的论述有很多科学之处，比如他应用到了"烛火"——这一中国自古对于形神理论阐述的重要比喻，说明了形神互相依存的思想，但是我们需要看到的是他的这些论述仍然是在为成仙学提供理论依据，虽然，他的根本目的是如何取得金丹、仙药以保持形体的不朽，但是，好在葛洪的形神观是承认形神是互相依存的，而且其中很多如呼吸吐纳、服食养身等养生方法也给我们后人对于养生学说的发展奠定了基础。

三、金刘完素阐发精、气、神、形四者关系

金元时期，著名的医学家刘完素从精、气、神、形四者的关系阐发形神一体的思想，他在《素问玄机原病式·六气为病》里说："是以精中生气，气中生神，神能御其形也，也是精为神气之本。形体之充固，则众邪难伤。"[46]101 既指出形体充固之重要，又注重"神能御形"的功能，从医学的角度深化了形神学说。

四、明徐春圃提出形神互根互用

徐春圃在《古今医统大全·总论养生篇》中论述了形神的概念以及关系，认为形是包容气的容器，神是精所生成的，形是神的载体，形神分离则人会死："殊不知形者，载神之车也，神去则人死，车散则马奔，自然之至理也。"[47]1377 进而指出在养生方面当形神共养："故君子养其形而爱其神，敬其人而重其生，莫不禀于自然，从于自本，不

过劳其形，不妄役其神。"[47]1377 徐春圃的形神观，实则是刘完素在的认识上的再发展，更深刻地指出了形神的关系，同时将神的外形更加细化，同时将从《内经》开始的中医形神观进行了一次融合。

五、清王清任以"脑髓说"代替"五脏藏神说"

明清时期论述形神学说最著名的是王清任，他明确提出"脑髓说"，认为统合"形""神"的器官是人的大脑，以"脑髓说"代替"五脏藏神说"和"主心说"，认为"灵机、记性不在心在脑"。此思想表明，人们对心理实质的理解，已不局限于哲学思辨性方法，而是深化为从脑科学的角度和趋向采取观察实验方法进行探讨。由于王清任的上述思想更多地来自反复的实际观察和理论研究，所以可以代表我国古代形神观在思维器官认识上所达到的水平，虽然从他得到的结论来看，还有许多含糊、笼统的提法，他的"脑髓"概念也有很大的直观性，但是这些缺陷与其为探讨思维器官的真实所在作出的贡献相比，都显得微不足道。

综上所述，在中医理论中，就人体而言，"形"是指视之可见、触之可及的脏腑经络组织、五官九窍、四肢百骸等有形躯体，以及循行于脏腑之内的精微物质。"神"有广义和狭义之分，广义的神是指人的一切生命活动，包括面色眼神、言语声音、应答反应、肢体活动等；狭义之神仅指人体的精神意识思维活动，包括魂、魄、志、意、思、虑、智等各种心理思维过程和喜、怒、忧、思、悲、恐、惊等情志变化。

《内经》中的形神是相互依存制约的统一体，在正常的生命活动中，它们紧密联系。形是神的藏舍之处，神是形的生命体现，形体的病变可引起精神活动的失常，精神活动的失常也可导致形体的病变。只有形神相安，才能尽终天年。后世医家不断对《内经》中的形神观进行阐发。刘完素提出形之成与神之生都以精气为基础，而王清任则具体讨论了神到底藏于何处。所以，神不能离开形体而存在，形亦离不开神，形神关系是辩证统一的，而其中又是神占主宰地位的。

不论如何演变，《内经》的形神观都是其整体观的体现，它贯穿于整个中医学理论体系之中。"形神理论"在诊断、治疗、预后判断和养生等方面都具有临床意义：在诊断疾病时要形神共诊，注意观察神志，尤其是观察神志外在表现之目神、色神、脉神和精神等，以利于作出正确的疾病诊断；在辨证治疗时要形神并治，突出调治神志的重要作用；在疾病的预后判断上，突出察神的重要作用；在养生方面强调形神共养，养神为上。

第三节　人与天地相应学说

人身处天地自然之中，与自然环境有着不可分割的密切联系，古人有云："学不际天人，不足以谓之学"，"天人关系"可谓中国古代哲学永恒的主题，是中国古代哲学的核心思想。它发源于周代，历经孟子的性天相通观点与董仲舒的"人副天数"说，直至北宋张载明确提出"天人合一"的思想[48]1-8。"天人合一"观强调人与自然的和谐统一，注重人的社会存在与自然存在的一致性。这对于人们探求人体生理和心理如何与大自然相协调具有指导意义。这种整体观念又深深渗透于中医学理论及实践中，这种系统性特征的有机整体观[49]1-5，也正是中医学与西医学最显著的区别所在，而《内经》则把"人与天地相应"的整体观体现得淋漓尽致，对从自然到人体、从生理病理到疾病防治的论述，都充分体现了人的整体性和统一性。

《内经》中"人与天地相参"是以"气一元论"和古代"天人合一"的哲学思想为前提，将天、地、人统一起来，将人体生理病理与天地自然现象对应和类比，借以解释人体生理病理的机制和原理，探求治疗的方法和理论，同样也丰富了中国哲学的天人关系理论。如《素问·举痛论》："黄帝问曰：余闻善言天者，必有验于人；善言古者，必有合于今；善言人者，必有厌于己。如此，则道不惑而要数极，所谓明也。"

在先秦并不发达的科学条件下，哲学家、医学家都摆脱不了经验论的局限。他们为了既把天、地、人三者统一起来，又要反映出阴阳五行等基本运行规律，就将"气"学说引入医学中来。《内经》明确地把"气一元论"作为其整个医学理论框架的基础，大大帮助了中医基础理论整体观的构成。《素问·宝命全形论》有云："夫人生于地，悬命于天，天地合气，命之曰人。"又有："天地之间、六合之内，其气九州、九窍、五藏、十二节，皆通乎天气。"可见，《内经》认为"气"是人体内互相联系和人体与外界环境沟通的共同基础[50]40-42。当"气一元论"引入《内经》理论体系以后，人与自然浑然一体，自然就会有"天人合一"的思想。

而"天人合一"思想是《内经》整体思维的基本特征，是贯穿《内经》始终的基本思想之一，它认为人生在天地自然界之中，是自然的一部分，人体生命活动与自然万物的变化是统一的，故有"天地之大纪，人神之通应也"（《素问·至真要大论》）。其中，"人"即是社会中的人类群体，而对于"天"的范畴，学者多有分歧，张岱年先生认为"天"包含了最高主宰、广大自然、最高原理[48]1-8，冯友兰先生认为"天"有"物质之天、主宰之天、运命之天、自然之天、义理之天"[51]35五义。尽管"天"的范畴不一，但仍多指"自然"的代表，而并非指神明。人之所以生病是因为不懂得摄生之道造成的，而并非"天"对人的惩罚。《内经》"天人合一"的思想和上古的天人观及道家思想的天人观相似，主要体现为"人与天地相应"的理念。

"天人一体"思想在《内经》中主要表现为以下三方面：① 天人同源：天地万物皆有赖于元气化生，同源而生，故有"人以天地之气生，四时之法成"（《素问·宝命全形论》）。② 天人同构：人与天地自然有着相同或类似的结构，《素问·生气通天论》："夫自古通天者，生之本，本于阴阳。"另外，《灵枢·邪客》将人体的形体官窍、脏腑经络与天地物候进行了一一对应："天圆地方，人头圆足方以应之。天有日月，人有两目；地有九州，人有九窍；天有风雨，人有喜怒；天有雷电，人有音声；天有四时，人有四肢；天有五音，人有五藏；天有六律，人有六府。天有冬夏，人有寒热。"③ 天人同道：人体的生理功能与四时季节气候相应，与天地具有相同或类似的消长变化规律，《素问·金匮真言论》提出"五藏应四时，各有收受"理论："东方青色，入通于肝……南方赤色，入通于心……中央黄色，入通于脾……西方白色，入通于肺……北方黑色，入通于肾"，《素问·厥论》云："春夏则阳气多而阴气少，秋冬则阴气盛而阳气衰。"[52]5-6 人体阳气也与昼夜阳气消长变化的节律一致："阳气者，一日而主外，平旦人气生，日中而阳气隆，日西而阳气已虚，气门乃闭。"（《素问·生气通天论》）

"人与天地相应"的思想主要表现在：生理上，人处于天地自然之中，与自然环境、四时气候规律的变化直接相关，《灵枢·岁露论》中有"人与天地相参也，与日月相应也"，天地万物提供了生存的基本物质："天食人以五气，地食人以五味"（《素问·六节藏象论》），伴随四时气候变化而见四时脉象："四变之动，脉与之上下，以春应中规，夏应中矩，秋应中衡，冬应中权"（《素问·脉要精微论》），《灵枢·五癃津液别》："天暑衣厚则腠理开，故汗出……天寒则腠理闭，气湿不行，水下流于膀胱，则为溺与气。"人体津液代谢与四时气候相应，暑热则气血外趋于表，汗孔开泄而汗出，寒冷则气血郁闭于内则无汗多尿；病理上，人的疾病过程受天地运行规律的影响，四时气候、昼夜晨昏的变化，伴之而来的是不同的疾病流行特点，例如天地阳气多呈朝升、午盛、夕弱、夜衰的规律，人体阳气亦从此律，故而邪正交争与之相应，故而《灵枢·顺气一日分为四时》有"夫百病者，多以旦慧昼安，夕加夜甚"之说，《素问·金匮真言论》："长夏善病洞泄寒中，秋善病风疟"，可见，四时、昼夜的阳气变化有时，人体也与之相应存在生理病理的特征性变化，表现为疾病的进退；治疗上，医生应根据天地运行规律而施治，注意根据四时气候变化调整用药方案，故而《素问·五常政大论》有"必先岁气，无伐天和"之说，《素问·八正神明论》："月生无泻，月满无补，月郭空无治"[53]17、[54]18-19，针刺上提出"上合之于天，下合之于地，中合之于人"（《灵枢·玉版》）的治疗原则，反之，则会出现"治不法天之纪，不用地之理，则灾害至矣"（《素问·阴阳应象大论》）；摄生调适上，《灵枢·本神》有"智者之养生也，必顺四时而适寒暑，和喜怒而安居处，节阴阳而调刚柔"[53]17、[54]18-19，提倡顺应四时阴阳来生活，《素问·四气调神大论》提出"圣人春夏养阳，秋冬养阴，以从其根"的观点。可见，人处于自然之中，与自然和谐统一，方可保持健康、治疗疾患。

《内经》中关于"人与天地相应"具体指涉的内容大致有：① 十二经脉的气血、深浅、阴阳分类与天地十二经水相类比。《灵枢·经水》："黄帝问于岐伯曰：经脉十二者，外合于十二经水，而内属于五藏六府。夫十二经水者，其有大小、深浅、广狭、远近各不同，五藏六府之高下、小大、受谷之多少亦不等，相应奈何？夫经水者，受水而行之；五藏者，合神气魂魄而藏之；六府者，受谷而行之，受气而扬之；经脉者，受血而营之……岐伯答曰：此人之所以参天地而应阴阳也，不可不察。足太阳外合于清水，内属于膀胱，而通水道焉……故天为阳，地为阴，腰以上为天，腰以下为地。故海以北者为阴,湖以北者为阴中之阴;漳以南者为阳,河以北至漳者为阳中之阴;漯以南至江者为阳中之太阳,此一隅之阴阳也,所以人与天地相参也。"② 人的形体和功能与天地的现象和变化相对应。如《灵枢·邪客》"黄帝问于伯高曰:愿闻人之肢节,以应天地奈何?伯高答曰:天圆地方,人头圆足方以应之。天有日月,人有两目;地有九州,人有九窍;天有风雨,人有喜怒;天有雷电,人有音声;天有四时,人有四肢;天有五音,人有五藏;天有六律,人有六府。天有冬夏,人有寒热;天有十日,人有手十指。辰有十二,人有足十指,茎垂以应之,女子不足二节,以抱人形。天有阴阳,人有夫妻。岁有三百六十五日,人有三百六十五节。地有高山,人有肩膝。地有深谷,人有腋腘;地有十二经水,人有十二经脉。地有泉脉,人有卫气。地有草蓂,人有毫毛。天有昼夜,人有卧起。天有列星,人有牙齿。地有小山,人有小节。地有山石,人有高骨。地有林木,人有募筋。地有聚邑,人有腘肉。岁有十二月,人有十二节。地有四时不生草,人有无子。此人与天地相应者也"等。③ 人体气血运行节律与日月节律相类比。如《灵枢·岁露论》"少师曰:人与天地相参也,与日月相应也。故月满则海水西盛,人血气积,肌肉充,皮肤致,毛发坚,腠理郄,烟垢著。当是之时,虽遇贼风,其入浅不深。至其月郭空,则海水东盛,人气血虚,其卫气去,形独居,肌肉减,皮肤纵,腠理开,毛发残,膲理薄,烟垢落,当是之时,遇贼风则其入深,其病人也卒暴"等。《灵枢·卫气行》:"是故日行一舍,人气行一周与十分身之八;日行二舍,人气行三周于身与十分身之六……阴阳一日一夜,合有奇分十分身之四,与十分藏之二,是故人之所以卧起之时有早晏者,奇分不尽故也。"④ 通过五行系统将人体器官组织、生理病理现象与天地之间的自然现象和生物相对应。如《素问·金匮真言论》:"东方青色,入通于肝,开窍于目,藏精于肝,其病发惊骇,其味酸,其类草木,其畜鸡,其谷麦,其应四时,上为岁星,是以春气在头也,其音角,其数八,是以知病之在筋也,其臭臊。"《素问·咳论》:"黄帝问曰:肺之令人咳何也?岐伯对曰:五藏六府皆令人咳,非独肺也……五藏各以其时受病,非其时,各传以与之。人与天地相参,故五藏各以治时,感于寒则受病,微则为咳,甚则为泄为痛。乘秋则肺先受邪,乘春则肝先受之,乘夏则心先受之,乘至阴则脾先受之,乘冬则肾先受之。"⑤ 人体的生理病理机制与天地自然现象的变化规律相类比。如《灵枢·刺节真邪》:"请言解论,与天地相应,与四时相副,人参天地,故可为解。下有渐洳,上生苇蒲,此所以知形气之多少也。阴阳者,寒暑也,热则滋雨而在上,根荄少汁,人气在外,皮肤缓,腠理开,血气减,汗大泄,皮淖泽。寒则地冻水冰,人气在中,皮肤致,腠理闭,汗不出,血气强,肉坚涩。当是之时,善行水者,不能往冰,善穿地者,不能凿冻;善用针者,亦不能取四厥,血脉凝结,坚搏不往来者,亦未可即柔。故行水者,必待天温冰释冻解,而水可行,地可穿也。人脉犹是也,治厥者,必先熨调和其经,掌与腋、肘与脚、项与脊以调之,火气已通,血脉乃行,然后视其病,脉淖泽者,刺而平之;坚紧者,破而散之,气下乃止,此所谓以解结者也。"

一、《难经》贯彻强调《内经》的天人观

承袭《灵枢·岁露论》"人与天地相参，与日月相应"的"天人观"，《难经》在理论阐述中一再贯彻强调自然与人体节律的一致性，生理方面，《难经》提出脉象随四季气候而变化，不仅有春夏秋冬当令之"四时旺脉"："春脉弦者……万物始生"[16]69，"夏脉钩者……万物之所茂"[16]69，"秋脉毛者……万物之所终"[16]70，"冬脉石者……万物之所藏也"[16]70（《难经·十五难》），受自然六气影响有"六气旺脉"："少阳之至，乍大乍小，乍短乍长；阳明之至，浮大而短；太阳之至，洪大而长；太阴之至，紧大而长；少阴之至，紧细而微；厥阴之至，沉短而敦"[16]29（《难经·七难》），亦有病脉、死脉。治疗上，受外界气候变化影响，体内营卫气血运行亦有不同，根据四时经气盈衰的规律，制定了不同的取穴针刺原则，《灵枢·四时气》："春取经血分肉之间……夏取盛经孙络，取分间决皮肤。秋取经输，邪在府取之合。冬取井荥，必深以留之"，四时有着不同的进针深度，《难经·七十难》："春夏者，阳气在上，人气亦在上，故当浅取之；秋冬者，阳气在下，人气亦在下，故当深取之"[16]306，释因时针刺之理，并根据季节制定了五腧穴因时而刺之则："春刺井，夏刺荥，季夏刺俞，秋刺经，冬刺合"[16]316（《难经·七十四难》），以上诸法，皆是对《内经》天人观的承袭与运用。

二、隋杨上善强调人为主体的天人观

《黄帝内经太素》完全承袭了《内经》的学术思想，杨上善不仅论述"人以天地之气生，四时之法成"（《素问·宝命全形论》）天人合一的理论，提出"万物各受一形……皆是天地为其父母，变化而生，故万物皆与天地之气应而合也。"[55]254还根据自身的经验，提出了主客二分的理论，杨上善的观点既统一又对立。对照《内经》可见，杨上善重视人的主体地位，如《太素》卷二十三《九针之三·痉痈逆顺刺》注："夫人之为天地镇塞，贵莫大焉。"[55]385另外，杨上善崇尚道家学说，不仅以道家学说注释《内经》，还引入老子的宇宙之内有"四大"的理论："故道大，天大，地大，王亦大。域中有四大，而王居其一焉。人法地，地法天，天法道，道法自然"[6]59（《道德经·二十五章》），老子根据对自然的观察及体悟，提出以道、天、地、人为"域中四大"，故杨上善认为："故人法四大而生，所以人身俱应四大。"[55]220（《太素·经筋》）

同时，《内经》赋予人与天相同的地位，"夫人者，天地之镇也"，在发展了"天地之镇"和引入了老子"四大"观点的基础上，杨上善强调人对自然界的主体地位，提出人可以对自然改造，为人可以改变自身和改造自然界的环境提供了理论依据。同样，医学正是要正确认识人体的自身规律，强调了人对身体具有改造作用，并积极运用诊疗手段来改善身体失去平衡的病理状态，从而防治疾病。

三、唐刘禹锡"天人交相胜，还相用"的天人观

唐代著名文学家、哲学家、医家刘禹锡，同时也是一位唯物主义思想家，继承了王

充的元气自然论，继柳宗元驳韩愈作《天说》后，作《天论》深入详细阐述天人关系，首先，他认为气是万物的本原，天地万物包括人都是由气构成："天，有形之大者也；人，动物之尤者也"[56]531，认为天和人都是"物"，对"天"给予了唯物主义的解释，其中，刘禹锡提出：天是清而轻的气形成的，地是浊而重的气形成的，这与《内经》中的"清阳为天，浊阴为地"的观点是吻合的，可见《内经》理论对其思想形成过程起着重要的影响。

而在天人关系上，刘禹锡继承了荀子"人定胜天"的思想，从"天人相分"的观点出发，认为自然之"天"本无意识，无法干预人事，同样，"人"的行为也无法招致"天"的干预，不仅驳斥了韩愈提出的"天人感应"的虚妄，《天论》还提出"万物之所以为无穷者，交相胜而已矣，还相用而已矣"[57]218：天与人虽然都是自然的物质存在，但是各有所长，天与人的物质特性不同，人类社会的法则与自然界的法则也不同[58]47-49。天与人有各自特定的特性和职能："天之所能者，生万物也；人之所能者也，治万物也。"[57]213-214 "天之道在生植，其用在强弱；人之道在法制，其用在是非。"[57]213 "天之能，人固不能也，人之能，天亦有所不能也。"[57]214 这里区分了天与人的职能：天的职能在于生长、养育万物，而人的职能在于治理万物；天所能的，人固然不能，人所能的，天也有所不能，天人二者各以其特殊功能胜过对方，交相取胜、不可替代，不仅提出了天人对立统一的关系，也强调了人的社会属性及主观能动性。这也正是刘禹锡"天与人交相胜"的中心内涵。

另外，刘禹锡认为天可以用人，人也可以用天，天人相互利用，即"天人还相用"。由于天人二者各有所长，不能相互干预和替代；天能人未必能，人能天未必能，所以他有"天与人交相胜耳，还相用耳"[59]506的观点，即为天人之间，可以互相配合，互相利用。这也是刘禹锡之所以探讨天人关系的目的，就是为了在生产活动中进一步利用自然和改造自然，不仅对天人观的发展做出了贡献，也为后世哲学思想的发展产生了深远的影响。

四、清尤怡"肺气象天""大小肠象地"

尤怡根据《内经》"人与天气相参"的思想，认为人体气机升降与天地气机升降有相似之处，从而解释了某些疾病的机制，如肺气象天气，天气下降，则肺气病也可见人体下部如前后二阴的症状；大小肠象地，地气上升，则大小肠之病也可见人体上部如头面官窍的症状。"人与天地相参，故肺气象天，病则多及二阴、脾、胃；大、小肠象地，病则多及上窍。"[60]125 并指出在治疗方面，仲景用泻法治疗呕吐，丹溪用吐法治疗小便不通，即符合"人与天地相参"之理[60]125。

经过近两千年的发展，《内经》天人合一的观念逐渐被后世医家在不断实践中完善和发展，从单纯的天人一体，逐步演变为天人相应以及人与天地相参，再将人与天地相参的理论应用于医疗实践中，形成了现有的中医理论：人的生命本身是一个有机整体；

人是以五脏为中心，通过经络系统，把六腑、五体、五官、九窍、四肢百骸等全身组织器官联络成一个有机整体；并通过精、气、血、津液的作用，完成机体统一的生命活动。同时，把人体生命活动与自然界、人类社会的变化，作为一个相互联系的整体运动来认识。人的生命现象与时令气候、昼夜、晨昏、地区方域等自然现象密切相关。社会环境的优劣或剧烈变化等因素，也会影响人体身心功能活动，影响人体的健康与疾病。

第四节　阴 阳 学 说

"阴阳"是中国哲学思想中一对重要的概念，《说文解字》有载："陰，闇也，水之南、山之北也"[4]479，"陽，高明也"[4]479，日光照射之处呈现明亮状态为阳，日光照射不到阴暗之处则为阴，故初指代日光的向背，后指代两种对立的物质性质。《易传·系辞上》中"一阴一阳之谓道"可谓先秦哲学对阴阳最经典的概括，概括了天地间万物产生、发展、变化的根本规律，对于阴阳学说的确立功不可没，《中国哲学大辞典》中称之为"元气中相互矛盾的两种基本势力或事物相互对立的两个方面"[61]317，也是古人认识事物的重要思维方法。而《内经》阴阳学说则是先秦各家思想中发展最为完备的，将自然界的众多纷杂的事物归于阴阳范畴，从而把握事物的本质，分析人体生理病理现象，其辩证思想集中体现在阴阳学说上。

首先，从阴阳的涵义来说，阴阳是天地之道，是对具有二元对立性质的事物的抽象与概括。天地万物皆可分阴阳："天为阳，地为阴；日为阳，月为阴"（《素问·六节藏象论》），"水为阴，火为阳；阳为气，阴为味"（《素问·阴阳应象大论》），故而《素问·阴阳应象大论》开篇便有"阴阳者，天地之道也，万物之纲纪，变化之父母，生杀之本始，神明之府也，治病必求于本。故积阳为天，积阴为地。阴静阳躁，阳生阴长，阳杀阴藏。阳化气，阴成形。寒极生热，热极生寒"的论述，也是《内经》中阴阳概念的直接体现，阴阳的对立统一、互根互用、相互转化，不仅是天地万物化生以及变化的纲领及规律，同样也存在于人体结构和生理功能、病理变化中："人生有形，不离阴阳"（《素问·宝命全形论》）。其次，就阴阳的属性来说：一方面，阴阳的属性是相对的，《素问·金匮真言论》："夫言人之阴阳，则外为阳，内为阴。言人身之阴阳，则背为阳，腹为阴。言人身之藏府中阴阳，则藏者为阴，府者为阳。"另一方面，阴阳属性又具有特殊规定性，《素问·阴阳别论》："去者为阴，至者为阳；静者为阴，动者为阳；迟者为阴，数者为阳。"《素问·阴阳应象大论》："阴在内，阳之守也；阳在外，阴之使也"；再次，阴阳还具有无限可分性，《素问·阴阳离合论》："阴阳者，数之可十，推之可百，数之可千，推之可万，万之大，不可胜数，然其要一也。"归于人体，阴阳划分同样具有灵活可变性，阴阳之中可再分阴阳：如《素问·金匮真言论》有："背为阳，阳中之阳，心也；背为阳，阳中之阴，肺也。腹为阴，阴中之阴，肾也；腹为阴，阴中之阳，肝也；腹为阴，阴中之至阴，脾也。"最后，就阴阳的关系而言，《内经》细致地论述了阴阳六种关系，即：① 阴阳相互交感。② 阴阳对立制约。③ 阴阳互根互用。④ 阴阳互含互藏。⑤ 阴阳相互消长。⑥ 阴阳相互转化。因阴阳关系为人所熟知，故在此不多赘述。归于人体，"阴阳匀平，以充其形"方为"平人"（《素问·调经论》），"阴平阳秘，精神乃治"（《素问·生气通天论》）方为正常的生理状态，而任何病理状态则皆可归因于阴阳关系失衡："阴胜则阳病，阳胜则阴病。阳胜则热，阴盛则寒。重寒则热，重热则寒"（《素问·阴阳应象大论》），"阳强不能密，阴气乃绝。阴平阳秘，精神乃治。阴阳离决，精气乃绝"（《素问·生气通天论》），辨治首重阴阳"察色按脉，先别阴阳"（《素问·阴阳应象大论》），而治疗大法即为"谨察阴阳所在而调之，以平为期"（《素问·至真要大论》），针灸治疗亦需"用针之要，在于知调阴与阳"（《灵枢·根结》）。可见，"阴阳"贯穿于《内经》理论体系，指导临床实践。

同时，《内经》吸收《周易》老少阴阳的理论，根据阴阳双方数量上的不同，把阳分为三种，即太阳、阳明、少阳；把阴也分为三种，即太阴、少阴、厥阴，形成了《内经》三阴三阳理论。如《素问·天元纪大论》有："阴阳之气，各有多少，故曰三阴三阳也。"根据三阴三阳所指的意义不同，大致可分为三类：一是以时间为主要对象的三阴三阳说，又可分为旬周期和年周期。① 三阴三阳旬周期，用十天干表示时间，用三阴三阳表示经脉，来说明经脉与时间的关系。② 三阴三阳年周期，用十二地支代表十二月，然后与三阴三阳相配属表示阴阳消长的节律。③ 三阴三阳六气说，是以三阴三阳配六气，即厥阴风木、少阴君火、少阳相火、太阴湿土、阳明燥金、太阳寒水。二是以经络为主要对象的三阴三阳学说，又可分为两种：① 十二经脉三阴三阳学说。《内经》对十二经脉的命名，统一采用三阴三阳法命名。② 六经病传三阴三阳说。《素问·热论》论外感热病的传变，提出了一日太阳、二日阳明、三日少阳、四日太阴、五日少阴、六日厥阴的传变顺序。三是以五脏为主要对象的三阴三阳学说，《灵枢·九针十二原》指出："阳中之少阴，肺也""阳中之太阳，心也""阴中之少阳，肝也""阴中之至阴，脾也""阴中之太阴，肾也"[62]1-4。

其次，阴阳一词在哲学上主要指："阴阳之气，是对构成宇宙万物的本元之气的划分，也是人体生命的根本。"[63]361-364 由此可引申出对宇宙万物的阴阳分类，凡是具有晦暗、寒凉、在下、在内、静止、有形等性质的为阴类，具有光明、温热、在上、在外、运动、亢进、功能、无形等性质的为阳类。

《内经》中涉及用阴阳来分类的内容主要可分为三个方面：① 空间划分，如《素问·阴阳应象大论》："天不足西北，故西北方阴也。"② 时间划分，如《素问·金匮真言论》："平旦至日中，天之阳，阳中之阳也；日中至黄昏，天之阳，阳中之阴也。"③ 性质划分，如《灵枢·终始》："病痛者阴也……痒者阳也。"[63]361-364

另外阴阳还具有说明宇宙万物之间对立统一的关系的含义，在《内经》中主要体现在下述9个方面：① 阴阳互相交感，如《素问·天元纪大论》："天有阴阳，地亦有阴阳……动静相召，上下相临，阴阳相错，而变由生也。"② 阴阳对立制约，如《素问·阴阳应象大论》："阴胜则阳病，阳胜则阴病。"③ 阴阳依存互用，如《素问·阴阳应象大论》："阴在内，阳之守也；阳在外，阴之使也。"④ 阴阳互含互藏，如《素问·天元纪大论》："天有阴阳，地亦有阴阳……故阳中有阴，阴中有阳。"⑤ 阴阳相互消长，如《素问·脉要精微论》："天地之变，阴阳之应，彼春之暖，为夏之暑，彼秋之忿，为冬之怒。"⑥ 阴阳相互转化，如《灵枢·论疾诊尺》："四时之变，寒暑之胜，重阴必阳，重阳必阴。"⑦ 阴阳返照，如《灵枢·外揣》："故远者司外揣内，近者司内揣外，是谓阴阳之极，天地之盖。"⑧ 阴阳自和，如《素问·生气通天论》："凡阴阳之要，阳密乃固，两者不和，若春无秋，若冬无夏，因而和之，是谓圣度。"⑨ 阴阳应象，如《素问·五运行大论》："阴阳之升降，寒暑彰其兆……天地阴阳者，不以数推，以象之谓也。"[63]361-364

"阴阳"一词在《内经》中关于人体生理病理的具体指涉，大致有如下内容：① 人体阴阳之气，是对人体生命之气的阴阳划分。② 阴经和阳经之气。③ 营卫或气血。④ 行于五脏和阳经的卫气。⑤ 人体组织结构上两个相互对立的部分。如身体的内外，胸和背，脏腑与体表，五脏与六腑，属阴的肝和属阳的心肺四脏，太阴脾与阳明胃，心神与肾志，阴经与阳经，冲脉与阳明经脉，阴跷与阳跷，经脉与络脉，男女生殖器等。⑥ 脉象的阴阳划分，如阴脉与阳脉，寸口与人迎脉。⑦ 病色所见的左右部位。⑧ 内外之邪。⑨ 病证的阴阳划分。⑩ 房事。[63]361-364

对于人体来说，《内经》认为阴阳的具体关系分为健康的"阴平阳秘""阳密乃固"，不健康的"阳强不能密""阴阳离决"。即《素问·生气通天论》所云："凡阴阳之要，阳密乃固，两者不和，若春无秋，若冬无夏，因而和之，是谓圣度。故阳强不能密，阴气乃绝，阴平阳秘，精神乃治，阴阳离决，精气乃绝。"

可见，阴阳理论在《内经》中贯穿始终，既可以化生宇宙万物，又可以比附在世界万物之中广泛存在的极为宽泛的概念，不仅影响后世医家论病遣方，我国历朝历代的哲学家、科学家、医家们也将阴阳理论当做一种认识世界与指导理论实践的方法，广泛应用于政治、军事、农业、科技、天文、地理等学科，甚至在很多巫医、星象、相术、风水等各领域之中。

孔德提出，观念史表明，思想运动很明显经历了三个阶段，每个阶段代表了发现真理的一种不同的方式。第一阶段就是神学阶段，在其中人们依靠神的原因性力量来解释现象。第二阶段是形而上学阶段，它以非人格的抽象力量取代了以人类为中心的神性概念。第三阶段是实证主义阶段，或者说科学的阶段，它只考虑现象之间的恒常联系，而放弃了超出我们经验之外的存在者来解释事物的一切尝试。

阴阳五行理论，是古人用于认识医学的一种思考模式。古人通过临床观察，将具体的现象抽象成形而上的概念，即阴、阳，这符合孔德所提出的人类认知三个阶段理论，将具体现象抽象为形而上概念，用以解释现象背后的原理，而非诉诸鬼神之力，为形而上阶段。形而上学谈的是必然的存在者，并以之解释有限事物的存在。这个必然存在者的概念是抽象的和非人格的，虽然它超越了关于某种作用于物理世界的变化莫测的存在者的观念，但它并没有克服独断论的无效性。在医学中，将具体的临床现实抽象成形而上的阴阳五行等概念，这种从临床现实过渡到形而上概念的路径在不同医家来说并非一致，这就是为什么会产生不同的医学流派，并且临床现实抽象到形而上概念的这一过程并非实证过程，所以被认为是独断而无效的，更与现代循证医学模式背道而驰。阴阳五行论述模式虽然能完美地解释一切生理病理乃至医疗现象，但无法准确地还原为被解释的临床经验，故而使有效的临床经验无法被准确地复制和传播。

一、汉华佗的"阴阳调神"论

《素问·上古天真论》有"余闻上古有真人者，提挈天地，把握阴阳"之语，重顺应四时阴阳之理，《中藏经》开篇即有"人者，上禀天，下委地；阳以辅之，阴以佐之。"[18]1 "阴阳者，人之根本也，未有不从天地阴阳者也"[18]8-9，同时在《内经》"天人相应"的理论指导下，华佗认为阴阳的消长平衡与人之生命息息相关，热主阳，寒主阴，阴平阳秘，人方得安宁，偏于阳者可长，偏于阴者则短。天地间，阴阳寒热循环不息，人也应当顺应风寒暑湿，阴阳的运动。顺阴者多消灭，顺阳者多长生。故《中藏经》有："天者，阳之宗；地者，阴之属。阳者，生之本；阴者，死之基。天地之间，阴阳辅佐者，人也。得其阳者生，得其阴者死。阳中之阳为高真，阴中之阴为幽鬼。故钟于阳者长，钟于阴者短。"[18]3 可见，需顺应阴阳消长平衡，并注意保养阳气方可得以长寿。

另外，《素问·生气通天论》曰："凡阴阳之要，阳密乃固"，重视保养阳气之理，《中藏经》亦遵此理，故有："顺阴者，多消灭；顺阳者，多长生。"[18]4 将固护真阳作为诊治养生之则。综上可见，华佗的阴阳调神理论发展了阴阳变化中的养生原则。

二、汉张仲景的六经辨证和"阴阳自和"观

"善诊者，察色按脉，先别阴阳"（《素问·阴阳应象大论》），阴阳作为辨证的总纲，张仲景上承《内经》阴阳理论，深化阴阳的内涵，并广泛运用于临证实践。首先，《内经》划分三阴三阳的六气、脏腑及经络归属，《素问·天元纪大论》曰："阴阳之气各有多少，故曰三阴三阳也……寒暑燥湿风火，天之阴阳也。"《素问·热论》曰："三阴三阳，五藏六府皆受病。"张仲景重视并发展完善了《内经》三阴三阳理论，以太阳、阳明、少阳、太阴、少阴、厥阴分别代表外感病发展的不同阶段，归纳三阴三阳病证特征，作为《伤寒论》辨证论治的理论基础，将三阴三阳与六气的运动和变化对应起来，分析六气与六经变化的自然规律，并应用于临床实践中，形成了完整的《伤寒论》六经辨证的理论体系，开启了辨证论治的先河。

其次，《内经》重视阴阳的和谐，《素问·生气通天论》有："夫阴阳之要，阳密乃

固。两者不和，若春无秋，若冬无夏，因而和之，是谓圣度。"阴阳失衡则疾病丛生，《素问·至真要大论》有："谨察阴阳所在而调之，以平为期。"重视调和阴阳，使之平衡和谐为诊治疾病的核心法则，故有"阴平阳秘，精神乃治"（《素问·生气通天论》）。张仲景遵《内经》之旨，治疗皆以调和阴阳为先，不论身患何疾病、处于疾病的哪一阶段、使用何种治疗方法，医者需审查病机、因势利导，若得"阴阳自和"，病邪必祛，机体则趋向痊愈，《伤寒论》第 58 条："凡病若发汗，若吐，若下，若亡津液，阴阳自和者，必自愈。"[64]25 纵观整本《伤寒论》，阴性病或阳性病趋向阴阳和谐状态均可谓"阴阳自和"，而"阴阳自和"也是判断疾病预后的关键所在。

由上可见，张仲景的"阴阳自和"观和六经辨证与《内经》的阴阳理论一脉相承，使阴阳理论更好地运用于临床，对后世医家的辨证思想影响深远。

三、隋杨上善"一分为二"的阴阳观

杨上善在注解《内经》的过程中，对《内经》的阴阳观有了进一步的发展，将人体的很多情况分为阴阳，如背为阳，腹为阴，同样五脏也可以论阴阳，左右也分为阴和阳，如《太素·阴阳合》杨上善的注解："夫人身阴阳应有多种：自有背腹上下阴阳，有藏府内外阴阳，有五藏雄雌阴阳，有身手足左右阴阳，有腰上下天地阴阳也。"[55]54 他还对十二个月的阴阳归属做了论述：三月和四月阳气最旺盛为阳明；二月和五月情况相似为太阳；正月和六月两月情况相似为少阳；相反的七月和十二月应为少阴；八月和十一月应为太阴；九月和十月称为厥阴。

杨上善对阴阳理论贡献最大的当属"一分为二"的提出，也是我国哲学史上首次提出的"一分为二"，他在《太素》卷十九《知针石》注释有："从道生一，谓之朴也。一分为二，谓天地也。从二生三，谓阴阳和气也。从三以生万物，分为九野四时日月乃至万物。——诸物皆为阴阳气之所至，故所至处不可胜量。不可量物并有虚虚实实之谈，请言其道。"[55]327 这是他提出的"道"化生天地阴阳二气，化生万物的过程和规律，其中，"道"是天地万物衍生化生的根源，可以分裂为二的，对自然界来讲就是"天"与"地"，用来概括事物的属性则是"阴"与"阳"。杨氏"一分为二"的观点包含着古代哲学朴素的辩证法思想。同时，杨上善认识到事物不是分裂到"二"就停止了，"二"的每一个部分还分别包含着两个对立的部分，比如气可以分为"阴"和"阳"两部分，分裂开来的"阴"与"阳"又各自包含着自己的"阴阳"："言阴阳之理，大而无外，细入无间，豪末之形，并阴阳雕刻，故其数者，不可胜数也。故阴中有阴，阳中有阳，阳中有阴，阴中有阳。"[55]58 杨上善"一分为二"的思想，对北宋哲学家邵雍、南宋哲学家朱熹的朴素辩证法思想都产生了影响，其至通过邵雍、朱熹的理论，间接影响到了明末张介宾的学术思想。

四、唐王冰指导临床的阴阳观

王冰在继承《内经》阴阳理论的基础上，对于阴阳的特性有大量的描述，并加以

注解及阐释。首先，王冰论述气的本原作用时将"阴阳"引入，认为只有阴阳二气相互作用才能产生万事万物，注解《素问·四气调神大论》中有："时序运行，阴阳变化，天地合气，生育万物，故万物之根，悉归于此。"[65]31为进一步说明气生万物主要是依靠阴阳的互动变化产生的这一论点，王冰又提出："阳气根于阴，阴气根于阳，无阴则阳无以生，无阳则阴无以化，全阴则阳气不极，全阳则阴气不穷。"[65]31说明阴阳之间是互根互用、相互依赖、共存共用的；其次，王冰通过引用《易传》来说明阴阳的特性："一阴一阳之谓道"[65]72，说明的是阴阳对立统一的属性，阴阳既相互对立又相互依存，二者对立制约维持了它们之间的动态平衡，这种特性是万事万物生成的根本，也促进了事物的发展和变化；另外，"天气纲缊，万物化醇"[65]29则阐明了阴阳的交感与互用。

王冰对于阴阳理论的最大贡献还有将阴阳理论用于指导临床，如根据阴阳互根互用理论阐发的："言益火之源，以消阴翳；壮水之主，以制阳光，故曰求其属也"[66]435，分别用以论治阳虚阴盛证和阴虚阳盛证，"取心者不必齐以热，取肾者不必齐以寒，但益心之阳，寒亦通行；强肾之阴，热之犹可"[65]435，都很好地说明了王冰在临床上对阴阳理论的应用：温阳可不必全用热药，能够扶助心阳即可，这样就里寒即化；滋阴可不必全用寒药，能够扶助肾阴，这样就虚热自退。因此，治疗上应当"治热以热，治寒以寒，万举万全"。[66]435对后世中医理论的发展影响很大，如明薛己、赵献可等据此对命门学说有很大发挥，强调水火既济，阴阳平调。

五、元朱丹溪提出"阳有余阴不足"说

朱丹溪在《格致余论》中将人体阴阳之气与自然界日月之气相类比，日实无缺，而月有盈亏，比之人体，则阳气有余而阴气不足："日实也，亦属阳，而运于月之外；月缺也，属阴，禀日之光以为明者也。人身之阴气，其消长视月之盈缺。"[26]7并根据五行说"五行之中，唯火有二"的原理，引申出阳常有余[26]35；又根据《内经》所述男子十六岁精通，六十四岁精绝，女子十四岁经行，四十九岁经断，得出"人之阴气难成易亏"，所以阴常不足；而人之相火随心而动，相火妄动则阴精泄："心君火也，为物所感则易动，心动则相火亦动，动则精自走，相火翕然而起，虽不交会，亦暗流而疏泄矣。"[26]25还根据肾与命门的说法，提出"肾虽有二，水居其一"，故阳常有余，而阴常不足[26]25。可见，朱丹溪所说的人体常有余之阳，意指相火常易妄动，阴常不足指人之阴精容易损耗难以恢复。

六、明汪机对"阳有余阴不足"论的补充

汪机补充论述了"阳有余阴不足"的论述："丹溪揭出而特论之，无非戒人保守阴气，不可妄耗损也。以人生天地间，营营于物，役役于事，未免久行伤筋，久立伤骨，久坐伤肾，久视伤神，久思伤意。凡此数伤，皆伤阴也。以难成易亏之阴，而日犯此数

伤，欲其不夭枉也难矣。此丹溪所以立论垂戒于后也，非论治阴虚之病也。"[67]65 指出该理论的意义旨在告诫人们保守阴气，不可任意耗损，因为在生活中，由于人们的日常活动容易耗伤阴气，阴气易亏却难成，阴气亏损则容易导致夭亡，其实是属于养生方面的原则，并非应用于阴虚病证的治则。

他还提出"阳常有余"中的"阳"指的是卫气，而不是通常方书中所讲的需要补益的"阳气"："或又曰：人禀天之阳为身之阳，则阳常有余，无待于补，何方书尚有补阳之说？予曰：阳有余者，指卫气也。卫气固无待于补。"[67]65

七、明杨济时提出阴阳自和

杨济时进一步阐明了人体健康时阴阳的关系，即"阴阳自和"，而阴阳自和的条件是阴阳得其理："阴阳者，造化之枢纽，人类之根柢也，惟阴阳得其理则气和，气和则形亦以之和矣。如其拂而戾焉，则赞助调摄之功，自不容已矣。"[68]360 要人为达到这个"理"，杨济时提出了一系列具体的针刺诊疗方法，即"调摄之功"："探脉络，索荣卫，诊表里，虚则补之，实则泻之，热则凉之，寒则温之，或通其气血，或维其真元，以律天时，则春夏刺浅，秋冬刺深也。以袭水土则湿致高原，热处风凉也。以取诸人，肥则刺深，瘠则刺浅也。又由是而施之以动摇进退，搓弹摄按之法，示之以喜怒忧惧，思劳醉饱之忌，穷之以井荥俞经合之源，究之以主客标本之道，迎随开合之机。夫然后阴阳和，五气顺，荣卫固，脉络绥，而凡腠理血脉，四体百骸，一气流行，而无壅滞痿痹之患矣。"[68]360 遵守《内经》寒热补泻的原则，根据时节、肥瘦调整针刺深度，应用五腧穴、主客标本取穴法等来达到身体气血的通畅无滞塞。

八、明赵献可、张介宾提出阳统乎阴

赵献可在《医贯·阴阳论》中提出阴阳具体可指涉为天地、乾坤、气血，指出虽然阴阳是互相对立的，但其实是阳统乎阴，即最终还是以阳气为本，对于人体来说，气为阳，血为阴，所以气统摄血。"夫言阴阳者，或指天地，或指气血，或指乾坤。此对待之体，其实阳统乎阴。天包乎地，血随乎气。"[69]8 根据上述理论，赵献可引申出治疗脱血、血虚之证用益气法的结论，具体应用有血虚发热用黄芪为君，当归为臣做补血汤，而突然大量失血之证，用独参汤以急固无形之气，从而使血自生[69]10-18。

张介宾也提出了类似的观点。他认为阳气是生命活动的最根本要素，离开了阳气，生命就会终止，所以对于人的健康来说，阳气才是最宝贵的。"天之大宝，只此一丸红日，人之大宝，只此一息真阳。"[70]799 据此批判了当时所盛行的由河间丹溪学说支持的寒凉派，提出治疗上当顾护阳气为先，不能滥用寒凉药[70]877-878。

九、明赵献可、张介宾、李中梓提出阴阳无形水火论

赵献可在《医贯》中提出阴阳的实体为水火，水火在人体指人的真元之气，而此真

元之气相对于有形之气血心火而言，属于先天无形阴阳之气，又称之真阴真阳。相火也属于无形之真阳，可使津液枯竭而内生燥热。克制相火也需用无形之水才能长治久安。六味丸用于滋养无形之水，八味丸用于补无形之火。真阴真阳理论临床实践的具体应用，主要是根据脉象判断真阴真阳的虚弱，真阴不足用六味丸，真阳（命门相火不足）用八味丸，阴阳俱虚用十补丸。另外，人体的阴阳可分为先天无形之真阴真阳（命门相火），后天有形之阴阳（气血），先天无形之阴阳为人一身阴阳之根本[69]10-18。

李中梓也将阴阳与水火等同，提出水火相交为天地造化与人体生命之根本，水火在人身即为气血，气血互为生化，但由于物生于阳，杀于阴，所以水火相交以阳气为重，由此推导出补气比补血更重要[71]82。

张介宾将先天无形之阴阳称为元阴元阳，元阳是元气，元阴即天癸，或称元精，而元阴元阳又统称为元神，将《素问·移精变气论》"得神者昌，失神者亡"中的神解释为元阴元阳，而元阳为无形之火，为元气，元阴为无形之水，为天癸，为元精[70]877-878。

十、明张介宾提出"阳非有余，阴本无余"

张介宾将《素问·生气通天论》中的"阴平阳秘，精神乃治"观点进一步阐释为阳非有余，阴本无余的阴阳气和之说，如《类经附翼·大宝论》："阴阳二气，最不宜偏，不偏则气和而生物，偏则气乖而杀物。"[70]798并从人体形气关系的角度进一步论述了人体阴阳的关系："盖阴不可以无阳，非气无以生形也；阳不可以无阴，非形无以载气也。故物之生也生于阳，物之成也成于阴，此所谓元阴元阳，亦曰真精真气也。前篇言阴阳之生杀者，以寒热言其性用也；此篇言阴阳之生成者，以气质言其形体也。性用操消长之权，形体系存亡之本。欲知所以死生者，须察乎阳，察阳者，察其衰与不衰；欲知所以存亡者，须察乎阴，察阴者，察其坏与不坏，此保生之要法也。"[70]800提出人体之气属阳，人之形体属阴，在人体的生死存亡上阴阳都很重要，如果要保命全形则阴阳的不足都要考虑到[70]800-802。

十一、明张介宾提出"从阳以引阴，从阴以引阳"用于不可正治之病

张介宾阐释了《素问·阴阳应象大论》"从阳以引阴，从阴以引阳"的具体含义："凡病有不可正治者，当从阳以引阴，从阴以引阳，各求其属而衰之。如求汗于血，生气于精，从阳引阴也。又如引火归原，纳气归肾，从阴引阳也。此即水中取火，火中取水之义。"提出由于阴阳互根的原则，凡是不能用正常治法治疗的病症，可以用"从阳以引阴，从阴以引阳"的方法，比如通过补血来帮助发汗，通过补肾填精来补气，这是从阳引阴；而引火归原、纳气归肾法属于从阴引阳[70]877-878。

十二、明张介宾提出真阴论、大宝论

张介宾基于阴阳一气的理论，提出了"真阴之象、真阴之脏、真阴之用、真阴之

病、真阴之治"[70]800 的真阴理论。"真阴之象"指人之形体和五脏精气:"所谓真阴之象者,犹家宅也,犹器具也,犹妻妾也……《经》曰:五脏者,主藏精者也,不可伤,伤则失守而阴虚,阴虚则无气,无气则死矣。非以精为真阴乎?又曰:形肉已脱,九候虽调犹死。非以形为真阴乎?观形质之坏与不坏,即真阴之伤与不伤,此真阴之象,不可不察也。"[70]800 而通过观察形体的衰败可以推断真阴是否有损伤。

"真阴之脏"指命门:"肾有精室,是曰命门,为天一所居,即真阴之腑。精藏于此,精即阴中之水也;气化于此,气即阴中之火也……欲治真阴而舍命门,非其治也,此真阴之藏,不可不察也。"[70]800 这是说人之精、气藏于命门,如果真阴受损,当治命门。

"真阴之用"指命门水火的功用:"所谓真阴之用者,凡水火之功,缺一不可。命门之火,谓之元气;命门之水,谓之元精……此命门之水火,即十二藏之化源。故心赖之,则君主以明;肺赖之,则治节以行;脾胃赖之,济仓廪之富;肝胆赖之,资谋虑之本;膀胱赖之,则三焦气化;大小肠赖之,则传导自分。此虽云肾脏之伎巧,而实皆真阴之用,不可不察也。"[70]800-801 这是说五脏六腑的功能均有赖于命门水火,即元气元精的化生。

"真阴之病"指命门水火不足导致的阴虚证和阳虚证:"所谓真阴之病者……以命门之火衰也……以命门之水亏也。水亏其源,则阴虚之病叠出;火衰其本,则阳虚之证迭生。"[70]801

其中真阴虚可导致虚阳上越、火不归元,可见面赤戴阳、躁扰狂越、五心烦热、二便秘结等症状。命门阳虚的表现可分为上焦阳虚症,如神昏、头目眩晕、动则困倦、咽喉哽咽等症状;中焦阳虚症,如有饮食不化、吞酸反胃、痞满等症;下焦阳虚症,如肠鸣滑泄、阳痿、脐腹冷痛等。而命门阳虚还可按五脏来分,如心阳虚"又或畏寒洒洒者,以火藏之阳虚,不能御寒也"[70]801,脾阳虚"或肌肉臌胀者,以土藏之阳虚,不能制水也"[70]801;肝阳虚"或拘挛痛痹者,以木藏之阳虚,不能营筋也"[70]801;肺阳虚"或寒嗽虚喘,身凉自汗者,以金藏之阳虚,不能保肺也"[70]801;肾阳虚"或精遗血泄,二便失禁,腰脊如折,骨痛之疾者,以水藏之阳虚,精髓内竭也"[70]801。

"真阴之治"指命门水火不足都归结于阴虚:"无火无水,皆在命门,总曰阴虚之病,不可不察也。"[70]801 在治疗上,均以疗补真阴为基础"所谓真阴之治者,凡乱有所由起,病有所由生,故治病必当求本。盖五脏之本,本在命门,神气之本,本在元精,此即真阴之谓也……皆从肾气,此正重在命门,而阳以阴为基也。"[70]801 并以此制定了左归丸、右归丸、左归饮、右归饮治疗阴阳虚损之证。其中左归丸治疗真阴不足,右归丸治疗元阳不足,左归饮治疗命门之阴衰阳胜,右归饮治疗命门之阳衰阴胜,此四方中均有熟地、山药、山茱萸、枸杞子这四味补阴药,可以看出张介宾对于肾之阴阳亏虚的治疗以补益阴精为主,注重真阴的特点[70]800-802。

张氏认为,阴气的生成和衰败都以阳气功能作用为主导,他说:"阴以阳为主。"凡人之体温、活动力和五脏六腑的生理功能活动都依靠阳气的作用，人死亡后则身冷如冰，形存而气去，是阳气衰亡的结果。他总结说："天之大宝，只此一丸红日；人之大宝，只此一息真阳。"[70]799这是《大宝论》的主题思想。

十三、清张志聪发挥《内经》阴阳离合说

《素问·天元纪大论》"阴阳之气各有多少，故曰三阴三阳也"，提出根据阴阳之气的多少，可将阴阳分为三阴三阳。张志聪则进一步提出阴阳之气："合则为一，离则有三"[72]1045"夫一阴一阳者，先天之道也；分而为三阴三阳者，后天之道也。"[72]1046并且还具体说明了三阴三阳之气的发生、运行："太阳之气，生于膀胱，而主于肤表。少阳之气，生于肾脏，而通于肌腠……此太少之气，由下焦之所生。若夫阳明之气，乃水谷之悍气，别走阳明，即行阳行阴之卫气，由中焦之所生。"[72]1045-1046提出太阳、少阳之气生于下焦，阳明之气，生于中焦。而三阴之气为五脏之气，各有所主："三阴者，五脏之气也。肺气主皮毛，脾气主肌肉，心气通血脉，肝气主筋，肾气主骨……是三阴之气，生于五脏之精，故欲养神气者，先当守其精焉。"[72]1046

阴阳合为一气的理论用于指导养生："所谓合者，乃先天之一气，上通于肺，合宗气而司呼吸者也。夫有生之后，皆属后天，故借中焦水谷之精，以养先天之精气，复借先天之元气，以化水谷之精微，中、下二焦，互相资益。故论先后天之精气者，养生之道也。"[72]1046也就是说，人身之气，可分先天后天之气。先天之气为下焦肾气，后天之气为中焦脾胃之气。中焦之气滋养先天元气，先天元气以助中焦运化水谷而生中焦之气。所以先天后天之气的理论可用于养生之法。

阴阳离则三分的理论用于指导治病"分三阴三阳者，治病之法也。如邪在皮肤，则伤太阳之气，或有伤于肺；邪在肌腠，则伤少阳、阳明，或有伤于脾；邪中少阴，则有急下急温之标本；邪中厥阴，则有或寒或热之阴阳。此在天之六气，伤人之三阴三阳，犹恐其不能分理，而可以一气论乎？若谓正气虚者，补中、下二焦之元气，以御六淫之邪，则可。"[72]1046也就是说，当受到外邪侵袭时，需要用三阴三阳的理论来解释病理过程。如邪气侵入皮肤，则太阳之气或肺受伤，侵入肌腠，则阳明、少阳之气或脾受伤；邪中少阴经，则用急下或急温的治法，邪中厥阴经则会出现寒热错杂的病证。而先后天之气和三阴三阳之气的关系，是太阳少阳经气属于下焦先天之气，阳明经气属于中焦后天之气。三阴经气即五脏精气，五脏精气又总藏于肾，属于下焦先天之气。这种关系应用于临床上，就是在本身正气不足的情况下，可以补益中、下焦之气，来抵御外邪的侵袭[72]1046。

十四、清黄元御将阴阳学说用于脏腑气血生理活动的阐释

黄元御根据阴阳互藏互化，提出气属阳，气中含有阴魄，所以气有清凉降敛的属性，气降可生成精血。精血属阴，但精血中含有阳魄，所以精血有温升的属性，精血升

而化生神气。"气，阳也，而含阴魄，是以清凉而降敛，血，阴也，而吐阳魂，是以温暖而升发……盖精血温升，则蒸腾而化神气，神气清降，则洒陈而化精血。"[33]658 由此他提出精血-神气之间的关系存在着某种类似规律性的生理表现："盖精血温升，则蒸腾而化神气，神气清降，则洒陈而化精血。"[33]658 顺应这个生理规律，则可补养神气精血，由此他引申出补养神气用清凉之法，补益精血用温暖之法的具体治则："故补养神气，则宜清凉，而滋益精血，则宜温暖。"[33]658

总而言之，经过历朝发展中医理论运用阴阳学说来阐释形体结构、概括生理功能、说明病理病机、确认疾病诊断与治疗原则等；阴阳学说讲求阴与阳之间的平和、协调，认为人的正常生命活动依赖于阴阳协调。人体阴阳的动态平衡就意味着健康。《素问·调经论》说："阴阳匀平，以充其形，九候若一，命曰平人。"中医学称"阴阳均平"的人为"平人"，也就是中正平和之人、健康无病之人。强调健康人应具备机体自身的阴阳调和和机体与环境（包括自然环境和社会环境）的阴阳调和。《内经》认为，正是身体内部的阴阳对峙保证了机体的相对均衡，从而维持着生命的正常活动。这种机体的调和状态一旦被打破，脏腑气血就会出现异常，就会引起病变，乃至死亡。

中医治疗学的核心也是调和阴阳，各种治疗方法无处不体现出"致中和"的思想。《内经》提出，治疗疾病的最高境界就是"谨察阴阳所在而调之，以平为期"（《素问·至真要大论》）。"调阴与阳，精气乃光"（《灵枢·根结》）。医圣张仲景认为："凡病若发汗，若吐，若下，若亡津液，阴阳自和者，必自愈。"[64]25（《伤寒论》）调整人体阴与阳的不和谐，纠正阴阳偏盛偏衰的状态，使脏腑气血恢复调和，是中医临床实践的最终目标。

在针刺方面，《素问·阴阳应象大论》说："故善用针者，从阴引阳，从阳引阴。"就是利用阴阳的相互作用，通过调节阴阳，实现阴阳平和。在用药方面，清代医家徐大椿认为："盖人者得天地之和气以生，其气血之性，肖乎天地，故以物之偏性投之，而亦无不应也。"[31]57（《神农本草经百种录·菖蒲》）用药物之偏性纠正人体之偏胜，这就是调节阴阳以致中和思想的临床应用。"致中和"的思想在组方配伍方面，就是强调君、臣、佐、使诸药的配伍。在具体用药组方上，为防止某些药性太过伤正，《内经》主张应用反佐法以制约其太过，"平治于权衡"（《素问·汤液醪醴论》）这些无不体现了"致中和"的思维特征。

中医学在养生防病理论中也强调调和阴阳，提倡饮食有节，起居有常，清心寡欲，精神内守，使人与环境保持和谐的关系。《素问·生气通天论》不仅认为人体自身须"阴平阳秘，精神乃治"，而且主张只有"内外调和"，才能保证人体"邪不能害"，并提出"因而和之，是谓圣度"。因此，养生也以"中和"为最佳境界，最终达到人与环境调和有序的目的。正如《灵枢·本神》所言："故智者之养生也，必顺四时而适寒暑，和喜怒而安居处，节阴阳而调刚柔。如是则僻邪不至，长生久视。"此外，《素问·上古天真论》也有很详细的论述，强调养生要："法于阴阳，和于术数，食饮有节，起居有常，不妄作劳，故能形与神俱，而尽终其天年，度百岁乃去。"养生的具体内容，既包括顺应自然，根据自然界阴阳消长变化来调节人体活动，使之与外环境的变化相协调；又包括从情志的角度少私寡欲，避免不良情绪的干扰，以调摄精神，保养正气。

第五节 五 行 学 说

五行学说作为中国古代哲学重要内容之一，涉及政治、天文、医学、气象、军事等各个方面，溯其起源尚无定论，但一般认为，对于"五行"最早的总结解释出自《尚书·洪范》"鲧陻洪水，汩陈其五行"[73]136"五行：一曰水，二曰火，三曰木，四曰金，五曰土。水曰润下，火曰炎上，木曰曲直，金曰从革，土爰稼穑。润下作咸，炎上作苦，曲直作酸，从革作辛，稼穑作甘。"[73]219指代五种不同功能和特性的最基本的物质材料及其特性，并将其列为九种治国大法的第一条。古人逐渐将这一说法发展为用于归纳万物基本属性及其间互相联系和运动规律的五行学说。

《内经》在总结了前秦认识的基础上，应用生克制化学说，将五行理论发展成为比较成熟的古人整体观念下的"朴素的普通系统论"，糅合至医学之中，揭示了人体各部分在形态结构和生理功能方面的联系，以及人与自然的联系，从整体上把握人体生命的规律，可谓天地万物变化规律的具体化，这体现在以下几个方面。

（1）《内经》认为天地万物皆不离五行："天地之间，六合之内，不离于五"（《灵枢·阴阳二十五人》），根据与自然界物质形态的相似性和对应性，将五行与五时、五方、五气、五星、五色、五味、五音、五畜、五谷、五数、五脏、五病等联系起来，正如《素问·六节藏象论》中所言"天食人以五气，地食人以五味"，《素问·阴阳应象大论》也有"天有四时五行，以生长收藏，以生寒暑燥湿风；人有五藏化五气，以生喜怒悲忧恐"，将五行五脏与四时配伍："肝主春……心主夏……脾主长夏……肺主秋……肾主冬"（《素问·藏气法时论》），疾病以五脏进行分类，如《素问·咳论》的"五脏咳"、《素问·风论》的"五脏风病"、《素问·痹论》的"五脏痹病"、《素问·痿论》的"五脏痿"，通过构建起庞大的自然与生命普遍联系的有机图景，构建了适用于自然及万物的五行理论体系。

（2）《内经》认为人存于天地之间、亦有五行："先立五形金木水火土，别其五色，异其五形之人，而二十五人具矣"（《灵枢·阴阳二十五人》），将五行与五脏、六腑、五体、五窍、五声、五神、五液等联系起来，构建起协调统一的人身整体观[74]31-41，并运用于医疗实践中，不仅辨药之五味"辛散，酸收，甘缓，苦坚，咸耎"（《素问·藏气法时论》），并将之与五脏相配："酸入肝，辛入肺，苦入心，咸入肾，甘入脾"（《素问·宣明五气》），指导后世用药原则；还以五情应五脏，以五行生胜乘侮指导情志疗法："怒伤肝，悲胜怒""喜伤心，恐胜喜""思伤脾，怒胜思""忧伤肺，喜胜忧""恐伤肾，思胜恐"（《素问·五运行大论》）；在疾病预防方面，在五行生克思想的指导下，《灵枢·五味》有"肝色青，宜食甘，秔米饭牛肉枣葵皆甘"，"肝病禁辛，心病禁咸，脾病禁酸，肾病禁甘，肺病禁苦"。由此，《内经》吸收了五行学说的方法论，构建了以五脏为核心，通过五行相配的方法将天地自然界事物、人体生理病理进行机械地联系与归类的四时藏象系统，并通过五行生克、乘侮、承制的关系来说明人体脏腑生理病理的情况。

一、汉《难经》以五行相生为核心的五行学说

在《内经》五行相生相克的基础上，《难经》则是以五行相生为核心内容的，将五行理论在生理、病理、治则等各方面的应用都进行了细致的论述，也是对《内经》五行医学的发展充实[75]1-5。

生理上，《难经》运用五行相生理论，解释了男女两性不同的胎生学，《难经·十九难》就有"男子生于寅，寅为木，阳也。女子生于申，申为金，阴也"[16]105的论述。另外，《难经》还发展了《内经》五输配五行的理论，细致阐述了其配伍的原因和意义，对后世的临床应用起了重要的指导意义。病理上，《难经》运用五行相生相克理论来阐释疾病的发生发展规律。《难经》认为五脏自身的疾病，不光是由本脏通过直接感受病邪而发，也可通过他脏的病邪按照五行相生、五行相克的传变规律而成。诊法上，《难经·十八难》运用五行相生的原理，在《内经》三部九候的遍身诊法的基础上，划分寸口脉为寸、关、尺三部，浮、中、沉为九候，并阐明两手寸、关、尺三部的脏腑定位及其原理。治疗原则上，根据五行生克及乘侮的原理，《难经·六十九难》提出了"虚者补其母，实者泻其子"[16]304的原则；并在此基础上提出当脏腑出现"东方实，西方虚"时，可采用"泻南方补北方"的治法[76]75-77，也是对"木得金而伐"（《素问·宝命全形论》）的延伸补充。

综观整部《难经》，对《内经》的五行理论做了诸多发挥，五行相生理论即是《难经》在《内经》学术思想基础上的创新和发展，对于后世医学理论的建立和应用做了非常大的贡献。在对《内经》五行理论的发展中，"虚者补其母，实者泻其子"以及"泻南方补北方"的治则最为重要[76]75-77。

二、汉《中藏经》对五行治则的发展

《中藏经》强调五行生克关系在制订治则治法中的应用，在五脏病中着重提出"金克木""水克火""肝克脾""火焚金""土克水"等五行相克的说法，及"木来归子""心来生脾""脾来生肺"等五行相生的说法：肝旺于春。如果肝之病"身热恶寒，四肢不举，其脉当弦长而急，反短涩，乃金克木。十日死，不治"。[18]24心者旺于夏，心脉"若沉而滑者，水克火，十死不治；弦而长者，木来归子，其病自愈；缓而

大者，土入火，微邪相干而无害"。[18]27脾者旺于四季，正旺长夏，其脉"及弦急者，肝克脾，真鬼相遇，大凶之兆；及微涩而短者，肺来乘脾，不治而自愈；反季而得者，肾来从脾，亦为不妨；反浮而洪，心来生脾，不疾耳"。[18]32秋旺于肺，其脉"洪而大，而长，是火焚金，亦不可治；反得软而滑者，肾来乘肺，不治自愈；反浮大而缓者，是脾来生肺，不治而差；反弦而长者，是肺被肝从，为微邪，虽病不妨"。[18]37肾者旺于冬，冬脉"反大而缓，是土克水，不可治；反浮涩而短者，肺乘肾，易治；反弦而长者，肝乘肾，不治自愈；反浮大而洪，心乘肾，不为害"。[18]41为后世五行治则治法的形成打下了基础。

三、汉张仲景应用于疾病脏腑间传变的五行理论

张仲景《伤寒论》主要是应用六经理论来说明疾病发展规律的，从而确立六经辨证体系。而五脏受病，依据五行生克制化规律传变相应脏腑，《素问·玉机真藏论》即有："五藏相通，移皆有次，五藏有病，则各传其所胜"，仲景亦遵其理，被历代医家所推崇的《金匮要略·脏腑经络先后病脉证》开篇"十七句"中："夫治未病者，见肝之病，知肝传脾，当先实脾，四季脾王不受邪，即勿补之。"[77]1即是从整体出发，根据五脏的五行归属，遵《内经》五行生克制化之理，以"肝"为例，阐述当脏腑受到病邪侵袭的时候，是怎样按照既定的传变规律进行传变的，又应该采用什么样的方法去治疗，确立治则治法"补不足，损有余"，即"肝之病，补用酸，助用焦苦，益以甘味之药调之。酸入肝，焦苦入心，甘入脾……此治肝补脾之要妙也"。[77]1以"脾"为例，脾失健运，痰饮日久，可累及肾，遂予以温肾化饮之法，故《金匮要略·痰饮咳嗽病脉证并治》有："夫短气有微饮，当从小便去之，苓桂术甘汤主之，肾气丸亦主之。"[77]31脾为肺之母，脾病日久，母病及子，如《金匮要略·肺痿肺痈咳嗽病上气病脉证治》有："火（原作'大'）逆上气，咽喉不利，止逆下气者，麦门冬汤主之。"[77]20

可见仲景应用五行理论去认识疾病、预防疾病、治疗疾病，同时还指出只有掌握五行生克规律，并运用自如，才能成为"上工"。其中所蕴含的五行之理，也是仲景脏腑辨证遣方用药的立论之本。

四、唐孙思邈的"劳则补子"论及五色释梦

"劳则补子"的说法最先见于王焘《外台秘要》引用的隋谢士泰《删繁方》的内容260条，其中有关五脏劳的论治内容："五脏劳者，其源从脏腑起也……凡肝劳病者，补心气以益之，心王则感于肝矣……凡肾劳病者，补肝气以益之，肝王则感于肾矣。"[78]397-414

而孙思邈进一步发挥了"劳则补子"的方法，将其运用于具体的临床实践中。他认为在虚劳的治疗上，但凡母脏虚劳则须补益子气。只有子气充盛上感于母，才能使

母气受益，从而逐渐趋于健康，提出"心劳补脾""脾劳补肺""肺劳补肾""肾劳补肝""肝劳补心"的治法，并把这一治法应用于临床实践，亦是对"虚则补其母"的完善发展。

另外，《内经》中《素问·脉要精微论》和《灵枢·淫邪发梦》都提及："阴盛则梦涉大水恐惧，阳盛则梦大火燔灼。阴阳俱盛，则梦相杀毁伤。"（《素问·脉要精微论》）另外，《灵枢·淫邪发梦》："厥气客于心，则梦见丘山烟火。客于肺，则梦飞扬，见金铁之奇物。客于肝，则梦山林树木。客于脾，则梦见丘陵大泽，坏屋风雨。客于肾，则梦临渊，没居水中。"均涉及到梦学理论，孙思邈在此基础上，同时根据《内经》五行学说中五脏、五色配属理论，肝、心、脾、肺、肾分别配属青、赤、黄、白、黑五色，故而梦象也分别呈现为相应的颜色，并根据脏腑、五行的特征进行归类推演，以此来阐释五色梦境："肝色青，梦见人著青衣，捉青刀杖，或狮子、虎狼来恐怖人。"[79]415"心色赤。患者梦中见人著赤衣，持赤刀杖火来怖人。"[79]415"脾色黄，通土色。梦或作小儿击历人邪犹人，或如旋风团栗转。"[79]415"肺色白。患者喜梦见美女美男，诈亲附人，共相抱持，或作父母、兄弟、妻子。"[79]415"肾色黑，梦见黑衣及兽物捉刀杖相怖。"[79]415据此理论可按照不同颜色的梦象表现，来确定病变所涉及的不同脏腑。

五、明赵献可提出五行阴阳水火论

赵献可提出五行阴阳水火论，即用水火来统领五行，并且提出新的五行关系的运用（以水养火、以水生金、水中补土、升木培土），来说明脏腑之间的生理关系："近世人皆曰水克火，而余独曰水养火；世人皆曰金生水，而余独曰水生金；世人皆曰土克水，而余独于水中补土；世人皆曰木克土，而余独升木以培土。"[69]14水养火，指的是肾水滋养先天无形之火。水生金，指的是肾纳气，肺出气，肺病中见肾虚不能纳气归元的不能单纯治肺，而需要补肾。水中补土，是指补肾有补脾的作用，升木培土，指疏肝气有助于脾之运化，如仲景建中汤中用芍药，东垣补中益气汤中用柴胡、升麻[69]18-25。

六、明张介宾提出五行为阴阳之体，阴阳为五行之用

张介宾在《类经图翼·五行统论》中提出五行其实是阴阳的具体形质，由阴阳二气组成，其变化即阴阳二气的运动变化，而阴阳二气的功用，即与水火之气的功用密切相关，所以水火可统领五行[70]624-626，在人体上，水火即为人的元阴元阳以及精气："此水火之气……其在人身，是即元阴元阳，所谓先天之元气也。"[70]877-878

七、明张介宾提出五行互藏、生克反用

张介宾在《类经图翼·五行统论》中进一步阐释了五行生中有克、克中有用、五行互藏之理。五行生中有克："所谓生中有克者，如木以生火，火胜则木乃灰烬；火以生

土，土胜则火为扑灭；土以生金，金胜则土无发生；金以生水，水胜则金为沉溺；水以生木，木胜则水为壅滞。此其所以相生者，实亦有所相残也。"[70]625 就是说相生之五行如果过量，则对于被生者反为其害。克中有用，生克反用之理："所谓克中之用者，如火之炎炽，得水克而成既济之功；金之顽钝，得火克而成锻炼之器；木之曲直，得金克而成斧削之材；土之旷墁，得木克而见发生之化；水之泛滥，得土克而成堤障之用。此其所以相克者，实又所以相成也。"[70]625 就是说相克之五行如果克的恰到好处，则对于被克者不为害，反有益。五行互藏，即五行之中有五行之理[70]624-626。在人体生理上，张介宾根据五行互藏引申出五脏之气互藏，"凡五脏之气，必互相灌濡，故五脏之中，必各兼五气。"[70]926 强调五脏的每一脏中均含有他脏之气，与其他任何一脏都密切相关，也就是说五脏之中每一脏功能均可影响其他四脏，调控着其他四脏与己相关的功能。[70]926

八、清黄元御提出五行生克以气不以质

黄元御在《素灵微蕴·脏象解》中提出了五行生克以气不以质的说法："五行之理，相生以气，非相生以质，"[33]748 五行之质是"地之木火土金水"，五行之气指"天之风热湿燥寒"。通过以四季时序变化的类比来说明五行相生是一种气化："春之气温，既长则为夏"[33]748 "夏之气热，阴之方收则为秋"[33]748 "秋之气凉，既藏则为冬。"[33]748 五行相克则是气化上"制其太过"，如"木气过散……敛之以收气"[33]748 "火气过炎……聚之以藏气"[33]748 "土气过湿……散之以风气"[33]748 "金气过收……温之以热气"[33]748 "水气过润，燥之以土气。"[33]748 五行生克其实全是气化，并非指实质性的变化。所以在治疗上也是运用气化的原理，而非用具体实质性变化来指导治疗，即"克以气而不克以质也。"[33]747-749

总之，五行学说作为一种哲学理论，属于古代哲学思想，是古人认识、解释和探索世界规律的世界观和方法论，指导着各个研究领域的发展，中医学也不例外。秦汉时期，五行学说被广泛地应用于医学，和医学实践知识有机地结合起来，形成了中医五行学说，成为中医基础理论的三大哲学基石之一。

从此，中医五行学说作为中医学理论解释工具和诊疗疾病的重要指导思想，广泛地运用于认识和解释人体生理、病理、疾病诊疗、养生等方面。如《内经》运用五行的特性来分析说明人体脏腑、经络的五行属性；用五行生克制化关系分析脏腑、经络之间和各种生理特性之间的相互关系；用五行乘侮及母子相及来阐释脏腑病变的相互影响，后世医家对此也多有发挥和应用。正如郝万山[80]8-11 认为五行学说和阴阳学说一样，是古人研究自然气的运动和变化规律的学说，是研究生命起源、生命运动规律的古代自然科学的学说，中医学正是根据自然规律和生命规律来预防和诊疗疾病。所以说中医五行学说是源于哲学五行学说，具有医学特色的五行学说的一个分支。

第六节 《内经》哲学思想发展研究评述

《内经》的学术思想依托于其所处时代的古典哲学思想，如先秦诸子、汉代儒学等，《内经》的书写者们运用当时的气、阴阳、五行等哲学概念进行医学知识的构建，阐释人体的生理、病理，甚至药理、治疗机制，形成数种医学学说，或者说构成了传统中医最古老的学说。后世医家在此基础上，也相继发展了其中的部分学说。

秦汉时期，《难经》阐发"元气论"，并发展了五行相生理论，提出了"虚者补其母，实者泻其子"以及"泻南方补北方"的重要治则；华佗将"气"作为医学的具体存在进一步扩展延伸，更广泛地应用对于人体生理、病理现象的解释；将阴阳理论应用于养生原则，提出只有顺应阴阳的变化才能得以长寿；张仲景发展了《内经》的"阴阳自和"观，并创立了六经辨证体系，将五行理论应用于疾病传变的解释中，给我们展现了一个恒动的疾病发生、发展的过程。

两晋时期，医家经过大量的临床实践后，重新继承了《内经》的哲学思想，批判了有神论及神造世界的思想。皇甫谧虽然深受道教的影响，但是仍然坚持了"元气论"以及"精歇形散"的唯物主义观点；葛洪在继承《内经》气理论的基础上还认识到人类认识外部世界有重要作用，其中，"形劳则神散，气竭则命终"的形神观，对后世医著如范缜的《神灭论》都产生了影响。

隋末唐初，杨上善虽然受到道教的影响，在气理论和天人观的表述上还有道教的烙印，但他在阴阳观方面首次提出了"一分为二"的概念；孙思邈则进一步发展了五行理论，将"劳则补子"理论运用于虚证的治疗，同时运用五行理论来解释梦的产生。至中晚唐，王冰根据阴阳理论发展了"益火之源，以消阴翳，壮水之主，以制阳光""治热以热，治寒以寒"的思想，影响至深。

金元时期，气、阴阳、五行等哲学和医学内容结合得更加紧密，医家多将这些哲学概念和具体的医学机理相联系，如金代刘完素提出的元气五行说，就将元气的概念和五行概念相联系，提出元气是人五行之气的根本，并结合人的体质，提出在调养治疗时，需辨明人体元气的盛衰和五行体质特点。金代李杲、元代朱丹溪则将气机升降说运用于分析具体的脏腑生理病理功能。李杲提出脾胃的气机升降说，生理上脾胃之气先上行宣发五谷精华之气，滋养肌肤皮毛，然后再下降传化和排泄五谷糟粕。如果脾胃之气不升，则会出现一系列病症，于是得出治疗这类病症用升麻、柴胡之类升提脾胃之气。而元代朱丹溪则更进一步提出人体所有生理活动都在于阴阳之气的一升一降，形成一个气机循环，并提出脾气为人体阴阳之气升降的枢纽，使心肺阳气下降，肝肾阴气上升，形成健康的生命活动，如果阳气不降，阴气不升，就形成病理状态，并且会产生浊、瘀、湿、热等病理产物，最终酿成"鼓胀""翻胃""吞酸""噎嗝"等病症，类似于现代的肝硬化腹水、胃癌、胃食管反流、食管癌等。金代张从正用气的概念去描述情绪病变，提出"九气说"，并提出了具体相应症状。在阴阳理论方面，较有代表性的是元代朱丹溪使用援物比类的方法，将人体生理和自然界日月相比，提出人体阳常有余、阴常不足的学说，并和人体相火、肾精相结合。

明代有代表性的学术思想主要有孙一奎的"宗气说"，汪机对元朱丹溪"阳常有余阴不足论"的补充，杨济时提出"阴阳自和"说，张景岳提出"阳非有余，阴本无余""阳统乎阴""真阴论""五行与阴阳的关系""五行互藏生克反用"等学说，赵献可的"五行阴阳水火论"，徐春圃的"形神互根互用"，以及"阴阳无形水火论"的提出。可以看出，明代在金元医家的基础上进一步深化和发展了阴阳、五行思想在医学领域的运用。

到了清代前期，主要有俞昌的"胸中大气说"的提出，徐大椿对元气理论的发挥，张志聪对阴阳离合说的发挥，尤怡对气机升降说的发挥，黄元御将阴阳学说与气机升降的结合，进一步解释了脏腑气血生理活动，以及提出"五行生克以气不以质论"等。但清代医家在学术思想上多以复述和发挥前人所说，较少创新，并且趋于玄学。

综上，"气"肇始于古代哲学，"气"渗透到医学领域之后，一方面仍然保持了哲学的内涵，用以阐释自然和人的本元；另一方面，"气"已经成为中医学的一个名词术语，成为中医学理论体系的重要组成部分。如"气"这个概念在《内经》论述人体时，常常同时具有生命物质和生理功能两种含义。五脏六腑之气、营卫之气、阴阳之气、精气、神气、胃气等也都有此双重含义。用气的运动转化来说明人体的生理病理。所以有人说中医学是"气医学"或"气化医学"。阴阳五行学说是古人的世界观和方法论，用以说明宇宙万物运动变化的总规律。同样的道理，其渗透到医学领域之后，成为建构中医学理论体系的支撑，也是中医学理论体系的重要组成部分。《内经》作者在对阴阳五行理论的分析中，以朴素直观的形式阐述了对立统一规律及事物之间生化与制约并存的联系，并成功地从宏观的角度阐释了复杂生命现象及活动规律。"人与天地相应"观及形神观，则把生命放在"天-地-人三才一体"的大背景下，考察生命活动中形神变化的规律，充分体现了《内经》的生命观和自然观。这些均构建了《内经》的基本学术思想。

通过分析《内经》学术思想的发展历程我们可以看出，《内经》学术思想发展与当时政治与社会哲学思想的关系是最为密切的。首先《内经》学术思想受到当时社会哲学思想的影响和渗透，以气理论为例，在两汉"天人感应"以及谶纬之学盛行的时代，甚至在部分医学家如葛洪、皇甫谧的理论中都存在唯心的成分，当他们在实践中认识到其错误时再重新确立唯物的思想，一直到唐朝刘禹锡仍然对唯心的气理论思想进行批判。其次，社会哲学思想往往是被当时的政治环境所左右的。为了提高自己的地位，迎合统治者的需要，汉朝的儒学家发展了很多唯心的观点，如天人感应、谶纬之学，结果严重影响医学理论的发展；两汉之后，出于统治的需要，道教兴起，儒学没落，儒学与道教融合发展为玄学，《内经》的学术思想开始慢慢苏醒；隋唐时期，道教盛行，但同时统治者又不放弃儒学和佛学，这一时期就出现了三教合流，《内经》学术思想开始再次活跃起来。宋明理学的兴起影响了金元、明清医家运用哲学概念对病理生理的描述，使医家在机制描述上越发缜密和体系化。

《内经》学术思想作为整个中医学的"道"，其发展进程深深影响着整个中医方法的进步，在历史的发展中，"气-阴阳-五行"最终成为中医学最基本的思维模式。同时，中医哲学思想受中国古代哲学思维方式的影响，形成了不同于西医学的独特思维特征。中医学整体观与辨证论治的施治原则，是古代哲学"天人合一""形神观""阴阳学说"以及"五行学说"等思想的集中体现；而古代哲学中的象数思维、变易思维、直觉思维、功用思维等特点，决定了中医思维方式具有重象轻形、重时轻空、重悟轻测、重用轻体等思维特征。

参考文献

[1] 王庆其.《黄帝内经》文化专题研究［M］. 上海：复旦大学出版社，2014：序言.

[2] 马继兴. 中医文献学［M］. 上海：上海科学技术出版社，1990：68-70.

[3] 张登本. 中医基础理论研究丛书《黄帝内经》二十论［M］. 北京：中国中医药出版社，2017：68-69.

[4][东汉]许慎. 说文解字［M］. 杭州：浙江古籍出版社，2016：12.

[5] 张岱年. 中国哲学大辞典［M］. 上海：上海辞书出版社，2014：22.

[6][春秋]李聃. 道德经［M］. 赵炜编译，支旭仲. 西安：三秦出版社，2018：95.

[7][西汉]刘安. 淮南子［M］. 长沙：岳麓书社，2015：20.

[8][唐]房玄龄. 管子［M］.[明]刘绩补注，刘晓艺校点. 上海：上海古籍出版社，2015：328.

[9][战国]庄子. 庄子［M］. 萧无陂导读注译. 长沙：岳麓书社，2018：243.

[10] 刘兆彬. 古代"元气论"哲学的逻辑演进［J］. 东岳论丛，2010，31（6）：91-94.

[11] 云玉芬，王琦，张其成. 试论中西医脏腑观之异同［J］. 辽宁中医药大学学报，2010，12（4）：119-121.

[12] 安小平. 浅谈《黄帝内经》中蕴涵的哲学思想［J］. 甘肃中医，2008，21（6）：3-4.

[13] 徐锦中.《内经》哲学在中国哲学史上的地位［J］. 哈尔滨工业大学学报（社会科学版），2005，7（2）：24-28.

[14] 刘建新.《内经》精气初探［J］. 湖南中医学院学报，1982（3）：38-47.

[15] 邢玉瑞. 中医经典词典［M］. 北京：人民卫生出版社，2016：151-158.

[16] 牛兵占. 难经译注［M］. 北京：中医古籍出版社，2004：35.

[17] 钱会南.《难经》元气之论及其临床启示［J］. 中国中医基础医学杂志，2015，21（6）：629-630.

[18][后汉]华佗. 中藏经［M］. 农汉才点校. 北京：学苑出版社，2007：1.

[19][晋]皇甫谧. 针灸甲乙经［M］. 王晓兰点校. 沈阳：辽宁科学技术出版社，1997：1.

[20][晋]葛洪. 抱朴子［M］. 上海：上海古籍出版社，1990：39.

［21］刘诗阳. 葛洪自然哲学思想研究［D］. 湘潭：湘潭大学，2013：18.

［22］［隋］杨上善. 中医十大经典系列 黄帝内经太素 大字诵读版［M］. 北京：中国医药科技出版社，2018：7.

［23］［唐］杨上善. 黄帝内经太素［M］. 萧延平校正，王洪图，李云点校. 北京：科学技术文献出版社，2000：978.

［24］［金］刘完素. 素问病机气宜保命集［M］. 刘阳校注. 北京：中国医药科技出版社，2012：118.

［25］张年顺. 李东垣医学全书［M］. 北京：中国中医药出版社，2006：59.

［26］田思胜. 朱丹溪医学全书［M］. 北京：中国中医药出版社，2006：36.

［27］徐江雁. 张子和医学全书［M］. 北京：中国中医药出版社，2006：48－49.

［28］张印生. 孙一奎医学全书［M］. 北京：中国中医药出版社，1999：661－662.

［29］［清］喻嘉言. 医门法律［M］. 韩飞等点校. 太原：山西科学技术出版社，2006：7.

［30］陈熠. 喻嘉言医学全书［M］. 北京：中国中医药出版社，1999：182.

［31］刘洋. 徐灵胎医学全书［M］. 北京：中国中医药出版社，1999：119.

［32］李经纬，林昭庚. 中国医学通史古代卷［M］. 北京：人民卫生出版社，2000：327.

［33］［清］黄元御. 黄元御医学全书［M］. 太原：山西科学技术出版社，2010：648.

［34］郑洪新，李敬林. 周学海医学全书［M］. 北京：中国中医药出版社，2015：236.

［35］李俊. 中国古代哲学［M］. 北京：人民卫生出版社，2012：101.

［36］［汉］桓谭. 新论［M］. 上海：上海人民出版社，1977：31.

［37］［东汉］王充. 论衡［M］. 上海：上海人民出版社，1974：347.

［38］李慧杰，李德新. 浅释中医形神合一思想内涵［J］. 辽宁中医学院学报，2004，6（6）：8.

［39］吕光荣. 中医内科证治学［M］. 北京：人民卫生出版社，2001：986.

［40］熊萦哲，吕光荣. 论中医形神［J］. 云南中医学院学报，2005，28（4）：9－11.

［41］贺松其. 略论《内经》的形神兼养理论及意义［J］. 辽宁中医学院学报，2001，3（3）：90.

［42］奕贵明. 中国古典数字工程丛书 皇甫谧集 上［M］. 北京：新世界出版社，2015：3.

［43］许嘉璐. 二十四史全译晋书第2册［M］. 上海：汉语大词典出版社，2004：1159.

［44］施光明. 皇甫谧研究三题［J］. 固原师专学报，1993，14（1）：77－81.

［45］［晋］葛洪. 抱朴子内篇［M］. 冯国超主编. 长春：吉林人民出版社，2005：89.

［46］宋乃光. 刘完素医学全书［M］. 北京：中国中医药出版社，2015：101.

［47］［明］徐春甫. 古今医统大全 下［M］. 崔仲平，王耀廷主校. 北京：人民卫生出版社，1991：1377.

［48］张岱年. 中国哲学中"天人合一"思想的剖析［J］. 北京大学学报（哲学社会科学版），1985（1）：1－8.

［49］赵博. 《黄帝内经》的整体观模式及其评价［J］. 贵阳中医学院学报，1990（4）：1－5.

［50］马伯英. 《内经》整体观原理初探［J］. 上海中医药杂志，1984（2）：40－42.

［51］冯友兰. 中国哲学史［M］. 上海：华东师范大学，2000：35.

［52］王庆其. 《黄帝内经》理论与实践［M］. 北京：人民卫生出版社，2009：5－6.

［53］林培明. 《内经》的天人合一观［J］. 辽宁中医药大学学报，2007，9（1）：17.

［54］赵庆. 《内经》养生重在"和"［J］. 辽宁中医药大学学报，2008，10（4）：18－19.

［55］［隋］杨上善. 黄帝内经太素［M］. 北京：人民卫生出版社，1965：254.

［56］任继愈. 中国哲学发展史（隋唐）［M］. 北京：人民出版社，1994：531.

［57］［唐］刘禹锡. 刘禹锡集［M］. 赵娟，姜剑云解评. 太原：山西古籍出版社，2004：218.

［58］白显鹏. 论中国古代"天人合一"观念的发展演变［J］. 内蒙古民族大学学报（社会科学版），2009，35（6）：47-49.

［59］肖萐父，李锦全. 中国哲学史（上卷）［M］. 北京：人民出版社，1982：506.

［60］［清］尤怡. 金匮要略心典［M］. 太原：山西科学技术出版社，2008：125.

［61］方克立. 中国哲学大辞典［M］. 北京：中国社会科学出版社，1994：317.

［62］傅贞亮.《黄帝内经》对阴阳学说发展的贡献［J］. 陕西中医学院学报，2005，28（1）：1-4.

［63］潘怡宏，丁莉，王平.《黄帝内经》的形神兼养观及其现实指导意义［J］. 中医杂志，2014，55（05）：361-364.

［64］［汉］张仲景. 伤寒论［M］. 厉畅，梁丽娟点校. 北京：中医古籍出版社，1997：25.

［65］郭霭春. 黄帝内经素问校注［M］. 北京：人民卫生出版社，1992，31.

［66］张登本，孙理军. 王冰医学全书［M］. 北京：中国中医药出版社，2006：435.

［67］高尔鑫. 汪石山医学全书［M］. 北京：中国中医药出版社，1999：65.

［68］［明］杨继洲. 针灸大成校释［M］. 黑龙江省祖国医药研究所校释. 北京：人民卫生出版社，1984：360.

［69］［明］赵献可. 医贯［M］. 北京：人民卫生出版社，1982：8.

［70］李志庸. 张景岳医学全书［M］. 北京：中国中医药出版社，1999：799.

［71］包来发. 李中梓医学全书［M］. 北京：中国中医药出版社，1999：82.

［72］郑林. 张志聪医学全书［M］. 北京：中国中医药出版社，1999：1045.

［73］李民，王健. 尚书译注［M］. 上海：上海古籍出版社，2010：136.

［74］程士德.《内经》讲义［M］. 上海：上海科学出版社，1984：31-41.

［75］张登本.《难经》研究述要［J］. 陕西中医函授，2000（4）：1-5.

［76］张瑞麟. 略论《难经》的学术思想［J］. 河南中医，1997，17（2）：75-77.

［77］［汉］张仲景. 金匮要略［M］. 于志贤，张智基点校. 北京：中医古籍出版社，1997：1.

［78］［唐］王焘. 外台秘要［M］//张登本. 王焘医学全书. 北京：中国中医药出版社，2006：397-414.

［79］［唐］孙思邈. 备急千金要方［M］. 鲁兆麟主校. 沈阳：辽宁科学技术出版社，1997：415.

［80］郝万山. 关于五行的讨论［J］. 北京中医药大学学报，2009，32（1）：8-11.

第二章 基础医学

第一节 藏象理论

"藏象"一词首见于《内经》:"藏象何如……"(《素问·六节藏象论》),是研究人体各脏腑经脉形体诸窍的形态结构、生理活动规律及其相互关系的学说[1]65。"藏"为深藏于体内的脏腑器官,"象"有征象之意,为内部器官功能在外部的表象。"藏象"之意则为通过机体外部体征推导人体内部的运动规律[2]291-293,正如王冰诠释"象,谓所见于外,可阅者也",张介宾阐发"象,形象也。藏居于内,形见于外,故曰藏象"[3]33(《类经·藏象类·二·藏象》),可见,"藏象"实质是建立在解剖学基础上的整体功能联系的系统。因此,脏腑作为人体内有形的实体器官的总称,更是机体生理及病理的理论概括[4]3。

藏象理论是《内经》医学思想的核心理论,根据王庆其教授的三体系分类法,我们将脏腑、奇恒之腑、气、血、精神、津液、营卫的病理性和生理性内容都归结于藏象理论。现代研究认为《内经》的脏象理论起源于形态学的认识,然后通过取象比类的思维模式,根据阴阳五行理论最后构建成了四时藏象的理论系统:脏(心、肺、肝、脾、肾)-腑(小肠、大肠、胆、胃、膀胱、三焦)-官窍(舌、鼻、目、唇、耳)-组织(脉、皮、筋、肉、骨)-经络(手足太阴、手足太阳、手足少阴、手足少阳、手足厥阴、手足阳明)-季节(夏、秋、春、长夏、冬)-方位(南、西、东、中、北)-五行属性(火、金、木、土、水)-七情(喜、悲、忧、思、恐)-六淫(热、寒、风、湿、燥)-味(苦、辛、酸、甘、咸)-液(汗、涕、泪、涎、唾)-脉象(钩、毛、弦、代、石)-心理元素(神、魄、魂、意、志)-五病(噫、咳、语、吞、嚏)-五谷(麦、麻、粳米、黄黍、大豆)-五畜(犬、牛、猪、羊、鸡)-五果(杏、李、枣、桃、栗)-五虫(羸、鳞、毛、羽、介)。这是一种侧重于人体功能的理论模型,是基于解剖因素参与的功能结合体,并按"人与天地相参"的原则将人体与外界环境相联系起来,其理论构建主张整体观念。

精、血、津、液、气、神是《内经》中描述人体生理病理的六个重要概念。精、血、津、液是生命的物质基础，神是生命活动的概括表现（神的具体含义见学术思想之形神关系部分）。气一方面指构成生命的最小单位物质，一方面指人体生理活动和功能。如《灵枢·决气》："黄帝曰：余闻人有精、气、津、液、血、脉，余意以为一气耳，今乃辨为六名，余不知其所以然。岐伯曰：两神相搏，合而成形，常先身生，是谓精。何谓气？岐伯曰：上焦开发，宣五谷味，熏肤，充身，泽毛，若雾露之溉，是谓气。何谓津？岐伯曰：腠理发泄，汗出溱溱，是谓津。何谓液？岐伯曰：谷入气满，淖泽注于骨，骨属屈伸，泄泽，补益脑髓，皮肤润泽，是谓液。何谓血？岐伯曰：中焦受气取汁，变化而赤，是谓血。何谓脉？岐伯曰：壅遏营气，令无所避，是谓脉。"在病理活动中，《内经》十分重视气血的病理变化，具体气的病理见本篇学术思想——气学说。关于血的病变论述见于《素问·调经论》："血有余则怒，不足则恐。"《素问·缪刺论》："人有所堕坠，恶血留内，腹中满胀，不得前后。"《灵枢·百病始生》："卒然多食饮则肠满，起居不节，用力过度，则络脉伤，阳络伤则血外溢，血外溢则衄血；阴络伤则血内溢，血内溢则后血。"关于气血共同病变的论述，见于《素问·调经论》："帝曰：人之所有者，血与气耳。今夫子乃言血并为虚，气并为虚，是无实乎？岐伯曰：有者为实，无者为虚，故气并则无血，血并则无气，今血与气相失，故为虚焉。络之与孙脉俱输于经，血与气并，则为实焉。血之与气并走于上，则为大厥，厥则暴死，气复反则生，不反则死。""气血以并，阴阳相倾，气乱于卫，血逆于经，血气离居，一实一虚。血并于阴，气并于阳，故为惊狂。血并于阳，气并于阴，乃为炅中。血并于上，气并于下，心烦惋善怒。血并于下，气并于上，乱而喜忘。帝曰：血并于阴，气并于阳，如是血气离居，何者为实？何者为虚？岐伯曰：血气者，喜温而恶寒，寒则泣不能流，温则消而去之，是故气之所并为血虚，血之所并为气虚"等。

此外，《内经》中还提出了营气、卫气、宗气这组特殊的概念。营气的论述主要见于《灵枢·邪客》："营气者，泌其津液，注之于脉，化以为血，以荣四末，内注五藏六府，以应刻数焉。"《灵枢·营卫生会》："黄帝曰：愿闻中焦之所出。岐伯答曰：中焦亦并胃中，出上焦之后，此所受气者，泌糟粕，蒸津液，化其精微，上注于肺脉乃化而为血，以奉生身，莫贵于此，故独得行于经隧，命曰营气。"《素问·痹论》："荣者，水谷之精气也，和调于五脏，洒陈于六腑，乃能入于脉也。故循脉上下，贯五脏，络六腑也。"以及《灵枢·营气》等。

卫气的论述主要见于《素问·痹论》："卫者，水谷之悍气也，其气慓疾滑利，不能入于脉也，故循皮肤之中，分肉之间，熏于肓膜，散于胸腹。"《灵枢·本藏》："卫气者，所以温分肉，充皮肤，肥腠理，司开阖者也……卫气和则分肉解利，皮肤调柔，腠理致密矣。"《灵枢·邪客》："卫气者，出其悍气之慓疾，而先行于四末分肉皮肤之间而不休者也。昼日行于阳，夜行于阴，常从足少阴之分间行五藏六府。"《灵枢·胀论》："卫气之在身也，常然并脉循分肉，行有逆顺，阴阳相随，乃得天和。五藏更始，四时循序，五谷乃化。"以及《灵枢·卫气》等。

宗气的论述主要见于《灵枢·邪气藏府病形》："十二经脉，三百六十五络，其血气皆上于面而走空窍……其宗气上出于鼻而为臭。"《灵枢·邪客》："五谷入于胃也，其糟粕、津液、宗气分为三隧，故宗气积于胸中，出于喉咙以贯心脉，而行呼吸焉。"《灵枢·刺节真邪》："宗气留于海，其下者注于气街，其上者走于息道。故厥在于足，宗气不下，脉中之血凝而留止，弗之火调，弗能取之。"《素问·平人气象论》："胃之大络，名曰虚里，贯鬲络肺，出于左乳下，其动应衣，脉宗气也。盛喘数绝者，则病在中；结而横，有积矣；绝不至曰死。"

《内经》藏象理论即是在整体观念的指导下，立足于阴阳五行学说，划分脏腑的阴阳属性及功能配属，构建一个以五脏为中心，表里相合、内外相关的整体，以生理功能为重点，构建了藏象学说的基本理论体系，为后世对各脏腑病证的诊断、治疗勾勒了基本框架。自《内经》以降，后世医家对"藏象"研究广泛且深入，多结合临床实践，且具有各自的时代、学派、个人的特征，逐渐形成了一套包括脏腑生理、病因病候、脉证、辨证论治在内的理论体系，至今有效地指导临床实践。现以五脏为纲，从解剖学、生理病理、临床辨治[5]211三方面，梳理《内经》藏象理论的发展。

一、解剖理论

解剖学是参与构建藏象理论不可或缺的因素之一，通过解剖可直观了解人体内脏的位置、形态结构与内容物，并对各脏腑功能有所了解。"解剖"一词最早见于《灵枢·经水》："夫八尺之士，皮肉在此，外可度量切循而得之，其死可解剖而视之，其藏之坚脆，府之大小，谷之多少，脉之长短，血之清浊，气之多少，十二经之多血少气，与其少血多气，与其皆多血气，与其皆少血气，皆有大数。"《内经》重视解剖学的知识和实践，其中关于骨骼血脉的长短、内脏器官的位置大小及容量等，基本符合实际，不仅为藏象理论奠定了形态学基础，也对各脏腑的生理功能有了更为明晰的认识。

《内经》中对于脏器解剖结构的描述主要见于《灵枢·骨度》《灵枢·肠胃》《灵枢·平人绝谷》《灵枢·本藏》四篇中，前三篇讲的是正常的人体中骨度分寸和肠胃的容积、长度，从文字中的描述可以明显看出其结论是在实体解剖的基础上得出的，并且出现了数字化的描述，使其论证的结果具有一定的科学性。而《灵枢·本藏》中，主要是对五脏六腑的大小、位置、质地（如五脏的坚脆、六腑的厚薄）以及形态（六腑的结直、缓急）进行相对描述，即与外在的皮肤纹理或骨骼的形态相联系，如《灵枢·本藏》："五藏者，所以参天地，副阴阳，而连四时，化五节者也。五藏者，固有小大、高下、坚脆、端正、偏倾者，六府亦有小大、长短、厚薄、结直、缓急……赤色小理者心小，粗理者心大。无髑骭者心高，髑骭小短举者心下。髑骭长者心下坚；髑骭弱小以薄者心脆。髑骭直下不举者心端正；髑骭倚一方者心偏倾也……皮厚者大肠厚，皮薄者大肠薄，皮缓腹里大者大肠缓而长，皮急者大肠急而短，皮滑者大肠直，皮肉不相离者大肠结。"容易把其结论看成是由类推而来，但《内经》中的类推通常是以天地之象来推出人体之象，是偏于功能上的类比，对于实体的描述，《灵枢·本藏》中明确说了"五脏者，固有小大、高下、坚脆、端正、偏倾者，六腑亦有小大、长短、厚薄、结直、缓急"，提示对于五脏六腑的这些相对形态描述，也是由实体解剖中的观察而来。

《内经》中不仅记载了脏腑形态结构：《灵枢》中"骨度""脉度"论述骨骼长短和经络的走向，"平人绝谷"等描述消化系器官的位置、长度、形态、容积，并有"咽……至胃长一尺六寸""小肠三丈二尺"等精确的数字记载，与现代解剖学非常接近；五脏位置、相关解剖关系方面：有诸如"膻中者，心主之宫城"（《灵枢·胀论》），"肺者五藏六府之盖"（《灵枢·九针论》），"脾与胃以膜相连耳"（《素问·太阴阳明论》），"肝合胆，胆者中精之府"（《灵枢·本输》），"腰者肾之府"（《素问·脉要精微论》），不仅有助于了解五脏功能特点，也为疾病辨治提供了定位依据。

《内经》不仅根据各器官形态（实性、囊性）、功能区别，分别命名为脏、腑："五藏者，所以藏精神、血气、魂魄者也。六府者，所以化水谷而行津液者也"（《灵枢·本藏》），"所谓五脏者，藏精气而不泻也，故满而不能实""六腑者，传化物而不藏，故实而不能满也"（《素问·五藏别论》），也是对脏腑功能的高度概括；同时，还阐述了各脏腑的功能特点：诸如全身血脉与心相通："心主身之血脉"（《素问·痿论》），肺中汇集血液布散全身："肺朝百脉"（《素问·经脉别论》），"肝藏血"（《灵枢·本神》），"胆者中精之府"（《灵枢·本输》）等。

可见，《内经》中的解剖内容可谓现今解剖学和生理学的结合体，而后世医著中对《内经》解剖学内容又有了一定的充实和发展，还绘制图谱以示后学，所述及的脏器位置、形态、大小、重量等与现代解剖学非常接近，其中，尤以《难经》的发展贡献最大。

1. 汉《难经》细化五脏形态，首提"七冲门" 《难经》相传为秦越人所著，世号其扁鹊，战国渤海郡郑人。《难经》对《内经》的解难释义、扩展补充，其中三十难至四十七难设专篇论脏腑，具体描述脏腑形态结构，本于《内经》又有诸多创见。其一，对脏腑的解剖结构、部位、功能特点均有具体的阐述。《难经·四十二难》描述了五脏五腑、消化道全长以及口、舌、咽喉、肛门等结构，不仅补充了脏腑重量，还细化了五脏形态。① 肝胆：在《灵枢·五邪》"邪在肝，则两胁中痛"有关肝部位描述的基础上，《难经》有"肝独有两叶"[6]195（《难经·四十一难》）、"肝重二斤四两，左三叶，右四叶，凡七叶"[6]197（《难经·四十二难》）的论述，分别补充了肝的形态及重量，"胆……重三两三铢，盛精汁三合"[6]197（《难经·四十二难》）补充了胆腑的结构。② 心：在《灵枢·顺气一日分为四时》"心为牡脏，其色赤"、《灵枢·本藏》"无髑骬者心高，髑骬小短举者心下"所述心之外观形质、部位的基础上，《难经·三十二难》提出"心肺独在膈上"[6]162，《难经·四十二难》有"心重十二两，中有七孔三毛，盛精汁三合"[6]197，细化了心脏部位及重量。③ 脾：在《灵枢·肠胃》"纡曲屈伸……大容三斗五升"基础上,《难经·四十二难》有"脾重二斤三两,扁广三寸,长五寸,有散膏半斤"[6]197,补充了脾的解剖结构。④ 肺:在《灵枢·九针》"肺者,五藏六府之盖"的基础上,《难经·四十二难》"肺重三斤三两,六叶两耳,凡八叶"[6]197,补充了肺脏的形态重量,"六叶两耳"虽不符合现代解剖,但明确了肺脏分叶的结构特征;《难经·三十三难》"肺得水而浮"[6]163、"肺熟而复沉"[6]164,完善了肺脏富含空气、形似蜂巢、比重小的结构特征。⑤ 肾:在《素问·脉要精微论》"腰者肾之府"的基础上,《难经·四十二难》"肾有两枚,重一斤一两"[6]197,补充了肾重量,《千金要方·肾脏脉论》"侠脊左右,与脐相当"[7]344细化了肾体表定位;基于《灵枢·五味》"膀胱之胞薄以懦",《难经·四十二难》"膀胱重九两二铢,纵广九寸,盛溺九升九合"[6]198细化了膀胱结构及功能。同时,还承接《灵枢·肠胃》《灵枢·平人绝骨》中胃、小肠、回肠、广肠的内容,将"回肠、广肠"在其后的篇章中改称"大肠、肛门",还补充了喉、胆、膀胱、肛门的形态、重量以及所盛,以古今度量衡折算后,与现代解剖学相近。

其二,《难经·四十四难》首次记载消化道的七个解剖部位——"七冲门":"唇为飞门,齿为户门,会厌为吸门,胃为贲门,太仓下口为幽门,大肠小肠会为阑门,下极为魄门"[6]208,任何一"门"的病变皆会导致食物受纳传输的异常,形象体现了六腑"实而不能满"的特点。其中,贲门、幽门与现代解剖学一致。可见,《难经》对《内经》解剖内容的补充发展,同中有异。

2. 唐王冰注解《素问》详五脏形态 王冰在注解《素问·五运行大论》时对五脏形态也有描述:"肝有二布叶一小叶"[8]312,"心形如未敷莲花,中有九空"[8]313,"脾形象马蹄"[8]313,"肺之形象人肩,二布叶,数小叶,中有二千四空,行列以分布诸藏清浊之气"[8]315,"肾藏有二,形如豇豆相并,而曲附于膂筋,外有脂裹,里白表黑"[8]315,补充了五脏的结构特点,为后世所沿用。

3. 五代烟萝子绘《五藏图》 五代时期,烟萝子根据《内经》中的脏腑学说,结合了道家的"内景学说"绘制而成四幅与脏腑形态结构有关的图谱——《五藏图》(《道藏·修真十书·杂著捷径》),虽然仍承袭了前人肝左脾右、肝胆位居膈上、髓道(椎管)直通金关(精道)的错位,但其余各脏腑的位置、形态关系基本与实际解剖结构相符,因此它作为我国存世最早的中医人体解剖图谱[9]8-9,开创了后世解剖图绘制的先河。

4. 宋《存真图》和《欧希范五脏图》 北宋时期出现了《欧希范五脏图》和《存真图》两本重要的人体解剖学著作,均是官方通过解剖死因所著,在 11 世纪处于世界医学领先水平。两部著作中,后者较前者的论述更精细,影响更大。宋以后医籍中关于人体脏腑的说明,基本上均取自《存真图》。但这两本书均已佚失,《存真图》的部分内容在宋以后医籍中有所保留。据考,《存真图》中有《肺侧图》《心气图》《气海横膜图》《脾胃包系图》《分水阑图》(绘制泌尿系统)《大小肠膀胱之系图》,可能还有各脏腑形态专图,各幅图后附有描述性文字[10]327。这两部著作较之《内经》《难经》,不仅进一步建立在实体解剖的基础上，还对人体脏器进行了初步的系统化，是基于《内经》《难经》解剖学成就上的一个巨大飞跃。

5. 金刘完素：气道、食道、三焦划分，小肠连膀胱 刘完素（约公元1110—1200年），金元四大家之一，河间学派创始人[10]469。他在《素问要旨论·通明形气篇》阐述气道和食道："其腑脏者，下喉咙之前为气系。气系下连为肺……咽门下为食系，食系下连太仓。"表明当时已经认识到食道和气道的不同。并规定了三焦的解剖位置，但认为小肠与膀胱相通："小肠下连膀胱……又曰：心以上为上焦，心下至脐为中焦，脐下为下焦，通为三焦。"[11]248

6. 明孙一奎论心包络、横膈膜 孙一奎（公元1522—1619年），字文垣，号东宿，安徽休宁县人，明代著名医家，对三焦、命门理论颇有个人见地。所著《医旨绪余·人身内景说》曰："有膈膜遮蔽浊气，不得上熏于心，所以真心不受邪凌犯；其所以致病者，心包络耳。心包络是心上漫脂之外有细筋如丝，与心肺相连者是也。心包络经自膻中散布，络绕于三焦。"[12]682提出横膈膜的作用是保卫心脏不受邪气侵犯，而心包络代替心脏受病，并且提出心包络与三焦有密切关系。

7. 清王清任的新发现及部分纠错 王清任（公元1768—1831年），又名全任，字勋臣，河北玉田人，曾任清朝武官，为清代名医[10]684。他强调了解脏腑的必要性"著书不明脏腑，岂不是痴人说梦；治病不明脏腑，何异于盲子夜行""本源一错，万虑皆失"，通过查看刑余尸体结构，并绘图示之，对古代解剖学多有补充和纠正的论述，如对肺、肝、会厌的形态描述纠正了前代的谬误。王清任观察到了左右颈总动脉（"左气门，右气门"）、主动脉、肠系膜上下动脉、左右髂总动脉、左右肾动脉、左右锁骨下动脉、肋间动脉、下腔静脉、腹主动脉等血管的形状和位置，但他将腹主动脉"卫总管"认作气管，并将全身动脉均认为是气管[13]1-14，虽然与现代解剖学不符，但对现代理解古人所说的经脉的含义有一定帮助。王清任还发现了幽门括约肌、胆总管以及胆管在十二指肠的入口、胰脏、输精管、肠系膜等。

王清任提出并进一步阐发了"灵机记性不在心在脑"的理论，根据解剖结构，将视、听、嗅三者归于脑，以此解释了一部分病理生理现象："两耳通脑，所听之声归于脑……脑气与耳窍之气不接，故耳虚聋，耳窍通脑之道路中若有阻滞，故耳实聋。两目即脑汁所生，两目系如线，长于脑，所见之物归于脑，瞳人白色，是脑汁下注，名曰脑汁入目。鼻通于脑，所闻香臭归于脑。脑受风热，脑汁从鼻流出，涕浊气臭，名曰脑漏。看小儿初生时，脑未全，囟门软，目不灵动，耳不知听，鼻不知闻，舌不言。至周岁，脑渐生，囟门渐长，耳稍知听，目稍有灵动，鼻微知香臭，舌能言一二字。至三四岁，脑髓渐满，囟门长全，耳能听，目有灵动，鼻知香臭，言语成句。所以小儿无记性者，脑髓未满；高年无记性者，脑髓渐空。"[14]16认为耳、目、鼻、舌的功能皆与脑相关。

二、五脏理论

脏腑即人体内有形的实体器官的总称，虽源于解剖，但不等同于解剖学概念，更为重要的是一个机体功能上综合的概念[15]1470，是研究和认识机体生理及病理功能的理论概括[16]206。脏为阴，腑为阳，一脏一腑，一阴一阳，通过经脉互相络属，表里相合，协调互济，共同维持机体活动。脏腑理论包括了脏腑的阴阳属性、脏腑配属、生理功能、形体官窍配属、经脉联系等诸多方面的内容，是中医理论体系中的核心组成部分，指导临床诊治用药。

《内经》脏腑理论即是立足于阴阳五行学说，划分脏腑的阴阳属性及功能配属，将五脏与六腑、五体、五神、五志、五色、五味、五音、五声、五时等相互关联，构建成一个以五脏为中心，表里相合、内外相关的整体，以探知人体的生理病理变化。以病证为例，《内经》中对于五脏病证的描述主要散见于《灵枢·邪气藏府病形》《灵枢·本神》《灵枢·五邪》《灵枢·本藏》《素问·藏气法时论》《素问·气交变大论》《素问·玉机真藏论》《素问·五藏别论》《素问·阴阳应象大论》《素问·通评虚实论》《素问·经脉别论》《素问·平人气象论》等篇章中。后世医家多遵《内经》脏腑理论的内容，结合临床实践，从脏腑病理、辨治方面入手进行理论的扩充和发挥，形成了一套包括脏腑生理、病因病候、脉证、辨证论治在内的完整理论体系，为临床应用奠定了基础。

1. 汉张仲景细化五脏治法　张机（约公元150—154年至约公元215—219年），字仲景，东汉南阳郡涅阳（今河南南阳地区邓州市）人，官至长沙太守。张仲景在《内经》《难经》基础上，结合临证实践，从脏腑辨治的角度入手，总结并发挥了前人的藏象理论，对后世脏腑辨证的完善产生了深远的影响。

遵循《素问·藏气法时论》中治肝三法："肝苦急，急食甘以缓之""肝欲散，急食辛以散之，用辛补之，酸泻之"，肝为将军之官，急则不受制约，则以甘药缓之，肝主疏泄，肝郁气结则以辛散之，疏泄太过则以酸收之，张仲景据此治疗肝虚证，不仅提出了"补用酸，助用焦苦"（《金匮要略·藏府经络先后病脉证》）[17]1的补肝之法，以酸枣仁汤论治肝血亏虚所致虚烦失眠："虚劳虚烦不得眠，酸枣仁汤主之"（《金匮要略·血痹虚劳病脉证并治》）[17]17，还创立了小柴胡汤、芍药甘草汤、四逆散、半夏厚朴汤、乌梅丸、甘麦大枣汤等方剂，皆为经中"治肝三法"的继承和发挥。遵《素问·痹论》"心痹者，脉不通"之旨，认为心痛多因寒凝脉涩所致，张仲景在《金匮要略·胸痹心痛短气病脉证治》扩展至九种心痛，提出病机"阳微阴弦"，基于"心病者，宜食……杏薤"（《灵枢·五味》），分拟瓜蒌薤白白酒汤、瓜蒌薤白半夏汤、枳实薤白桂枝汤，根据病情轻重而施用，补充《内经》多针刺少药物治疗之缺。

基于《灵枢·营卫生会》"营在脉中，卫在脉外"，营卫运行皆有赖于心气，张仲景《伤寒论》论治心系疾患所立桂枝甘草汤、桂枝加附子汤、桂枝加桂汤、桂甘龙牡汤、小建中汤、炙甘草汤等均包含了调和营卫之桂枝汤[18]262-264，亦是宗"调其营卫"之旨；

遵《素问·藏气法时论》"咸补之，甘泻之"，张仲景在《伤寒论·辨太阳病脉证并治下》中针对正虚邪扰、气血阴阳俱虚的心动悸之证立炙甘草汤，咸以心性得柔、心气通运得复，甘以滋阴益营、脉道充盈，血脉复常，心神得养而悸得平，以达通阳复脉之效。

基于"诸湿肿满，皆属于脾"（《素问·至真要大论》），张仲景提出"趺阳脉伏，水谷不化……胃气衰则身肿"（《金匮要略·水气病脉证并治》）[17]39，"水在脾，少气身重"（《金匮要略·痰饮咳嗽病脉证并治》）[17]31，脾胃虚弱失运，水液运化失司而成肿满之证，立苓桂术甘汤苦温燥湿健脾、温化水饮，即温脾阳以利水，可谓是后世"培土制水"的源头；基于《素问·藏气法时论》"脾苦湿，急食苦以燥之""脾欲缓，急食甘以缓之，用苦泻之，甘补之"中甘、苦二味补泻治脾之理，张仲景以小建中汤温中补虚缓急论治"腹中急痛"（《伤寒论·辨太阳病脉证并治中》）、"虚劳里急"（《金匮要略·血痹虚劳病脉证并治》）等中焦虚寒、挛急作痛之证；《伤寒论》立茵陈蒿汤、栀子柏皮汤等苦寒燥湿之方论治湿热病证，既是源于《内经》治脾之法的临证实践，也为后世开具"甘缓""苦寒"之法脾胃病证治之端；基于《素问·玉机真藏论》"五藏者皆禀气于胃，胃者五藏之本"，脾胃乃气血生化之源，脾胃升降相因则气血充沛，则不易染病，张仲景提出"四季脾旺不受邪"[17]1，五脏虚损者治脾为先，《金匮要略·血痹虚劳病脉证并治》论治虚劳方剂中有五首治以温补脾气，其中的小建中汤、薯蓣丸都是健脾代表方；上承"浆粥入胃，胃泄注止，则虚者活"的护胃思想，张仲景临证使用峻猛药物攻逐邪气的同时，多配合粥疗护胃：如硝石矾石散论治女劳疸以"大麦粥汁和服"（《金匮要略·黄疸病脉证并治》）[17]43，十枣汤峻下逐饮以"糜粥自养"（《金匮要略·痰饮咳嗽病脉证并治》）[17]32，可见，仲景"保胃气"思想源自《内经》，也为其后李东垣的脾胃论奠定了实践基础。

遵《素问·藏气法时论》"肺欲收，急食酸以收之，用酸补之，辛泻之"补泻治肺之理，张仲景在《伤寒论》中立桂枝汤、小青龙汤等方，桂枝、麻黄、干姜、细辛等辛温发散肺气，芍药、五味子酸寒收敛肺气、以防宣散太过、耗气伤阴，辛酸配伍以达散收相制之效，可谓是在"五脏苦欲补泻"理论指导下，衍生出的温肺化饮之法。

遵《灵枢·本输》"肺合大肠"，张仲景从肠治肺，以大承气汤治喘（《伤寒论·辨阳明病脉证并治》），十枣汤治咳（《金匮要略·痰饮咳嗽病脉证并治》），紫参汤治下利肺痛（《金匮要略·呕吐哕下利病脉证治》），为拓展"肺合大肠"之理的"肺肠同治"之法。

基于《素问·逆调论》"肾者水脏，主津液，主卧与喘也"、《素问·示从容论》"咳嗽烦冤者，是肾气之逆"，已述及咳喘气逆之症与肾相关，张仲景提出了"夫短气有微饮，当从小便去之，苓桂术甘汤主之，肾气丸亦主之"[19]181，开创了补肾纳气论治气逆咳喘之证的先河[20]803，为后世南宋杨士瀛提出的"肾主纳气"提供了实践依据；同时，《内经》以"肾气"论述肾的生理功能及病理改变，并无"肾阴""肾阳"之载。张仲景以"肾气丸"论治腰痛、转胞不得尿、消渴等肾气虚衰之证，首开补益肾精、温阳化气之法，后世"六味地黄丸""知柏地黄丸"等皆源此化裁，开创后世调补肾阴肾阳先河[21]12-13，为"命门""相火"理论奠定了基础。遵《素问·藏气法时论》"肾苦燥，急食辛以润之"之理，张仲景在《伤寒论》中以五苓散论治太阳蓄水证，桂枝辛温散寒通阳，以助肾之蒸腾气化以行水，使得水液得以输布排泄，拓展《内经》"辛以润之"治肾之理。

2.隋巢元方析五脏病候　巢元方（生卒年史书缺传），隋代医家，为隋炀帝时期"太医博士""太医令"，奉诏主持编撰《诸病源候论》。其中卷十五"五脏六腑病诸候"，凡十三论，以五脏六腑疾病为纲，疾病之下再分述病证的概念、病因病机及证候，从病理变化和病证方面充实论证了藏象理论，也成为隋唐时期医家研究发挥藏象学说的一种代表方向。

"肝藏血"首见于《素问·调经论》，肝封藏失司则见呕血、吐血、衄血等出血征象，而封藏不力、涵养不足，则见血不养目、不荣筋诸象，巢元方以此阐述肝封藏失司则见出血、血不养目、不荣筋等诸候。基于"春善病鼽衄"（《素问·金匮真言论》），"怒则气逆，甚则呕血及飧泄"（《素问·举痛论》），"脾移热于肝，则为惊衄"（《素问·气厥论》），巢元方参合肝与四季、七情、脏腑相应的规律，从病因证候上发展，阐述了因虚损、气逆、血热所致的出血性疾病（汗血、衄血、呕血、吐血）的临证表现，将其归因于"胁下痛，唾鲜血者，此伤肝"[22]128。结合"人卧血归于肝，肝受血而能视"（《素问·五藏生成》）、"肝气通于目，肝和则目能辨五色"（《灵枢·脉度》），巢元方提出若肝不藏血，目窍失于濡养，则见"目视不明"（《诸病源候论·卷三·虚劳病诸候上》）、"目晕""目黑"（《诸病源候论·卷二十八·目病诸候》）等证候，与《灵枢·天年》"肝气始衰……目始不明"理论一致。结合"食气入胃，散精于肝，淫气于筋"（《素问·经脉别论》），肝血充养则濡养筋膜，巢元方提出"肝藏血而候筋。虚劳……不能荣养于筋……筋气极虚……筋挛也"（《诸病源候论·卷三·虚劳病诸候上》）[22]18，肝血不足、筋膜失养则见筋挛之症。

巢元方《诸病源候论·卷十六·心痛病诸候》提出"心病者，风冷邪气乘于心"[22]86、"阳虚阴厥"[22]86，《诸病源候论·卷三十·咽喉心胸病诸候》有"思虑烦多则损心"[22]141，将起病归于寒邪、阳虚、思虑三因，不仅补充了《内经》心痛胸痹的病机及转归，也指导了后世医家辨治方针。基于《内经》心与小肠传变致病理论："膀胱移热于小肠，鬲肠不便，上为口糜"（《素问·气厥论》），"心下崩、数溲血也"（《素问·痿论》），心与小肠同病变生口糜、溲血之症，巢元方分析了心病及小肠以致溲血的病机："小肠象火，王于夏，手太阳其经也，心之腑也。水液之下行为溲便者，流于小肠"（《诸病源候论·卷十五·小肠病候》）[22]84，"心家有热，结于小肠，故小便血也"（《诸病源候论·卷二十七·小便血候》）[22]128。

巢元方提出"脾胃虚弱，使水气流溢，盈散皮肤，故令遍体肿满"[22]109，同样认为脾胃为水肿病之主因，病机源自土不制水："脾胃俱主土，土性克水……脾得水湿之气，加之则病，脾病则不能制水……水气溢于皮肤而令肿也"[22]107；基于"脾合胃"（《灵枢·本藏》），脾胃同居中焦、"以膜相连"（《素问·太阴阳明论》），经脉络属互为表里，"脾为之使，胃为之市"（《素问·刺禁论》），纳运配合、燥湿互济、升降相因之理，巢元方提出"胃受谷而脾磨之，二气平调，则谷化而能食"[22]105细化脾运胃纳之理，基于脾升胃降分析"霍乱干呕""泄泻""腹胀""胃反"诸证病因，细化脾胃病候的阐述。

基于"肺之雍，喘而两胠满"（《素问·大奇论》），"诸痿喘呕，皆属于上"（《素问·至真要大论》），肺主气、司宣发肃降，失于肃降则气机不得下达、上逆而见咳、喘之变，故巢元方提出"肺主于气，邪乘于肺则肺胀，胀则肺管不利。不利则气道涩，故气上喘逆，鸣息不通"[22]69（《诸病源候论·卷十三·上气鸣息候》）"咽喉有声，如水鸡之鸣"[22]69（《诸病源候论·卷十三·上气喉中如水鸡鸣候》）；"肺主于气，候身之皮毛……若外为邪所乘，则肤腠闭密，使气内壅，与津液相并，不得泄越，故上气而身肿"[22]69（《诸病源候论·卷十三·上气肿候》）、"毛水者，乃肺家停积之水，流溢于外"[22]109（《诸病源候论·卷二十一·毛水候》），从水肿成因方面分析《素问·汤液醪醴》水肿病"开鬼门，洁净府"从汗而解之法。

基于《灵枢·本输》"肾合膀胱，膀胱者津液之府也""膀胱不利为癃，不约为遗溺"，肾气化失司可致小便异常，巢元方提出风邪入肾可见"风邪入于少阴，则尿血"（《诸病源候论·卷二十七·小便血候》）[22]128，肾虚劳损、膀胱气化失司亦可致"小便不利，色赤黄而有余沥"[22]15（《诸病源候论·卷三·虚劳候》），寒邪内侵或虚寒内生则见"故小便不禁"[22]78，为从肾论治小便异常奠定基础。

3. 隋杨上善启"脾胃分论"　《内经》中以脾胃为后天之本，基于《素问·玉机真藏论》"脾为孤藏，中央土以灌四傍"，《素问·太阴阳明论》亦有"脾者土也，治中央，常以四时长四藏，各以十八日寄治，不得独主于时也"，强调了脾土在生命活动中的重要地位，杨上善释之"五行之中，土独为尊，以王四季。脾为土也，其味甘淡，为酸苦辛咸味液，滋灌四傍之藏"[23]247-248（《太素·卷十四·四时脉形》），四时之中脾土无时不在，并有"脾胃气和，即四藏可生也"[23]305（《太素·卷十五·五藏脉诊》）之论。同时，在临证论治虚劳之证，对于"诸小者，阴阳形气俱不足"者，需"以甘味之药调其脾气"[23]305（《太素·卷十五·五藏脉诊》），提出甘味益脾胃的同时，更是佐证脾胃后天之本的论述。

杨上善（生卒年代不详），隋代、初唐时期医家，官至太子文学，编有《黄帝内经太素》（后简称《太素》）三十卷。基于《素问·五藏别论》"胃者，水谷之海"，杨上善分析将胃比于"海"之因："其脉粗大……血又多……谷气盛……阳气热"（《太素·卷四·十二水》）[23]67，"肠胃为彼六经所归，又滋百节，故为海也"（《太素·卷三·阴阳》）[23]31，并将胃比作"东海"："十二经脉，皆归胃海，水谷胃气环流，遂为气血髓骨之海故也。水谷之海，比于东海"（《太素·卷四·四海合》）[23]62，强调其主宰作用，为后世"脾胃后天之本"提供了理论依据，也是对《素问·平人气象论》"胃者，平人之常气也。人无胃气曰逆，逆者死"旨义的深化发展，为后世医家重视脾胃后天之本奠定了理论依据。

异于《内经》其他传本中有关脾胃位置关系的"以膜相连"，杨上善提出"脾与胃也，以膜相逆"[24]907，区别脾胃功能之不同，较前者涵义更为深刻，正如《新校正》中"太阴为阴，阳明为阳，即异位也"[23]151之阐释，区别脾胃功能之不同，不仅开后世"脾胃分论"之端，也为后世脾胃学说的发展奠定了理论基础。

4. 唐孙思邈列脏腑病证治方　孙思邈（公元581—682年），世号孙真人，隋唐时期京兆华原（今陕西耀州区）人，唐代著名医家。所著《备急千金要方》基于藏象学说，辨治疾病多以脏腑为中心："病源所起，本于脏腑。"[7]511（《备急千金要方·明堂三人图》）

首先根据脏腑分列虚实病证治方，《素问·五藏别论》有"五藏者，藏精气而不泻也，故满而不能实""六府者，传化物而不藏，故实而不能满"，孙思邈根据《内经》藏象理论，结合临床实践提出脏病多虚证，需以补法为多，腑病则以实证为多，常治之以泻法，如泻小肠热以清心火，对于"心中烦满，身重，口中生疮"[7]213的病证，孙思邈应用"大黄丸调肠热结满不通方"[7]213治疗；其次，还简列了各脏腑的形态、生理病理、脉证、与他脏及内外联系，每章"皆备述五脏六腑等血脉根源，循环流注，与九窍应会之所，并论五脏六腑等轻重大小、长短阔狭、受盛多少，仍列对治方法……"[7]217（《备急千金要方·肝脏脉论》），进行了系统的论述，以心为例：明确提出了"心肾水火相济"的观点："心主神，神者，五脏专精之本也，为帝王，监领四方"[7]245"心者火也，肾者水也，水火相济"[7]245"凡心藏象火，与小肠合为腑，其经手少阴，与太阳为表里。其脉洪，相于春，王于夏"[7]245（《备急千金要方·心脏脉论》），心病证有"心虚实""心劳""脉极""心腹痛""胸痹""头面风"等。

5. 宋许叔微以《内经》"肾恶燥"指导用药　许叔微（公元1080—1154年），宋代真州白沙（今江苏仪征）人，是一名儒医[25]169。他基于《内经》"肾恶燥"的理论，在《普济本事方·肺肾经病》中提出如附子、硫磺、钟乳之类燥烈药实为助阳药，并非补肾药："肾恶燥，如硫黄附子钟乳炼丹之类，皆刚剂，用之人以助阳补接真气则可，若云补肾，则正肾所恶者。"[25]102而古人补肾之方均用滋润药，如仲景的八味丸以地黄为主药，《外台》肾沥汤之类皆以滋润补肾："古人制方益肾，皆滋润之药。故仲景八味丸，本谓之肾气丸，以地黄为主，又如肾沥汤之类，皆正补肾经也。[25]102"对《内经》"肾恶燥"理论进行了临床发挥，用以指导补肾用药，提高了该理论的可操作性。

6. 金刘完素概括五脏病证　刘完素在《新刊图解素问要旨论·五脏病证》中根据《内经》所论，对五脏病证加以概括，以心病为例，《内经》所描述的症状有《灵枢·本神》："心气虚则悲，实则笑不休。"《灵枢·五邪》："邪在心，则病心痛，喜悲，时眩仆。"《灵枢·本藏》："心高则满于肺中，悗而善忘，难开以言；心下则藏外，易伤于寒，易恐以言。心坚则藏安守固；心脆则善病消瘅热中。"《素问·藏气法时论》："心病者，胸中痛，胁支满，胁下痛，膺背肩甲间痛，两臂内痛，虚则胸腹大，胁下与腰相引而痛。"《素问·气交变大论》："岁水太过，寒气流行，邪害心火。民病身热烦心躁悸，阴厥上下中寒，谵妄心痛，寒气早至，上应辰星。甚则腹大胫肿，喘咳，寝汗出憎风。"刘完素将之概括为"面赤，口干，善笑，口苦，焦臭，多言，足汗，其病心烦心痛，掌中热，口干也。"[11]223其中"掌中热"这一症状见于《灵枢·经脉》："是主心所生病者……掌中热痛。"对照《内经》原文，可以看出，刘完素将《内经》中很多症状描述省略，选取了小部分症状以及部分心经证候作为心病的代表证候，这可能与其临床实践经验有关。

同样，刘完素对另外四脏的病证概括为：肝病主要见症为面色青，多怒，脐左侧痛，四肢转筋，气胀满闷，排便不畅，小便不畅等；脾病主要见症为面色黄，多嗳气，肚脐处痛，腹部胀满，身体沉重，关节疼痛，乏力喜躺，四肢无力等；肺病主要症见面色白，多喷嚏，悲伤欲哭，脐右侧痛，咳喘，恶寒发热等；肾病主要见症为面色黑，恐惧，脐下部痛，四肢冷，小腹紧张疼痛，腹泻伴下坠感，足冷等[11]223。

《内经》作为一部古代医学论文集，由多位医家陆续撰抄而成，其中的医学论述以零散的经验性内容居多，系统性并不是很强，刘完素在《内经》基础上梳理精简，使五脏病证初具系统化雏形，便于记忆，加强了临床实践性。

7. 金张从正辨五脏病象之虚实　张从正（公元 1156—1228 年），金元四大家之一，私淑刘完素，为河间学派医家[10]471。他对《内经》五虚五实之说做了具体阐释。《素问·玉机真藏论》中论述了五虚、五实的危重证候："脉盛，皮热，腹胀，前后不通，闷瞀，此谓五实。脉细，皮寒，气少，泄利前后，饮食不入，此谓五虚。"他在《儒门事亲·五虚五实攻补悬绝法》中首先指出这是五脏虚实之主症，具体为脉盛为心实，皮热为肺实，腹胀为脾实，前后不通为肾实，闷瞀为肝实，此五实之症同见则表示五脏俱实，不治则死；脉虚为心虚，皮寒为肺虚，气少为肝虚，泄利前后为肾虚，饮食不入为脾虚，此五症同见则表示五脏俱虚，属于临床重症，如果不治或者救治不当则会导致死亡"夫五实为五脏俱太过，五虚为五脏俱不及。《内经》言此二证皆死，非谓必死也，谓不救则死，救之不得其道，亦死也。"[26]67

其次，他指出《素问·玉机真藏论》其后所说的"浆粥入胃，泄注止，则虚者活；身汗得后利，则实者活。"并非他人所理解的对疾病预后的断言，而是对于五实五虚的治法，五虚证当给予稀粥、止泻以使胃气和，胃气强健则虚可补，五实证当用汗法泄表和泻法泄里，使上下表里之气通畅，则实证可启："其下复言：浆粥入胃则虚者活，身汗后利则实者活，此两证自是前二证之治法也。后人不知是治法，只作辨验生死之断句，直谓病人有此则生，无此则死。虚者听其浆粥自入胃，实者听其自汗自利，便委之死地，岂不谬哉！夫浆粥入胃而不注泄，则胃气和，胃气和则五虚皆实也，是以生也；汗以泄其表，利以泄其里，并泄则上下通，上下通则五实皆启矣，是以生也。"[26]67

8. 金李杲阐发脾胃生理功能　李杲（公元 1180—1251 年），字明之，真定（今河北省正定）人，晚年自号东垣老人，金元四大家之一，师从张元素[10]472，易水学派医家，是中医"脾胃学说"的创始人。

《内经》中对于脾胃生理功能的论述，主要见于《素问·太阴阳明论》："脾与胃以膜相连耳，而能为之行其津液何也？岐伯曰：足太阴者三阴也，其脉贯胃属脾络嗌，故太阴为之行气于三阴。阳明者表也，五脏六腑之海也，亦为之行气于三阳。脏腑各因其经而受气于阳明，故为胃行其津液。"说的是足太阴脾经的经脉环绕于胃，连属于脾，所以脾经能够运送阳明之气入于手足三阴经，而足阳明胃经是足太阴经之表，所以胃经也能运送太阴之气入手足三阳经。五脏六腑都可借助脾经接受阳明的水谷精气，所以脾能为胃运送津液。

李杲主要基于《素问·五藏别论》《素问·阴阳应象大论》《素问·通评虚实论》《素问·经脉别论》《素问·平人气象论》《素问·玉机真藏论》《灵枢·口问》《素问·太阴阳明论》等篇章中关于脾胃的论述，从《内经》的脾胃理论立论，结合自己的临床实践，提出了一整套脾胃学说。

① 脾胃之气机有升有降。《脾胃论》中李杲引用《内经》原文："《灵枢经》云：上焦开发，宣五谷味，熏肤充身泽毛，若雾露之溉，此则胃气平而上行也。"提出胃气正常上行是上焦宣发熏肤充身泽毛的基础[27]59。又根据《素问·经脉别论》："饮入于胃，游溢精气，上输于脾，脾气散精，上归于肺，通调水道，下输膀胱。"关于水饮在体内的代谢过程，提出："盖胃为水谷之海，饮食入胃，而精气先输脾归肺，上行春夏之令，以滋养周身，乃清气为天者也；升已而下输膀胱，行秋冬之令，为传化糟粕，转味而出，乃浊阴为地者也。"脾胃之气升已则下输膀胱，传化和排泄糟粕[27]60。② 脾胃关系密切。在解剖结构上，李杲描述："脾长一尺，掩太仓，太仓者，胃之上口也。"在生理功能上，脾的熏蒸腐熟五谷和升发功能以胃气为前提。"脾受胃禀，乃能熏蒸腐熟五谷者也。"[27]57"谓脾为死阴，受胃之阳气，能上升水谷之气于肺，上充皮毛，散入四脏。"[27]57③ 胃气为五脏六腑十二经之本。胃气不足则大肠小肠无所禀受："大肠者，庚也，燥气也，主津；小肠者，丙也，热气也，主液。此皆属胃，胃虚则无所受气而亦虚，津液不濡，睡觉口燥咽干，而皮毛不泽也。"[27]58胃气不足导致脾不能行气于五脏和经络，故胃气虚可导致脏腑经络疾病："若胃气一虚，脾无所禀受，则四脏经络皆病。"[27]58胃气虚主要可见汗出小便数，容易外感风邪，得痿病，厥逆[27]59。④ 脾胃之气滋养先天元气。并从脾胃之气滋养先天元气的观点，引申出情志饮食劳逸过度伤脾胃之气，使元气不得充，可生百病的总病机："历观诸篇而参考之，则元气之充足，皆由脾胃之气无所伤，而后能滋养元气；若胃气之本弱，饮食自倍，则脾胃之气既伤，而元气亦不能充，而诸病之所由生也。"[27]32⑤ 上中下三气不足由于脾胃气虚。李杲针对《灵枢·口问》"上气不足，脑为之不满，耳为之苦鸣，头为之苦倾，目为之瞑。中气不足，溲便为之变，肠为之苦鸣。下气不足，则乃为痿厥心悗，补足外踝下留之"之论，用其

脾胃之气滋养元气的理论，解释了上、中、下气不足导致的这些症状，其原因是脾胃气虚，不能升提和滋养元气所致，如果加上情绪的损伤，则病情"危亡速矣""此三元真气衰惫，皆由脾胃先虚，而气不上行之所致也。加之以喜、怒、悲、忧、恐，危亡速矣。"[27]56 ⑥ 九窍不通由于脾胃虚。李杲用脾胃为元气之滋养的理论，解释了《素问·玉机真藏论》"脾为孤脏……其不及，则令人九窍不通，名曰重强"和《素问·通评虚实论》"头痛耳鸣，九窍不利，肠胃之所生也"的说法："此胃弱不以滋养手太阳小肠、手阳明大肠，故有此证。"说是由于胃气虚弱不能滋养小肠经和大肠经所致。指出脾胃虚可导致视听减弱，大便泄泻，小便闭塞[27]57。⑦ 提出升提温补的脾胃病治则。在《内外伤条辩·论饮食劳倦论》中针对"火与元气不两立"的病机，根据《素问·至真要大论》"劳者温之，损者温之"的治则，提出"甘温能除大热""补其中而升其阳"的具体治法，制补中益气汤。而对于脾胃不足之证的治疗，李杲又提出加用升麻、柴胡，一方面可升发脾胃清阳之气，一方面可使黄芪、人参、甘草的药力上行以充实腠理，卫气固密[27]14。⑧ 对脾胃的调养，当"夫顺四时之气，起居有时，以避寒暑，饮食有节，及不暴喜怒，以颐神志，常欲四时均平，而无偏胜则安"。不然脾胃受损后，升降失常，或久降不升，导致久泄，或升而不降，也可致病[27]60。如此，理法方药调养具备，为后世脾胃学说的进一步充盈奠定了基础。

9. 明薛己论脾胃与血　薛己（公元 1487—1559 年），字新甫，号立斋，明吴县人，出身医学世家，曾任明朝太医院院士[28]559，为明代温补派医家[29]103。他在注释汪伦的《明医杂著》中重点论述了脾胃与血的关系：一是脾胃为气血生化之源，脾胃虚则不能生血，脾胃虚致血虚又分四种情况，脾胃阳气虚弱之血虚用六君子汤，脾胃阳气虚寒之血虚则用六君子汤加炮姜，胃燥热之血虚用四物汤，脾胃虚寒之血虚用八味丸。如《明医杂著·医论·丹溪治病不出乎气血痰郁》中有云："脾胃为气血之本，若阳气虚弱而不能生阴血者，宜用六君子汤；阳气虚寒而不能生阴血者，亦用前汤加炮姜；若胃土燥热而不能生阴血者，宜用四物汤；若脾胃虚寒而不能生阴血者，宜用八味丸。其余当更推五脏互相生克而调补之。"[30]8 二是脾胃虚弱不能摄血，出血可用甘温之剂调补脾胃，使血归经而止血，如果误用寒凉可损伤脾胃之气，反而不能止血。如《明医杂著·医论·丹溪治病不出乎气血痰郁》中有云："窃谓饱食致崩者，因伤脾气，下陷于肾，与相火协合，湿热下迫而致。宜用甘温之剂调补脾气，则血自归经而止矣。若误用寒凉，复损胃气，则血无所羁，而欲其止，不亦难哉！大凡脾胃虚弱而不能摄血，宜调补脾气为主。"[30]10 此外，薛己还补充了脾胃阳气升发不利的病机病证，如脾胃阳气不足则鼻不利，如《明医杂著·续医论》有云："脾胃发生元气不能上升，邪害空窍，故不利而不闻香臭者，宜养脾胃，使阳气上行，则鼻通矣。"[30]95 脾胃阳气不升则生膜胀，如《明医杂著·医论》有云："饮食自伤，医多妄下，清气下陷，浊气不降，乃生膜胀。所以胃脘之阳不能升举，其气陷入中焦，当用补中益气，使浊气自降，不治自安。"[30]10

薛己还归纳出了治疗脾胃气机方面病变的四证四方：饮食不适者用枳术丸，脾胃虚弱者用四君子汤，脾胃虚寒者用四君子汤加炮姜，命门火衰者用八味丸。此外，还提出知母、黄柏等苦寒药可损伤脾胃阳气，须慎用，麦冬、芍药、栀子、生地等滋阴药可妨碍脾气，也不能多用[29]26。

10. 明徐春圃归纳脾胃病兼四脏之病象　徐春圃（公元 1520—1596 年），字汝元，号东皋，又号思敏、思鹤，安徽祁门人，新安著名医家，曾任明朝太医，是一名儒医[28]26、[4]563。他在《古今医统大全·脾胃门》中提出胃气弱则不能行药力，所以服药后病无好转的观点："百凡治病，胃气实者攻之则去，而疾恒易愈；胃气虚者攻之不去。盖为本虚，攻之而胃气益弱，反不能行其药力，而病所以自如也，非药不能去病也，主气不行药力故也。"[31]857-858强调了胃气在药物治疗中的重要性。尤其在养血滋阴法中，如果服四物汤"血不盈"，服补阴丸"阴不济"，则是因为脾气不能化生："故服四物汤而血不盈者，脾气之不化生也，服补阴丸而阴不济者，亦脾气之不输升也。此之谓不知本，其何以能养血滋阴矣乎！"[31]1385他提出用"四物汤""补阴丸"之类以养血滋阴，实为治标，其本在于脾气的生化："盖徒知其养血滋阴之标，四物、补阴丸之类是也。殊不知养血滋阴之本，则非四物、补阴之药也……由此观之，则血生化之本源，肾水溉灌之也，不有赖于脾气乎？"[31]1385并提出滋阴养血药久服以后会损伤脾胃和阳气："若久服不已，必致损脾，阳亦因之而惫也。"[31]1385

他还论述了脾与胃的关系，提出饮食不节胃先病，劳倦所伤脾先病："胃乃脾之刚，脾乃胃之柔，表里之谓也。饮食不节，则胃先病，脾无所禀而后病。劳倦则脾先病，不能为胃行气而后病。"[31]858并且根据《素问·玉机真藏论》中"胃者五脏之本也"的观点，提出脾胃虚弱会影响其他脏器："胃为十二经之海，十二经皆禀血气滋养于身。脾受胃之禀，行其气血也。脾胃既虚，十二经之邪不一而出。"[31]858同时归纳了脾胃病兼其他四脏之病的现象和治法："假令不能食而肌肉削，乃本病也。其右关脉缓而弱，本脉也。而本部本证脉中兼见弦脉，或见四肢满闷，淋溲便难转筋一二证，此肝之脾胃病也，当于本经药中加风药以泻之。本部本证脉中兼见洪大，或见肌热烦热，面赤而不能食，肌肉消一二证，此心之脾胃病也，当于本经药中加泻心火之药。本部本证脉中兼见浮涩，或见气短气上，喘咳痰盛皮涩一二证，此肺之脾胃病也，当于本经药中兼泻肺之体及补气之药。本部本证脉中兼见沉细，或见善恐欠之证，此肾之脾胃病也，当于本经药中加泻肾水之浮，乃泻阴火伏炽之药。"[31]858-859

11. 明缪希雍提补益脾阴　缪希雍（公元 1546—1627 年），父亲曾为明朝小官，他因病习医，成为当时有名的儒医[32]759。他上承《内经》"平人之常气禀于胃，胃者平人之常气也，人无胃气曰逆，逆者死"（《素问·平人气象论》）理论，以胃气的盛衰存亡作为病势善逆的标准，在《神农本草经疏·论阴阳诸虚病皆当以保护胃气为急》中提出胃气为后天元气，胃气受损，则影响药物的疗效："夫胃气者，即后天元气也，以谷气为本。是故《经》曰：脉有胃气曰生，无胃气曰死。又曰：安谷则昌，绝谷则亡。可见先天之气，纵有未尽，而他脏不至尽伤。独胃气偶有伤败，以至于绝，则速死矣。谷气者，譬国家之饷道也。饷道一绝，则万众立散。胃气一败，则百药难施。"进而明确提出用药不能违背患者胃气的情况："其他内外诸病，应投药之中，凡与胃气相违者，概勿使用。"[32]27

同时，缪希雍还提出了补益脾阴之说："世人徒知香燥温补为治脾虚之法，而不知甘寒滋润益阴之有益于脾也。"[32]714其用治理脾胃用药多以甘润见长，如治胃药多用人参、山药、白扁豆、莲肉、茯苓、橘红、大枣或枣仁、石斛、沙参、麦冬、白芍、砂仁等，补脾阴用石斛、木瓜、白芍、牛膝、酸枣仁为主，生地、枸杞子、茯苓、黄柏为臣，甘草、车前子为使[32]766。并指出燥湿药物如白术、陈皮等，多服可损脾胃津液而泻脾[32]685。可以说为后世"养胃阴"之说奠定了理论基础。

12. 明李中梓"肾为先天之本，脾为后天之本" 李中梓（公元 1588—1655 年），字士材，号念莪，华亭（今上海松江），明末清初著名医家，对《内经》《伤寒论》及宋元著述研究颇有见地。他主张脾肾并重，详细论述了脾肾的生理作用，提出肾为先天之本，脾为后天之本的论述。如他在《医宗必读》中所言："《经》曰：治病必求于本……而本有先后天之辨。先天之本在肾……后天之本在脾。"[33]81并且详细论述了为何说"肾是先天本，脾是后天本"："肾何以为先天之本？盖婴儿未成，先结胞胎，其象中空，一茎透起，形如莲蕊。一茎即脐带，莲蕊即两肾也，而命寓焉。水生木而后肝成，木生火而后心成，火生土而后脾成，土生金而后肺成。五脏既成，六腑随之，四肢乃具，百骸乃全。《仙经》曰：借问如何是玄牝？婴儿初生先两肾。未有此身，先有两肾，故肾为脏腑之本，十二经脉之根，呼吸之门，三焦之源，而人资之以为始者也。故曰先天之本在肾。脾何以为后天之本？盖婴儿既生，一日不再食则饥，七日不食，则肠胃涸绝而死……一有此身，必资谷气。谷入于胃，洒陈于六腑而气至，和调于五脏而血生，而人资之以为生者也。故曰后天之本在脾。"[33]81-82就是说，在人的胚胎时期，还没有长出身体的时候，先长出了双肾，再根据五行相生的关系，依次生成五脏六腑，四肢百骸，所以肾是先天之本。此说在《内经》中未见，虽然不符合现代医学，但由此可见古人对人类胚胎生成的一种想象。而"脾为后天本"的立论依据是脾胃具有吸收饮食的功能，以提供人体各脏器所需的养分，所以脾胃为后天之本，与《灵枢·海论》"胃者水谷之海"之意相近，可以说是立足于《内经》对脾胃功能的论述之上的。

李中梓将此论应用于临床上，主要在脉诊和论治方面。在脉诊方面，诊太溪穴处动脉可候先天之本的肾气，诊冲阳穴处动脉，可候后天之本的胃气，尤其是在伤寒病的诊疗中，必候肾气和胃气："上古圣人见肾为先天之本，故著之脉曰：人之有尺，犹树之有根。枝叶虽枯槁，根本将自生。见脾胃为后天之本，故著之脉曰：有胃气则生，无胃气则死。所以伤寒必诊太溪，以察肾气之盛衰；必诊冲阳，以察胃气之有无。两脉既在，他脉立可弗问也。"[33]82在论治方面，李中梓上承《素问·至真要大论》，在虚损病证的论治中，重视脾肾亏虚的调治，在《医宗必读·肾为先天本脾为后天本论》中提出治疗先天当分水火，治疗后天当分饮食劳倦，归纳了肾水不足、肾阳不足、饮食伤脾胃、劳倦伤脾胃四种情况的治疗方法："治先天根本，则有水火之分。水不足者，用六味丸壮水之主，以制阳光；火不足者，用八味丸益火之源，以消阴翳。治后天根本，则有饮食、劳倦之分。饮食伤者，枳术丸主之；劳倦伤者，补中益气主之。"[33]81

13. **明李中梓提出"乙癸同源，肝肾同治"** 李中梓论述肝肾的关系，创立了乙癸同源说，于《医宗必读》中提出"肝肾同源、肝肾同治"的观点，揭示了肝肾在生理、病理上的密切联系。李中梓根据卦象以及相火寄于肝肾之说，来说明肝肾两脏在功能上实同为相火之用："相火有二，乃肾与肝。"而在治疗上，由于肝无虚不可补，肾无实不可泻，故补肾即补肝，泻肝即泻肾，即是肝肾同治："东方之木，无虚不可补，补肾即所以补肝；北方之水，无实不可以泻，泻肝即所以泻肾……故曰：肝肾同治。"肝阴不足、肝阳上亢者，可以滋肾水之法以滋肝木，而肾气闭藏太过，则可以疏泄肝气之法以达泻肾的目的。同时，又因肝肾同为相火之用，其治疗肝肾实际上是治疗相火："总之，相火易上，身中所苦，泻木所以降气，补水所以制火，气即火，火即气，同物而异名也。"其中泻肝火、补肾水所制者皆为相火，所以说肝肾同治[33]85，在两脏病变的诊治中具有重要的意义。

14. **清罗美深化心肾关系** 罗美（公元 1662—1722 年），字东逸（一曰字澹生），清代新安人，康熙年间名儒，晚年好医[10]684。在《内经博议·心肾论》中阐发了心肾之间的关系。他根据《素问·阴阳离合论》中"圣人南面而立，前曰广明，后曰太冲"之说，提出广明为心，其用为火，太冲属肾，肾藏精，以及《素问·六微旨大论》中"君火之下，阴精承之"之说，提出心与肾之间有密切的联系。而心火如果没有肾精的滋养，则容易亢奋乃至自焚："《阴阳离合论》曰：圣人南面而立，前曰广明，后曰太冲。广明者，心也……然其用为火，火之体亢而不下，若以昭明为事，而无真精真气以养之济之，则必有自焚之患。"又通过精与神之间的密切关系，即"精以养神，神藏于精"，再一次说明心与肾互相影响的关系，并认为心肾为人体生命的核心："《经》曰：心者，生之本，神之变也。肾者，主蛰，封藏之本，精之处也。夫神精之用，为人身之大主，精以养神，神藏于精，而以气行乎其间。"[34]6-7

15. **清叶桂提出"脾升胃降""养胃阴法"** 叶桂（公元 1667—1746 年），字天士，号香岩，清代江苏吴县人，出身医学世家，清代名医，为温病学奠基人物[10]681。他在《内经》的基础上，进一步阐发的脾胃的生理特点："脾宜升则健，胃宜降则和，盖太阴之土，得阳始运，阳明阳土，得阴自安，以脾喜刚燥，胃喜柔润。"[13]122概括了"脾升胃降"的特点。因当时对脾胃的治疗用药混为一谈，故叶桂特别提出治胃当与治脾相区别之理，创立了胃阴辨治之说，治胃以通为补，药以甘濡润降为主："而治胃与脾迥别，古称胃气以下行为顺，区区术甘之守，升柴之升，竟是脾药，所以鲜克奏效。"[13]89"腑病以通为补，与守中必致壅逆。""不饥不纳，九窍不和，都属胃病。阳土喜柔偏恶刚燥，若四君异功等，竟是治脾之药。腑宜通即是补，甘濡润，胃气下行，则有效验。"[13]85强调了治胃不可同于治脾温热之法。

其弟子华岫云在"脾喜刚燥，胃喜柔润"的基础上，进一步归纳了叶氏脾胃分治之则，以及"叶氏养胃阴之法"，指出叶氏降胃治法是以甘平或甘凉濡润之品养胃阴，等津液来复则胃气自降。"故先生必用降胃之法，所谓胃宜降则和者，非用辛开苦降，亦非苦寒下夺以损胃气，不过甘平，或甘凉濡润以养胃阴，则津液来复，使之通降而已矣。此义即宗内经所谓六腑者，传化物而不藏，以通为用之理也。"并指出此法用于脾阳不亏，胃有燥火的情况，如果病机是脾阳不足，胃有寒湿，则当用东垣健脾之法："若脾阳不足，胃有寒湿，一脏一腑，皆宜于温燥升运者，自当恪遵东垣之法。若脾阳不亏，胃有燥火，则当遵叶氏养胃阴之法……故凡遇禀质木火之体，患燥热之症，或病后热伤肺胃津液，以致虚痞不食，舌绛咽干，烦渴不寐，肌燥熇热，便不通爽，此九窍不和，都属胃病也，岂可以芪术升柴治之乎。"[13]85

三、三焦理论

《内经》中关于三焦的生理论述，大致有 4 个含义：① 经络。具体可指手少阳经，如《灵枢·经脉》："三焦手少阳之脉，起于小指次指之端。"或指足太阳经别，如《灵枢·本输》："三焦者……太阳之别也，上踝五寸，别入贯腨肠。"② 六腑之一，是和胃、肠、膀胱一样的空腔脏器，并且有厚薄缓急的形态之分。如《素问·五藏别论》："夫胃、大肠、小肠、三焦、膀胱……故泻而不藏，此受五藏浊气，名曰传化之府。"《灵枢·本藏》："密理厚皮者三焦膀胱厚，粗理薄皮者三焦膀胱薄。"③ 分别具有产生和运行卫气、产生和运行营气、输出尿液功能的三个部位。如《灵枢·营卫生会》："黄帝曰：善。余闻上焦如雾，中焦如沤，下焦如渎，此之谓也。"④ 管理水液代谢的一个脏器，与肾、膀胱联系密切。如《灵枢·本输》："三焦者，中渎之府也，水道出焉。"（孙鼎宜曰"中"为"四"的形误[35]26，故"中渎之府"为"四渎之腑"。"四渎"是我国古代对水神的称呼[36]86，所以"四渎之腑"意味着管理人体内水液的内腑）《灵枢·本藏》："肾合三焦膀胱。"

生理功能上，"有形"三焦为水液升降道路："三焦者，决渎之官，水道出焉"（《素问·灵兰秘典论》），与肾、膀胱关系密切："肾合三焦膀胱"（《灵枢·本藏》）；而"部位三焦"则为"上焦如雾，中焦如沤，下焦如渎"（《灵枢·营卫生会》），病理上，三焦功能失常所致水液输布失常可见小便欠利、水肿满胀等症："实则闭癃，虚则遗溺"（《灵枢·本输》），"三焦病者，腹气满，小腹尤坚，不得小便，窘急，溢则为水，留即为胀"（《灵枢·邪气藏府病形》）。

由此可见，《内经》中三焦的概念并不一致，盖因《内经》非一人一时之作。而《内经》中虽然有把三焦作为一个有形脏器的论述，但对其解剖形态和解剖位置没有具体论述，并且在《灵枢·营卫生会》中将三焦分成三个具有不同功能的部位，似乎暗示着三焦是一种功能性的概念，并无实体。当后来《难经·三十八难》提出三焦"有名而无形"的观点以后[37]131，后世医家便开始了三焦到底有形还是无形的争辩。

1. 汉《难经》"三焦有名无形"，通行原气　《素问·灵兰秘典论》"三焦者，决渎之官，水道出焉"，以三焦为水液升降运行通道，此处为有形之腑之"六腑三焦"，有别于此，《难经·三十八难》提出三焦为"有名而无形"[6]189之无解剖形质的"气府"概念，是"原气"通行升降的道路，通达上下表里，深入五脏六腑："三焦者，原气之别使"[6]292，有"主持诸气"之用，协调脏腑的功能，而原气的产生、运行及补充均是在三焦的气化作用下完成的："通行三气，经历于五藏六府"（《难经·六十六难》)[6]292。

而在《灵枢·营卫生会》所提"上焦如雾，中焦如沤，下焦如渎"的"部位三焦"基础上，《难经·三十一难》根据"如雾""如沤""如渎"的特点，对三焦的各部划分、生理功能作了进一步的探索和论述：拓展三焦为气和水行的通道："三焦者，水谷之道路，气之所终始也。上焦者，在心下，下膈，在胃上口，主内而不出""中焦者，在胃中脘，不上不下，主腐熟水谷""下焦者，当膀胱上口，主分别清浊，主出而不内，以传导也"[6]158拓展三焦既是水液上下疏布的通道，也是诸气上下运行的通道，较《内经》"三焦"理论更为详细、明确。

2. 汉《中藏经》"三元之气"　《中藏经》中涉及三焦的论述有十三处[38]260，与《难经》"三焦"之义多有类似[39]5-6，"名虽三，而归一，有其名，而无形者也"[40]44、通行"三元之气"之职："三焦者，人之三元之气也。号曰中清之腑，总领五脏、六腑、荣卫、经络内外、左右上下之气也。三焦通，则内外左右上下皆通也。其于周身灌体，和内调外，荣左养右，导上宣下，莫大于此也"（《中藏经·论三焦虚实寒热生死逆顺脉证之法》)[40]44，拓展三焦输布原气及水液等营养物质之用。三焦功能失常，就寒、热、虚、实分述症见："上焦实热，则额汗出，能食而气不利，腹胀，胁肋痛，舌干口焦，咽闭之类。寒则不入食，吐酸水，胸背引痛，嗌干津不纳"[40]44，"中焦实热，则上下不通，腹胀而喘咳，下气不上，上气不下，关格而不通也。寒则下痢不止，食饮不消，而中满也。虚则肠鸣鼓胀也"[40]45，"下焦实热，则小便不通，大便难苦重痛也。虚寒，则大小便泄下不止"[40]45，分述并细化了三焦病变的证候形态。

3. 南宋陈言"三焦有形"说　到了北宋，出现了"三焦有形"说，据《龙川略志·医书论三焦》中载北宋有位名医叫单骧，反驳了王叔和的三焦无形说，认为三焦当有形质。而当时有一名为徐遁的举子在观察尸体后指出三焦为肾下脂膜[41]7-8，此种说法多为后来南宋医家接受。如南宋陈言（公元1131—1189年），字无择，青田人，永嘉医派创始人。他综合了单骧和徐遁二人的说法，在《三因极一病证方论·三焦精腑辨证》（《三因极一病证方论》以下简称《三因方》）中论述："古人谓左肾为肾脏，其腑膀胱；右肾为命门，其腑三焦。三焦者，有脂膜如手大，正与膀胱相对，有二白脉自中出夹脊而上贯于脑……三焦当如上说，有形可见为是。"并吸纳了单骧关于欲念可引动心火使三焦精气从命门泻去之说，提出"三焦精腑"的说法："方人心湛寂，欲念不起，则精气散在三焦，荣华百骸脉；及其欲念一起，心火炽然，翕撮三焦精气，入命门之府，输写而去，故号此府为三焦耳。"[42]292认为三焦和性欲有关，欲念可引动三焦内的精气与命门之火一同通过三焦泄去。并根据"三焦精腑"说提出因性生活不当导致的三焦虚寒病证："三焦虚寒，短气不续，腹不安食，随即洞下，小便赤浊，精泄不禁，脚胫酸疼，小腹胀满……人多以醉饱心虚而合阴阳，故此病作，唯谨之为得。"[42]94 认为性生活不当，使三焦精气虚寒，累及心、脾、肾，所以症见腹泻、小便赤浊、遗精等，并拟方"安中散"治疗[42]94。

4. 明汪机、孙一奎"三焦无形"、张介宾"三焦有形"　汪机（公元 1463—1539年），字省之，明代安徽祁门人，世居祁门之石山，别号石山居士，明代著名儒医，崇尚丹溪之学[10]558。在《运气易览·论手足经》中提出三焦无形，为气之使的观点："三焦者，决渎之官，水道出焉，三焦有名无形，上合于心主，下合于右肾，主谒道诸气，名为使者也。"[43]255

孙一奎是汪机再传弟子，是一名儒医[28]564。他在《医旨绪余·〈难经正义〉三焦评》中论证了"三焦无形"说，提出三焦是人体"膈膜脂膏"和"五脏五腑"之间的空隙，属于无形："袁淳甫《难经本旨》曰：所谓三焦者，于膈膜脂膏之内，五脏五腑之隙，水谷流化之关，其气膈会于其间，熏蒸膈膜，发达皮肤分肉，运行四旁，曰上中下各随部分所属而名之，实元气之别使也。是故虽无其形，倚内外之形而得名；虽无其实，合内外之实而为位者也。"[44]21 而上、中、下三焦其实是指人体的上、中、下三个节段而言："余按'焦'字亦不一，《灵枢·背腧》有云：肺腧在三椎之傍，心腧在五椎之傍。据铜人图，肺腧在三椎下，心俞在五椎下，是以'焦'字作'椎'字看也。椎、槌也，节也。斯上、中、下之三焦，亦是以地段三停而言，如云上、中、下三节也。'焦''膲'同用，如'藏''脏'同用也，不必拘从火从肉，但观上下文义何如尔。"

同时，孙一奎还论述了三焦依附于膀胱的关系，指出下焦即膀胱："据五脏各有一腑为应，三焦为孤腑（上中下三焦，同号为孤腑），又为外腑，又为中渎之腑。按渎者，水也。膀胱为津液之腑，津液亦水也。三焦为决渎之官，膀胱之用也，又为肾间原气之使，以其无形，故附膀胱而言之。"[44]14 "王好古虽引《灵枢》谓有足三焦之说，缘足三焦乃太阳之别络（别络乃支络），并太阳之正，入络膀胱，约下焦（约是约束也）。实则闭癃，虚则遗溺，虽有足三焦之名，实则足太阳之络脉也。盖下焦乃足经之所属，故即膀胱言之也。'本藏篇'言肾合三焦膀胱，亦以此故。"[44]22

另外，他从经络角度提出三焦可分手三焦和足三焦，手三焦即手三焦经，足三焦是足太阳经之别络："手少阳三焦主持于上，足三焦主持于下。足三焦者，足太阳膀胱之别也"[44]17 "言手三焦者，以其经属手少阳，又其治在膻中，缘手经经乎上也。言足三焦者，以其经即足太阳之别络，又其治在气冲，缘足经经乎下也"[44]17 概括了三焦具体功能，即上焦纳气为气海，中焦腐熟水谷，下焦分别清浊为决渎水道之官，指出当时医学界所说的"三焦"一词可以单指上焦或中焦或下焦："夫所谓三焦者，乃上焦、中焦、下焦三处地位合而名之也，以手少阳经统而属之，以合十二经之数。人之有十二经，犹日之有十二时，岁之有十二月也。上焦主纳而不出，其治在膻中；中焦主腐熟水谷，其治在脐旁；下焦分别清浊，主出而不纳，其治在脐下。滑伯仁曰：治，犹司也，犹郡县治之治，言三焦所治之地方在斯也。有以呼上焦为三焦者，如云三焦为气之父，指上焦之气海而言也（是上焦亦可以三焦称也）。有以呼中焦为三焦者，如云三焦欬状，欬而腹满不欲饮食，比皆聚于胃，关于肺者是也（是中焦亦可以三焦称也）。有以下焦呼为三焦者，如云决渎之官，中渎之腑者是也（是下焦亦可以三焦称也）。此三焦者，外有经而内无形，故曰外府，明非五脏五腑之有合应也；又曰孤府。"[12]655

虽同为明代医家，张介宾（公元 1563—1640 年），字会卿，号景岳，又号通一子，浙江山阴（今绍兴）人。但他却不赞同"三焦无形"说，在《类经附翼·三焦包络命门辨》提出根据字面意思，三焦是人体腔内部一层赤色组织，保卫着除心以外的脏腑，并与心包相表里，同属相火："所谓焦者，象火类也，色赤属阳之谓也。今夫人之一身，外自皮毛，内至脏腑，无巨无名，无细无目，其于腔腹周遭上下全体，状若大囊者，果何物耶？且其着内一层，形色最赤，象如六合，总护诸阳，是非三焦而何？"[45]795-796

5. 清初程知、沈又彭、罗美"三焦有形"说　程知（生卒年月不详），字扶生，海阳（今广东潮州）人，明末清初儒医[46]659。他明确提出了三焦为有形之腑，为包裹脏腑之腔子[46]659，并指出三焦的生理功能，三焦之气不仅上贯膈下注膀胱，而且贯于四肢头面即人身属阳的部位，是诸阳之总卫，其气之源头根于下焦肾间动气，所以说三焦是原气之使。并根据三焦司一身之阳气的观点，提出了"扶阳者，求之卫气"的治则[46]660。

沈又彭，清代医家，因考场失意，弃儒从医[46]706，他提出三焦为三个管子，是有形之物，他在《医经读·平集》中描述："三焦即三个管子，非有名无象也。若果有名无象，如何并咽并胃？"[47]21并且详细描述了下焦的位置和功能："膀胱止有一口，口端横一管，上半管即名下焦，下半管即是溺孔。未溺时膀胱之底下垂，其口向上与下焦直对，故下焦别回肠而渗入焉。欲溺时大气举膀胱之底，则其口向下，从溺孔注出。故曰：气化则能出矣。妊妇胎压胞门，小便不出，丹溪用托胎法深得此意。"[47]5-6可见，沈又彭用三焦的"管子说"重点解释了小便的生理过程以及朱丹溪用"托胎法"治疗孕妇尿潴留的机制。

罗美提出三焦即为胃。他根据《灵枢·营卫生会》中三焦的描述，指出三焦在位置上和胃密切相关："至论三焦，则《经》曰：上焦出于胃口，并咽以上，贯膈而布胸中。中焦亦并胃中，出上焦之后。下焦别回肠，注于膀胱。而于阳明胃之经络，则曰：循喉咙入缺盆，下膈属胃，其直者，缺盆下乳内廉，其支者，起胃口下循腹里，下至气街。此与三焦同行在前，故知三焦者，特胃部上下之匡廓。三焦之地，皆阳明胃之地。"而在功能上，三焦能腐熟消化水谷，和胃的功能相同："三焦之所主，即阳明胃之所施。其气为腐熟水谷之用，与胃居太阴脾之前，实相火所居、所游之地也。故焦者，以熟物为义。上焦如雾者，状阳明化物之升气也；中焦如沤者，状化时沃溢之象也；下焦如渎者，状济泌分别流水之象也，所以名为三焦者，皆谓胃耳。"[34]10所以，罗美认为"三焦"这个名称其实说的是胃。

四、命门理论

"命门"一词，最早见于《内经》，指代眼目："足太阳之本在跟以上五寸中……命门者，目也"（《灵枢·卫气》），"太阳根于至阴，结于命门。命门者，目也。"（《灵枢·根结》），为脏腑精气集中体现之处、观察生命的门户所在："五脏六腑之精气，皆上注于目而为之精"（《灵枢·大惑论》），两目为精气上注之所，故谓之"命门"，故而，王冰在注解中也有："命门者，藏精光照之所，则两目也。"[8]50或指代足太阳膀胱经的睛明穴："太阳根起于至阴，结于命门。名曰阴中之阳。"（《素问·阴阳离合论》）。但后世多遵《难经》"命门"内涵，与《内经》迥异，分述如下。

1. 汉《难经》"左肾右命门"　区别于《内经》以目为"命门"，《难经·三十六难》首提"肾两者，非皆肾也"，同时与肾进行划分："其左者为肾，右者为命门"[6]180，明确了命门的位置；生理功能上和肾密切联系，藏舍先天之精，与生命活动息息相关："命门者，精神之所舍也；男子以藏精，女子以系胞，其气与肾通"（《难经·三十九难》）[6]190，继承了肾"藏精"和"主生殖"的功能，虽有左右之分，功能上相互联系。《难经》"命门"学说首为王叔和《脉经》倡和，后为滑寿、李梴等医家所尊崇，成了后世"命门学说"之发轫。

2. 隋杨上善"左肾藏志，右肾命门藏精"及"肾间动气"　杨上善作为最早对《内经》分类整理的医家，对命门的位置、生理功能、病理也有着独到的发挥。关于"命门"实质，在《内经》《难经》释义相左的背景下，杨上善在《太素·经脉标本》《太素·经脉根结》中，对《灵枢》的诠注里指出"目为命门"乃因膀胱经下络于肾而上通于目内眦之故："肾为命门，上通太阳于目，故目为命门"[23]157结合"肾藏精志"（《灵枢·九针论》），提出了"左肾藏志，右肾命门藏精"[23]249不仅将左肾右肾的功能进行了划分，也将《内经》"目睛命门说"与《难经》中"右肾命门说"相统一[48]14-16；并在《难经·三十六难》"命门者，诸神精之所舍，原气之所系"的基础上，提出"人之命门之气，乃是肾间动气，为五脏六腑十二经脉命根，故名为原"（《太素·输穴·变输》）[23]278，将肾间动气与命门之精气联系起来，肾间动气不仅可生右肾命门之精气，还可佐益左肾之志气，不仅暗合《灵枢·本神》"肾藏精，精舍志"之旨，又将左肾右肾合二而一，提示肾间动气对人体的生命活动具有重要的意义，肾间动气的兴衰直接关系疾病的预后，如肾间动气衰竭，则见病情深重的真脏脉："肾间动气，五脏六腑十二经脉之原，故肾病，动运皆衰也……肾气衰甚，真脏即见，故与之死日之期也"[23]250（《太素·诊候之一·真藏脉形》），如将温病狂言失志狂言，归于肾间动气衰竭："志者，记也，肾之神也。肾间动气，人之生命，动气衰矣，则神志去之，故死也"[23]429（《太素·伤寒·热病说》）。杨上善不仅弥补了隋唐时期"命门"理论的空白，也为明代的"命门学说"作了良好的铺垫。

3. 金刘完素"命门相火论"　金代刘完素对于命门的看法，也取了《难经》之论，但他又将《内经》中相火的概念与《难经》命门的概念相结合，来论述人体的生理功能。他在《素问要旨论·通明形气篇》中，认为右肾为命门，是心包经的所属脏，与三焦经相表里，一改宋以前所流行的三焦为命门之腑的论述，提出心包络为命门之腑："岂不详经言七节之旁，中有小心。然人之脊骨，有二十一节，从下第七节之傍，左为肾，右为命门。命门者，便是心包络之脏，以应手厥阴之经，与手少阳三焦合主表里。"[11]256

同时，他又加入相火的概念，提出命门、心包络、三焦都是相火所在之处，即命门之火为相火："二经皆是相火，相行君命，故曰命门，而义昭矣。又，《玄珠》先取化源，于三日迎而取之，刺大陵，曰此是泻相火小心之源也，是知相火包络是少心，小心便是右肾命门也。又，《仙经》云心为君火，肾为相火，是以言其右肾命门属火而不属水也。"[11]256

4. 明孙一奎提出命门为"两肾间动气""呼吸之门"　　明代孙一奎在《医旨绪余·命门图说》中援引当时宋明理学的太极理论，比喻人体，结合《铜人针灸图》所定命门穴在两肾俞之间的观点，否定了出自《难经》的"左肾右命门"观点，提出命门为两肾间动气的学说："右肾属水也，命门乃两肾中间之动气，非水非火，乃造化之枢纽，阴阳之根蒂，即先天之太极。五行由此而生，脏腑以继而成。"[12]650并且引述了扁鹊之言，提出命门是五脏六腑之本，十二经脉之根，三焦之原，精神所舍，原气所系："《中和集》曰：阖辟呼吸，即玄牝之门，天地之根。所谓阖辟者，非口鼻呼吸，乃真息也。越人亦曰：肾间动气者，人之生命，五脏六腑之本，十二经脉之根，呼吸之门，三焦之原。命门之义，盖本于此，犹儒之太极，道之玄牝也。"[12]649说的是"命门"的概念，在人的生命体中，相当于儒家的"太极"，道家的"玄牝"，为无形无相之物，但却是人身脏腑等有形之物化生的来源，是人体生命的原动力[12]649。

其次，他否定了当时认为的命门与三焦相配，同属相火的说法："手心主为火之闰位，命门即水之同气欤。命门不得为相火，三焦不与命门配，亦明矣。"[12]649根据坎卦的卦象，认为命门的特性为阳气，不属于火："坎中之阳，即两肾中间动气，五脏六腑之本，十二经脉之根，谓之阳则可，谓之火则不可，故谓坎中之阳，亦非火也。"[12]650

5. 明赵献可论命门"两肾之间""先天君主之火"　　赵献可（公元1573—1664年），字养葵，自号医巫闾子，鄞县（今浙江宁波）人，对命门学说有着独到的见解。所著《医贯·〈内经〉十二官论》中将命门定义为两肾之间的先天无形之火："命门即在两肾各一寸五分之间，当一身之中……是为真君真主，乃一身之太极，无形可见。"[49]4"但命门无形之火，在两肾有形之中，为黄庭。"[49]4并提出命门是人生命之本源，将人身比作走马灯，而命门之火则为灯中之火："火旺则动速。火微则动缓。火熄则寂然不动。"[49]5"百骸具备，若无一点先天火气，尽属死灰矣。"[49]8

另外，书中还将《素问·灵兰秘典论》中所述"主不明则十二官危"中的"主"解释为命门，而非一般所认为的心，提出命门为十二经之主，五脏六腑的功能皆有赖于命门的支持。"人之初生受胎,始于任之兆,惟命门先具,有命门,然后生心,心生血,有心然后生肺,肺生皮毛,有肺然后生肾,肾生骨髓,有肾则与命门合,二数备,是以肾有两歧也,可见命门为十二经之主,肾无此,则无以作强,而伎巧不出矣;膀胱无此,则三焦之气不化,而水道不行矣;脾胃无此,则不能蒸腐水谷,而五味不出矣;肝胆无此,则将军无决断,而谋虑不出矣;大小肠无此,则变化不行,而二便闭矣;心无此,则神明昏,而万事不能应矣。正所谓主不明则十二官危也。"[49]5-9此论与孙一奎的"肾间动气说"十分相似,可为互补。

在治疗上,独重补肾命,因为命门为水中之火,故若见命门之火有余之症,不可泻火,只需补肾水,若见肾水有余之症,不可泻水,只需补命门之火:"命门君主之火,乃水中之火,相依而永不相离也,火之有余,缘真水之不足也,毫不敢去火,只补水以配火,壮水之主,以镇阳光,火之不足,因见水之有余也,亦不必泻水,就于水中补火,益火之原,以消阴翳,所谓原与主者,皆属先天无形之妙。"[49]5-9方以六味丸和八味丸为主,与张介宾在"真阴论"中提出的理法方药可互参。

6. 明张介宾"命门子户说"　张介宾提出命门是子宫的门户(当时以子宫来表述人体生殖器,故男女内生殖器都称为子宫),子宫在直肠之前,膀胱之后,故命门也是这个位置。命门的功能为闭固元气,是人身阴精阳气之本源,五脏六腑之所恃[45]795。但此论在临床上应用不多,故未被后世医家所采纳。但张介宾提出的命门为真阴之脏为主的"真阴论"所引申出的一系列关于命门功能在人体病理生理病变,确为后世医家多采用,张介宾根据命门为真阴之脏,内藏元气元精的理论,制定的左归丸、右归丸治疗临床一系列阴阳虚损病证的方法,至今仍在沿用。

7. 明程知"心包络即子户命门"　程知辨析了心包络的概念,否定历代医家所认为的心包络是包裹在心外之膜,提出心包络即子户命门,下络两肾,上系于心,并论述了心包络的功能,心包络脉气虽然是上属于心,下络于包门,但其气通于脊髓和四肢节髓即人身属阴的部分,是诸阴之总司,其主在心。根据心包络司一身之阴气的观点,从而提出了"养阴者,责之心火"的治则。[46]660

五、明汪机对营气理论的阐发:营中自有阴阳

汪机,明代著名儒医,崇尚丹溪之学[10]558。他在《石山医案·营卫论》中阐发和引申了《内经》营气理论,提出营由血和气两部分组成,营中血与气为一阴一阳,互根互用,不能把营看成纯阴属性:"细而分之,营中亦自有阴阳焉,所谓一阴一阳,互为其根者是也。若执以营为卫配,而以营为纯阴,则孤阴不长,安得营养于藏府耶?"[50]228

六、清张志聪对血之生理病理的深化认识

张志聪(约公元 1616—1674 年),字隐庵,钱塘(今浙江杭州)人,明末清初儒医[10]678。在《内经》的基础上归纳和发挥了血的生理病理内容,在生理上血来源于中焦

胃中谷气的奉心化赤："营气之道，内谷为宝。谷入于胃，乃传之肺，流溢于中，布散于外，精专者行于经隧。"[51]552 "是血乃中焦之汁，流溢于中以为精，奉心神化赤而为血。"[51]1045 血的生理功能为："半随冲任而行于经络，半散于脉外而充于肤腠皮毛。"[51]1045

血的病理现象为表邪太盛可致吐衄，暴怒、肝火旺、焦劳伤心包络可致吐血："此血或因表邪太盛，迫其妄行，以致吐衄者；有因肝火盛者，有因暴怒，肝气逆而吐者，吐则必多，虽多不死，盖有余之散血也。又心下包络之血亦多，此从冲任通于心包，为经络之血者，乃少阴所主之血也。如留积于心下，胸中必胀，所吐亦多，而或有成块者，此因焦劳所致。"[51]1045 而不同的出血形式提示不同内脏的损伤："有因咳嗽而夹痰带血者，肺脏之血也；有因腹满而便血、唾血者，此因脾伤而不能统摄其血也。"[51]1045 治疗时当辨明表里病因，以各经所主之药治之："学者先当审其血气生始出入之源流，分别表里受病之因证，或补或清，以各经所主之药治之，未有不中于窍郤者矣。"并指出阳明经多气多血是指相对血气生于中焦阳明而言，而不是指胃中有血，从而否定了吐血是因为阳明胃经多气多血的病理分析[51]1045。

七、清薛雪、沈又彭对卫气循行的进一步阐发

薛雪（公元1681—1770年），字生白，号一瓢，江苏吴县人，清代儒医，善治湿热证[10]680。他论证了《灵枢·经筋》"卫出下焦"的机理，根据《灵枢·营卫生会》中所说的卫气"行于阴二十五度，行于阳二十五度"的理论，指出卫气白天始于足太阳膀胱经运行于阳分，夜间始于足少阴肾经而行于阴分，膀胱和肾均属下焦，所以卫气出于下焦："卫气者，出其悍气之慓疾，而先行于四末、分肉、皮肤之间，不入于脉，故于平旦阴尽，阳气出于目，循头项下行，始于足太阳膀胱经而行于阳分，日西阳尽，则始于足少阴肾经而行于阴分，其气自膀胱与肾，由下而出，故卫气出于下焦。"[52]143

沈又彭，清代儒医[10]706。他阐发了卫气循环的机理，提出根据《灵枢·营卫生会》卫气与营气相伴而行，其循行路线应该和营气在十二经脉中循行顺序相同，而《灵枢·营卫生会》中所述卫气"行于阴二十五度，行于阳二十五度"中的阴阳实指表里，即卫气之浮沉而言，并非指经脉，从而否定了《灵枢·卫气行》中对卫气运行的论述："昼行阳，夜行阴，此阴阳非指经络言，乃指外内言也。盖脉在分肉之间，营行脉中，卫即行乎脉外，无论阴经阳经，卫气浮上而行者，即行于阳也，沉伏而行者即行于阴也……至若《灵枢》卫气行一篇，手三阳经倒行，足三阳经无还路，不可为训。"[53]636

八、清周学海对"气、血、精神"理论的阐发

周学海（公元1856—1906年），字澄之（潜初、健一），安徽建德人，是清代著名医学理论家，他从《内经》入手进行深入探讨："《素问》《灵枢》，医之祖也，即文之祖也。"校勘评注古医籍，辑为丛书，推广流传；对脉学理论十分有研究，并且集中医理

论之大成，提出许多创建，促进了中医理论的发展[54]655。

他概括并阐释了"气、血、精神"三者的关系和内容。他根据传统医学秉承于道家学说的说法，提出人体主要由"精""气""神"组成，而血属于"精"。他又分别详细论述了此三种物质的定义和功能：[54]232"气"是一种"无形而有机"的东西，气在不断运动着，从三焦分别而出。宗气是一种"动气"，凡是呼吸、说话、发声、肢体运动、筋肉力量的强弱都和宗气有关，体现了宗气的功能。宗气虚则表现为短促少气的症状，宗气实则表现为喘喝胀满的症状。宗气不到则痿痹而不用，和宗气有关的病为郁结病、劳倦病。"卫气"源于命门，通达于三焦，具有温暖肌肉、筋骨、皮肤的功能，慓悍滑疾，没有约束。肌肉温暖、水谷消化都是卫气的功效，卫气虚则出现寒性疾病，卫气实则出现热性疾病。"营气"出于脾胃，具有濡养筋骨、肌肉、皮肤的功能。

血是水谷的精华，饮食通过命门之火的转化变成血。血的作用是生长肌肉、皮肤和毛发。人体的筋骨、肌肉、毛发等有形之物都属于血的范畴。精是血的精华，生气依附于精。生气就是命门之火。如果精耗竭的话，命门之火也会灭绝。骨髓和脑都属于精的范畴。津也是由饮食水谷转化的，饮食水谷转化物里质地较清稀的就是津，津有润滑脏腑、肌肉、脉络的作用，使气血在体内流通而不滞涩。如果缺乏津，就会使气血滞涩不能运行。眼泪、唾液、汗液都属于津的范畴。小便也属于津，是津的糟粕。液是比较滑利稠厚的，不随着气一起运行，也是由饮食水谷所转化。液储藏在骨节和肌腱筋膜交汇之处，有利于关节的屈伸。鼻涕、口涎都属于液的范畴。精、血、津、液四者的质地不同，各有作用。血的质地最厚，津的质地最清，液的质地透明稠厚并且凝结，精是血和津液的精华，透明但稠厚，又和精神密切相关，是"神"所贮藏的地方："精者合血与津液之精华，极清极厚，而又极灵者也，是神之宅也。"人体中这四者血的含量最多，精的质地最重，而津的作用最大，内部的脏腑筋骨，外部的皮肤毛发，即精、血、液的相关物都需要津的滋润。如果津枯竭，那么精血会化成粉末，毛发会脱落[54]233。

对于神，周学海详细讨论了喜、怒、忧、思、恐五种情绪的影响，并将这五种情绪说为"五神"或"五性"。基于《灵枢·本神》论及五性之病机、病形："怒则气上，喜则气缓，悲则气消，恐则气下，思则气结""肝气虚则恐，实则怒……"他认为这五种情绪是人秉承于先天的性质，如果没有这五种情绪，就是"大痴"："喜、怒、思、忧、恐，本于天命，人而无此，谓之大痴，其性死也。"而这五种情绪功能的物质基础是血气："五神者，血气之性（性通'生'）也。"他提出神志疾病变化莫测又不容易治疗，而治疗的要点在于"调节"和"镇静"："然而神之病，其变不可测，而又最不易治……大抵神之充也，欲其调；神之调也，欲其静。"他把神归属于心和胆："神之主，主于心，而复从于胆。"[54]234-235

九、《内经》藏象理论研究发展评述

在古代，人们在对动物和人的尸体进行解剖的同时，还采用了另一种方法研究人体，即对活着的人体进行整体观察，通过"司外揣内""以表知里"的方法，即分析人体对不同的环境条件和外界刺激的不同反应，来认识人体的生理病理。《内经》主要依靠通过现象和功能联系这种方法，同时结合解剖得来的知识，并用古代哲学思想为指导，构建形成了藏象理论。

纵观秦汉魏晋隋唐时期《内经》藏象理论发展历程，自《内经》肇端，从最初的解剖观察转向了对各脏腑形态部位、生理特征、病理改变进行阐述，为后世奠定了藏象理论基本框架的基础。秦汉时期，藏象理论体系基本形成，《难经》对脏腑解剖结构的细化补充，为《内经》解剖学内容的完善发展做出了最为突出的贡献[55]3-4，"命门"内涵自"两目"到"右肾"的转变开启了后世"命门学说"研究的先河，张仲景《金匮要略》中"脏腑辨证"则是开启辨证论治运用《内经》藏象理论之端[20]22；魏晋至隋唐时期为藏象理论的临床运用发展时期，《中藏经》从平脉辨证的角度研究脏腑虚实寒热的病证[20]23，形成了脏腑辨证的雏形，巢元方以五脏为纲，将藏象理论运用于各科诸疾病因病机学研究，还发展了脾胃、命门学说，孙思邈首创的"藏府类方"法，以脏腑为纲，系统阐述了五脏六腑脉证及辨治用药，与《外台秘要》同为充实《内经》藏象理论的重要资料。可见，经后世医家结合临床实践不断的补充发挥，使藏象理论体系在唐代以前基本完善成型，呈现了不断充实完善的发展趋势。

秦汉魏晋隋唐时期，《内经》藏象理论的发展重心逐渐由脏腑形态转向脏腑功能，经历了从实体到功能态的演化[56]27，呈现了"重用轻体"的发展特点，这与思想文化的变迁息息相关。其一，封建礼教的束缚：《灵枢》可谓第一部人体解剖学[57]42，《汉书·王莽传第六十九》有载："翟义党王孙庆捕得，莽使太医、尚方与巧屠共刳剥之。度量五脏，以竹筵导其脉，知所终始，云可以治病"，可见汉代确有解剖活动，但其后的解剖学发展停顿，藏象理论逐渐转向非形态学的发展，与封建礼教的束缚以及哲学思想（包括道家、儒家、杂家等思想观念）如儒家"身体发肤受之父母，不敢毁伤"[58]32思想的推崇不无关系，尸体解剖被视为违反人伦、大逆不道的行为；其二，气论哲学思想也发挥了很大的作用，气无形质，是万物的本原，天地自然皆"通天下一气耳"[59]128，使得医家专注于整体和过程，藏象理论中"司外揣内"取代实体解剖观察也成了必然；同时，儒家思想中孔子的"道器"理论、老子"天下万物生于有，有生于无"[60]88，以道为体，以器为用，以道为本，以器为末，终成"重道轻器""尚无薄有"的社会价值观[56]34，儒家重用轻体的思想，反映到藏象理论中即是淡化脏腑解剖结构、重视各脏腑外在的生理病理表现，"粗守形，上守神"可见一斑。

宋代在解剖学上有比较显著的进展，《存真图》一书中所载的解剖学内容在11世纪处于世界领先地位，中原后世医家所论的人体解剖学多出自此书。在脏腑功能的论述上，金元医家刘完素、张元素、张从正基于《内经》的藏象理论，概括归纳了五脏的病理生理，而李杲则发展了脾胃的生理、病理学说，开创了专门的脾胃学说，明、清医家多宗李杲所论，加以发挥，如明徐春圃着重归纳了脾胃病和其他四脏的关系，明薛己论述了脾胃和血的关系，李中梓侧重于脾胃和肾的关系，明缪希雍、清叶桂侧重于脾阴的阐发等。明清医家对卫气、营气、血的概念也有所发挥。此外，还有各医家对《内经》中三焦、命门概念的发挥，形成了一定的学说。

其中，对《内经》三焦理论的发挥，在后世的发展大致可分为两个部分：其一是关于三焦是否有具体形态的争论，其二是三焦概念的临床应用。《难经》提出三焦"有名无形"。宋以后主张"三焦无形"论的医家多为明代医家，主要有汪机、孙一奎、张介宾。无形说所论的三焦的功能多不出《内经》和《难经》之论，即三焦的功能为行水和行气。另外需要提到的是以解剖学闻名的清代医家王清任，他在《医林改错》中也总结了前人对三焦的论述，认为前人对于三焦有形无形之论自相矛盾，而他经过解剖认为人体里没有三焦此物："余不论三焦者，无其事也"[61]6（《医林改错·方叙》）。相对的，持"三焦有形"论的医家主要有南宋陈言，他认为三焦是在命门附近，与膀胱相对的"脂膜"，并且有两条白色的"脉"夹脊上行与脑相连；而清代医家分别提出了三焦的形体是腔子（程知）、管子（沈又彭）、胃（罗美），可见，三焦的形体在古代医家中也众说纷纭，莫衷一是。而其中的说法，除了陈言稍微有一点实体解剖的基础以外，程、沈、罗三人均没有说明是否有无实体解剖的依据。但程、沈、罗有一个共同点，即他们所论述的三焦实体的结构都服务于某种生理功能或病理的解释。如程知用三焦"腔子"说，论述了三焦为原气之使，司一身之阳气这一生理功能，沈又彭的三焦"管子"说，解释了小便的排出的过程，以及朱丹溪用托胎法治疗孕妇尿潴留的机制，罗美更是把三焦说成是"胃"，统一了《内经》三焦的功能和形态。可见这三位医家对于三焦的形态之说多基于某种理论上的需要而进行的猜测。

虽然对于三焦实质的争论未有统一的意见，但并不妨碍医家将三焦这一概念用于指导临床疾病的治疗。清代温病学家如叶桂、吴瑭等，就将三焦理论用于对温病发病的描述，主要取三焦概念中的上、中、下分部的内涵，来描述温热之邪的传变，并根据三焦的概念制定了具体方剂，如《温病条辨》中的三仁汤，通过宣上、畅中、渗下三焦分消湿邪治疗湿温初起之证。

另外，关于命门理论，汉代《难经》提出了和《内经》不一样的"命门"概念，即"肾命门说——左肾右命门"，杨上善不仅以"左肾藏志，右肾命门藏精"对左肾右肾进行划分，并以经络理论将《内经》"目睛命门说"与《难经》中"右肾命门说"相统一。至隋唐至宋金，医家多沿用《难经》这一说法，并发展出许多附庸理论，如南宋陈言所建的"三焦精腑说"，就提出命门之火可从三焦泄出来解释如遗精这类性功能病变。金代刘完素，同意右肾命门之说，提出心包络为命门之腑，三焦通过经络与心包相表里而间接属于命门，并认为命门之火为相火，心包络与三焦都是相火游行之所。到了明代，由于宋明理学的发展，医家也将理学的一些概念引入医学中，与原有的医学概念相结合，提出了新的命门理论。如孙一奎主张命门为肾间动气，"呼吸之门"；张介宾提出命门即子户，一方面和生殖有关，另一方面为真阴之脏，内藏元气、元精，并由此引申出一系列命门水火病变的病证，并且制定了著名方剂左归丸、右归丸；赵献可进一步提出命门为两肾之间先天无形之火，把命门提高到"十二官之主"的地位，认为人体生命的本源与核心是命门而不是心，并明确提出命门病变的治疗原则是只补无泻。其中以张介宾关于命门理论的发挥及阐述最为完备，包括了从形态到功能到临床应用。而到了清代，程知又将命门说成是心包络，而他又同意心包络司一身之阴气的观点，等于变相把命门从属阳属火变成了属阴，此说不仅和前代医家产生矛盾，而且对临床指导意义不大。而从现代临床来看，多采用的是明代医家所提出的命门理论，且主要以张介宾的命门真阴论为主。

需要指出的是，《内经》所讲的各脏腑功能与其相对应的解剖学的脏腑并不完全相符。这是因为《内经》的作者只是基于粗浅的解剖学知识、主要着眼于人体的功能现象作为研究的基础，根据整体的各脏腑功能及其相互之间的联系来构建其藏象理论，这与以解剖实体为基础的西医生理学有着根本的区别。

《内经》藏象理论的传承发展及日臻完善，不仅受到了特定历史背景、哲学思想的影响，也都是在临床实践中提炼总结而成的，最终是为了更有效的指导临床实践，而与临床实践的有机结合也是藏象理论得以持续发展的动力，因此，在临床医学中的践行运用也是藏象理论的未来发展方向。

同时，基于解剖，立足于"气-阴阳-五行"理论的基础上，《内经》吸收了古代哲学思想，构建起来的"四时五脏阴阳"的藏象理论体系框架，不仅适应当下"生物-心理-社会"新医学模式的转变，特别是在一些免疫性疾病、内分泌疾病、慢性功能失调性疾病的诊治中，以整体系统的观念、关注于协调人体内外关系的藏象学说为核心的中医诊疗方法，反而疗效卓著，部分甚至优于西医西药；其中整体、系统、协调的思想逐渐将成为引导医学临床发展的新思路，西医学已经逐渐认识到这一点。稳态学说、应激学说以及神经-内分泌-免疫网络学说的诞生，正是说明了思维模式正逐步从"局部"转变为"整体"[62]153，虽然仍是以生物信号传导等"实物粒子"的形态结构、关系为基础，但可以看出其中研究特点已逐步从割裂转变为整体，指示了未来医学发展的新方向。可见，《内经》藏象理论也将在未来的医疗实践中继续发挥指导性的作用。

参考文献

［1］程士德. 内经理论体系纲要［M］. 北京：人民卫生出版社，1992：65.

［2］张舜徽. 汉书艺文志通释［M］. 武汉：湖北教育出版社，1990：291，293.

［3］［明］张介宾. 类经［M］. 北京：人民卫生出版社，1965：33.

［4］湖北中医学院第二届西医离职学习中医班. 从脏腑学说来看祖国医学的理论体系［J］. 中医杂志，1962（6）：3.

［5］李德新，刘燕池. 中医药学高级丛书——中医基础理论［M］. 北京：人民卫生出版社，

2012：211.

［6］牛兵占. 难经译注 ［M］. 北京：中医古籍出版社，2004：195.

［7］［唐］孙思邈. 中医必读百部名著备急千金要方 ［M］. 高文柱，沈澍农校注. 北京：华夏出版社，2008：21.

［8］张登本，孙理军. 王冰医学全书 ［M］. 北京：中国中医药出版社，2006：312.

［9］王琦编. 中医藏象研究与临床 ［M］. 北京：中国中医药出版社，2012：8-9.

［10］李经纬，林昭庚. 中国医学通史 古代卷 ［M］. 北京：人民卫生出版社，2000：327.

［11］宋乃光. 刘完素医学全书 ［M］. 北京：中国中医药出版社，2006：248.

［12］韩学杰，张印生. 孙一奎医学全书 ［M］. 北京：中国中医药出版社，1999：682.

［13］黄英志. 叶天士医学全书 ［M］. 北京：中国中医药出版社，1999：1-14.

［14］［清］王清任. 医林改错 ［M］. 李天德，张学文点校. 北京：人民卫生出版社，1991：16.

［15］王洪图. 黄帝内经研究大成中编 ［M］. 北京：北京出版社，1997：1470.

［16］王庆其，周国琪. 黄帝内经百年研究大成 ［M］. 上海：上海科学技术出版社，2018：206.

［17］［汉］张仲景. 金匮要略 ［M］. 于志贤，张智基点校. 北京：中医古籍出版社，1997：1.

［18］辛小红，范雪梅，张凯. 张仲景心系疾病用药规律研究 ［J］. 中国中医急症，2014，23（2）：262-264.

［19］张建荣. 金匮证治精要 ［M］. 北京：人民卫生出版社，1997：181.

［20］王琦，吴承玉. 中医藏象学 ［M］. 北京：人民卫生出版社，2012：803.

［21］朱抗美. 肾的精气阴阳理论源流考 ［J］. 浙江中医学院学报，1999，23（5）：12-13.

［22］［隋］巢元方. 诸病源候论 ［M］. 黄作阵点校. 沈阳：辽宁科学技术出版社，1997：128.

［23］［隋］杨上善. 黄帝内经太素 ［M］. 北京：人民卫生出版社，1965：247-248.

［24］《世界名人传记》编委会. 黄帝内经图文版第3册 ［M］. 北京：大众文艺出版社，2010：907.

［25］刘景超，李具双. 许叔微医学全书 ［M］. 北京：中国中医药出版社，2015：169.

［26］［金］张从正. 儒门事亲 ［M］. 刘更生点校. 天津：天津科学技术出版社，1999：67.

［27］［金］李东垣. 李东垣医学全书 ［M］. 张年顺整理. 北京：中国中医药出版社，2006：59.

［28］范行准. 中国医学史略 ［M］. 北京：中医古籍出版社，1986：559.

［29］任应秋. 中医各家学说 ［M］. 上海：上海科学技术出版社，1986：103.

［30］［明］王纶. 明医杂著 ［M］. ［明］薛己注，王新华点校. 南京：江苏科学技术出版社，1985：8.

［31］［明］徐春甫. 古今医统大全 上 ［M］. 崔仲平，王耀廷主校. 北京：人民卫生出版社，1991：857-858.

［32］任春荣. 缪希雍医学全书 ［M］. 北京：中国中医药出版社，1999：759.

［33］包来发. 李中梓医学全书 ［M］. 北京：中国中医药出版社，1999：81.

［34］［清］罗美. 医经01内经博议 ［M］. 北京：中国中医药出版社，2015：6-7.

［35］郭霭春. 黄帝内经灵枢校注语译 ［M］. 天津：天津科学技术出版社，1989：26.

［36］姚永霞. 文化济渎 ［M］. 郑州：中州古籍出版社，2014：86.

［37］郭霞珍. 难经译注 ［M］. 北京：人民军医出版社，2010：131.

［38］杜石然，范楚玉.《中国科学技术史稿》（上册）［M］. 北京：科学出版社，1982：260.

［39］韩金荣. 三焦理论梳理 ［D］. 济南：山东中医药大学，2011：5-6.

［40］［后汉］华佗. 中藏经［M］. 农汉才点校. 北京：学苑出版社，2007：44.

［41］［宋］苏辙. 龙川略志 龙川别志［M］. 俞宗宪点校. 北京：中华书局，1982：7-8.

［42］王象礼. 陈无择医学全书［M］. 北京：中国中医药出版社，2005：292.

［43］高尔鑫. 汪石山医学全书［M］. 北京：中国中医药出版社，1999：255.

［44］［明］孙一奎. 医旨绪余［M］. 韩学杰，张印生校注. 北京：中国中医药出版社，2008：21.

［45］李志庸. 张景岳医学全书［M］. 北京：中国中医药出版社，1999：795-796.

［46］王洪图. 黄帝内经研究大成 上［M］. 北京：北京出版社，1997：659.

［47］［清］沈又彭. 历代中医珍本集成1 医经读［M］. 上海：上海三联书店，1990：21.

［48］林殷，鲁兆麟. 从《黄帝内经太素》论杨上善对命门学说的贡献［J］. 北京中医药大学学报，2003，26（4）：14-16.

［49］［明］赵献可. 医贯［M］. 北京：人民卫生出版社，1982：4.

［50］李家庚，陶春辉. 汪石山经典医案赏析［M］. 北京：中国医药科技出版社，2019：228.

［51］郑林. 张志聪医学全书［M］. 北京：中国中医药出版社，1999：552.

［52］［清］薛雪. 医经原旨［M］. 洪丕谟，姜玉珍点校. 上海：上海中医学院出版社，1992：143.

［53］裘庆元. 三三医书 第3集［M］. 张年顺，樊正伦，芮立新主校. 北京：中国中医药出版社，2012：636.

［54］郑洪新，李敬林. 周学海医学全书［M］. 北京：中国中医药出版社，2015：655.

［55］乔文彪.《难经》对藏象学说的贡献［J］. 陕西中医学院学报，2009，32（2）：3-4.

［56］李如辉. 发生藏象学［M］. 北京：中国中医药出版社，2003：27.

［57］黄胜白. 二千年前中国的人体解剖学［J］. 中医杂志，1955（4）：42.

［58］东方桥. 孝经现代读［M］. 上海：上海书店出版社，2002：32.

［59］［战国］庄周. 庄子［M］. 韩维志编注. 长春：吉林文史出版社，2004：128.

［60］杨牧之. 老子［M］. 海口：南海出版公司，2013：88.

［61］［清］王清任. 医林改错［M］. 石学文点校. 沈阳：辽宁科学技术出版社，1997：6.

［62］马淑然，肖延龄. 天人相应的医学理论——藏象学说［M］. 深圳：海天出版社，2014：153.

第二节 经 络 腧 穴

经络学说是研究人体经络系统的循行分布、生理功能、病理变化及其与脏腑相互关系的理论学说，作为《内经》中的主要医学理论，后世针灸学的理论基础都源自《内经》。

在战国秦汉之际，有关经络的记载，有"十一脉说""十二经脉说""奇经八脉说"及"二十八脉说"等，马王堆帛书《足臂十一脉灸经》《阴阳十一脉灸经》及张家山简书《脉书》所记载的经脉数皆为十一条，内容远较《内经》简略，十一脉的起止，均与《内经》不同，也无相互衔接，如《内经》所说的"如环无端"。但其所记载的"是动病"和"所生病"，与《灵枢·经脉》的记载基本相同。说明在《内经》以前经络学说尚未完善，及《内经》问世意味着经络系统理论的确立。

《内经》对经络的概念、组成、循行、病候进行了系统的描述，包括十二正经、奇经八脉、十二经别、十二经筋、十二皮部、十五络脉、浮络、孙络，以及经络的标本、根结、气街等，是记载经络学说最完备的典籍，象征着经络学术已发展至成熟阶段[1]8-9。经络"上下相会，经络之相贯，如环无端"（《灵枢·邪气藏府病形》），"内属于府藏，外络于肢节"（《灵枢·海论》），具有"行气血而营阴阳，濡筋骨，利关节者也"（《灵枢·本藏》）的生理作用。《内经》提出二十八脉，以应天上二十八星宿："人经脉上下、左右、前后二十八脉，周身十六丈二尺，以应二十八宿。"（《灵枢·五十营》），为手六阳脉、手六阴脉、足六阳脉、足六阴脉、任脉、督脉、跷脉双侧，共长十六丈二尺："黄帝曰：愿闻脉度。岐伯答曰：手之六阳，从手至头，长五尺，五六三丈。手之六阴，从手至胸中，三尺五寸，三六一丈八尺，五六三尺，合二丈一尺，足之六阳，从足上至头，八尺，六八四丈八尺，足之六阴，从足至胸中，六尺五寸，六六三丈六尺，五六三尺，合三丈九尺，跷脉从足至目，七尺五寸，二七一丈四尺，二五一尺，合一丈五尺。督脉、任脉，各四尺五寸，二四八尺，二五一尺，合九尺。凡都合一十六丈二尺，此气之大经隧也。"（《灵枢·脉度》）。《灵枢·经脉》《灵枢·营卫生会》论述了十二经脉及十五络脉的循行分布、生理功能、病理表现，另有《灵枢·经别》《灵枢·营气》《灵枢·九针论》《灵枢·逆顺肥瘦》《灵枢·脉度》《灵枢·寒热病》《灵枢·经筋》《灵枢·根结》《灵枢·海论》等论及经络理论，共同构成了经络学说中的重要内容。

《内经》对于经气的运行，大致是分两套路线来说明的，一套是用于说明治疗之气的路线，目的是用于指导针刺治疗"黄帝问于岐伯曰：凡刺之道，必通十二经络之所终始，络脉之所别处，五输之所留，六府之所与合，四时之所出入，五藏之所溜处，阔数之度，浅深之状，高下所至。愿闻其解。"（《灵枢·本输》），即《灵枢·本输》中"出、溜、注、行、过、入"路线、《灵枢·邪客》中的"脉之屈折，出入之处"，其经脉之气的运行方向为从四肢末梢体表到躯干内里。一套用于说明人气营卫气血的运行顺序和脏器病变之间的联系，主要用于指导诊断和解释病理机制以及决定针刺补泻手法："雷公问于黄帝曰：《禁脉（备注：疑'脉'为'服'字形误。〈太素·卷八·经脉连环〉作'禁服'）》之言，凡刺之理，经脉为始，营其所行，制其度量，内次五藏，外别六府。愿尽闻其道……黄帝曰：经脉者，所以能决死生，处百病，调虚实，不可不通。"（《灵枢·经脉》），为《灵枢·经脉》中十二经脉循行路线，经脉之气的运行方向，即《灵枢·逆顺肥瘦》："手之三阴，从藏走手；手之三阳，从手走头；足之三阳，从头走足；足之三阴，从足走腹。"第二种经脉循行系统又演绎出络脉、经别、经筋、皮部的附属结构，补充说明了正经循行不及之处的人体组织结构的病变和病理机制。两套经脉循行路线或许有所重合，或许有所差异，但在实际运用中似乎并不影响对于疾病的治疗与诊断。

关于奇经八脉，《素问·气府论》《素问·骨空论》《灵枢·经脉》中论述了任脉和督脉的循行、腧穴、别络。《灵枢·逆顺肥瘦》《素问·气府论》《素问·骨空论》记载了冲脉的循行和腧穴，《灵枢·脉度》记载了跷脉的循行，《灵枢·寒热病》《灵枢·热病》记录了阴跷、阳跷的名称。而带脉仅有名称出现于《素问·痿论》《灵枢·经别》《灵枢·癫狂病》。阳维、阴维脉的名称见于《素问·刺腰痛》："阳维之脉，令人腰痛，痛上怫然肿；刺阳维之脉，脉与太阳合腨下间，去地一尺所。""飞阳之脉令人腰痛，痛上怫怫然，甚则悲以恐；刺飞阳之脉，在内踝上二寸，少阴之前，与阴维之会。"

腧穴是人体脏腑经络气血输注出入于体表的部位，也是疾病的反应点和针灸等治法的刺激点[2]。《内经》中有"穴""节""会""俞""骨空""脉气所发""气穴""气府"等称谓，不仅论及三百六十五穴的名称或部位（《素问·气穴论》），还对腧穴的概念及作用进行了明确的描述："节之交三百六十五会……神气之所游行出入也，非皮肉筋骨也"（《灵枢·九针十二原》），可以说，腧穴理论的早期建立始于《内经》。其中，《灵枢·本输》《灵枢·经脉》等篇以有名有位、无名有位、"以痛为输"等形式对腧穴的名称、定位归经、主治、刺灸方法及禁忌等方面进行论述，并对腧穴进行初步分类（五输穴、背俞穴、募穴、络穴、交会穴等），反映了腧穴理论的早期面貌，后世医家在医疗实践中对穴位归经、主治的认识不断深化，呈现由少到多的趋势，不仅发《内经》所无"原穴""郄穴"，还对《内经》中原有的五输穴、原穴、背俞穴、腹募穴理论进行补充发挥。有学者归纳《内经》载穴共 173 个，有明确穴位名称的 143 个，标注位置的穴位 123 个，有归经的穴位 125 个，其中 8 个腧穴归经与现代有异。

《内经》中关于穴位的确定和划分，大致有两种：一种是根据经脉脉气的运行规律和位置来定位，所举穴位有明确的归经，有《灵枢·本输》中五脏六腑所属各经脉脉气的"出（井）-溜（荥）-注（俞）-行（经）-入（合）"的位置，即现代所讲的五腧穴，《素问·气府论》中的手足六阳经的"脉气所发者"。另一种主要见于《素问·气穴论》，主要根据所治的部位和疾病来确定穴位，如可以治疗五脏疾病的藏俞五十穴，治疗六腑疾病的府俞七十二穴，治疗热病的热俞五十九穴，治水病的水俞五十九穴，治疗头部疾病的头穴二十五穴、胸部疾病的胸俞十二穴、膺俞十二穴等。《灵枢·背腧》中的五脏之输出于背者，也属于这种分类法。

《内经》中穴位的归经知识与现代我们熟知的针灸学教材中穴位归经知识有很大的差异。大致来说，现代公认的有名字的十二经穴，较《内经》中多了许多，笔者整理了《素问·气府论》和《灵枢·本输》中所讲的有明确归经的穴位数量，与现代针灸学教材中所列的数量做了一个大致比较。其中《内经》对于手足阴经上的穴位只论述了五输穴（见《灵枢·本输》），缺少现在我们所知的胸腹部的阴经穴位。而五输穴只讲了十一条经脉的五腧穴，没有心经的五腧穴，心经的五腧穴用心包经的五腧穴所代替了，原因在《灵枢·邪客》中已说明"黄帝曰：手少阴之脉独无腧，何也？岐伯曰：少阴，心脉也。心者，五藏六府之大主也，精神之所舍也，其藏坚固，邪弗能容也。容之则心伤，心伤则神去，神去则死矣。故诸邪之在于心者，皆在于心之包络。包络者，心主之脉也，故独无腧焉。"

另外，后世医家对"奇经八脉"理论发挥较多，其余皆宗《内经》发挥无多，现分述如下。

一、《难经》《甲乙经》补"五输穴"之缺

五输穴为十二经分布于四肢肘膝关节以下的井、荥、输、经、合五个特定腧穴："所出为井，所溜为荥，所注为输，所行为经，所入为合"（《灵枢·九针十二原》），取"五"之数可见深受五行学说影响；还对临证五输穴取穴原则进行了描述："病在藏者，取之井；病变于色者，取之荥；病时间时甚者，取之输；病变于音者，取之经；经满而血者，病在胃及以饮食不节得病者，取之于合。"（《灵枢·顺气一日分为四时》）

《难经》完善了五输穴与五行配属。《灵枢·本输》中仅有井穴在五脏阴经属木，在六腑阳经属金，但对于荥、输、经、合未有述及；《难经·六十四难》将所有的"五输"都配以了"五行"："阴井木，阳井金；阴荥火，阳荥水；阴俞土，阳俞木；阴经金，阳经火；阴合水，阳合土"[3]286，还根据五行生克制化规律，对五输穴的阴阳五行属性，结合十天干的配伍关系均作了完善；与此同时，《难经·六十八难》中"井主心下满，荥主身热，俞主体重节痛，经主喘咳寒热，合主逆气而泄"[3]301，将"五输"进行疾病配属，阐明五输穴疗疾所主，使得疾病证治更加明确具体；《难经·六十九难》还提出"虚则补其母，实则泻其子"的原则和方法[3]304，并创造了子母补泻法、泻南补北法、泻井刺营法、迎随补泻法等针刺补泻方法。

皇甫谧（公元215—282年），字士安，幼名静，自号玄晏先生，晋安定朝那（今甘肃省灵台县）人，所著《针灸甲乙经》补充五输穴。基于《灵枢·邪客》中"手少阴之脉独无腧"，将手少阴、厥阴二经合并，《灵枢·本输》中五脏五腧、六腑六腧共计五十五穴、缺少手少阴心经五腧，皇甫谧不仅填补了手少阴心经五输穴的空白，还指出五输穴的具体定位以及操作方法，如《针灸甲乙经·卷三》中"少商者……在手大指端内侧，去爪甲角如韭叶……为井。刺入一分，留一呼，灸一壮"[4]29，完善发展了五输学说。另外，基于五输流注的"子午流注"针法就是在此六十穴的基础上诞生的，沿用至今。

二、《难经》发展"原穴"

原穴为人体原气作用表现之处，大部分分布于四肢腕、踝关节附近，多用于论治五脏疾患，《灵枢·九针十二原》："五藏有疾，当取之十二原。"《难经》发展为三焦之气运行和留止所在："齐下肾间动气者，人之生命也，十二经之根本也，故名原。三焦者，原气之别使也，主通行三气，经历于五脏六腑。原者，三焦之尊号也，故所止辄为原，五脏六腑之有疾者，皆取其原也。"[3]292对于论治脏腑病证具有重要的作用。

三、《脉经》《针灸甲乙经》《备急千金要方》完备"背俞穴"

背俞穴是五脏六腑之气输注于背腰部的腧穴，位于背腰部足太阳膀胱经的第一侧线上，首见于《内经》，《素问·长刺节论》"迫藏刺背，背俞也"，可见与脏腑的相关性，反映脏腑的虚实盛衰。《灵枢·背腧》指出五脏背俞穴及其定位，以及"按其处，应在中而痛解，乃其腧也"的取穴方法，《素问·气府论》列出"六腑背俞穴"，未俱穴名。而王叔和补充了胆俞、胃俞、小肠俞、大肠俞、膀胱俞的取穴定位（《脉经卷第三》）；皇甫谧增补了三焦俞："第十三椎下，两傍各一寸五分"[4]23（《针灸甲乙经》）；孙思邈补充了厥阴俞："第四椎两边各相去一寸五分"[5]366（《备急千金要方》）。至此，最终完善了十二背俞穴的内容。

四、《脉经》《针灸甲乙经》补充"腹募穴"

募穴是脏腑之气结聚于胸腹部的腧穴，大多位于所属脏腑附近的胸腹部。募穴之名首见于《素问·奇病论》："胆虚气上逆而口为之苦，治之以胆募、俞。"其后，《难经·六十七难》提出"五脏募皆在阴"[3]298，但未明具体名称及定位；《脉经》明确了十个募穴的名称及定位；《针灸甲乙经·卷三》增补了第十一募穴（三焦募石门）定位以及刺灸方法，强调了石门为"女子禁不可刺"[4]27。基于《素问·阴阳应象大论》"阳病治阴"，募穴多用于论治六腑病证，后世医家还用于俞募配穴、募合配穴法论治脏腑病证。

五、《难经》首启"八会穴"

八会穴，为脏、腑、气、血、筋、脉、骨、髓之气会聚之处。首见于《难经·四十五难》："府会太仓，藏会季胁，筋会阳陵泉，髓会绝骨，血会膈俞，骨会大杼，脉会太渊，气会三焦外一筋直两乳内。热病在内者，取其会之气穴也。"[3]210-211作为针灸临床处方配穴的重要纲领和总则，在临床实践中奉为准绳。

六、《针灸甲乙经》首倡"郄穴"

郄穴是各经经气所深聚之处，首见于《针灸甲乙经》，十二经脉和阴阳跷脉、阴阳维脉各有一个郄穴，除胃经郄穴梁丘于膝上，其余均分布于四肢肘膝关节以下，共计16个。《针灸甲乙经》论及各郄穴主治疾病多为所过部位及脏腑的重症、顽症，为后世"阳经郄穴多治急性痛症，阴经郄穴多治急性血症"奠定了基础。

七、唐孙思邈首录"奇穴"之名

原有经穴之外，但具有固定名称、位置及主治的腧穴为"经外奇穴"，又称"奇输"，首见于《灵枢·刺节真邪》："尽刺诸阳之奇输。"一些特殊的刺法如"刺十指间""刺舌下两脉""刺头上及两额两眉间"（《素问·刺疟》），"舌下少阴"（《灵枢·癫狂病》）等应为"经外奇穴"最早的提法，但涉及穴位不多。

孙思邈首提奇穴之名，收集经外奇穴 187 个，散见于各证治疗中[6]115，有穴名及定位，如寅门、当阳、当容（《备急千金要方》），转谷、始素（《千金翼方》）等，有部位但无穴名，如"小儿暴痫……灸顶上回毛中"[5]99（《备急千金要方》），大大增加了奇穴的数量[7]26-30。

八、唐孙思邈命"阿是穴"

阿是穴是以病痛局部或与病痛相关的压痛点为腧穴。《灵枢·经筋》"以痛为输"，即根据脏腑经络与腧穴的内外联系，脏腑病变时，依据外属腧穴存在的压痛反应来定位取穴，如"疾按之应手如痛，刺之傍三痏，立已"（《素问·缪刺论》），"缺盆骨上切之坚痛如筋者灸之"（《素问·骨空论》），痛处即为取穴施治之处。《内经》中此类处方约 20 个，所治病证以痛证、实证、痹证为主。

根据《内经》"以痛为输"取穴法，《备急千金要方》命名"阿是穴"："人有病痛，即令捏其上，若里当其处，不问孔穴，即得便快或痛处，即云阿是。灸刺皆验，故曰：阿是穴也。"[5]523 共列穴 190 个左右，均有具体位置记载。孙思邈"阿是"取穴之法源自《内经》对腧穴的定位和认识："刺之要，气至而有效"（《灵枢·九针十二原》），"阿是"取穴之法即是体现了气至病所的腧穴定位之法。

九、晋皇甫谧增至 349 穴

遵"天人相应"之理，"气穴三百六十五以应一岁"（《素问·气穴论》），《内经》中腧穴之数达 365 个："凡三百六十五穴"（《素问·气穴论》），但实际载有穴名者仅 160 穴左右，单穴约 35 个，双穴约 125 个[6]119。

皇甫谧在《内经》和《脉经》的基础上，将十四经穴进行了全面的梳理归纳，腧穴数目增加至 349 个，还对腧穴名称、别名、取穴方法作了全面整理。《针灸甲乙经·卷三》详细介绍了 349 个穴位名称、位置及取穴方法、排列方式，其中单穴 49 个，双穴 300 个；记载完整的交会穴位 80 多个，扩大穴位的主治范围，为针刺疗疾提供了理论依据；同时，《针灸甲乙经》还记载了 70 余个穴位的别名，对于理解和记忆穴位的定位及主治提供了方便：如承山（鱼腹）、少海（曲节）、攒竹（夜光）、地机（牌舍）等。

十、唐王冰注释增补腧穴

王冰参考许多唐代以前的不同明堂著述，如《针灸甲乙经》《中诰孔穴图经》《中诰流注经》《经脉流注孔穴图经》《真骨》《针经》等，对腧穴内容进行注释全面详尽，共著述腧穴 535 穴次，除却重复，实际注释 285 个，分别阐明了腧穴名称、位置、归经、取法、刺灸分壮、禁忌等，确立了某些治疗部位与腧穴的对应关系，如：不同于《内经》中"髃骨穴"，王冰注"肩髃穴"："验今《中诰孔穴图经》无髃骨穴，有肩髃穴，穴在肩端两骨间，手阳明跷脉之会，刺可入同身寸之六分，留六呼，若灸者可灸三壮。"保存了部分亡佚著作中腧穴的内容。

同时，《素问·气府论》："大椎以下至尻尾及傍十五穴"，《太素》未予注穴名，王冰注释："脊椎之间有大椎、陶道、身柱、神道、灵台、至阳、筋缩、中枢、脊中、悬枢、命门、阳关、腰俞、长强、会阳十五俞"，不仅补入"十五俞"，还补入《甲乙经》"灵台、中枢、（腰）阳关"未载三穴，沿用至今。

十一、晋皇甫谧"按部分经"排列腧穴

《内经》腧穴排列多以经脉为纲，在经脉流注中述及根结流注的腧穴排列，如"肺出于少商……溜于鱼际……注于太渊……行于经渠……入于尺泽"（《灵枢·本输》）。

皇甫谧《针灸甲乙经》中将349腧穴按部分经进行排列，划分了头、面、项、胸、腹、四肢等35条线路，头面躯干部按部位分区划线排列，四肢部分经排列[8]82，"所载孔穴皆以部为次，是则本于《内经》"[9]2008，但又"辅翼内经"。由于经络循行的不同特点，如十二经别经过头面躯干与表里经交，五脏六腑之气转输于背部交会足太阳膀胱经，经络横向联系交会多在头面躯干[10]52-53，部分位于头面躯干部的腧穴位于多条经脉的交叉点上，为多经脉气所发，单纯循经对归属经络存在缺漏可能，而皇甫谧"按部分经"法，以交会穴的形式体现各经之间的关系，使得局部的腧穴归经一目了然，如《针灸甲乙经》"上脘"为"任脉足阳明，手太阴之会"，不仅体现了复杂多元的经穴归属关系，同时对局部病变的治疗也更具指导性意义。

十二、隋杨上善"依经排列"腧穴

杨上善撰注《黄帝针灸明堂》，不仅首次训释了所有腧穴之名，并遵《内经》依经脉排列的原则，以经为纲，以穴为目："以十二经脉各为一卷，奇经八脉复为一卷，合为十三卷。"[11]491以经脉循行流注方向排列经穴，加强了腧穴与经脉的联系，后世的循经取穴法亦来源于此。

十三、唐王焘"以经统穴"

王焘采用以经统穴之法，将"十二人明堂图"中所定357经穴（《针灸甲乙经》349腧穴的基础上，增录古明堂图中后腋、转谷、饮郄、应突、胁堂、旁迁、始索7个奇穴及《备急千金要方》膏肓穴）分列十二经脉，依据经之所会、脉气所发、纵行线与经脉的关系、任脉督脉与肾经膀胱经的关系，将《针灸甲乙经》未言明归属的腧穴一一归经，补充了《针灸甲乙经》头面躯干部分腧穴无经穴归属之憾[12]15。

王焘从五输穴起向心性排列至四肢躯干连接处，再从头颈部向下排列，以与躯干部本经相接，区别于《内经》《针灸甲乙经》排列之法，但此排列方式后世未有传承[5]13。

十四、《难经》首提并完善"奇经八脉"

奇经八脉即别道奇行的经脉，包括督脉、任脉、冲脉、带脉、阳维脉、阴维脉、阳跷脉、阴跷脉，不直接隶属十二脏腑，与奇恒之腑联系密切。全称记载首见于《内经》，散在各篇中论及八脉循行、腧穴分布、病候及治疗，但起止循环在各篇记载多有分歧，以冲脉为例，有"起于气街"（《素问·骨空论》），"起于胞中"（《灵枢·五音五味》），"起于肾下"（《灵枢·动输》），"出于颃颡"（《灵枢·逆顺肥瘦》），"起于关元"（《素问·举痛论》）等不同，不仅考虑冲脉遍布人体、无所不治，也是奇经八脉理论尚不完善统一的标志。虽然记载散在，但为后世发展奠定了基础。

《难经》对《内经》"奇经八脉"内容行删繁就简、整理归纳。首先，《难经·二十七难》首提"奇经八脉"概念，并指出作为"深湖"的奇经八脉对十二正经之"沟渠"有调节正气气血之功："沟渠满溢，流于深湖……人脉隆盛，入于八脉而不环周"[3]143；其次，设专篇《难经·二十八难》对八脉作用、起止分布、病候及与十二经的关系等专篇论述，对冲脉、任脉、督脉的循行起止作了归纳，补充了带脉、阴阳跷脉、阴阳维脉的具体循行部位及功能作用，如带脉"起于季肋，回身一周"[3]143，"阳维起于诸阳会也，阴维起于诸阴交也"[3]143（《难经·二十八难》）。其中，异于《内经》督脉循行"背正中线、头顶正中线、腹正中线"，《难经·二十八难》有"督脉者，起于下极之俞，并于脊里，上至风府，入属于脑"[3]142，仅述及"背正中线"，且为自下而上，至今沿用；另外，《难经·二十九难》集中讨论了奇经的病理："阳维为病苦寒热，阴维为病苦心痛。阴跷为病，阳缓而阴急，阳跷为病，阴缓而阳急。冲之为病，逆气而里急。督之为病，脊强而厥。任之为病，其内苦结，男子为七疝，女子为瘕聚。带之为病，腹满，腰溶溶若坐水中。"[3]150可见，《难经》本于《内经》又另有发挥，初步建立了奇经八脉理论体系。

十五、晋王叔和补充"奇经八脉"病候脉诊

王叔和（生卒年代正史未载），名熙，以字行，西晋高平（今山西境内）人，曾任太医令。他设专篇论述了奇经八脉的脉象，与八脉病候相联系，不仅将奇经八脉的病证加以完善补充，还阐明八脉病机，《脉经·平奇经八脉病》任脉："横寸口边丸丸，此为任脉，若腹中有气如指，上抢心，不得俛仰。"[13]74督脉："脉尺寸俱浮、直上直下，此为督脉。腰背强痛，不得俛仰。"[13]74冲脉："尺寸脉俱牢、直上直下，此为冲脉。胸中有寒疝。"[13]74带脉："左右绕脐腹腰脊痛，冲阴股。"[13]74阳维："脉浮者，蹔起目眩。"[13]73阴维："脉沉大而实者，苦胸中痛，胁下支满，心痛。"[13]73阴阳跷："阴跷为病，阳缓而阴急；阳跷为病，阴缓而阳急。"[13]73其中，以督脉病候为例，在《素问·骨空论》"脊强反折"基础上，《脉经》增加了"腰背强痛，不得俯仰，大人癫病，小人风痫疾"[13]74，可见，王叔和不仅使得奇经八脉病的证候更加完善，也为八脉病证提供了

辨证依据，奠定了理论基础。

十六、晋皇甫谧发挥跷脉理论

皇甫谧承袭《内经》《难经》中奇经八脉循行、病候理论，并在跷脉循行和生理功能方面有所发挥[14]1705-1707。循行："跷脉者，少阴之别，于然骨之后，上内踝之上，直上循阴股，入阴，上循胸里入缺盆，上循人迎之前，上入頄，属目内眦，合于太阳阳跷而上行"[4]17，生理功能："跷脉……濡目，气不营则目不合"[4]17，有助目病论治。

十七、巢元方、孙思邈、王焘论治奇经病证

基于《素问·上古天真论》中男女生长发育与任脉、太冲脉相应的变化关系，巢元方在《诸病源候论》中提出女子的经、带、胎、产疾患与冲任密切相关，为后世奠定妇科疾患从调治冲任入手的理论基础；孙思邈在《备急千金要方·妇人方》中载有"小牛角䚡散"论治任脉疾患如带下、下血等症；王焘在《外台秘要》中载有"深师小酸枣汤""小品流水汤""千里流水汤""延年酸枣饮"论治跷脉病虚烦不得眠[14]1705-1707，是对奇经八脉理论的运用充实。

十八、宋王惟一对《内经》穴位数量和主治、骨度分寸的补充和标准化

王惟一（公元 987—1067 年），又名王惟德，曾任太医局翰林医官，并在太医院教授医学[15]387。公元 1026 年，王惟一奉诏修订编纂了《铜人腧穴针灸图经》，该书总结了北宋以前源于《内经》的经络循行、腧穴的理论，在《内经》的基础上，主要参考校对了《针灸甲乙经》《备急千金要方》《外台秘要》《太平圣惠方》等著作，增加了腧穴的数目，补充了腧穴主治病证，其收载腧穴 657 个，比《针灸甲乙经》增加了 3 个双穴（青灵、厥阴俞、膏肓俞），2 个单穴（灵台、阳关）[16]7。并且，他在《灵枢·骨度》人体正面测量骨度的基础上，增加了从人背面、侧面测量骨度的数据。此外，《铜人腧穴针灸图经》对取穴法和取穴工具做了规定，明确指出以"中指内纹为一寸"，并提出因绳子有伸缩性，用于度量穴位不准，规定改用薄竹片度量取穴[16]7。《铜人腧穴针灸图经》为后世针灸学的发展奠定了标准化与规范化的基础。

十九、金刘完素将经络病症分虚实

刘完素在《素问要旨论·十二经本病》中，将《灵枢·经脉》和《素问·藏气法时论》的内容相结合，归纳了十二经病症状，分为虚实两类，充实了经络学说。

以足厥阴肝经为例：《灵枢·经脉》中足厥阴肝经病的主症为："是动则病腰痛不可以俯仰，丈夫㿉疝，妇人少腹肿，甚则嗌干，面尘脱色。是主肝所生病者，胸满呕逆飧泄，狐疝遗溺闭癃。"《素问·藏气法时论》："肝病者，两胁下痛引少腹，令人善怒；虚则目䀮䀮无所见，耳无所闻，善恐，如人将捕之。取其经，厥阴与少阳。气逆，则头

痛、耳聋不聪、颊肿。取血者。"刘完素将足厥阴肝病的主症归纳为"腰痛不可以俯仰，丈夫癀疝，妇人小腹肿，肤胁痛引少腹"，并提出肝经实证的辨别症状为"嗌干，面尘，善怒，忽忽眩冒巅疾，目赤肿痛，耳聋颊肿"。肝经虚证的辨别症状为："目䀮䀮无所见，耳无所闻，善恐，如人将捕之，胸满，呕逆，飧泄，狐疝，遗溺，闭癃。"[17]257-258 可见，刘完素认为《内经》中所说的经脉"是动病"和脏病是指经脉的主症，"是动病甚"者与某脏气逆指该经脉实证的辨别症状，经脉"是主某脏所生病"以及脏病之虚症指该经脉虚证的辨别症状。

二十、元滑寿提出"十四经"之名、完善穴位归经、奇经八脉循行和主治

滑寿（公元 1304—1386 年），字伯仁，晚号撄宁生，元代医家，襄城（今河南襄城县）人。汇集《灵枢·经脉》《灵枢·本输》《素问·骨空论》等篇，并且考订《内经》，训其字义，释其名物，疏其本旨，正其句读，采首倡"循经考穴"之法，将《金兰循经取穴图解》（其后简称《金兰循经》）中所载 354 穴归经，对每经的穴位进行考订，并按《灵枢·经脉》十二经流注次序及方向加以排列，得穴位 647 穴，将各穴归类于十四经的循行中，补充了《内经》穴位的归经："乃以《灵枢·本输》《素问·骨空论》等论，裒而集之。得经十二，任督脉之行腹背者二，其隧穴之周于身者，六百四十有七，考其阴阳之所以往来，推其骨之所以驻会，图章训释，缀以韵语，厘为三卷，目之曰《十四经发挥》。"同时滑寿还创制各经经穴歌诀，列于各篇之前，便于记忆和推广，此举不仅发挥了《内经》经络学说，且对后世经络的循行，腧穴归经及排列方法产生了深远的影响。

在《十四经发挥》中，滑寿提出任、督二脉的重要性（统领全身阴经、阳经），将任督二脉提升至十二正经的位置，与十二正经并列而为十四经："人身六脉虽皆有系属，惟督任二经，则苞乎腹背，有专穴。诸经满而溢者，此乃受之，宜与十二经并论。"其次滑寿完善了《内经》奇经八脉理论。《内经》中除了任、督、冲三脉有循行和穴位、主治以外，其余阴阳跷脉、阴阳维脉、带脉五条经脉的循行和穴位、主治均不全。滑寿在《十四经发挥》中参考了包括《内经》《难经》《针灸甲乙经》在内的多部著作对奇经八脉起止、循行路线、所属经穴部位及主病等加以系统论述，并将其补充："奇经有八脉：督脉督于后，任脉任于前，冲脉为诸脉之海，阳维则维络诸阳，阴维则维络诸阴。阴阳自相维持，则诸经常调；维脉之外有带脉者，束之犹带也；至于两足跷脉，有阴有阳，阳跷行诸太阳之别，阴跷本诸少阴之别。"说的是督脉总督人体后面气血；任脉担任人体前部气血的总领；冲脉又为诸脉之海；阴维联系其他阴经，阳维联系其余阳经，有调节阴经或阳经气血的作用；带脉如腰带约束其余经脉，阳跷脉与足太阳经的经别相并行，阴跷脉与足少阴经经别并行[18]201-202,[19]28。另外，滑寿还阐述了奇经八脉的意义，提出奇经八脉对于十二正经，就像沟渠之于江河，是储蓄十二经脉满溢之气血的地方：

"盖以人之气血，常行于十二经脉，其诸经满溢，则流入奇经焉……譬犹圣人，图设沟渠，以备水潦，斯无滥溢之患。人有奇经，亦若是也。"[18]201

二十一、明李时珍对奇经八脉理论的系统化完善

李时珍（公元1518—1593年），字东璧，晚年自号濒湖山人，湖广黄州府蕲州（今湖北省蕲春县）人，出身于医学世家，曾任明朝太医院判，是明代著名的医药学家和博物学家。他在前人的基础上，将奇经八脉的走行、穴位、功能、病证、主治汇集而成《奇经八脉考》，使奇经八脉理论系统化，较之滑寿的《十四经发挥》，《奇经八脉考》中对奇经八脉的功能和主治进行了更详细的补充，主要是综述了《素问》《灵枢》以及历代医家如张仲景、王叔和、王冰、张元素、王海藏等关于奇经八脉病证的论述。

以督脉为例，督脉的病变及治疗有："督脉生疾，从少腹上冲心而痛，不得前后，为冲疝。女子为不孕，癃痔遗溺嗌干。""实则脊强反折。"（引述《素问·骨空论》）"虚则头重，高摇之。"（引述《灵枢·经脉》）"督脉为病，脊强而厥。"（引述《难经》）"脊强者，五痉之总名。其证卒口噤背反张而瘛。诸药不已，可灸身柱、大椎、陶道穴。"（引述张仲景的《金匮要略》）"此病宜用羌活、独活、防风、荆芥、细辛、藁本、黄连、大黄、附子、乌头、苍耳之类。"（引述王海藏关于督脉病的用药）"尺寸俱浮，直上直下，此为督脉。腰背强痛，不得俯仰，大人癫病，小儿风痫。""脉来中央浮直，上下动者，督脉也。动苦腰背膝寒，大人癫，小儿痫，宜灸顶上三壮。"（引述王叔和的《脉经》）"风气循风府而上，则为脑风。风入系头，则为目风眼寒。"（引述《素问·风论》。风府穴为督脉上的一个要穴）这在《十四经发挥》中是没有的[20]1264。

此外，对于奇经八脉功能的概括，《奇经八脉考》中"内温脏腑，外濡腠理"，较之滑寿的概括又进一步[20]1264。

二十二、明张志聪提出"督脉环绕前后一周"

《素问·骨空论》："督脉者，起于少腹以下骨中央，女子入系庭孔，其孔，溺孔之端也，其络循阴器合篡间，绕篡后，别绕臀，至少阴与巨阳中络者合，少阴上股内后廉，贯脊属肾；与太阳起于目内眦，上额交巅，上入络脑，还出别下项，循肩髆，内侠脊抵腰中，入循膂络肾；其男子循茎下至篡，与女子等；其少腹直上者，贯脐中央，上贯心入喉，上颐环唇，上系两目之下中央。"

张志聪根据此段经文，阐发了督脉的循行路线："此言督脉之原，起于少腹之内，而分两岐。一从后而贯脊，属肾；一从前而循腹，贯齐，直上系两目之下，而交于太阳之命门，是督脉环绕前后上下一周，犹天道之包乎地外也。"即督脉起于少腹下，一条从后向上循行贯脊络于右肾，一条从前向上循腹胸直上系两目之下，而交于太阳之命门，此为出分两岐。入者一条从目内眦出发，上额交巅上，入络脑，向下贯脊络于左肾，一条从后所出络于右肾之脉，此为入分两岐。督脉其实是环绕人体胸背前后一周，

而非时人常说的仅循行于背部[21]1047。

二十三、清叶桂的络病说

《内经》奠定了后世络脉生理病理的理论基础："阴络之色应其经，阳络之色变无常，随四时而行"（《素问·经络论》），叶桂发挥《内经》络脉理论，创立络病学说，总结了较为完整的络病辨治理论，不仅提出了肝络、胃络、肺络、肾络等名称，如《临证指南医案·呕吐》徐案"如气冲偏左，厥逆欲呕，呕尽方适，伏饮在肝络，辛以通之"，《临证指南医案·胃脘痛》汪案"诊脉弦涩，胃痛遗背，谷食渐减，病经数载，已入胃络，姑与辛通法"，《临证指南医案·痰饮》"伏饮夹气上冲。为咳喘呕吐。疏肺降气不效者。病在肾络中也"，《临证指南医案·痉厥》"暑由上受，先入肺络"[22]188、278、398、429，还提出"经主气，血主络"[22]439，"络属血分"[22]426，认为络与血有很大的联系。

在发病上，《内经》论述因劳力而致络脉受伤的病因病机及临床表现："用力过度则络脉伤，阳络伤则血外溢，血外溢则衄血，阴络伤则血内溢，血内溢则后血，肠胃之络伤，则血溢于肠外。"（《灵枢·百病始生》）在此基础上，叶桂不仅分析过劳致络病之因为"初为气结在经，久则血伤入络"[22]456，还提出外感内伤皆可致络病，在《临证指南医案》中胁痛、肩胛痛、痹证、痿证、便血、积聚等案中皆可见。同时，叶桂强调"久痛入络"和"久病入络"[22]445的发病观，"痰饮""积聚""疟""暑"等篇中皆有提及。

在治疗上，叶桂指出治疗络病一般用药难以奏效，所谓"芩连不能清，姜附不能温，参芪不能补，芍地嫌其腻"，从而提出了络病不论虚实，均以通为治的总治则，主张缓通络滞："积伤入络，气血皆瘀，则流行失司，所谓痛则不通也，久病当以缓攻，不致重损。"[22]234在具体用药上，叶桂倡导润药通补，并在仲景的基础上，叶桂认为虫蚁灵动迅速，可直达病所，提出络病可用虫类药搜剔络中混处之邪，治疗络中血瘀日久、邪正相结之证："考仲景于劳伤血痹诸法。其通络方法，每取虫蚁迅速飞走诸灵，俾飞者升，走者降，血无凝着。气可宣通，与攻积除坚，徒入脏腑者有间。"[22]453除承《金匮》鳖甲煎丸治疗疟母之法，还配以蜣螂、地龙、蜂房、穿山甲、全蝎、䗪虫等，并多用辛香之品："久病在络，气血皆窒，当辛香缓通。"[22]378、479

二十四、清叶桂、傅山、沈金鳌对奇经八脉理论的完善和临床应用

叶桂上承《内经》奇经理论，提出奇经八脉虽各司其职，但亦互相影响，他结合脏腑、经络理论及临证经验，总结了理法方药相结合较为全面的奇经辨治学说，特别是在内伤虚损性杂病的论治中，如在崩漏的辨治中，提出"任脉为之担任，带脉为之约束，刚维跷脉之拥护，督脉以总督其统摄。"[23]507同时，叶桂将奇经八脉理论与肝肾相联系，提出生理上奇经除冲脉外归属与肝肾，病理上肝肾之病必累及奇经八脉之说："夫奇经

肝肾主司为多，而冲脉隶于阳明"，"肝肾下病，必留连及奇经八脉。不知此旨，宜乎无功。"[23]461因此，在治疗奇经八脉虚损病变时应以调补肝肾为总原则。在奇经病的治疗上，叶桂提出按虚实论治，实证用芳香苦辛之品温通脉络，以宣通奇经之气血，虚证用辛甘温润的血肉有情之品填补奇经之精血，取其"补奇经不滞"之效。而对于冲脉病变，叶桂则认为冲脉隶属阳明，如果阳明气血亏虚，则可见冲脉不固的久泄、久痢、便血等症，所以治疗冲脉病以调补脾胃为主[22]1052。

在清朝，冲任二脉在妇科疾病中的作用也得到了较充分的论述。傅山（公元1607—1684年），明末清初著名思想家，医学家[16]677-678，他在《傅青主女科·调经》中指出冲脉为妇人之血海，任脉主妇人之胞胎，为血室，妇人月水经过冲任二脉排出体外，如果冲任受寒湿之邪侵袭，则出现腹痛，在治疗上要温经利湿为主[24]98-99。冲脉太热可出现血崩证，冲脉太寒则经血亏少[24]50。

沈金鳌（公元1717—1776年），字芊绿，号汲门、再平、尊生老人，因屡试不第，40岁以后弃儒从医，为清代名医[25]133。他在《杂病源流犀烛·奇经八脉门》中详细论述了奇经八脉的循行、穴位、主症、治法，并较李时珍的《奇经八脉考》增加了八脉与十二正经的交汇联系和八脉常用方药，是对奇经八脉理论的又一次完善[26]194-212。

二十五、《内经》经络腧穴理论发展研究评述

从经络现象的发现到经络学说的确立经过了一个漫长的过程，《内经》的问世标志着经络学说已经基本完善。《素问·阴阳应象大论》的一段记载，可以窥见古代先哲对经络学说的研究已十分细致和全面，对经络的功能作了高度的概括："上古圣人，论理人形，列别脏腑，端络经脉，会通六合，各从其经，气穴所发，各有处名，谿谷属骨，皆有所起，分部逆从，各有条理，四时阴阳，尽有经纪，外内之应，皆有表里。"经文提示，经络具有行气血、沟通表里内外、贯通上下、连接脏腑肢节，将人体联系为统一整体，发挥了调节生命功能的作用。

经络学说的起源与形成，除了长期的生活生产及医疗实践外，与古代"天人合一"思想作为认识论和方法论密切相关。《灵枢·经水》的论述可以作证："此人之所以参天地而应阴阳也，不可不察。足太阳外合于清水，内属于膀胱，而通水道焉。足少阳外合于渭水，内属于胆。足阳明外合于海水，内属于胃。足太阴外合于湖水，内属于脾……"《内经》作者采用"援物比类"的方法，将十二经与十二水系相对应，构建了经络理论体系。我们今天来评价，其中主观的随意性太大，未免失之笼统和模糊。从中可以窥见古人的思维模式和特点。

纵观《内经》经络腧穴理论的发展历程，秦汉时期是经络腧穴理论体系的奠基时期，《内经》近半篇幅、《难经》三十二难涉及针灸疗法的记载，而经络腧穴是针灸疗法的理论基础。《难经》腧穴理论中补五输之缺、发展原穴、启八会穴之端，经络理论方面对"奇经八脉"系统归纳后首倡其名，对针刺补泻发展较多；魏晋南北朝为针灸理论

的整理运用时期，皇甫谧对晋以前医学基础理论和针灸治疗经验的系统总结和发挥，构建了针灸学术框架，对腧穴内容大量填补，首提"郄穴"。隋唐时期孙思邈首提"奇穴""阿是穴"，并对定位取穴规范简化，巢元方、孙思邈、王焘对部分奇经病证予以补充完善，灸法盛行、理论得以完善的同时，由直接灸到隔物灸的变迁，王焘"不录针经唯取灸法"[27]94可见一斑。

至宋代，由《内经》所发展而来的经络腧穴理论得到了又一次较大规模的整理，主要体现在王惟一所编纂的《铜人腧穴针灸图经》，增补了腧穴的数量，考订了腧穴的定位，补充了腧穴主治的病证。而到元代，滑寿的《十四经发挥》又使经络理论得到进一步完善，明清时期，奇经八脉理论得到了发展，充实了经络理论。

综上可见，《内经》成书是针灸学理论发展的奠基石，标志着针灸已从医疗实践上升到系统的理论，完成了初步理论构建，后世医家在《内经》的理论指导下，通过长期的医疗实践活动使得针灸理论得到不断的完善和扩展，建立起更为完整的针灸学理论体系，对后世针灸临床具有重要指导意义。当前倡导的中医药走向世界，实际上是以针刺的临床研究和疗效为先导的，并已经产生了广泛的国际影响。

经络理论是中医学理论体系中最为独特一种理论。有人说经络现象的发现和针刺疗法的发明是中华民族的"第五大发明"。近几十年来已经引起世界许多学者的好奇与兴趣，纷纷投注于关于经络实质的探索与研究。早在1956年，我国把关于经络实质的研究列入全国自然科学发展规划的重点项目，"八五""九五"期间又被列为攀登计划，企图通过多学科、多角度运用现代科学的技术和方法探索其中的奥秘，虽然尚未取得突破性的发现，相信未来的前景值得期待。

参考文献

[1] 张灿玾.《黄帝内经》中的经络学说 [J]. 山西中医学院学报，2006，7（3）：8-9.

[2] 沈雪勇. 经络俞穴学 [M]. 北京：中国中医药出版社，2003：1.

[3] 牛兵占. 难经译注 [M]. 北京：中医古籍出版社，2004：286.

[4] [晋] 皇甫谧. 针灸甲乙经 [M]. 王晓兰点校. 沈阳：辽宁科学技术出版社，1997：29.

[5] [唐] 孙思邈. 中医必读百部名著备急千金要方 [M]. 高文柱，沈澍农校注. 北京：华夏出版社，2008：366.

[6] 孙国杰. 中医药学高级丛书针灸学 [M]. 北京：人民卫生出版社，2000：115.

[7] 尚家驹，孟向文. 试述经外奇穴历史沿革 [J]. 山西中医，2013，29（8）：26-30.

[8] 林昭庚，鄢良. 针灸医学史 [M]. 北京：中国中医药出版社，1995：82.

[9] 严世芸. 中国医籍通考第2卷 [M]. 上海：上海中医学院出版社，1991：2008.

[10] 王璞，周伟光. 论《针灸甲乙经》以部列穴的临床价值 [J]. 中国中医基础医学杂志，1999，5（10）：52-53.

[11] 陆拯. 近代中医珍本集医经分册第2版 [M]. 杭州：浙江科学技术出版社，2003：491.

[12] 乔海法，李红芹，张灿玾，等. 《外台秘要方》腧穴归经原则探讨 [J]. 中医文献杂志，1996（2）：15.

[13] 牛兵占. 脉经译注 [M]. 北京：中医古籍出版社，2009：54.

[14] 孙理军. 奇经理论的历代研究与发挥 [J]. 辽宁中医杂志，2009，36（10）：1705－1707.

[15] 李经纬，林昭庚. 中国医学通史 古代卷 [M]. 北京：人民卫生出版社，2000：387.

[16] 周仲瑛，于文明. 中医古籍珍本集成 针灸推拿卷 铜人腧穴针灸图经 [M]. 长沙：湖南科学技术出版社，2014：7.

[17] 宋乃光. 刘完素医学全书 [M]. 北京：中国中医药出版社，2006：257－258.

[18] 李玉清，齐冬梅. 滑寿医学全书 [M]. 北京：中国中医药出版社，2006：201－202.

[19] [元] 滑寿. 《十四经发挥》校注 [M]. 赖谦凯，田艳霞校注. 郑州：河南科学技术出版社，2014：28.

[20] [明] 李时珍. 李时珍医学全书 [M]. 夏魁周等校注. 北京：中国中医药出版社，1996：1264.

[21] 郑林. 张志聪医学全书 [M]. 北京：中国中医药出版社，1999：1047.

[22] 黄英志. 叶天士医学全书 [M]. 北京：中国中医药出版社，1999：188.

[23] [清] 叶天士. 临证指南医案 [M]. [清] 华岫云编订. 北京：华夏出版社，1995：507.

[24] [清] 傅山. 傅青主女科白话解 [M]. 杨鉴冰，王宗柱译解. 西安：三秦出版社，2000：98－99.

[25] 鞠宝兆，曹瑛. 清代医林人物史料辑纂 [M]. 沈阳：辽宁科学技术出版社，2013：133.

[26] 田思胜. 沈金鳌医学全书 [M]. 北京：中国中医药出版社，1999：194－212.

[27] 郭世余. 中国针灸史 [M]. 天津：天津科学技术出版社，1989：94.

第三节　病因病机

病因病机学说，即中医用于解释了人体的疾病发生和发展的原因和内在机理。《内经》的病机学说大致可分为病因、发病、病机病传三大方面。这些内容有些单独论述，也有综合论述的。

"病因"一词首见于宋陈言《三因极一病证方论》，《内经》中多以"邪""邪气"代替，病因的具体名目大致有风、寒、暑、燥、火热、疫疠，情志（喜、怒、忧、思、恐、悲哀），劳逸失常，即"生病起于过用"（久视、久卧、久坐、久立、久行、强力、过劳），饮食五味，外伤（击仆《素问·缪刺论》、堕坠《灵枢·邪气藏府病形》、犬啮《素问·骨空论》），虫（《灵枢·厥病》"心肠痛，侬作痛肿聚，往来上下行，痛有休止，腹热喜渴涎出者，是蛟蛕也"），留邪（《灵枢·贼风》），四时气，如："是以春伤于风，邪气留连，乃为洞泄。夏伤于暑，秋为痎疟。秋伤于湿，上逆而咳，发为痿厥。冬伤于寒，春必温病。四时之气，更伤五藏"（《素问·生气通天论》），"冬伤于寒，春必温病；春伤于风，夏生飧泄；夏伤于暑，秋必痎疟；秋伤于湿，冬生咳嗽"（《素问·阴阳应象大论》），"冬伤于寒，春生瘅热；春伤于风，夏生后泄肠澼；夏伤于暑，秋生疰疟；秋伤于湿，冬生咳嗽。是谓四时之序也"（《灵枢·论疾诊尺》）。

发病有两虚相感发病，体质发病（见于《灵枢·五变》《灵枢·本藏》等），环境发病（见于《素问·异法方宜论》等）。

病机方面有虚实病机，阴阳失调（阴阳偏颇、阴阳转化、阴阳格拒、阴阳离决），气机升降失常。严格来说还有脏腑病机、气血津液病机和经络病机，但这部分内容《内经》中多与脏腑病证和经络病证主治相混论述，所以我们归于藏象学说中，以示藏象学说的完整性。

在疾病的传变方面，主要有邪由皮毛通过经络传入内腑的表里经络传变，其论述的篇章有《灵枢·百病始生》《素问·皮部论》等，五脏之邪互相按五行生克顺序传变，其论述的篇章有《素问·玉机真藏论》《素问·藏气法时论》《素问·气厥论》《灵枢·病传》等，还有因为情志因素，病情发展不按顺序传变的情况，见于《素问·玉机真藏论》。

《内经》中对于病因病机的总体性论述见于《灵枢·口问》："夫百病之始生也，皆生于风雨寒暑，阴阳喜怒，饮食居处，大惊卒恐，则血气分离，阴阳破败，经络厥绝，脉道不通，阴阳相逆，卫气稽留，经脉虚空，血气不次，乃失其常。"《灵枢·顺气一日分为四时》："黄帝曰：夫百病之所始生者，必起于燥温寒暑风雨，阴阳喜怒，饮食居处，气合而有形，得藏而有名，余知其然也。"代表了《内经》中主要的病因学说，包括了外感六淫、内伤七情、饮食起居、房事，而病机主要是气血阴阳失常，经络脉道不通或空虚等。

此外，《内经》还论述了一种"生病起于过用"的情况，见于《素问·经脉别论》："故饮食饱甚，汗出于胃；惊而夺精，汗出于心；持重远行，汗出于肾；疾走恐惧，汗出于肝；摇体劳苦，汗出于脾。故春秋冬夏四时阴阳，生病起于过用，此为常也。"这种"过用"导致的病变，不属于外感六淫，也不属于内伤七情饮食，《内经》认为"此为常也"。后世南宋陈言在《三因极一病证方论》中将"此为常也"解释成"有悖常理"导致的病变，并归于不内外因。

病因病机理论作为《内经》理论体系的重要组成部分，对发病的原因和规律的认知和探求，一直是推动中医学发展的内在力量，对于临床审证求因、随因施治同样具有重要的指导意义。先秦两汉是病因病机理论的奠基形成时期，充实发展于两晋隋唐宋金元时期，明清时期温病学派的兴起为病因病机理论发展开创了崭新的时代[1]5。

一、病因病机的分类

病因亦称为"邪"，即破坏人体相对平衡状态并引起疾病的原因[2]93，《素问·五运行大论》中"五气更立，各有所先，非其位则邪，当其位则正"对"邪"进行了定义，《内经》虽无病因专篇，但有关病邪形质、致病特点、临床特征散见于各篇章，其中明确的概念已为后世对病证的诊断治疗勾勒了基本的框架。

　　《内经》构建了病因理论体系的基础，提出了最早的病因分类法，首将阴阳作为病因划分的总纲，将六淫、饮食、劳倦等归入致病因素，同时，"病机"首见于《素问·至真要大论》[3]10："审察病机""谨守病机"，王冰释之："病机，病之机要也。得其机要，则动小而功大，用浅而功深也"[4]45，其中，著名的"病机十九条"的病机归类法提纲挈领，对后世病机研究具有跨时代的指导意义。《内经》病因病机理论，不仅为中医学病因病机学说奠定了基础，也有效地指导了临床辨证论治，后世医家对病因病机理论的研究广泛且深入，但无一不是在《内经》理论的基础上，联系临床实践，从拓展病因范畴、创新病机理论入手，对病因病机理论进行理论阐发、充实和发展。

　　《素问·调经论》以阴阳作为病因分类纲领，对一切复杂的致病因素做了提纲挈领的分类："其生于阳者，得之风雨寒暑；其生于阴者，得之饮食居处，阴阳喜怒"，病发于体表的外感之邪属阳，病发于脏腑的情志、饮食、劳逸等均属阴，此阴阳分类法为病因学说提供了理论基础。同时，根据病邪侵犯途径分为外感、内伤二途：外邪致病自皮毛、肌腠、络脉、经脉、筋骨，而至脏腑；内伤发病，则损伤气血，侵害脏腑，产生变证；结合"阴阳"分类纲领，将"发于阳"的病因进一步划分："喜怒不节则伤藏，风雨则伤上，清湿则伤下"（《灵枢·百病始生》），伤及上部的"风雨"属阳，伤及下部的"清湿"属阴，二者仍有别于内伤情志病因，此"三部之气"与病因的阴阳分类仅存详略之别。另外，在天人相应的观点指导下，《素问·阴阳应象大论》依据五行理论把外感六淫、七情内伤、饮食五味与五脏有机地联系在一起，将零散的病因系统归纳，使之条理化。

　　《内经》病因分类法的基础上，历经后世医家的发展及思想的融汇，内容不断地整合归纳，逐渐出现各具时代特征的新的病因分类法，现就《内经》病因理论中病因分类以及"六淫""七情""饮食"具体病因的发展介绍如下。

　　1. 汉《难经》"正经自病""五邪所伤"二分法　在《内经》阴阳为纲的分类基础上，《难经》自四十八难至六十一难主要述及病因病机，《难经·四十九难》将病因分为"正经自病"和"五邪所伤"，"正经自病"以内伤五脏为主，直接伤及相通应的脏腑："忧愁思虑则伤心，形寒饮冷则伤肺，恚怒气逆、上而不下则伤肝，饮食劳倦则伤脾，久生湿地、强力入水则伤肾"[5]220，"五邪所伤"多为外感为主，可根据五行生克规律向他脏传变之邪："中风、伤暑、饮食劳倦、伤寒、中湿"[5]220，是在《内经》阴阳为纲、区分外感内伤的病因分类法则指导下，承袭了《内经》根据病邪侵犯部位进行分类的思想，根据病因是否传变的角度，对病因的分类进行了细化发展。

　　2. 汉张仲景、南梁陶弘景"病因三分"　《伤寒杂病论》仍无"病因"一词，源于《内经》"三部之气"，张仲景在《金匮要略·藏府经脉先后病脉证》中将病因、病位和发病途径相结合、分为三类："千般疢难，不越三条。一者，经络受邪，入脏腑，为内所因也；二者，四肢九窍，血脉相传，壅塞不通，为外皮肤所中；三者，房室、金刃、虫兽所伤。"[6]1将病因的产生条件具体化，可谓病因病机的统一，而非单纯"病因"

分类，同时，立足于客气邪风，从病因的传变途径入手、以脏腑经络区分内外进行分类，并提出了"三阴三阳"六经辨证和外感病的传变规律，使外感六淫的成因更为具体化，推动了后世病因学说的发展；陶弘景提出"一为内疾，二为外发，三为他犯"（《肘后百一方·三因论》）[7]302的"三因病因学说"，与张仲景观点一致，涵盖了病因和病机两个方面，并为南宋陈言的"三因学说"奠定了理论基础。

3. 隋巢元方证候分类法 作为我国现存最早的病因证候学专著，《诸病源候论》汇总67种病，共载有1 739种病候，对每一病候的病因病机进行具体阐述，由于其种类繁杂，区别于《内经》的病因纵向分类法，《诸病源候论》虽无明确提出临床分科，但以各科疾病证候为纲进行系统分类，卷一至卷二十七为内科疾病，卷二十八至卷二十九为五官科疾病，卷三十至卷三十六为外科疾病，卷三十七至卷四十四为妇产科疾病，卷四十五至卷五十为儿科疾病，这种分类方法影响深远，将病因的变化发展与病状证候相联系，可谓病因病机的统论，不仅使得病因证候学理论更加充实具体、病因范畴扩大，研究深入也使得体例更加细化和条理化，构建了庞大的疾病分类框架，还为内、外、妇、儿、五官等各科的独立发展提供了理论依据。后世唐《备急千金要方》《外台秘要》，宋《太平圣惠方》《圣济总录》均仿照此分类方法。

4. 隋杨上善注病邪内外二分 基于《内经》以阴阳为总纲分类病因，杨上善分类编次注释《内经》病邪理论，提出病邪内外二分法，注解二分之因"风雨寒暑外邪，从外先至六腑，故曰生于阳也。饮食起居，男女喜怒，内邪生于五脏，故曰生于阴也"（《太素·卷二十四·补泻》），对于《灵枢·口问》中"百病之始生也，皆生于风雨寒暑，阴阳喜怒，饮食居处，大惊卒恐"，注曰"风雨寒暑居处外邪也，阴阳喜怒饮食惊恐内邪也"（《太素·卷二十·十二邪》），在《内经》病邪总体性论述的基础上，将病邪分为内邪、外邪两大类。

5. 唐王冰四分法 王冰在编注《黄帝内经素问》中，晓畅要旨的同时，发挥独到，所论及的病邪内容丰富，不仅有"风寒暑湿饥饱劳逸"[4]125，还包含了燥邪、伏邪、疫疠之邪，将病邪泛化"气动有胜是谓邪"[4]721，脏气变乱即为邪。同时，王冰以"气动"和"不因气动"为据，"气动"指脏气之变动，将病因病机结合分为四类："一者始因气动而内有所成；二者不因气动而外有所成；三者始因气动而病生于内；四者不因气动而病生于外。"[4]758"内有所成"为脏气变动以致体内有形之物的形成，如痰饮瘀血等，"外有所成"则是体外有形之物的形成诸如痈肿疮疡、痂疥疽痔等[8]38-40，再依据发病原因的内外有别，分为"病生于内"和"病生于外"，是《内经》病因"阴阳"二分理论的细化。

6. 南宋陈言"三因学说" 陈言重视病因："不知其因，施治错谬"，在《三因极一病证方论·五科凡例》中提出了病因的三个分类："凡治病，先须识因……其因有三，曰内，曰外，曰不内外。内则七情，外则六淫，不内不外，乃背经常。"[7]36为后世继承《内经》的病因学构建了一个理论框架，使繁杂的病因理论进一步系统化，后世称其为

"三因学说"。陈言的"三因学说"具体内容为：外因（风、寒、暑、湿、燥、火六淫，时气，疫气），内因（喜、怒、忧、思、悲、恐、惊七情），不内外因（饮食饥饱、呼叫伤气、尽神度量、疲极筋力、阴阳违逆、虎狼虫毒、金疮踒折、疰忤附着、畏压溺等）[7]36。《内经》中对病因的分类是将病位和致病因素混为一谈的，到陈言的《三因方》里，将病因分为外所因，内所因，不内外因，尽管六淫通过经络侵袭内脏，病位在内，但还是将此种情况归于外所因，彻底将病位与致病因素分开了。外所因是指来自外部环境气候的致病因素。内所因是指来自心理和精神上的致病因素。不内外因是指有悖常理的因素，用现代的语言来表述，实为不良的生活习惯，比如饥饱失常、性生活不洁；或生活偶然事件，比如虫咬或外伤。陈言把不内外因解释为"有背常理"[7]36，一方面融合了《内经》"生病起于过用"的发病学观点，一方面也说明他注意到了社会生活因素的致病作用，并把《内经》里的饮食起居因素与《金匮要略》里补充的金刃、虫兽因素统一了起来，形成了完整的理论。所以现代研究学者认为《三因方》"三因学说"的形成，标志着以《内经》为渊薮的中医基础理论体系不断分化，中医基础理论分支学科——《病因学》的雏形诞生。此外，由于陈言清楚地分清了病因，也发展出了结合病因的辨证方法，奠定了中医学"审证求因、随因施治"辨证原则，完善了中医的辨证论治体系[7]297，形成了较完整和系统的理论体系。

7. 金刘完素完善《内经》六气病机　刘完素《素问玄机原病式》中，在《素问·至真要大论》病机十九条的基础上，将《内经》里的主要病症进行了归纳，并借用了五运六气的模式进行归类，实为根据病机对病症的一种归类。主要分为五运病机和六气病机。

五运病机其实为五脏病机，主要有：属于肝病的病症有"诸风掉眩"，属于心病的有"诸痛痒疮疡"，属于肺病的有"诸气膹郁病痿"，属于脾病的有"诸湿肿满"，属于肾病的有"诸寒收引"。

六气病机，即根据"风、寒、热、湿、燥、火"的天之六气来归类：其中病机为风的症状有"诸暴强直，支痛软戾，里急筋缩"，病机属热的症状有"喘，呕，吐酸，暴注，下迫，转筋，小便浑浊，腹胀大鼓之如鼓，痛，疽，疡，疹，瘤气，结核，吐下霍乱，瞀，郁，肿胀，鼻塞，鼽，衄，血溢，血泄，淋，閟，身热恶寒，战栗，惊，惑，悲，笑，谵，妄，衄，蔑血汗"，病机属火的症状有"诸热瞀瘛，暴喑冒昧，躁扰狂越，骂詈，惊骇，胕肿疼酸，气逆冲上，禁栗如丧神守，嚏，呕，疮，疡，喉痹，耳鸣及聋，呕涌溢食不下，目昧不明。暴注，瞤瘛，暴病暴死"；病机属湿的症状有"诸痉强直，积饮，痞隔中满，霍乱吐下，体重，胕肿肉如泥，按之不起"，病机属寒的症状有"诸病上下所出水液，澄彻清冷，癥，瘕，癞疝，坚痞腹满急痛，下利清白，食已不饥，吐利腥秽，屈伸不便，厥逆禁固皆属于湿。"病机属燥的症状有"诸涩枯涸，干劲皴揭"[9]89-107。其中相对病机十九条不仅扩充了症状，还补充了燥气的病机完善了六气病机，并且逐条进行病机的阐释，丰富了《内经》的病机学说。

刘完素在《新刊图解素问要旨论·五邪生病》中提出六气之中风、火、寒三气为外感伤人而致病，燥、湿、热三气见于内伤疾病："夫受病之由者，或从外而得者，或从内而得者。其六气为病者，乃风火寒三气，皆外感而得者……若燥湿热三气者，或饥饱劳损，忧愁郁怒，悲恨孤独，魑魅，皆内感而得之者。"[9]259 在此，刘完素将风、火、寒归为外感病的病因，而把燥、湿、热归为内伤病病因，燥、湿、热三气由于情志因素或饮食起居或蛊毒魑魅等内伤因素导致[9]259。

刘完素在《素问玄机原病式·六气为病》中还指出相同属性六气可相互兼化为病，即风热燥属性相同，可互相兼化，其"凡言风者，热也，热则风动"一说为后世热极生风提供了基础。寒湿属性相同，可互相兼化："风热燥同，多兼化也。寒湿性同，多兼化也。"在此基础上，刘完素又进一步指出，不仅风、燥之邪可与火热互相转化，寒邪、湿邪也可与火热互相生成转化，如"积湿成热""诸水肿者，湿热之相兼也""或冷热相并，而反阳气怫郁，不能宣散，怫热内作，以成热证者，不可亦言为冷，当以热证辨之"。[9]107-108 从而导出"六气皆可化火""六气皆从火化"之论，在其用药时，偏于寒凉之品。

二、经络病机

《灵枢·百病始生》提出病邪入侵人体的途径："虚邪之中人也，始于皮肤，皮肤缓则腠理开，开则邪从毛发入……留而不去，则传舍于络脉……留而不去，传舍于经……留而不去，传舍于输……留而不去，传舍于伏冲之脉……留而不去，传舍于肠胃……留而不出，传舍于肠胃之外，募原之间，留著于脉"，传变次序从皮毛、经络脉、经脉而至筋骨、脏腑。同时，《灵枢·经别》："夫十二经脉者，人之所以生，病之所以成，人之所以治，病之所以起，学之所始，工之所止也。"可见，循经络可了解疾病演变规律。

"六经"一词源于《内经》，即指太阳、阳明、少阳、太阴、少阴、厥阴六经，《素问·热论》中按照六经将热病病程中的症状加以归纳，并以"伤寒一日，巨阳受之……二日阳明受之……三日少阳受之……四日太阴受之……五日少阴受之……六日厥阴受之"揭示外感热病传变的阶段性，说明热病发展的规律，开创了后世六经辨证论治的先河。

1. 汉张仲景"六经病机"辨外感热病　立足于《素问·热论》"三阴""三阳"的六经理论，张仲景在《伤寒论》取"六经"将外感热病的病程分类归纳为六个阶段，阐述外感热病的病机变化规律，还作为六经辨证总纲，创立了六经辨证体系。

病证表现方面，在《内经》"言实不言虚，有热而无寒"仅述及热证、实证"六经病证"的基础上，《伤寒论》补充了虚证和寒证，并对伤寒病各阶段，手足十二经脉及其络属的脏腑病变的证候特征进行了拓展和发挥，如太阳病证补充了脉浮、恶寒的表证，阳明病证补充了腹胀满、大便燥结的阳明腑实证，少阳病证补充了口苦、咽干、目眩等胆腑郁热之症，太阴病证增加了呕吐、食不下、自利、腹痛等脾脏受邪之症，少阴病证补充了人身阴阳气血衰微的"脉微细、但欲寐"[10]52之症，厥阴病证则强调了肝脏受邪、波及心、胃之症，丰富了病证内涵。

传变方式方面，在《内经》循经"以次相传"和"表里两感相传"的基础上，增加了"越经""合病""并病"等多种传变方式，指出了伤寒发病的整体性反应和传变趋势，并结合方药论述了其证治规范，不仅涵盖了各脏腑经络气血阴阳的生理病理变化，也发展丰富了《内经》六经病变的内容和中医学外感热病的理论。

2. 隋巢元方遵经络病机阐病候　　"经脉为里，支而横者为络"（《灵枢·脉度》），作为气血运行通道，经络"内属于脏腑，外络于支节"，循经络理论可了解疾病演变规律。《诸病源候论》以病位纲，分析病候，其中，全书50卷67病种1 739候中，有42卷39病种308候应用了经络病机理论来分析证候，广泛涵盖了内、外、妇、儿各科病种[11]5。

巢元方首次将经络病机广泛运用于病候的分析阐述中，尊崇《内经》经络理论，对伤寒病、时气病、热病、温病的经络病机认识基本直接源自《内经》，其中经络病机的条文大部分引自《素问·热论》[11]5；还根据经络循行及脏腑络属理论揭示病机，例如：根据心经、脾经循行"脾脉络胃，夹咽，连舌本，散舌下。心之别脉系舌本"，阐释舌强不得语的病机："心、脾二脏受风邪"（《诸病源候论·卷一·风病诸候上》）[12]1，根据脾经胃经走行揭示口疮之机："足太阴为脾之经，其气通于口。足阳明为胃之经，手阳明为大肠之经，此二经脉交并于口。其腑脏虚，为风邪湿热所乘，气发于脉，与津液相搏，则生疮。"（《诸病源候论·卷三十·唇口病诸候》）[12]140巢元方传承《内经》理论的同时不忘发展创新，例如：基于《灵枢·杂病》衄血取手足太阳之论，《诸病源候论·卷九·时气衄血候》阐发"时气衄血者……邪热中于手少阴之经，客于足阳明之络"[12]51之理，为《铜人腧穴针灸图经》以阴郄、《丹溪心法》以丰隆论治提供依据；继承《素问·奇病论》中消渴为五气之溢理论，首创以经络病机分析消渴病并发痈疽之机："小便利则津液竭，津液竭则经络涩，经络涩则荣卫不行……则热气留滞，故成痈疽脓。"（《诸病源候论·卷五·消渴候》）[12]28对后世临证具有高度的指导意义。

3. 明李时珍阐"奇经病机"　　李时珍汇集前人所著《奇经八脉考》，阐释奇经病机，使得理论内容更加系统化，对奇经八脉的功能和主治进行了更详细的补充，笔者已于经络腧穴部分完成，在此便不占篇幅赘述。

三、脏腑病机

《内经》立足于病位属性，以五脏六腑为核心结合病理因素阐释病机本质，包括辨析各种病因或病理因素所在的脏腑部位[13]317-321。天人相应的整体观作为《内经》脏腑病机理论的指导思想，而以五脏为中心分析病机是《内经》脏腑病机理论的核心内容[14]1260，"病机十九条"即是以五脏为纲来归类病机变化，并系统阐明了五脏病变临床表现的典范："诸风掉眩，皆属于肝""诸寒收引，皆属于肾""诸气膹郁，皆属于肺"

"诸湿肿满，皆属于脾""诸痛痒疮，皆属于心"（《素问·至真要大论》），并以五脏的虚实作为脏腑病机分类的纲领[15]255-256，同时，《素问·藏气法时论》《灵枢·本神》中均有对五脏病候的详细描述。还依据五行脏腑相合理论，分析病证的传变方式及规律，如《素问·痹论》："五脏皆有合，病久而不去者，内舍于其合也。故骨痹不已……内舍于肾。筋痹不已……内舍于肝。脉痹不已……内舍于心。肌痹不已……内舍于脾。皮痹不已……内舍于肺。"

另外，依据五行生克乘侮理论阐述脏腑传变规律，脏腑之间相互关联、病理上的相互作用，从而出现的脏腑传变："五藏相通，移皆有次，五藏有病，则各传其所胜""心受气于脾，传之于肺，气舍于肝，至肾而死"（《素问·玉机真藏论》），以五行相胜规律传变者为顺传，反之则为逆传。将病证与五脏有机地联系在一起，可视作后世"脏腑辨证"的雏形。

1. 汉张仲景首开"脏腑辨证"先河　基于《内经》脏腑病机理论，张仲景从脏腑经络为核心入手论治杂病，从心、肝、脾、肺、肾五脏相关进行分类病机分析，阐述了包括痰饮、惊悸、水气等在内的 40 多种杂病的证候以及脏腑功能失调的病机，为后世首开"脏腑辨证"的先河。例如《素问·风论》"五藏风"临床表现的基础上，述及五藏风的临床表现，虽与《内经》临床表现相异，但辨证思路却是一脉相承；同时，基于《内经》五脏生克传变规律，在《金匮要略·藏府经络先后病脉证》中提出"见肝之病，知肝传脾"[6]1的脏腑传变规律，及实脾保肝"先安未受邪之地"[16]1的治则，对临床辨治具有重要的指导意义。

2. 汉华佗创"虚实寒热生死顺逆"八纲　《中藏经》将散于《素问》"玉机真藏论""平人气象论""藏气法时论""脉解"及《灵枢》"本藏""本神""淫邪发梦"等篇章中的脏腑生理病理、形气脉证内容进行了系统整理归纳，提出形色脉证相合，以脉证为核心，详尽阐释了脏腑病证虚实寒热的病机以及生死顺逆转归的变化，创立了"虚实寒热生死逆顺"脏腑辨证八纲，强调了脏腑病机改变的根本是"阴阳否格"[17]11-13，初步建立以脏腑辨证为核心的理论体系，也是脏腑病机理论的第一次系统整理，因此，华佗也被称为了"发挥脏腑病机的第一人"[18]101。

在《内经》脏腑传变的理论基础上，《中藏经》提出：其一脏受病则"上下不宁"[19]11，以脾病为例，"脾上有心之母，下有肺之子……脾病则上母不宁，母不宁则为阴不足也……又脾病则下子不宁，子不宁则为阳不足也"（《中藏经·上下不宁论第九》）[19]11，不仅是对《内经》五脏相关"脏腑病机"理论的发展，也对后世脏腑辨证有着深远的影响。

3. 隋巢元方"虚实"以分脏腑病机　作为历史上首部病机学专著，《诸病源候论》依据脏腑之气的盛衰分别病机之虚实，结合证候阐述脏腑病机并提出治则，为脏腑病机的分类提供依据[20]3-4，其中，以"肝病候"为例，先以肝气有余不足区分虚实，针对病候，结合经络、气血津液等生理功能及外感内伤等诸多病因，细化对脏腑病机的阐释。

4. 唐孙思邈"虚实寒热"阐脏腑病机　　孙思邈重视脏腑病机："病源所起，本于脏腑"（《备急千金要方·明堂三人图》）[21]511，"夫欲理病，先察其源，候其病机"（《备急千金要方·诊候》）[21]24，认为审查病机需"审知脏腑之微，此乃为妙也"[21]24。由此，《备急千金要方》卷十一"肝脏"至卷二十"膀胱腑"均详细讨论了各脏腑的生理病理及常见病证，在病机分析中，以虚实寒热为纲，偏重脏腑实热和虚寒证的阐述，强调脏腑虚实："善治病者，定其虚实，治之取瘥"（《备急千金要方·心脏脉论》）[21]251，深化了脏腑病机理论，将许多杂证都概括于脏腑虚实寒热之中，以指导遣方用药；还将脏腑与筋、脉、肉、骨、皮、精对应，相关五体疾患从脏腑论治，也是脏腑病机理论在临证中的拓展运用，突出了其在辨证施治中的核心地位。

5. 宋钱乙阐脏腑病机分虚实两端　　钱乙（约公元 1032—1113 年），字仲阳，郓州（今山东省东平县）人，北宋时期著名儿科医家，曾任太医丞。各科皆通，尤长于儿科。后世尊为"儿科之圣""幼科之鼻祖"。所著《小儿药证直诀》在系统论述小儿生理"五脏六腑，成而未全"[22]1的特点同时，阐述小儿病理特点，从五脏病机入手，分虚实两端，阐述了脏腑虚实寒热的病机变化："心主惊。实则哭叫发热，饮水，面摇；虚则卧而悸动不安"[22]3；"脾主困。实则困睡，身热，饮水；虚则吐泻，生风"[22]4；"肺主喘。实则闷乱喘促……虚则哽气，长出气"[22]4；"肝主风。实则目直，大叫，呵欠、项急、顿闷；虚则咬牙，多欠气"[22]4；"肾主虚。无实也。惟疮疹；肾实则变黑陷"[22]4。特别在小儿惊证、疳证的病机分析中，如急惊风属实热"热盛生风"，慢惊风属虚寒"脾虚生风"，阐前人所未发。

6. 金张元素辨脏腑虚实寒热　　张元素（公元 1131—1234 年），字洁古，金易水（今河北易县）人。治病重视辨别标本，"大凡治病者必先明其标本：标者末，本者根源也。故《经》曰'先病为本，后病为标'……又有'六气为本，三阴三阳为标'，故以病气为本，受病经络脏腑谓之标。"[23]56-57著《脏腑标本寒热虚实用药式》，从脏腑病机入手，发展了脏腑辨证和药物归经的理论。

7. 金李杲重脾胃提"内伤脾胃，百病尤生"　　李杲遵《内经》中"五藏者，皆禀气于胃，胃者五藏之本也"（《素问·玉机真藏论》），"人无胃气曰逆，逆者死"（《素问·平人气象论》）的理论，基于脾胃既为气血生化之源、脾胃为气机升降之枢纽，李杲提出"脾胃之气既伤，而元气亦不能充，而诸病之所由生也"[24]2（《脾胃论·脾胃虚实传变论》），并详尽分析了脾胃虚弱、气机失常所致病机特点，笔者已于"藏象理论"—"五脏理论"章节中述及，在此不再赘述，其诊治脾胃内伤疾病为后世医家所尊崇。

四、火热病机

《内经》中火热病机的条文，主要见于《素问·至真要大论》中："诸热瞀瘛，皆属于火……诸禁鼓栗，如丧神守，皆属于火……诸逆冲上，皆属于火。诸胀腹大，皆属于热。诸躁狂越，皆属于火……诸病有声，鼓之如鼓，皆属于热。诸病胕肿，疼酸惊骇，皆属于火。诸转反戾，水液浑浊，皆属于热……诸呕吐酸，暴注下迫，皆属于热。"以及《素问·热论》篇中关于热病的发病、病程及证候、预后等的论述："今夫热病者，皆伤寒之类也……"

1. 金刘完素提"怫热郁结" 刘完素提出怫热郁结的火热病病机，一方面解释了《素问·热论》"今夫热病者，皆伤寒之类也"的具体病理机制："盖寒伤皮毛，则腠理闭密，阳气怫郁，不能通畅，则为热也。故伤寒身表热者，热在表也。宜以麻黄汤类甘辛热药发散，以使腠理开通，汗泄热退而愈也。"[9]90他提出认为寒邪袭表可使表阳之气郁结化热，形成表热，即"怫热"。而用麻黄汤之类的辛热之药的作用是开通腠理，使郁结的表阳之气得以发散，从而使疾病痊愈。并且他还列举了一些其他病症并释其病机，如病转筋："但外冒于寒，而腠理闭密，阳气郁结，怫热内作，热燥于筋，则转筋也。"说的是转筋是由于外感寒邪，但患者腠理密闭，从而使阳气郁结于内，产生怫热，热邪使经筋干燥产生转筋[9]90。病肤痒："夏热皮肤痒，而以冷水沃之不去者，寒能收敛，腠理闭密，阳气郁结，不能散越，怫热内作故也。"说的是夏天病肤痒，用冷水浇了以后不能减轻是由于冷水使腠理闭合，阳气郁结，内生郁热所致[9]89。病破伤风："夫破伤中风之由者，因疮热甚郁结，而荣卫不得宣通，怫热因之，遍体故多发白痂，是时疮口闭塞，气难通泄，故阳热易为郁结，而热甚则生风也，不已则表传于里，亦由面首触冒寒邪，而怫热郁甚，周身似为伤寒之疾，不解则表传于里者也。"说的是破伤风是由于阳热郁结加重里热，导致热甚生风[9]103。瘕病病机虽然多见寒证，但《内经》里也有属于热证的瘕病："然则《经》言瘕病亦有热者也，或阳气郁结，怫热壅滞，而坚硬不消者，非寒癥瘕也，宜以脉证别之。"说的是瘕病的原因也是怫热郁结[9]106。刘完素提出这些病症的病机都是表阳之气郁结不同产生的"怫热"，适宜用辛温之品宣发肌肤腠理。

另一方面，他用"怫热"病机阐释饮食内伤的病机："内伤冷物者，或即阴胜阳，而为病寒者。或寒热相击，而致肠胃阳气怫郁而为热者。"说的是饮食生冷，可导致内生寒证，也可由于肠胃阳气郁结而病热证[9]90。对于吐酸、下痢这类胃肠疾病，虽属热证，但在治疗的时候可稍微加点辛热之药佐助之，可是阳气得以宣通："夫治诸痢者，莫若以辛苦寒药治之，或微加辛热佐之则可。盖辛热能发散开通郁结，苦能燥湿，寒能胜热，使气宣平而已。"[9]92

由此，刘完素提出在治疗"怫热郁结"所致的病证时，辛温发汗之剂之所以能奏效，是因为使阳气结滞开通，怫热散而病退，但由于其病机属热，所以辛温药不可多用，需要加辛凉或寒凉的药物清里热，或直接用辛凉药来散通郁结："且如一切怫热郁结者，不必止以辛甘热药能开发也。如石膏、滑石、甘草、葱、豉之类寒药，皆能开发郁结。以其本热，故的寒则散之也。"[9]92刘完素认为一切怫热郁结之证均属热证，有些虽然用辛温药可奏效，但也是因为辛温药能令郁结的阳气发散，病轻的就被治愈了，但遇到病重者，辛温药不能使郁结开通，就会导致新的热证，所以不如用辛苦寒药，不管是病轻的，还是病重的，都可以使郁结得以开通而病愈[9]92。此说为后世温病学说的辛凉解表法奠定了基础。

2. 金刘完素至后世的"相火"病机讨论　　"相火"一词在《内经》中仅见于运气七篇中的《素问·天元纪大论》《素问·六微旨大论》《素问·六元正纪大论》三篇里，意思为六气中少阳相火之气，实质上是一种描述气象气候的语汇。而鉴于《内经》运气七篇为唐末宋初才补入《素问》中，所以宋以前医著中没有相火这一概念，把相火这一概念用来说明病机其实始于金人刘完素，后经金元四大家的发挥，为后世医家广为接受，并成为用来解释病机和指导用药的一个重要概念。

刘完素提出相火寄于命门（右肾），心包经属于命门，与三焦经相表里，故心包经、三焦经、命门皆为相火所在之处，为生理之火[9]256。

金李东垣提出相火为下焦包络之火，是"元气之贼"，为病理之火："相火，下焦胞络之火，元气之贼也。火与元气不两立，一胜则一负。"[25]45

金张从正认为相火为三焦与胆之化，正常则"烹炼饮食，糟粕去焉"，失常则"燔灼脏腑，而津液竭焉"[26]59。

元朱震亨（公元1281—1358年），字彦修，名丹溪，婺州义乌（今浙江金华义乌）人，金元四大家之一，师从刘完素再传弟子罗知悌。他提出相火寄于肝肾，并和胆、膀胱、心包络、下焦有关。相火是人生命活动的动力："人有此生，亦恒于动，其所以恒于动，皆相火之为也。"[27]25（《格致余论·相火论》）强调相火的重要性："天非此火不能生物，人非此火不能有生"[27]25，且与五脏火关系密切，五脏火"动皆中节"，则"相火惟有裨补造化，以为生生不息之运用"[27]25，若五脏火变成"五性厥阳之火相扇"[27]25，则相火妄动，为元气之贼，而相火听命于心火，心动则相火亦妄动，导致阴精外泄。并指出《内经》病机十九条中属于火的五条即为相火表现，而五脏的病机也由于相火妄动造成"诸风掉眩属于肝，火之动也；诸气膹郁病痿属于肺，火之升也；诸湿肿满属于脾，火之胜也；诸痛痒疮疡属于心，火之用也。是皆火之为病，出于脏腑者然也"[27]7、25在治疗上提出降火之法，主药黄柏："相火者，龙火也，不可以湿折之，从其性而伏之，惟黄柏之属，可以降。"[27]458

明孙一奎《医旨余绪·丹溪〈相火篇〉议》提出相火分天火和人火，运气学说中的相火为天之相火，人身中心包络三焦所藏之火为人之相火："盖天有六气，君火主二之气，相火主三之气，是君相皆可以天火称也。人有十二经，十二经中心为君火，包络、三焦为相火，是君相皆可以人火称也。"[28]671并提出朱丹溪所论的肝肾中相火为五志过极引发的邪火："若彼肝肾虽皆有火，乃五志之淫火，而非五行之正火，致人疾而为元气之贼，不可一日而有也。"[28]671实际上是将相火定义为生理之火，肝肾之相火定义为病理之火。在《医旨绪余·明火篇》提出天之相火导致的疾病为外感，当与内伤五脏厥阳之气区分开，相火为夏季暑热邪气，当根据四时令气来治，而五脏厥阳之火为内伤，当从病机治疗："六气之中，君火为二之气，经以热称之。相火为三之气，经以暑称之。暑之与热，皆火令也……人有触其气者，皆令气之病也，当从四时令气之治，非病机中五脏厥阳之火同治也。五脏厥阳之火所致之疾，当从病机之治。盖令气之火，自外而治者；病机之火，自内而生者。内外致疾之原不同，则治法当合求其所属矣。"[28]671

明王肯堂（约公元 1549—1613 年），字宇泰，一字损仲，又字损庵，自号念西居士，江苏金坛人，出身官宦世家，曾任明朝翰林检讨，因母病习医，善于著述论医[29]2717。他在《郁冈斋笔尘·相火君火》中，根据《内经》"人与天地相参"的精神，阐发了相火病机，认为人生之君火为阳火，三焦心包络命门之相火为阴火："阳燧对日而得火，天之阳火也，龙雷之火，天之阴火也，钻木击石而得火也，地之阳火也，石油之火，地之阴火也。丙丁君火，人之阳火也，三焦、心包络、命门相火，人之阴火也。"[29]2598在治疗上，君火要降治，可以用寒凉药正治，阴火用寒凉药反而会加重，所以要用从治、升治法："故治阳火者，利用正治，阴火者利用从治，阳火者利用降治，阴火者利用升治，均之内虚火动也。"[29]2598

明赵献可在《医贯·先天论要》中提出的相火有两个概念，一是寄于肝肾之间的相火："今人率以黄柏治相火，殊不知此相火者，寄于肝肾之间，此乃水中之火，龙雷之火也，若用黄柏苦寒之药，又是水灭湿伏，龙雷之火愈发矣……惟太阳一照，火自消灭，此得水则炽，得火则灭之一验也。"[30]57将此相火比喻为龙雷之火，为水中之火，其特性为遇水湿则火更甚，遇火则灭。在治疗上，提出相火的治疗不能用黄柏之类的苦寒药，而要用八味丸，以地黄滋养水中之火，以桂附温补天真之火来治疗相火："故惟八味丸桂附与相火同气，直入肾中……世人皆曰降火，而予独以地黄滋养水中之火，世人皆曰灭火，而予独以桂附温补天真之火。"[30]34二是先天无形之火："相火者，言如天君无为而治，宰相代天行化，此先天无形之火，与后天有形之心火不同。"相火为先天无形之火。此相火通过三焦周游于脏腑周身："三焦者，是其臣使之官，禀命而行，周流于五脏六腑之间而不息，名曰相火。"[30]35此相火与真水、命门、两肾组成了人身体中的太极系统，为人生命之总动力："命门在人身之中，对脐附脊骨，自上数下，则为十四椎，自下数上，则为七椎……此处两肾所寄，左边一肾，属阴水，右边一肾，属阳水，各开一寸五分，中间是命门所居之官，即太极图中之白圈也，其右旁一小白窍，即相火也，其左旁之小黑窍，如天一之真水也。此一水一火，俱属无形之气，相火禀命于命门，真水又随相火，自寅至申，行阳二十五度，自酉至丑，行阴二十五度，日夜周流于五脏六腑之间，滞则病，息则死矣。"[30]35

清罗美根据《内经》中运气学说里天之六气的概念，认为天之相火为天之少阳之气，是万物生长之气，根据天人相应的原则，所以人之相火，也主生长之气："相火者，在天则主巳午……实为万物盛长之气使然……于人亦然。"[31]12罗美认同相火起于少阳胆，游行于三焦之中，并且受到心包的监察的说法，但认为相火的功能为支持胃腐熟水谷："盖人之相火，起少阳胆，游行三焦，督署于心胞，为阳明胃腐熟水谷之正。"[31]48

3. 金李杲提"阴火"论 《素问·调经论》"夫邪之生也，或生于阴，或生于阳……其生于阴者，得之饮食居处，阴阳喜怒"，此处之"阴"指人体脏腑，即指内伤疾患往往来源于饮食不节、起居失常、喜怒失节，分析"阴虚则内热"的病机即是脾胃运化失常、气机升降失调所致内郁化热："有所劳倦，形气衰少，谷气不盛，上焦不行，下脘不通。胃气热，热气熏胸中，故内热。"（《素问·调经论》）金李杲的"阴火论"即是源自《内经》，他结合临床观察，提出"阴火"病机："若饮食失节，寒温不适，则脾胃乃伤。喜、怒、忧、恐，损耗元气。既脾胃气衰，元气不足，而心火独盛。心火者，阴火也。起于下焦，其系系于心。心不主令，相火代之。相火，下焦胞络之火，元气之贼也。火与元气不两立，一胜则一负。"[24]28（《脾胃论·饮食劳倦所伤始为热中论》），即是情绪、劳役过度皆可致使脾胃内伤、损耗元气，使心火或相火亢盛，煎熬耗伤心血，心阳生化乏源，乃致君火不主令，所化生的病理之相火即阴火。阴火与元气不两立："相火，元气之贼也"[24]28。同时，"脾胃气虚，则下流于肝肾，阴火得以乘其土位"[24]28（《脾胃论·饮食劳倦所伤始为热中论》），脾胃受损，中焦气机升降失常，水谷精微失运、湿浊下流，可使脾胃湿浊与元气下流于肾中，遂致阴火上乘，逆行而上犯心肺，上犯君火则心不主令，上犯肺气而卫外不固、易致邪侵。临证故见：喘而烦热，头痛，渴，脉洪[25]44或遍身壮热，头痛目眩，肢体沉重，四肢不收，怠惰嗜卧等症[25]8。而根据李杲所描述的脾胃内伤的症状和当时的历史环境，后世医家认为是李杲说的脾胃内伤证是鼠疫的表现[25]188-189，所以其"阴火"之说，也可能是当时鼠疫病的特殊病机。

4. 元朱震亨"阴虚火旺" 基于《素问·阴阳应象大论》"年四十，而阴气自半也，起居衰矣"，在理学思想的影响下，朱震亨提出"阳有余阴不足"及"相火论"："心，君火也，为物所感则易动，心动则相火亦动，动则精自走，相火翕然而起。"[27]7而相火亦有虚实之分，他从其相火论中引申出阴虚火旺病机，对刘完素的火热病机进行了补充："火起于妄，变化莫测，无时不有，煎熬真阴，阴虚则病，阴绝则死。"[27]25（《格致余论·相火论》）并提出了滋阴降火的治疗大法，强调"阴虚火动难治"，施治用药："火郁当发，看何经，轻者可降，重者则从其性而升之。实火可泻，黄连解毒之类；虚火可补，小便降火极速。凡气有余便是火，不足者是气虚。火急甚重者，必缓之，以生甘草兼泻兼缓，参术亦可。"[27]98实火宗刘完素治以寒凉之法，虚火效李东垣甘温除热之法，以"参术"益气除热，同时，还提出虚火须以滋阴为主，降火为辅，阴液得以滋养，上亢之虚火自会沉降："有补阴即火自降，药用炒黄柏、生地黄之类。"[27]98代表方如大补阴丸，临证常用黄柏、知母等清热泻火之品与龟甲、生地、四物汤等养血滋阴之品配伍。

5. 明戴思恭"气妄动则成火" 戴思恭（公元1324—1405年），字原礼，号肃斋，明婺州浦江（今浙江诸暨）人，著名的宫廷医家，师从朱丹溪。传承了丹溪"阳常有余，阴常不足"的理论以及滋阴降火之法。

戴思恭补充了五志化火的病机，他提出除了君相之火以外，还有脏腑之火："君相之外，又有厥阴、脏腑之火，根于五志之内，六欲七情激之，其火随起。大怒则火起于肝，醉饱则火起于胃，房劳则火起于肾，悲哀动中则火起于肺。"（《金匮钩玄》）由于情志激动或欲望不节而引发，具体可分因怒而发的肝火，因醉饱而引发的胃火，因房劳而引发的肾火，因悲伤而引发的肺火[27]458。治疗中提出"气作火论，治与病情相得"，不用香燥之品，以防增郁火之患。

五、外感病机

《内经》运用哲学"取象比类"意象思维之法，将"风、寒、暑、湿、燥、热"六种气候分别比附病因，在运气理论"六气主时"的基础上，形成了六淫学说，并叙述了六淫致病的临床表现："风胜则动，热胜则肿，燥胜则干，寒胜则浮，湿盛则濡泄"（《素问·六元正纪大论》），"风者善行而数变"（《素问·风论》），"伤于湿者，下先受之"（《素问·太阴阳明论》），"寒气入经而稽迟，泣而不行"（《素问·举痛论》）。至《素问·至真要大论》归纳了六气淫胜的证候表现，基本形成六淫学说的理论框架。

1. 晋葛洪、隋巢元方提"乖戾之气"　葛洪（公元 283—363 年），字稚川，自号抱朴子，丹阳郡句容（今江苏句容县）人，东晋道教理论家、著名炼丹家和医药学家。

源自《素问·刺法论》"五疫之至，皆相染易，无问大小，病状相似"提出的"疫气"理论，不同于六淫邪气，是具有强烈传染性可引发传染病的一种致病因素，强调其传染性，为后世温病"疠气"理论的形成发挥了奠基作用。在此基础上，葛洪提出："其年岁中有疠气兼挟鬼毒相注，名为温病。"（《肘后备急方》）[32]45指出"鬼疠之气"是温病的成因，且瘟疫患者死亡之后仍具有传染性。同时，首次载有天花，称作"时行"："比岁有病时行，仍发疮，头面及身，须臾周匝，状如火疮，皆戴白浆，随决随生"[32]42，预后"剧者多死"，幸存也会留有瘢痕。

巢元方对传染病因有创新认识，将伤寒病、时气病、热病、温病列为外感热病的四大病证，其中，伤寒、时行、温病等归因于"岁起不和，温凉失节，大感乖戾之气"[12]58所致，提出只有感"乖戾之气"才使得疾病具有传染性及流行性的特点："疫疠皆由一岁之内，节气不和，寒暑乖候……病无长少，率皆相似"（《诸病源候论·卷十·疫疠病诸候》）[12]59，"病气转相染易，乃至灭门，延及外人"（《诸病源候论·卷十·温病诸候》）[12]58，接触之人易感染致病，其中，"乖戾之气"为发病和染易之主因，气候温凉失节仅为诱因。同时，巢元方对传染途径、方式、致病机理、病变经过及证候特点进行了描述，使得传染和预防的概念大大进步，如提出麻风病的起因为接触所得"凡癞病，皆是恶风及犯触忌害得之"，并对麻风病的症状及病程进行了详细的描述："皮肤不仁，或淫淫苦痒如虫行，或眼前见物如垂丝，或隐疹辄赤黑……久而不治，令人顽痹……身体遍痒，搔之生疮……锥刺不痛，眉睫堕落，鼻柱崩倒"（《诸病源候论·卷二·诸癞候》）[12]14，同时，《诸病源候论》第九、十卷专门设立"温病诸候"，所述病候达 34 种之多，成为明清时代温病学说的先驱。另《备急千金要方》在"脏腑温病阴阳毒"中提及四时温疫病的致病及病机，也丰富了后世传染病学的内容。

2. 汉张仲景、晋葛洪、隋巢元方"虫"媒致病　《内经》提及"虫"有两处，《素问·脉要精微论》的"长虫"和"短虫"，也是《灵枢·邪气藏府病形》中"（脾脉）微滑为虫毒蛕蝎腹热"中的"蛕蝎"，但对于"虫"的存在是否必然致病并未明确[33]1216-1217。

后世医家拓展了"虫"致病说，张仲景提出吃不熟的牛肉易得"寸白虫"（绦虫）病："食生肉，饱饮乳，变成白虫"（《金匮要略·禽兽鱼虫禁忌并治》）[34]383；葛洪在《肘后备急方》中已有"山水间多有沙虱……已深者针挑取虫子，正如疥虫"[32]209之述，虽后世已论证此"肉眼验恙"为误，但已开虫媒致病之端；巢元方在《诸病源候论·卷十八·九虫病诸候》中记载了多种人体寄生虫病，称之为"九虫"："九虫者，一曰伏虫，长四分；二曰蚘（蛔）虫，长一尺；三曰白虫，长一寸；四曰肉虫，状如烂杏；五曰肺虫，状如蚕；六曰胃虫，状如虾蟆；七曰弱虫，状如瓜瓣；八曰赤虫，状如生肉；九曰蛲虫，至细微，形如菜虫"[12]95，对诸如蛔虫、绦虫病、蛲虫病等寄生虫病、虫体生物学形态、感染途径及发病症状有着精辟的科学认识和发挥："蚘（蛔）虫，长一尺……其发动则腹中痛，发作肿聚，去来上下……口喜吐涎及吐清水。"[12]96绦虫"寸白虫"则是因食用未熟的牛肉鱼肉所致："以桑枝贯牛肉炙食，并生粟所成"，而"蛲虫形甚细小……亦因脏腑虚弱，而致发动。"[12]96"长一寸而色白，形小褊。"[12]96亦为食用不熟的牛肉鱼肉所致，在病源发现上有着新的探索，提出疥疮与疥虫感染相关："疥虫，有数种……并皆有虫。人往往以针头挑得，状如水虫"，炭疽病系传染所得。除了虫类咬螯所致者，对尸注、死注、飞尸、鬼疰、沙虱、蛊毒等，皆归于"虫"引致病："人无问大小，腹内皆有尸虫。尸虫为性忌恶，多接引外邪，共为患害。"[12]214还将某些皮肤病如癣、疥疮等归于虫毒损伤所致："蛲虫居胴肠，多则为痔，极则为癞，因人疮处以生诸痈疽、癣、瘘、疥。"（《诸病源候论·卷十八·九虫病诸候》）[12]95扩展了虫媒病因的范畴，并将"虫"媒致病之因归于脏腑虚损："若脏腑气实，则不为害，若虚则能侵蚀，随其虫之动而能变成诸患也。""虫"媒致病的学说极大地丰富了病因学理论。

3. 明吴有性提出"杂气""募原"病机　吴有性（生卒年代不详），字又可，江苏吴县东山人，明代瘟疫学家[35]568。他否定了《内经》所说的六淫邪气导致疫病的说法，但延续了《内经》外感之邪的思想，提出在六淫邪气之外还有一种"杂气"导致了瘟疫病："夫温疫之为病，非风、非寒、非暑、非湿，乃天地间别有一种异气所感。"[36]54并指出六淫之气为四时之常气，人感六淫而病，虽然症状有一定的相似性，但也只属于一般的外感病，未必会导致烈性传染病，而瘟疫病即疫病属于烈性传染病，是由天地间充斥的一种并非六淫之气的疠气导致，无论男女老幼，接触到这种疠气就会得疫病："夫寒热温凉，乃四时之常，因风雨阴晴，稍为损益，假令秋热必多晴，春寒因多雨较之，亦天地之常事，未必多疫也。伤寒与中暑，感天地之常气，疫者感天地之疠气，在岁有多寡；在方隅有厚薄；在四时有盛衰。此气之来，无论老少强弱，触之者即病。"[36]1 而这种疠气每年有多有少，不同的地方疠气也有多有少，而不同的季节，天地间充斥疠气的程度也不同[36]1。在治疗上不可按以往的外感伤寒来治疗，须用达原饮治疗，使表里之气相通，邪气离开募原，从"战汗"而解[36]4-5。

吴有性根据《灵枢·岁露论》"横连募原"一说，用募原的概念解释了瘟疫的病机，认为瘟疫病的邪气侵袭人体的募原部位，为半表半里之所："邪自口鼻而入，所客内不在藏府，外不在经络，舍于伏脊之内，去表不远，附近于胃，乃表里之分界，是为半表半里，即《针经》所谓横连膜原是也……凡邪在经为表，在胃为里，今邪在膜原者，正当经胃交关之所，故为半表半里。"[36]1-2（《瘟疫论·原病》）并提瘟疫病症见寒战、发热、最后大汗出的表现是半表半里之邪从汗排出，疾病好转的征兆，并命名为"战汗"："今邪在半表半里，表虽有汗，徒损真气，邪气深伏，何能得解？必俟其伏邪渐退，表气潜行于内，乃作大战，精气自内由膜中以达表，振战止而复热，此时表里相通，故大汗淋漓，衣被湿透，邪从汗解，此名战汗。"[36]3 丰富了中医传染病学的理论。

4. 明喻昌、清石寿棠深入完善燥气病机　喻昌（公元 1585—1664 年），字嘉言，号西昌老人，江西新建（今江西南昌）人，明末清初名医，曾中举人，而且精通禅理，兼习道家炼丹术[37]677。他在《医门法律·秋燥论》中补充阐发了《内经》燥气病机，提出燥气发生于秋分之后，并非如《内经》中所说的一入秋即生燥："故春分以后之湿，秋分以后之燥，各司其政。"[38]275 "夫秋不遽燥也，大热之后，继以凉生，凉生而热解，渐至大凉，而燥令乃行焉。《经》谓阳明所至，始为燥终为凉者，亦误文也。"[38]275

同时，喻昌阐明了《素问·六元正纪大论》中"燥胜则干"的具体表现为皮肤皲揭、精血枯涸、荣卫气衰、皮着于骨："夫干之为害，非遽赤地千里也。有干于外而皮肤皲揭者；有干于内而精血枯涸者；有干于津液而荣卫气衰，肉烁而皮着于骨者。"[38]276 其所伤为肝、肺二脏，与肾、胃二脏也有关："至所伤则更厉，燥金所伤，本摧肝木，甚则自戕肺金。"[38]276 燥伤肺之症即"诸气膹郁""诸痿喘呕"等："夫诸气膹郁之属于肺者，属于肺之燥，非属于肺之湿也……诸痿喘呕之属于上者，上亦指肺……惟肺燥甚，则肺叶痿而不用，肺气逆而喘鸣，食难过膈而呕出，三者皆燥证之极者也。"[38]276 燥邪伤肝则症见"其左胠胁痛，不能转侧，嗌干面尘，身无膏泽，足外反热，腰痛惊骇筋挛，丈夫癀疝，妇人少腹痛，目昧皆疮"[38]276。如果燥邪太甚，或本身胃肾之阴不足者，可导致消渴病"若肾胃之水不继，则五脏之真阴随耗，五志之火，翕然内动，而下上中三消之病作矣。河间云：燥太甚而脾胃干涸，则成消渴，亦其一也"。[38]278

他还提出燥病的辨证当注重气血表里："风热燥甚，怫郁在表而里气平者，善伸数欠，筋脉拘急，或时恶寒，或筋惕而搐，脉浮数而弦。若风热燥并郁甚于里，则必为烦满，必为闷结，故燥有表里气血之分也。"[38]278 燥病的治疗要注重肝肺二脏，指出治燥重在肺，肝燥可以治肺，肺燥不可治肝，当专力救肺："凡治燥病，须分肝肺二藏见证。肝藏见证，治其肺燥可也。若肺藏见证，反治其肝，则坐误矣！医之罪也。肝藏见燥证，固当急救肝叶，勿令焦损。然清其肺金，除其燥本，尤为先务。若肺金自病，不及于肝，即颛力救肺。"[38]279并自制清燥救肺汤，同时还提出治燥病另一个要点为滋补胃肾之阴，泻心肠之热："治燥病者，补肾水阴寒之虚，而泻心火阳热之实；除肠中燥热之甚，济胃中津液之衰；使道路散而不结，津液生而不枯，气血利而不涩，则病日已矣。"[38]278

石寿棠，生卒年不详，道光二十九年（公元 1848 年）举人，清代儒医，出身医学世家[14]722。他提出燥湿病机统领六气外感病机："或曰：外感有风、寒、暑、湿、燥、火之六气，子以燥、湿二气赅之，可推其故而析言之欤？曰：在地成形，在天为气。六气风居乎始，寒、暑、湿、燥居乎中，火居乎终。风居乎始者，风固燥、湿二气所由动也；寒、暑居乎中者，寒暑固燥、湿二气所由变也；火居乎终者，火又燥、湿二气所由化也……寒固燥所由生，而火又燥所由成者也……至于暑，即湿热二气互酿为害，而化为燥者也。必须分别湿多热多。偏于湿者化燥缓；偏于热者化燥急。若纯热无湿，则又为中暍之暑燥矣。若夫火藏于金、木、水、土之中，而动之则出，又燥、湿二气所归宿者也……金火同宫，离为君火，故肺与心动为燥火，若湿与热蒸，又为湿火；肝为震之雷火，巽之风火，故肝动为燥火，若湿与热蒸，又为湿火；肾火为龙火，龙火，水中之火，水亏火旺，化为燥火，若湿与热蒸，又为湿火；脾属土，土为杂气，故脾火多湿火，湿火伤及脾阴，又化为燥火。燥也，湿也，终归火化也。此地二生火，所以成之者也。他如春温，寒化燥而夹湿者也；风温，风化燥也；温热、暑温，湿热交合为病，而偏于热者也；湿温，湿热交合为病，而偏于湿者也；温疫，病如役扰，乃浊土中湿热郁蒸之气，而化燥最速者也；伏暑，乃暑湿交合之邪，伏于膜原，待凉燥而后激发者也；疟疾，有暑湿合邪，伏于膜原，有风寒逼暑，入于营舍，亦皆待凉燥而后激发者也；霍乱，有伤于暑燥，有伤于寒燥，有伤于暑湿，有伤于寒湿，有燥夹湿、湿化燥，相因而为病者也。审是，燥湿二气非风、寒、暑、火所生而化，化而成之者哉？吾故举之以为提纲。"[39]399

他还提出燥湿不仅统领外感六气病机，也统领内伤病机，并且内伤燥证与肺、胃、肾三脏有关："内伤千变万化，而推致病之由，亦只此燥湿两端，大道原不外一阴一阳也。阳气虚……阴血虚……往往始也病湿，继则湿又化燥。阴虚甚者阳亦必虚……血虚甚者气亦必虚……往往始也病燥，继则燥又夹湿……故内燥起于肺、胃、肾，胃为重，肾为尤重；盖肺为敷布精液之源，胃为生化精液之本，肾又为敷布生化之根柢。内湿起于肺、脾、肾，脾为重，肾为尤重；盖肺为通调水津之源，脾为散输水津之本，肾又为通调散输之枢纽。若是者，脾也，胃也，肾也，固肺所藉以生、藉以化者也。"[39]400

5. 清薛雪析湿热病病机　薛雪提出了湿热为患："热得湿而热愈炽，湿得热而湿愈横"[40]278，指出湿热自口鼻而入，并分析其致病病机，由于"阳明为水谷之海，太阴为湿土之脏，故多由阳明、太阴受病。膜原者，外通肌肉，内近胃腑，即三焦之门户，实一身之半表半里也。邪由上受，直趋中道，故病多归膜原。"[40]260《湿热条辨》对湿热病的论治，对后世医家影响甚大。

六、饮食病机

饮食是化生气、血、精、津的基础，饥饱适度、搭配合理是健康的基础，反之则致病，"水谷之寒热，感则害于六府"（《素问·阴阳应象大论》），《内经》将饮食失当一分为二：其一，饥饱失当，过多则见"饮食自倍，肠胃乃伤"（《素问·痹论》）"卒然多食饮则肠满"（《灵枢·百病始生》），过少则"谷不入，半日则气衰，一日则气少矣"（《灵枢·五味》）；其二，饮食偏嗜，五味偏嗜可见"伤己所胜"："多食咸，则脉凝泣而变色；多食苦，则皮槁而毛拔；多食辛，则筋急而爪枯；多食酸，则肉胝䐢而唇揭；多食甘，则骨痛而发落"（《素问·五藏生成》），还有肥甘偏嗜"肥者令人内热，甘者令人中满"（《素问·奇病论》）。《内经》中饥饱失当、饮食偏嗜伤及脾胃之论，后世医家如葛洪、孙思邈等多结合养生之法进行阐发，笔者于第七章中论述，此处就不予赘述了。

1. 隋巢元方"沙水致瘿" 基于《灵枢·小针解》"饮食不节，而病生于肠胃"之论，饮食过度、不得运化腐熟，可致脾胃功能损伤，《诸病源候论》对饮食致病的描述十分详尽，如"九疸候"中有"凡诸疸病，皆由饮食过度，醉酒劳伤，脾胃有瘀热所致。"（《诸病源候论·卷十二·黄病诸候》）[12]66小儿丁奚病是因"哺食过度，而脾胃尚弱，不能磨消故"[12]66（《诸病源候论·卷十二·黄病诸候》）而致哺食不消，气血不得荣养[12]216，饮食不节还是霍乱的重要病因之一，《诸病源候论》中有 21 候强调了为"饮食不节"所致："霍乱者……有饮酒食肉、腥脍、生冷过度……脾胃得冷则不磨……令清浊二气相干，脾胃虚弱，便则吐利，水谷不消，则心腹胀满。"（《诸病源候论·卷二十二·霍乱病诸候》）[12]110"妇人霍乱候"中亦有"多因饮食过度，触冒风冷"（《诸病源候论·卷四十·妇人杂病诸候四》）[12]188的记载。同样，饮食五味偏嗜亦为致病之由，《诸病源候论》分析各病候中亦有饮食五味偏嗜的拓展，如消渴候"必数食甘美而多肥"（《诸病源候论·卷五·消渴病诸候》）[12]27，痎蟹"人有嗜甘味多，而动肠胃间诸虫。"（《诸病源候论·卷十八·湿蟹病诸候》）[12]94

基于《灵枢·师传》"食饮者，热无灼灼，寒无沧沧。寒温中适，故气将持，乃不至邪僻也"，饮食寒温失度亦可损伤脾胃，过于寒凉则损伤脾胃阳气，可致多病，如暴症："由腑脏虚弱，食生冷之物，脏既虚弱，不能消之，结聚成块。"（《诸病源候论·卷十九·癥瘕病诸候》）[12]99妊娠恶阻："妇人元本虚羸……兼当风饮冷太过，心下有痰水夹之而有娠。"（《诸病源候论·卷四十一·妇人妊娠病诸候上》）[12]194小儿哕："由哺乳冷，冷气入胃。"（《诸病源候论·卷四十七·小儿杂病诸候三》）[12]215或因食物本性寒凉致病，"鸭肉……偶食触冷不消，因结聚成腹内之病。"（《诸病源候论·卷二十六·蛊毒病诸候下》）[12]126"食鱼鲙者……生冷之物，食之甚利口，人多嗜之，食伤多，则难消化。"（《诸病源候论·卷二十六·蛊毒病诸候下》）[12]127

同时，巢元方将癥瘕病诸候、宿食不消病诸候等多归于饮食所伤，而在探析伤寒病、时气病、热病、温病等病情反复的原因中，由于"脾胃尚虚，谷气未复"，食复亦是重要一环，以伤寒病为例"伤寒病后食复候"："伤寒病新瘥……若食猪肉、肠、血、肥鱼及油腻物，必大下利……若食饼饵、黍、饴餔、炙鲙、枣、栗诸果脯物，及牢强难消之物，胃气虚弱，不能消化，必更结热。"[12]48

另外，巢元方在"瘿候"中有："瘿者……饮沙水，沙随气入于脉，搏颈下而成之。"[12]143 提出山区瘿病是饮用"沙水"（缺碘）所致，与饮用水质有着必然联系，否定了鬼神致病的唯心观念，拓展了《内经》"饮食"致病之因。

2. 金李杲、元罗天益细分饮酒伤、食伤　李杲对于饮食致病的病因病机做了阐发。他主要针对《素问·痹论》"饮食自倍，肠胃乃伤"的论述，进一步区分了饮伤和食伤："分之为二，饮也，食也。又《经》云：因而大饮则气逆。因而饱食，筋脉横解，则肠澼为痔。"将饮伤引申为饮酒所伤，指出当时（金元时期）对于酒病如酒疸，用出自《太平惠民和剂局方》的酒癥丸（雄黄、巴豆、蝎梢）治疗会损伤阴血，助长阴火消耗元气，而成虚损之病。并提了具体治法：饮伤当发汗、利小便，分消其湿，用解醒汤、五苓散之类；食伤"宜其损谷"，其次用消导之法，用丁香烂饭丸、枳术丸之类，较重者用攻化之法，三棱消积丸，更重的用吐法或下法，瓜蒂散、备急丸之类，以平为期[25]23。

罗天益（公元 1220—1290 年），字谦甫，元真定路藁城（今河北藁城县）人，幼习经史，后师从李杲，曾任元朝太医[37]473。他在李杲之论的基础上，补充了食伤的脉诊和对应的治疗，如食伤的脉象为气口紧，并且根据脉象将食伤分为轻、重、危重证。轻证为厥阴之伤："如气口一盛，得脉六至，则伤于厥阴，乃伤之轻也，枳术丸之类主之。"可用枳术丸之类治疗。重证为少阴之伤："气口二盛，脉得七至，则伤于少阴，乃伤之重也，雄黄圣饼子、木香槟榔丸、枳壳丸之类主之。"可用雄黄圣饼子、木香槟榔丸、枳壳丸之类治疗。危重证为太阴之伤："气口三盛，脉得八至九至，则伤太阴，填塞闷乱则心胃大痛，备急丸、神保丸、消积丸之类主之。"可用备急丸、神保丸、消积丸之类治疗[41]42。

3. 元王履提出饮食六淫皆可伤五脏六腑　王履（公元 1332—1391 年），字安道，号畸叟，又号抱独老人，昆山（今属江苏）人，元末明初著名学者和医学评论家，医术精湛，师从朱震亨[14]552。他在《医经溯洄集·外感内伤所受经言异同论》中讨论了《素问·阴阳应象大论》中"天之邪气，感则害人五藏，水谷之寒热，感则害于六府"与《素问·太阴阳明论》中"犯贼风虚邪者，阳受之；食饮不节，起居不时者，阴受之。阳受之则入六府，阴受之则入五藏"看上去两种相反的表述，认为根据《内经》和《难经》其他篇章中的相关论述，外感六淫与饮食起居两类病因均既可以导致五脏疾病，又可以导致六腑疾病，其实并不矛盾："客或难予曰：《素问·阴阳应象大论》云'天之邪气，感则害人五脏，水谷之寒热，感则害人六腑'。《太阴阳明论》云'犯贼风虚邪者，阳受之。食饮不节，起居不时者，阴受之。阳受之则入六腑，阴受之则入五脏'。两说正相反，愿闻其解。余复之曰：此所谓似反，而不反者也。夫感天之邪气，犯贼风虚邪，外伤有余之病也。感水谷寒热，食饮不节，内伤不足之病也。二者之伤，腑脏皆尝受之，但随其所从、所发之处，而为病耳。不可以此两说之异而致疑。盖并行不相悖也。"[42]81

七、情志病机

《内经》整体观念奠定了七情致病的理论基础，确定七情内伤的病因学地位，内容丰富且论述精辟，全书 162 篇中内容涉及情志致病达 129 篇之多，占全书79.6％[43]12-14。情志活动以脏腑精气为基础，人之七情由五脏之气化生所得，《内经》首次确立了五脏五志说："人有五藏化五气，以生喜怒悲忧恐"（《素问·阴阳应象大论》），而"喜怒不节则伤藏"（《灵枢·百病始生》），若七情过度则致气机升降失常："百病生于气也，怒则气上，喜则气缓，悲则气消，恐则气下，寒则气收，炅则气泄，惊则气乱，劳则气耗，思则气结"（《素问·举痛论》），故而脏腑气血功能紊乱："怒伤肝，喜伤心，思伤脾，悲伤肺，恐伤肾""忧恐忿怒伤气，气伤脏，乃病藏"（《灵枢·寿夭刚柔》）；七情过极除影响本脏，亦可通过五脏生克关系影响他脏："因而喜大虚则肾气乘矣，怒则肝气乘矣，悲则肺气乘矣，恐则脾气乘矣，忧则心气乘矣"（《素问·玉机真藏论》），"疾走恐惧，汗出于肝"（《素问·经脉别论》），"肺喜乐无极则伤魄……肾盛怒而不止则伤志"（《灵枢·本神》）。

1.《难经》"正经自病" 《难经》继承发挥《内经》情志致病说，提出内伤病因的概念，特别强调了忧愁思虑恚怒的病因学意义，《难经·四十九难》将"忧愁思虑则伤心""恚怒气逆，上而不下则伤肝"归入了内伤病因中，即根据五行理论，情志过极通过经脉伤及所属脏腑而致病，称作"正经自病"。

2. 张仲景辨治"七情病证" 张仲景重视情志疾病的辨证论治，将《内经》七情致病理论与临床实践相结合，纳入辨证论治体系中，《伤寒论》全书 398 条文，以异常心身现象作为主证的有 40 条，有 88 条涉及心理现象，113 首方剂中涉及心理因素病因的有 20 方，涉及心理问题的有 34 方[44]86，开创了情志病辨治的先河。《金匮要略》中诸如百合病、梅核气、脏燥、奔豚气等疾病与七情因素密切相关，分析了奔豚病的病因："奔豚病……皆从惊恐得之"[6]22（《金匮要略·奔豚气病脉证治》），对诸如脏躁、百合病等确立了辨治原则："妇人脏躁，喜悲伤欲哭……甘麦大枣汤主之。"（《金匮要略·妇人杂病脉证并治》）[6]59对《内经》七情致病理论进行了充实和发挥。

3. 隋巢元方"七气"为病阐"气病诸候"及瘿病之理 《诸病源候论》中涉及情志的证候达 106 个[45]193，巢元方上承《内经》中情志异常可致气机失常致病之理，"上气候"中沿用经旨"夫百病皆生于气，故怒则气上，喜则气缓，悲则气消，恐则气下，寒则气收聚，热则腠理开而气泄，忧则气乱，劳则气耗，思则气结，九气不同"[12]68，将情志病因概括为七气："七气者，寒气、热气、怒气、恚气、忧气、喜气、愁气""凡七气积聚，牢大如杯若柈"（《诸病源候论·卷十三·七气候》）[12]70，并对"五志五气"进行发挥归纳病候："怒气则上气不可忍，热痛上抢心，短气欲死不得息也，恚气则积聚在心下，心满不得饮食，忧气则不可极作，暮卧不安席，喜气即不可疾行，不能久立，愁气则喜忘不识人语，置物四方，还取不得去处。"（《诸病源候论·卷十三·七气候》）[12]70 在"气病诸候"中对气病的病源和证候有着详尽的描述，将气病诸候多归于七情所伤，其中与情志相关的"五膈气"："五膈气者，谓忧膈、恚膈、气膈、寒膈、热膈也。"（《诸病源候论·卷十三·五膈气候》）[12]70

另外，巢元方开情志失常致瘿病的先河，在"瘿瘤等病诸候"中亦有"瘿者，由忧恚气结所生"[12]143，"瘿病者，是气结所成。其状，颈下及皮宽膇膇然，忧恚思虑，动于肾气，肾气逆，结宿所生"。[12]143

4. 唐孙思邈重情志致病论"养性" 孙思邈遵《内经》从七情内伤立论，强调巢元方所谓"七气"为病："寒气、热气、怒气、恚气、喜气、忧气、愁气，此之为病，皆生积聚"，归纳了七情过极所致病候"喜气为病，则不能疾行，不能久立；怒气为病，则上行不可当，热痛上冲心，短气欲死，不能喘息；忧气为病，则不能苦作，卧不安席；恚气为病，则聚在心下，不能饮食；愁气为病，则平居而忘，置物还取，不记处所，四肢浮肿，不能举上……"（《备急千金要方·积气》）[21]316 还提出"凡远思强虑伤人，忧恚悲哀伤人，喜乐过度伤人，忿怒不解伤人，汲汲所愿伤人，戚戚所患伤人。"（《备急千金要方·补肾》）[21]353

同时，孙思邈认为情志病证多与五脏相关，遵《内经》五脏情志配属之理，将情志病证以脏腑为核心进行辨证分析，肝："肝虚则恐，实则怒，怒而不已亦生忧"[21]218，心："心气虚则悲不已，实则笑不休……心气盛则梦喜笑及恐畏"[21]245，脾："脾气虚则四肢不用，五脏不安……梦饮食不足；脾气盛则梦歌乐"[21]276，肺："肺气不足，惕然自惊，或哭或歌或怒"[21]314，肾："肾实也，苦恍惚健忘"[21]345，根据情志病证各异，辨脏腑虚实再行施治。

另外，孙思邈重视"养性"即情志养生，在《备急千金要方·养性序》中"养生有五难，名利不去，为一难；喜怒不除，为二难……"[21]477 提出"多喜则忘错昏乱，多怒则百脉不定"，喜怒不节为致病之因，提出不利于养生的"十二多"："多思则神殆，多念则志散……多愁则心慑，多乐则意溢，多喜则忘错昏乱，多怒则百脉不定……"（《备急千金要方·道林养性》）[21]480

5. 金张从正发挥"九气论"论治情志病 《灵枢·百病始生》中有"喜怒不节则伤脏"，情志失常可致气机紊乱，从而致使脏腑气血失调而致病，《儒门事亲·九气感疾更相为治衍二十六》中："气本一也，因所触而为九……怒、喜、悲、恐、寒、暑、惊、思、劳也"[26]57，张从正认为"《素问》之论九气，其变甚详，其理甚明，然论九气所感之疾则略"[26]57，归纳了因为喜、怒、悲、惊、思五种情绪过度导致的病症，对其发病机制、临床症状 60 余种进行探讨：怒气所至，可造成呕血、飧泄、煎厥、薄厥、阳厥、胸满胁痛、食则气逆不下、喘渴烦心、消瘅、目暴盲、耳暴闭、发于外则为痈疽；喜气所至，可导致笑不休、毛发焦、甚则为狂；悲气所至，可导致阴缩、肌痹、脉痹、男为数溲血、女为血崩，还可见目昏、气少不足以息、泣则臂麻；恐气所至，可造成脱肉、骨酸痿厥、暴下绿水、面热肤急、人事不省、僵仆，久则为痛痹；思气所至，可引起不眠、嗜卧、昏瞀、中痞、三焦闭塞、咽嗌不利、胆瘅呕苦、筋痿、百淫、不嗜食等。

同时，基于《素问·阴阳应象大论》"五藏化五气，以生喜怒悲忧恐"，在五脏与五行配伍，情志于五脏各有所主以及五行生克原理的基础上，情志失常可伤及对应脏腑，张从正提出除了本气伤本脏，亦可伤及相克之脏，如：怒伤肝，肝属木，怒则气并于肝，而脾土受邪；喜伤心，心属火，喜则气并于心，而肺金受邪等；又如分析妇人血崩病机中："《内经》曰：悲哀太甚则心系急，心系急则肺布叶举……故经血崩下。"[26]75

另外，张从正还针对情志疾病提出了具体的治疗方案，擅用"以情胜情"之法，基于《内经》五行理论中"以其胜治之"，对"以情胜情"之理进行阐述：悲胜怒，恐胜喜，怒胜思，喜胜忧，思胜恐，拓展了情志相胜的治疗之法运用于临证中：如悲可以治怒，以怆恻苦楚之言感之；喜可以治悲，以谑浪亵狎之语娱之；恐可以治喜，以恐惧死亡之言怖之；怒可以治思，以污辱欺阙之言触之；思可以治恐，以虑彼志此之语夺之。即是通过促进机体气血畅达、阴阳协调从而达到治愈疾病的目的，其中用于治疗因受惊导致的恐惧症方法，非常类似现代的脱敏疗法。情志病机的发展也体现了古代中医对心理精神疾病的认识。

6. 元朱震亨总结"以情胜情"论治情志病　《丹溪心法》有："五志之火，因七情而起，郁而成痰，故为癫痫狂妄之证，宜以人事制之，非药石所能疗也。须诊察其由以平之。怒伤于肝者，为狂为痛，以忧胜之，以恐解之；喜伤于心者，为癫为痛，以恐胜之，以怒解之；忧伤于肺者，为痛为癫，以喜胜之。以怒解之；思伤于脾者，为痛为癫，以恐胜之，以喜解之；恐伤于肾者，为癫为痛，以思胜之，以忧解之；惊伤于胆者，为痛，以忧胜之，以恐解之；悲伤于心包者，为癫，以恐胜之，以怒解之。"（引自《古今图书集成医部全录卷二百九十五》）[46]1610

八、《内经》病因病机理论发展评述

病因指疾病发生的原因，《灵枢·百病始生》说："夫百病之始生也，皆生于风雨寒暑，清湿喜怒"，风雨寒暑清湿属于外因，喜怒属于内因，这是《内经》关于病因的粗略分类。病机指疾病产生的机制，即"病之机括"，现代理解包括病因、病位、病性、病理、病势等内涵。《内经》的病因是通过"审症求因""辨证求因"获得的。六淫病因的原始意义是指自然界的反常气候，但在临床中六淫主要是依据症状证候，即人体对病邪的整体反应来确定的。所以六淫的概念与实体病因不完全相同。至于后世所说的"内六淫"，则是疾病过程中由于脏腑功能失调而产生的病理现象，与自然界的反常气候不

相关。所以临床治疗是通过"病因辨证"确定的证候，根据"寒者热之，热者寒之"等原则，通过处方拟药来驱除致病因素对人体的损害，从而恢复健康。

回顾《内经》病因病机理论的发展历程，秦汉时期，张仲景在临床辨治外感热病、内伤杂病中，提出的"广义伤寒"概念，确立了六经、脏腑病机体系框架，是病因病机理论的奠基形成时期；魏晋隋唐时期，医家通过临床实践从理论、脉证、病治等不同方面对病因病机理论的内容进行总结深化、充实发展[1]5。在病因理论中，张仲景结合病传途径的"病因三分"学说、"广义伤寒"概念以及巢元方"乖戾之气"的提出，分别为后世的"三因学说"、温病理论提供了病因理论基础；在病机理论中，巢元方将脏腑病机运用于病候分析中并逐渐细化，张仲景、孙思邈将"脏腑""经络"病机在临床辨治中拓展运用，为辨证论治的系统发展奠定了基础；另外，张仲景、巢元方对体质理论的发挥，对儿科学的发展、过敏性疾病的诊治都具有重要的临床指导意义。可见，《伤寒杂病论》《诸病源候论》可谓是继《内经》之后，病因病机理论发展中的两个里程碑。

至宋代，陈言提出了"三因学说"，将致病因素划分为外因、内因、不内外因三大类，将不良生活习惯，偶发事故归为"不内外因"，即"有背常理"可导致疾病，深化了中医学对致病因素的理解，使得中医病因学理论更趋完善。金元时期，诸多医家进一步对《内经》病机的分类和归纳补充，有代表性的是刘完素提出"六气兼化论"，金元四大家对火热病机、相火病机的发挥，李杲、罗天益对饮食病机的发挥，李杲对内伤外感病机的辨析等，其中多有发展和创新。明代在病因病机方面的发展，主要有孙一奎、王肯堂、赵献可等医家对相火病机的深入讨论，吴有性提出"杂气病机""募原病机"，王肯堂对"五脏病机传变的阐发"。明代医家对金元时期的医学理论多有继承和发挥，也有类似于"杂气病机""募原病机"的创新。清代在病因病机发展方面，主要有沈又彭对"病机十九条"的批判；罗美对相火病机的补充，喻昌、石寿棠燥气病机的完善等。其中创新的理论相对较少。

从《内经》病因病机理论的传承发展中，可以看出，医家的临证实践探索和理论总结是发展的根本所在，而社会历史的变迁、思想文化环境、地域、战争、生活方式的改变等影响也是其中重要的因素。以《内经》热病理论、"六淫"理论的变迁为例探寻一二。

《内经》热病理论历经汉代张仲景、魏晋葛洪、隋代巢元方、宋代庞安时、金代刘河间、明代吴有性、清代前期喻昌、余霖、叶桂、薛雪、吴瑭、王孟英的发展，众医家的重视可见一斑，其中的战争、气象对疫病流行的影响不可忽视。正所谓"大兵之后，必有凶年"[47]123-128，汉代至魏晋时期，战争频发，东汉末年的"疾疫"之灾[48]9，魏晋200年间疫病流行达47次之多[49]425，战争中兵士长途跋涉，百姓为避战乱风餐露宿，身心疲乏极易染病，且人多杂处、交相染易造成了疫病的传播；同时，气候因素也很重要，我国著名气象学家竺可桢曾对历史上五千年的气象进行系统调研，提示存在四个寒冷时期，分别为商殷末年及周初年、六朝时期、南宋和明末清初[50]268。《后汉书·五行志》有"献帝初平四年六月，寒风如冬时"[51]290-291，气候突变寒冷，"阴阳失位，寒暑错时"，为东汉末年疫病加剧之因，且多以感伤寒邪为主，故而张仲景所处时期接近第二个寒冷期，亲身经历数次气候急剧变化所致的疫病流行，以"伤寒"命名之由显而易见。可见，张仲景《伤寒杂病论》、葛洪"鬼疠之气"、巢元方"乖戾之气"，均是临床实践下的经验阐发，与当时社会气候因素密切相关。而隋唐时期相对温暖，有"长安冬季无雪"之载，故对《伤寒论》的研究较少，而温病的流行在孙思邈《备急千金要方》中可见一斑。第三个寒冷期，南宋医家对《伤寒论》的注解、编次又掀起了新的热潮。至明清时期，历经了寒冷及回暖期，以及当时欧亚大陆的商业、文化交流越来越频繁，清代有许多传染病相继传入我国，而以往伤寒类的治法和方药疗效不理想，于是当时医家纷纷另辟蹊径，寻求新的治疗方法，温病学派由此兴起，而伤寒学派逐渐隐退。范行准先生曾总结道："至清季由于许多传染病如鼠疫、真性霍乱、猩红热、白喉等的流行，都异常地凶恶，故道（光）、咸（丰）时吴县薛福更干脆地说：'今之伤寒，皆温病也。'至此，把过去泱泱大国的伤寒，连一寸土地也不留给它了。只剩下少数经方家'以注疏仲景书自娱，或抱六经残垒'。"又认为清代三百年来医家的聪明才智，都用来发展温病学，传染病是清代医学最重视的部分，也是中国医学史上最突出的一个现象[35]26。

外界气候的寒温变化不仅与发病病因直接相关，也是中医学天人相应理论的直接体现。《内经》"外感六淫"曾在魏晋时期逐步转向实证性病因的探索，这与思想文化环境的变迁不无关系。《内经》"六淫"病因是在"天人合一"整体观的指导下，吸收了哲学思想中"观物取象"的意象思维，形成的倾向自然的病因理论。虽然张仲景对伤寒病候已有"无问大小、症状相似"（《素问·刺法论》）的认知，在儒学正统的思想环境里、古代思辨哲学宏观视野的支配下，仍未脱离"六淫"的范畴；至魏晋时期，儒、佛、道并举，多元文化的整合，冲击了儒家"独尊"的地位，不仅使葛洪、巢元方对传染性疾病的认识超脱了"六淫"的范畴，也为葛洪虫媒致病、巢元方"水毒""疥疮""寸白虫"等有关寄生虫等实物性病因的描述，提供了一个相对宽松的思想环境。而至宋代，理学出世，使金元以后医家的思考模式又转向形而上学化，对外感邪气的描述重回抽象哲学性词语，如吴有性的"杂气"、余霖的"运气之淫热"等。

可见，中医病因病机学理论的大部分内容都是在《内经》时代逐步确立下来的，从秦汉至明清时期呈现日臻丰富和完善的趋势，其中，临床实践是理论发展创新的内在动力，而社会历史的变迁、思想文化环境也发挥了重要的影响作用，为后世病因病机理论的发展奠定了理论基础。

参考文献

[1] 陶汉华. 中医病因病机学 [M]. 北京：中国中医药出版社，2002：5.
[2] 印会河. 中医基础理论 [M]. 上海：上海科学技术出版社，1989：93.

［3］陈玉升，洪金烈，孙茂峰，等. 中医病机"机"字考察［J］. 北京中医药大学学报，2005，28（2）：10.

［4］张登本，孙理军. 唐宋金元名医全书大成 王冰全书医学［M］. 北京：中国中医药出版社，2015：45.

［5］牛兵占. 难经译注［M］. 北京：中医古籍出版社，2004：220.

［6］［汉］张仲景. 金匮要略［M］. 于志贤，张智基点校. 北京：中医古籍出版社，1997：1.

［7］王象礼. 陈无择医学全书［M］. 北京：中国中医药出版社，2005：302.

［8］贯剑. 略论王冰对中医病因学的阐发［J］. 上海中医药大学学报，2003，17（1）：38 - 40.

［9］宋乃光. 刘完素医学全书［M］. 北京：中国中医药出版社，2006：89 - 107.

［10］［汉］张仲景. 伤寒论［M］. 厉畅，梁丽娟点校. 北京：中医古籍出版社，1997：52.

［11］成词松，诸毅晖.《诸病源候论》经络病机窥略［J］. 成都中医药大学学报，2005，28（2）：5.

［12］［隋］巢元方. 诸病源候论［M］. 黄作阵点校. 沈阳：辽宁科学技术出版社，1997：1.

［13］薛博瑜，叶放，李国春，等. 中医脏腑病机术语标准化研究思路与方法［J］. 中医学报，2011，26（3）：317 - 321.

［14］王洪图. 黄帝内经研究大成［M］. 北京：北京出版社，1997：1260.

［15］卢红蓉.《黄帝内经》脏腑病机特点研究［J］. 时珍国医国药，2012，23（1）：255 - 256.

［16］董尚朴. 金元医家《内经》散论辑与学术价值研究［D］. 北京中医药大学，2006：1.

［17］王丽慧.《中藏经》脏腑辨证特点探析［J］. 中医文献杂志，2008（1）：11 - 13.

［18］任应秋. 任应秋中医各家学说讲稿［M］. 北京：人民卫生出版社，2008：101.

［19］［后汉］华佗. 中藏经［M］. 农汉才点校. 北京：学苑出版社，2007：11.

［20］杨徐杭，汶医宁，杨天成.《诸病源候论》五脏病诊断思想述略［J］. 陕西中医学院学报，2006（1）：3 - 4.

［21］［唐］孙思邈. 中医必读百部名著备急千金要方［M］. 高文柱，沈澍农校注. 北京：华夏出版社，2008：511.

［22］［宋］钱乙. 小儿药证直诀［M］. 李志庸校注. 北京：中国中医药出版社，2008：1.

［23］［金］张元素. 医学启源［M］. 北京：中国中医药出版社，2007：56 - 57.

［24］［金］李杲. 脾胃论校注［M］. 程传浩校注. 郑州：河南科学技术出版社，2018：2.

［25］张年顺. 李东垣医学全书［M］. 北京：中国中医药出版社，2006：45.

［26］徐江雁. 张子和医学全书［M］. 北京：中国中医药出版社，2006：48 - 49.

［27］田思胜. 朱丹溪医学全书［M］. 北京：中国中医药出版社，2006：25.

［28］韩学杰，张印生. 孙一奎医学全书［M］. 北京：中国中医药出版社，1999：671.

［29］陆拯. 王肯堂医学全书［M］. 北京：中国中医药出版社，1999：2717.

［30］［明］赵献可. 医贯［M］. 北京：人民卫生出版社，1982：57.

［31］［清］罗美. 医经 01 内经博议［M］. 北京：中国中医药出版社，2015：12.

［32］［晋］葛洪. 肘后备急方［M］. 王均宁点校. 天津：天津科学技术出版社，2005：45.

［33］潘大为. 从对寄生虫的认识看《内经》的人体观［J］. 时珍国医国药，2008，19（5）：1216 - 1217.

［34］张建荣. 金匮证治精要［M］. 北京：人民卫生出版社，1997：383.

［35］范行准. 中国医学史略［M］. 北京：中医古籍出版社，1986：568.

［36］［明］吴有性. 中国医学大成 13 瘟疫论［M］. 上海：上海科学技术出版社，1990：54.

［37］李经纬，林昭庚. 中国医学通史 古代卷［M］. 北京：人民卫生出版社，2000：677.

［38］陈熠. 喻嘉言医学全书［M］. 北京：中国中医药出版社，1999：275.

［39］方春阳. 中国医药大成［M］. 长春：吉林科学技术出版社，1994：399.

［40］周仲瑛，于文明. 中医古籍珍本集成 温病卷 广瘟疫论、湿热条辨［M］. 长沙：湖南科学技术出版社，2014：278.

［41］许敬生. 罗天益医学全书［M］. 北京：中国中医药出版社，2006：42.

［42］［元］王履. 医经溯洄集［M］. 章升懋点校. 北京：人民卫生出版社，1993：81.

［43］梅秀峰，高娜，薛一涛. 中医情志学说的发展历史［J］. 山西中医学院学报，2010（1）：12-14.

［44］王米渠. 中医心理学［M］. 天津：天津科学技术出版社，1985：86.

［45］王米渠. 中国古代医学心理学［M］. 贵阳：贵州人民出版社，1988：193.

［46］［清］陈梦雷. 古今图书集成医部全录 第 7 册 诸族 下［M］. 北京：人民卫生出版社，1963：1610.

［47］孙关龙. 中国历史大疫的时空分布及其规律研究［J］. 地域研究与开发，2004.（6）：123-128.

［48］林富士. 生命医疗史系列——疾病的历史［M］. 台北：联经出版公司，2011：9.

［49］马伯英. 中国医学文化史［M］. 上海：上海人民出版社，2010：425.

［50］竺可桢. 中国近五千年来气候变迁的初步研究［J］. 中国科学，1973（2）：168.

［51］孙广仁，郑洪新. 中医基础理论［M］. 北京：中国中医药出版社，2012，290-291.

第四节 诊 法

　　诊法即为中医诊察疾病的方法，是医者运用望、闻、问、切之法，了解患者疾病的现状和病史，探索发病原因和病机，掌握证候特点，进行综合分析，从而判断病位病性、邪正虚实、病情顺逆等变化的方法，为治疗提供依据[1]167。虽然诊法理论在《内经》之前已多有记载，但散在分布，大部分的诊法理论是在《内经》时代逐渐归纳、系统化并确立起来的。"诊法"一词首见于《素问·脉要精微论》："诊法何如？"此处虽以脉法为主，但也引出了其他诸种诊法，如《素问·阴阳应象大论》有："善诊者，察色按脉，先别阴阳。审清浊，而知部分；视喘息，听音声，而知所苦；观权衡规矩，而知病所主；按尺寸，观浮沉滑涩，而知病所生。"已包含望、闻、问、切四诊的内容，《难经·六十一难》在此基础上提出："望而知之谓之神，闻而知之谓之圣，问而知之谓之工，切而知之谓之巧。"[2]277确立了四诊合参、综合诊治的原则，标志着诊法已实现从实践到理论总结的转变，可以说，《内经》的成书是中医诊法理论框架形成的标志。

　　《素问》中"脉要精微论""平人气象论""玉机真藏论""三部九候论""疏五过论"及《灵枢》中"邪气藏府病形""论疾诊尺""五色"等 74 个篇章阐述了"四诊"理论，涉及诊法近 50 种[3]580-582，很大部分沿用至今，在理论和方法上奠定了中医诊法学的基础。《素问·阴阳应象大论》确立了望、闻、问、切四诊合参的原则，故《灵枢·邪气藏府病形》中有"能参合而行之者，可以为上工"，实现了从实践到理论总结的转变。

《内经》诊法主要包含有望诊（望目、望色、望形体），切诊（脉诊、尺肤诊），闻诊和问诊介绍较少。《内经》诊法在方法学上奠定了中医四诊的基础，并且指出诊察疾病必须多种诊断方法互参，更要联系病变的轻重、阴阳的变化全面考虑。如前面《素问·阴阳应象大论》所说的要求把"四诊"获得的材料综合分析考虑，才能确保"以治无过，以诊则不失矣"。《素问·玉版论要》说："请言道之至数，五色脉变，揆度奇恒，道在于一。""揆度"是测度、权衡的意思；"恒"是正常情况，"奇"是不正常。通过正常与不正常的比较权衡确定诊断。

切脉：《内经》脉诊，有学者归纳为三部九候诊法，人迎寸口对比诊法，独取寸口脉诊，尺肤诊法，虚里诊法，手少阴脉诊法[4]188。《内经》中的寸口脉诊法并未细分为寸、关、尺各部，但已经提到可以通过寸口脉象推测全身的情况："帝曰：气口何以独为五藏主？岐伯曰：胃者，水谷之海，六府之大源也。五味入口，藏于胃，以养五藏气。气口亦太阴也。是以五藏六府之气味，皆出于胃，变见于气口。"（《素问·五藏别论》）《难经》中将此寸口脉法发展出寸、关、尺与五脏相对应的独取寸口脉法，晋王叔和《脉经》中更是将独取寸口脉法这一理论做了全面的总结和发挥。此外还有络脉诊法，见于《灵枢·经脉》："凡诊络脉，脉色青则寒且痛，赤则有热。胃中寒，手鱼之络多青矣；胃中有热，鱼际络赤；其暴黑者，留久痹也；其有赤有黑有青者，寒热气也；其青短者，少气也。凡刺寒热者皆多血络，必间日而一取之，血尽而止，乃调其虚实。"

色脉合参：《内经》中十分强调色诊和脉诊互参，以确定病情，甚至判断预后。如《素问·移精变气论》"帝曰：善。余欲临病人，观死生，决嫌疑，欲知其要，如日月光，可得闻乎？岐伯曰：色脉者，上帝之所贵也，先师之所传也。上古使僦贷季，理色脉而通神明，合之金木水火土四时八风六合，不离其常，变化相移，以观其妙，以知其要。欲知其要，则色脉是矣。色以应日，脉以应月，常求其要，则其要也。夫色之变化，以应四时之脉，此上帝之所贵，以合于神明也。所以远死而近生，生道以长，命曰圣王。"《灵枢·邪气藏府病形》："黄帝问于岐伯曰：余闻之，见其色，知其病，命曰明。按其脉，知其病，命曰神。问其病，知其处，命曰工。余愿闻见而知之，按而得之，问而极之，为之奈何？岐伯答曰：夫色脉与尺之相应也，如桴鼓影响之相应也，不得相失也，此亦本末根叶之出候也，故根死则叶枯矣。色脉形肉不得相失也，故知一则为工，知二则为神，知三则神且明矣。""黄帝曰：愿卒闻之。岐伯答曰：色青者，其脉弦也；赤者，其脉钩也；黄者，其脉代也；白者，其脉毛；黑者，其脉石。见其色而不得其脉，反得其相胜之脉，则死矣；得其相生之脉，则病已矣。"《素问·五藏生成》："能合脉色，可以万全。赤，脉之至也，喘而坚，诊曰有积气在中，时害于食，名曰心痹，得之外疾，思虑而心虚，故邪从之。白，脉之至也，喘而浮，上虚下实，惊，有积气在胸中，喘而虚，名曰肺痹，寒热，得之醉而使内也。青，脉之至也，长而左右弹，有积气在心下支胠，名曰肝痹，得之寒湿，与疝同法，腰痛足清头痛。黄，脉之至也，大而虚，有积气在腹中，有厥气，名曰厥疝，女子同法，得之疾使四支汗出当风。黑，脉之至也，上坚而大，有积气在小腹与阴，名曰肾痹，得之沐浴清水而卧。"《素问·脉要精微论》："帝曰：有故病五藏发动，因伤脉色，各何以知其久暴至之病乎？岐伯曰：悉乎哉问也！征其脉小色不夺者，新病也；征其脉不夺其色夺者，此久病也；征其脉与五色俱夺者，此久病也；征其脉与五色俱不夺者，新病也。肝与肾脉并至，其色苍赤，当病毁伤，不见血，已见血，湿若中水也。"

脉诊与尺肤诊合参。《灵枢·邪气藏府病形》："黄帝曰：调之奈何？岐伯答曰：脉急者，尺之皮肤亦急；脉缓者，尺之肤亦缓；脉小者，尺之皮肤亦减而少气；脉大者，尺之皮肤亦贲而起；脉滑者，尺之皮肤亦滑；脉涩者，尺之皮肤亦涩。凡此变者，有微有甚。故善调尺者，不待于寸，善调脉者，不待于色。能参合而行之者，可以为上工，上工十全九；行二者，为中工，中工十全七；行一者，为下工，下工十全六。"《灵枢·论疾诊尺》："尺炬然热，人迎大者，当夺血；尺坚大，脉小甚，少气，悗有加，立死。"《素问·平人气象论》："臂多青脉，曰脱血。尺缓脉涩，谓之解㑊。安卧脉盛，谓之脱血。尺涩脉滑，谓之多汗。尺寒脉细，谓之后泄。脉尺粗常热者，谓之热中。"

《内经》中闻诊和问诊内容较少。闻诊散见于《素问·阴阳应象大论》《素问·脉要精微论》《素问·阳明脉解》《灵枢·五乱》《灵枢·本神》等[5]55-56。问诊主要见于《素问·疏五过论》："凡未诊病者，必问尝贵后贱""凡欲诊病者，必问饮食居处，暴乐暴苦，始乐后苦""诊有三常，必问贵贱，封君败伤，及欲侯王"。《素问·徵四失论》："诊病不问其始，忧患饮食之失节，起居之过度，或伤于毒，不先言此，卒持寸口，何病能中，妄言作名，为粗所穷，此治之四失也。"《灵枢·师传》："黄帝曰：顺之奈何？岐伯曰：入国问俗，入家问讳，上堂问礼，临病人问所便。"

可见，《内经》是中医诊法理论框架形成的标志[6]10。后世医家在长期的医疗实践活动中积累了丰富的诊疾经验，使"四诊"内容和方法得到不断的完善和扩展，从而建立起更为完整的中医诊法理论体系。"四诊"理论的传承发展分述如下。

一、望诊

望诊是运用视觉查看患者全身的神色形态和局部的表现以及分泌物和排泄物色、质的变化等，以收集病情资料的方法[7]80，体现了"见微知著"思维模式，正因望诊为直观的视觉信息表达、快捷灵敏，故清林之翰《四诊抉微·凡例》有"四诊为岐黄之首务，而望尤为切紧"[8]2，被列为四诊之首。

在整体理论的指导下，《内经》望诊理论立足于藏象理论和阴阳五行学说，首以五行配属进行脏腑定位，再运用五行生克判断病证预后。"视其外应，以知其内藏，则知所病矣"（《灵枢·本藏》），望诊包括颜面、眼睛、络脉、头发、爪甲、牙齿、两便等，全身无所不包，可见望诊的范围非常广泛，其中，因气血上荣于面，脏腑通过经络与舌相联，故脏腑气血之盛衰、疾病之寒热虚实均可反映于面、舌，且诊察简便、准确，实用价值大，临床运用广泛，可为了解病情、辨证论治提供依据，因此，面部明堂五色诊、舌诊论述尤详，历来为后世医家重视及发挥较多。

1. **面诊**　面部为经脉气血上注之所，"十二经脉，三百六十五络，其血气皆上于面而走空（孔）窍"（《灵枢·邪气藏府病形》），面部色诊可察精气盛衰及气血盈亏："精明五色者，气之华也。"（《素问·脉要精微论》）色诊专篇《灵枢·五色》将面部区域分候不同脏腑："庭者，首面也。阙上者，咽喉也。阙中者，肺也。下极者，心也。直下者，肝也。肝左者，胆也。下者，脾也。方上者，胃也。中央者，大肠也。挟大肠者，肾也。当肾者，脐也。面王以上者，小肠也。面王以下者，膀胱子处也。"以阴阳五行学说为指导，以五色配属五脏："青为肝，赤为心，白为肺，黄为脾，黑为肾"，以五色反映病性："青黑为痛，黄赤为热，白为寒"，病所不同外在颜色不一，《素问·痿论》："肺热者色白而毛败，心热者色赤而络脉溢，肝热者色苍而爪枯，脾热者色黄而肉蠕动，肾热者色黑而齿槁"，且明润光泽为常，晦暗枯槁为病；可见，依据颜面各部色泽的沉浮、聚散、泽夭、明暗，配以五行的凶吉顺逆，可判断病变的脏腑定位、病位之表里、病性之阴阳寒热虚实，以及病变预后的良恶。

（1）汉张仲景细化"五色配五脏"：张仲景在《内经》"五色配五脏"的面部五色诊理论基础上，结合临床实际，细化了证候分型：如"鼻头色青，腹中痛，苦冷者死；鼻头色微黑者，有水气，色黄者，胸上有寒；色白者，亡血也……又色青为痛，色黑为劳，色赤为风，色黄者便难，色鲜明者有留饮。"（《金匮要略·藏府经络先后病脉证》）[9]2色赤主热，仲景提出表郁热、阳明热、假热的不同；色白属肺，仲景补充亡血之证；色黄属脾主湿，仲景补充寒湿、湿热、水饮不同；色黑属肾主水，仲景补充瘀血之证。与临床诊疗实际结合更加紧密的同时，理论也更加周密，可谓五色诊在临床运用中的提纲，对于后世医家临证具有指导意义。

（2）宋钱乙小儿面诊及定位：由于诊治中小儿常难以配合，问诊"多未能言，言亦未足取信"[10]原序，脉诊"脉微难见，医为持脉，又多惊啼"[10]原序，钱乙尤重望诊的应用。首先，在诊察面色方面，基于《灵枢·五色》中将面部与内脏之间的定位联系，他总结了用于小儿面部望诊的五脏分证规律："左腮为肝，右腮为肾，额上为心，鼻为脾，颏为肾。"[11]15其次，根据五色与病性的配属规律，某一部位出现异色即反映不同性质的疾病："面赤者，风热"[10]9"面青者，惊风"[10]9"面黄者，脾虚惊"[10]9"面色㿠白，神怯也。"[10]12"无精光者，肾虚"[10]2，另外，根据患儿姿态变化，判断病邪性质，如"身热面赤引饮，口中气热……剧则搐也"[10]3为热邪为患，热极动风，"面色㿠白……盖骨重惟欲坠于下而缩身也"[10]2，则为阳虚寒盛之证，再随证治之。

（3）明徐春圃、清张璐五脏色诊完善：明徐春圃所著《古今医统大全·翼医通考》补充了《内经》望面色的内容，阐发了通过部位色泽辨别五脏普通病症和绝症。

如对于肝病来说："青色见于太阴太阳，及鱼尾正面口角，如大青蓝叶怪恶之状者，肝气绝，死。若如翠羽柏皮者，只是肝邪，有惊病、风病、目病之属。"[12]190 说的是如果在"鱼尾正面口角"和"太阴太阳"部绿色如"大青蓝叶怪恶之状"则预后不佳，如果色如"翠羽柏皮"者，则病轻，一般见于惊病、风病、目病之类普通疾病，预后好。

对于心病来说："红色见于口唇及三阴三阳上下，如马肝之色死血之状者，心气绝，主死。若如橘红马尾色者，只是心病，有怔忡，有惊悸，夜卧不宁。"[12]190 说的是如果在口唇和"三阴三阳上下"部，见红色色如"马肝之色死血之状"，则病重，预后不佳，如果见色如"橘红马尾"，则是普通的怔忡、惊悸等心病，预后好。

对于肺病来说："白色见于鼻准及正面，如枯骨及擦残汗粉者，为肺绝，丙丁日死。若如腻粉、梅花、白绵者，只是肺邪咳嗽之病。"[12]190 说的是如果在鼻尖和正面部见白色如"枯骨及擦残汗粉"状，则病重，预后不佳，如色如"腻粉、梅花、白绵"状，则是一般的咳嗽等肺病，预后好。

对于脾病来说："黄色见于鼻，干燥若土偶之形，为脾气绝，死。若如桂花杂以黑晕，只是脾病，饮食不快，四肢倦怠。"[12]190 如果在鼻部见黄色"干燥若土偶之形"，则病重，预后不佳，如见黄色如"桂花杂以黑晕"，则是一般的脾病，可能是饮食不佳、四肢乏力、房事过劳。

对于肾病来说："黑色见于耳或轮郭内外、命门悬壁，若污水烟煤之状，为肾气绝，则死。若如蜘蛛网眼乌羽之泽者，只是肾虚，火邪乘水之病。"[12]191 说的是如果在耳部见到黑色如"污水烟煤之状"，则病重，预后不佳，如果黑色如"蜘蛛网眼乌羽之泽"，则是一般的肾虚，预后良好[12]190-191。

张璐（公元 1617—1699 年），字路玉，晚号石顽老人，江南长州人（今江苏苏州），出身官宦之家，明末清初儒医。他在《诊宗三昧·色脉》中完善了五脏色诊[13]941。他基于《灵枢·五色》"以五色命藏，青为肝，赤为心，白为肺，黄为脾，黑为肾"之说，将色诊与其他体征相结合，对病机进行更精细的辨析。对于黄色来说："假令黄属脾胃。若黄而肥盛，胃中有痰湿也。黄而枯癯，胃中有火也。黄而色淡，胃气本虚也。黄而色黯，津液久耗也。黄为中央之色，其虚实寒热之机，又当以饮食便溺消息之。"[13]941 说的是如果以黄色对应脾胃病的话，如果体胖的人面色黄，则说明其胃中有痰湿，而形瘦的人面色黄，则说明有胃火。而面色黄兼色淡的，属于胃气虚，面色黄兼色暗的，属胃中津液久耗。而由于黄色为脾胃之色，对于脾胃病变的病机，还要参考饮食和二便等情况。

对于白色来说："色白属肺。白而淖泽，肺胃之充也。肥白而按之绵软，气虚有痰也。白而消瘦，爪甲鲜赤，气虚有火也。白而夭然不泽，爪甲色淡，肺胃虚寒也。白而微青，或臂多青脉，气虚不能统血也。若兼爪甲色青，则为阴寒之证矣。白为气虚之象，纵有失血发热，皆为虚火，断无实热之理。"[13]941 如果以白色对应肺病的话，色白而皮肤润滑的话，是肺胃之气充盛的征象。面色或肤色白，形体肥胖，肌肉按上去绵软的人，属于气虚有痰的征象。面色或肤色白，形体消瘦，指甲颜色红赤的，是气虚有火的征象。面色或肤色白，但色泽枯槁，指甲颜色淡，为肺胃虚寒的征象。面色或肤色白，兼有少许青色，或手臂上多见青色静脉的人，为气虚不能统血的征象，如果兼有指甲发青，则为阴寒证的征象。白色是气虚的征象，即使有出血或者发热的症状，也是虚火，一定不会是实热。

对于黑色来说："苍黑属肝与肾。苍而理粗，筋骨劳动也。苍而枯槁，营血之涸也。黑而肥泽，骨髓之充也。黑而瘦削，阴火内炽也。苍黑为下焦气旺，虽犯客寒，亦必蕴为邪热，绝无虚寒之候也。"[13]941 说的是如果以黑色对应肝和肾的话，面色或肤色偏黑的，并且肌肤纹理粗糙的人，是经常劳动筋骨的人。面色或肤色偏黑并且干枯不润的人，为营血干枯的征象。色黑但肌肉丰润的人，是骨髓充盈的征象。色黑但肌肉消瘦的人，为阴火内盛的征象。总的来说，肤色黑是肝肾藏气旺盛的征象，即使外感寒邪，也会转化为内热证，一定不会有虚寒之证。

对于红色来说："赤属心，主三焦。深赤色坚，素禀多火也，赤而胭坚，营血之充也。微赤而鲜，气虚有火也。赤而索泽，血虚火旺也。赤为火炎之色，只虑津枯血竭，亦无虚寒之患。"[13]941 如果以红色对应心的话，那么也对应三焦。色深红并且不易消退的，为火热体质的征象，色红而肌肉坚硬，为营血充盈的征象。色稍红并且比较鲜艳的，为气虚有火的征象。色红而皮肤甲错者，为血虚火旺的征象。总的来说，红色象征了火炎，见到红色，只考虑津液和血的枯竭，也是不会出现虚寒证的。

2. 目诊　中医学认为眼的生理功能及病理变化皆可反映脏腑功能，《内经》重视目诊"上工知相五色于目"（《灵枢·小针解》），《灵枢·大惑论》有"五藏六府之精气，皆上于目而为之精"，将眼部各部组织结构与五脏相联系："精之窠为眼，骨之精为瞳子，筋之精为黑眼，血之精为络，其窠气之精为白眼，肌肉之精为约束……"奠定了"五轮学说"等中医眼科理论基础，后世医家上承经旨，以眼部不同部位的形色变化来诊察对应脏腑病变，从而衍生出"五轮学说"并逐渐完善，故有"此则眼具五脏六腑也，后世五轮八廓之说，盖本诸此"（《审视瑶函·太极阴阳动静致病例》）之说，从晚唐《刘皓眼论准的歌》、北宋初期《太平圣惠方》至南宋后期杨士瀛《仁斋直指方》确定五脏配属[14]21，沿用至今指导中医眼科临床实践。

《内经》的目诊内容包括：望目色、目形、目态。察目色，运用"五脏五色"论，如望白睛五色，《灵枢·论疾诊尺》有"目赤色者病在心，白在肺，青在肝，黄在脾，黑在肾。黄色不可名者，病在胸中"，可指导判断脏腑病位；望目形，有"白睛青黑，眼小，是一逆也"（《灵枢·玉版》），为痈疽病情危笃之象；望目态，《灵枢·经脉》有"五阴气俱绝则目系转，转则目运，目运者为志先死，志先死则远一日半死"，呈现五脏精气衰竭时目系的表现，可指导判断疾病预后。

（1）宋"五轮八廓说"：《内经》中已有将眼的各个解剖部位与内脏相关联的说法，主要见于《灵枢·大惑论》"五藏六府之精气，皆上于目而为之精。精之窠为眼，骨之精为瞳子，筋之精为黑眼，血之精为络其窠，气之精为白眼，肌肉之精为约束，裹撷筋骨血气之精，而与脉并为系。上属于脑，后出于项中。"《灵枢·大惑论》中将眼睛部位与五脏系统的对应可归纳为：瞳孔对应骨，骨对应肾；黑精对应筋，筋对应肝；目内外眦对应血脉，血脉对应心；眼白对应气，气对应肺；眼部轮廓肌肉对应脾。至宋代，多有医书对此论加以发挥，并发展出了五轮八廓学说。五轮学说最早见于北宋《太平圣惠方·眼论》《秘传眼科龙木论·龙木总论》[15]360。"八廓"一词首见于南宋陈言的《三因极一病证方论·眼叙论》[15]360，南宋末的《仁斋直指方论·眼目方论》中"眼属五脏，首尾赤皆属心，满眼白睛属肺，其乌睛圆大属肝，其上下肉胞属脾，两中间黑瞳一点如漆者，肾实主之"，将五轮学说的主要内容定型，而对于八廓之说，仅有名称，未述具体位置[16]241。

（2）宋钱乙总结"小儿目诊"：钱乙根据《灵枢·大惑论》中"精之窠为眼"一说，把眼神与脏腑精气相关联，用于儿科疾病的诊治。他主要在《小儿药证直诀·目内证》《小儿药证直诀·五脏所主》中，归纳了小儿眼神的变化与脏腑精气的盛衰和精神意识的好坏的关系，具体如"昏睡露睛"为胃虚热[11]23，"目直"为肝实证[11]14，目"无精光、畏明"或"白睛多、黑睛少"为肾虚等[11]14。同时，钱氏总结了眼部颜色的变化与小儿病证的联系，对于根据眼睛的颜色来诊病的理论，《灵枢·论疾诊尺》："目赤色者病在心，白在肺，青在肝，黄在脾，黑在肾。黄色不可名者，病在胸中。"钱乙在儿科诊疗中，根据望诊中五色分治，对此进行了发挥，制定具体方案："赤者，心热，导赤散主之。淡红者，心虚热，生犀散主之。青者，肝热，泻青圆主之。浅淡者补之。黄者，脾热，泻黄散主之，无精光者，肾虚，地黄丸主之。"[11]15对后世医家具有重要的指导意义。

（3）宋陈言"目眦归经"论：陈言在《三因极一病证方论·眼叙论》中将"血之精为络果"之说结合经络理论进一步定位，归于三阳经："如目决其面者，为兑眦，属少阳；近鼻上为外眦，属太阳；下为内眦，属阳明。"[17]187

（4）元危亦林完善"五轮八廓说"：元代在望诊方面完善了两宋的五轮八廓学说。元代官员危亦林（公元1277—1347年），字达斋。祖籍抚州，后迁南丰（今江西南丰县），元代著名医学家。所著《世医得效方·眼科》中，载有较完整的五轮八廓学说，具体介绍了五轮（气轮、血轮、风轮、水轮、肉轮），如"白属肺，气之精，气轮；黑属肝，筋之精，风轮；上下睑属脾胃，肉之精，肉轮；大小眦属心，血之精，血轮；瞳仁属肾，骨之精，水轮"和八廓（天廓、地廓、火廓、水廓、风廓、雷廓、山廓、泽廓）。

另外还详述了五轮病变、八廓病变的症状："风轮病：因喜怒不常，作劳用心，昼凝视远物，夜勤读细书，眼力既劳，风轮内损。其候眦头尤涩，睛内偏疼，视物不明，胞眩紧急，宜去风药。血轮病：因忧愁思虑，悲喜烦劳，内动于心，外攻于目。其候赤筋缠眦，白障侵睛，胞瞳难开，昏暮多涩，日久不治，失明愈深，宜洗心凉血药。肉轮病：因多餐热物，好吃五辛，远道奔驰，驻睛骤骑，食饱耽眠，积风痰壅，其候胞眩赤肿，暴赤昏蒙，眼泪常盈，倒睫涩痛，瘀血侵睛，宜疏醒脾药。气轮病：因凌寒冒暑，受饮寒浆，肌体虚疏，寒邪入内。或痛或昏，传在白睛，筋多肿赤，视日如隔雾，观物似生烟，日久不治，变成白膜，黑暗难开。水轮病：因劳役不止，嗜欲无厌，大惊伤神，大怒伤志，加之多食酒面，好啖咸辛，因动肾经，通于黑水，冷泪镇流于睑上，飞蝇相趁于睛前，积聚风虚，或涩或痒，结成翳障，多暗多昏，宜补肾药。天廓传道肺、大肠，地廓水谷脾、胃，火廓抱阳心、命门，水廓会阴肾，风廓养化肝，雷廓关泉小肠，山廓清净胆，泽廓津液膀胱。天廓病：因云中射雁，月下看书，多食腥膻，侵冒寒暑，致天廓有病内动。视物生烟，眦疼难开，不能辨认。地廓病：因湿渍头上，冷灌睛眸，致令有病。眼眩紧急，瘀血生疮。火廓病：因心神恐怖，赤脉侵眦，血灌瞳仁，热泪如倾。其症睑头红肿，睛内偏疼，热泪难开。水廓病：因大劳，努力争斗，击棒开弓，骤骑强力，致令生病。常多暗昏，睛眩泪多。风廓病：因枕边窗穴有风，不能遮闭，坐卧当之，脑中邪风，攻于风廓。以致黑睛多痒，两睑常烂，或昏多泪。雷廓病：因失枕睡卧，酒后行房，血脉溢满，精宣闭滞，风虚内聚上攻。故令眦头赤肿，睑内生疮，倒睫拳毛，遮睛胬肉。山廓病：因撞刺磕损，致令肉生两睑，翳闭双睛，若不早治，永沉昏暗，瘀血侵睛。泽廓病：因春不宣解，冬聚阳毒，多吃脂肥，过餐热物，致令脑脂凝聚，血泪攻潮，有如雾笼，复见飞蜂缭绕，黑花常满，难于瞻视。"[18]605此说对后世眼科病症的诊疗提供了一定的临床经验。

3. **舌诊** 中医学认为，舌通过经脉循行，与五脏六腑有着直接或者间接的联系，同样，"有诸内，必形于外"，脏腑精气上荣于舌，脏腑气血的变化也必然反映于舌象中，殷墟出土的甲骨文里已有"贞疾舌"的记载，因舌诊操作观察简便易行，舌象可客观准确地反映病情变化，诊察舌的变化（形态、舌质、舌苔、舌下络脉）即可判断五脏六腑病变定位及周身营卫气血的盛衰情况，是医家诊病辨证中不可缺少的重要依据，八纲辨证、六经辨证、脏腑辨证、气血津液辨证、卫气营血辨证、三焦辨证等都以舌诊作为重要的辨证依据。

《内经》中关于舌诊的记载有 60 多条，涉及舌质、舌体表面及舌下，多集中在病程中舌体的病理形态变化，如"厥阴终者，中热嗌干，善溺心烦，甚则舌卷卵上缩而终矣"（《素问·诊要经终论》），"心病者，舌卷短，颧赤"（《灵枢·五阅五使》）；舌体表面现象，如"肺热病者，先渐渐厥，起毫毛，恶风寒，舌上黄身热"（《素问·刺热》），"阳气有余则外热……腠理闭塞，则汗不出，舌焦唇槁、腊干嗌燥"（《灵枢·刺节真邪》）；舌体的感觉和运动，如"脾足太阴之脉……是主脾所生病者，舌本痛，体不能动摇"（《灵枢·经脉》），舌体与脏腑直接或间接的络属关系，如"肝者筋之合也……脉络于舌本""手少阴之别……系舌本""脾足太阴之脉……挟咽连舌本，散舌下""肾足少阴之脉……入肺中，循喉咙，挟舌本"（《灵枢·经脉》）。《内经》的舌诊理论在临床实践中被广泛运用和引证，后世医家将之广泛运用于临床实践，为舌诊理论的系统总结确立了良好基础，也为《敖氏伤寒金镜录》的成书提供了实践依据。

（1）汉张仲景提"舌胎"：在《内经》舌诊理论的基础上，张仲景将舌象变化作为诊病辨证及判断轻重预后的重要依据之一，《伤寒杂病论》中有关"舌诊"的条目除却重复为24条，结合脉证，广泛运用于外感、内伤疾病的辨治中，六经辨治中有四经辅以舌诊，多见于"太阳病"和"阳明病"篇中，40余种内伤杂病中有7种辅以舌诊辨治[19]10，本于《内经》又有诸多发挥拓展，至今仍具有重要的临床意义。

张仲景不仅重视舌质，以舌质润燥断津液存亡，如《伤寒论》第222条"若渴欲饮水，口干舌燥者，白虎加人参汤主之"[20]47，将舌质色青运用于瘀血诊断中："胸满，唇痿舌青，口燥，但欲漱水，不欲咽……为有瘀血"（《金匮要略·惊悸吐衄下血胸满瘀血病证治》）[20]45，流传于后世的瘀血辨证中。还首提"舌胎"（即现今"舌苔"）这一舌诊术语，区分了舌质与舌苔，故张石顽《伤寒绪论》有"舌苔之名，始于长沙"，运用于辨证论治中，如《伤寒论》第226条"阳明病，脉浮而大……心中懊恼，舌上胎者，栀子豉汤主之"[20]47，兼顾舌质、舌苔，为舌诊的发展起到重要的促进作用。

张仲景将舌诊广泛运用于临床辨证论治中，在六经病证辨治中，辨舌苔多用于三阳病及六腑病，辨舌体则多用于三阴病和五脏病[21]126；依据舌象变化协助审查病因、辨识病机："腹满，口舌干燥，此肠间有水气。"（《金匮要略·痰饮咳嗽并脉证并治》）[22]186同时，脉证合参，辨证论治，确定治则：如虽同为阳明病伴口舌干燥者，但有栀子豉汤证、白虎加人参汤证之不同；由舌苔辨病机，而定不同方药，还可协助判断病位及吉凶预后："舌上白胎滑者，难治"（《伤寒论·辨太阳病脉证并治》）[20]35，不仅使《内经》的舌诊理论运用于临床实践，其中，运用舌诊来辨识六经病证的经验，对伤寒及温病的舌诊均具有巨大的指导意义。

（2）汉华佗、晋王叔和察舌象辨热病：华佗将舌象作为辨别热病的重要指标，如"热病七八日……口舌焦黑"[23]36将"舌焦"作为热病的重要临床表现；王叔和则着眼于热性病的舌象观察：热犯心脾者可见舌肿、舌强、吐舌、舌疮，热郁中焦者可见苔黄质焦，热伤肝肾者可见舌干、舌卷；辨别预后："舌焦干黑者，死"（《诊百病死生诀》）[24]167则预后不佳，"舌头四边，徐有津液，此为欲解"（《诊百病死生诀》）[24]385为疾病向愈；不仅扩展补充了《内经》及仲景有关热病的舌诊理论，对后世对热病的辨治及预后判断具有积极的引导作用。

（3）晋葛洪、隋巢元方、唐孙思邈诊舌下络脉：葛洪在《肘后备急方》中舌诊虽仅两条，但最早提出舌下脉络的观察[25]138：瘴黄病可见"舌下两边……脉弥弥"；巢元方不仅将舌诊作为查诸病之源的证候，还首诊舌下二脉："身面发黄，舌下大脉起青黑色，舌噤强不能语。"（《诸病源候论·卷十二·噤黄候》）[26]64将舌下络脉青紫怒张作为噤黄病的诊断依据，开创舌下络脉诊法的先河；孙思邈详述"舌肿"病的舌下络脉："形状或如蝼蛄，或如卧蚕子。"[27]134描述更为详尽，还提出以"刺舌下两边大脉血出"[27]134论治舌病之舌卒肿，补充了《内经》舌诊内容的同时，广泛运用于各科疾病的诊治中，对伴瘀血证的疾病具有一定的诊断价值。

（4）隋巢元方舌诊释病候：巢元方将舌诊推广应用于临床多科，以中毒性疾病、产科、儿科为主[28]89，在《诸病源候论·卷二十六·蛊毒病诸候下》中载有钩吻中毒见"舌痛""舌色赤多黑少"[26]125等；在"妇人杂病诸候"中判母面赤舌青者为儿死母活，母面青舌赤、口两边沫出者为母死儿活之征（《诸病源候论·卷四十一·妊娠胎动候》）[26]195，母舌青黑及胎上冷者为胎死腹中之征（《诸病源候论·卷四十三·产难子死腹中候》）[26]201；在"小儿杂病候"中细论小儿诸病舌象，如癫痫发作的"摇头弄舌"[26]209、心脾有热的"舌肿"、心脏有热的"舌上生疮"[26]227等，皆为后世所承继。

(5) 唐孙思邈成"舌论"专章，辨脏腑病证：孙思邈在《备急千金要方》第十四卷单设"舌论"专章讨论舌象，首次描述了舌形态"长七寸，广二寸半"[26]263、功能"善用机衡，能调五味"[26]263；承自《内经》的整体观念，提出舌与脏腑相应："舌者心主小肠之候也"[27]263"舌强不能言，病在脏腑"（《备急千金要方·卷八·论杂风状篇》）[27]167，以舌质、舌象的变化作为脏腑病变的指标，如心经或小肠郁热可见"舌破""舌疮""脏热则舌生疮……腑寒则舌本缩"（《备急千金要方·卷八·论杂风状篇》）[27]263，察舌形、舌态辨脏腑病变，如"足厥阴气绝……唇青、舌卷、卵缩"（《备急千金要方·卷十一·肝脏脉论篇》）[27]218，"脾有病则色萎黄，实则舌本强直"（《备急千金要方·卷十五·脾脏脉论篇》）[27]277，"胃绝……舌肿"（《备急千金要方·卷十六·胃腑脉论篇》）[27]299，可见其虽源于《内经》但辨证内容更为具体化；以舌苔为主察外感六淫致病，如"舌上胎滑，此为浮寒"（《备急千金要方·卷十七·肺痈篇》）[27]322，"下痢舌黄燥而不渴，胸中实"（《备急千金要方·卷十五·热痢篇》）[27]288，以苔黄、燥、焦、黑为热，以舌青苔焦为寒。综上可见，察舌可知脏腑虚实寒热之变，为后世医家诊治脏腑病证补充了辨证依据。

二、闻诊

闻诊包含听声音和嗅气味，是指通过自身的感觉器官（耳、鼻）听患者的声音、嗅患者身体以及排泄物的气味，来诊断疾病的方法。声音、气味可反映出脏腑功能和气血津液盛衰的情况，具有帮助临床辨病的实用价值。其中，《素问·金匮真言论》结合五行归属，将五脏与臊、焦、香、腥、腐五味相联系："东方青色，入通于肝……其臭臊。南方赤色，入通于心……其臭焦。中央黄色，入通于脾……其臭香。西方白色，入通于肺……其臭腥。北方黑色，入通于肾……其臭腐。"据气味变化诊病，《素问·腹中论》将"闻腥臊臭"作为血枯病症状之一。但后世医家闻诊多集中于声音，气味方面则发展较少，尽管王叔和宗《内经》之旨，将五臭、五味与五脏相应，将嗅气味引入诊断依据，但仍发展较少，直至清朝温病学说兴起才有所改观[29]18。故此处仅从闻声音入手探讨如下。

据甲骨文记载，上可追溯至殷代已有"疾言"指代如错语、失语等语言方面的疾患，可谓之早期的闻诊，至《周礼·天官》有"疟医，以五气、五声、五色视其生死"[30]25，马王堆出土医书中有"一曰候（喉）息，二曰椭（喘）息，三曰累哀，四曰疢（吷），五曰龂（啮）"的"五音"记载，可见，闻诊已运用于诊病，但散在而未成体系[28]132。《内经》汇前人经验，提出五脏精气实为五音五声之基础："五脏使五色循明，循明则声章。"（《灵枢·小针解》）依据阴阳五行理论，《素问·阴阳应象大论》最早提出五脏与五声（呼、笑、歌、哭、呻）、五音（宫、商、角、徵、羽）相对应联系的"五脏相音"理论，依据声音确定病位：肝"在音为角，在声为呼"，心"在音为徵，在声为笑"，脾"在音为宫，在声为歌"，肺"在音为商，在声为哭"，肾"在音为羽，在声为呻"，这也是后世闻声辨病位的重要依据。另外，《内经》对语音、语声以及他篇所论咳嗽（咳）、呼吸（呼）、喘息、喷嚏（嚏）、嗥叫、嗳气（噫）、呃逆（哕）等异常声音，以及谵言、狂言、夺气、失音等异常语言状态也有论及。不仅以声音变化分析脏腑病变："五气所病：心为噫，肺为咳，肝为语，脾为吞，肾为欠为嚏，胃为气逆为哕为恐"（《素问·宣明五气》），还推测邪正盛衰及病程："言而微，终日乃复言者，此夺气也"（《素问·脉要精微论》），"寒气客于胃，厥逆从下上散，复出于胃，故为噫""阳气和利，满于心，出于鼻，故为嚏"（《灵枢·口问》），"病深者，其声哕"（《素问·宝命全形论》），对于闻诊的基本理论、临床实践均有着详细的论述，奠定了闻诊的理论基础。

1. 汉张仲景重闻诊　张仲景在《内经》闻诊理论基础上，通过临证实践验证并逐步提炼，不仅包括了语声，还有呼吸咳逆呕呃之声，将闻诊的内容进一步充实。

源自《内经》"五脏相音"之理，根据五声（呼、笑、歌、呻、哭）失其所常判别情志所变之因：闻"邪哭"而知"血气少""属心"，闻"或有忧惨，悲伤多嗔"知"此属带下，非有鬼神"[9]60，闻"喜悲伤欲哭"[9]59知"妇人脏燥"[9]59；同时可探知病位所在："语声寂寂然，喜惊呼"[9]2属骨节间病，"语声喑喑然不彻"[9]2属心膈间病，"语声啾啾然而细长"[9]2属头中病（《金匮要略·藏府经络先后病脉证》），分别归属于心肺、肝肾，对后世临床运用有着借鉴意义[31]16-18。同时，根据语言（多寡、高低、清浊等）变化推断神志改变、病证之虚实、病情轻重预后，《伤寒论》首提"谵语""郑声"之名，并列谵语、郑声、狂言之别，"狂言"为"肾绝"症状之一（《伤寒论·辨脉法》）[20]4，而高亢有力、语无伦次之"谵语"多为阳明实热之证，语声低弱、时断时续之"郑声"多为心神失养之证，"实则谵语，虚则郑声"（《伤寒论·辨阳明病脉证并治》）[20]46成为后世闻声以辨证之虚实的重要依据[31]16-18。

根据呼吸声音（强弱、频率）推知病位、虚实及凶吉预后，有"吸而微数，其病在中焦……当下之即愈"[9]2，"虚者不治，在上焦者，其吸促，在下焦者，其吸远，此皆难治，呼吸动摇振振者，不治"[9]2，以判肺主气、肾纳气功能；根据咳嗽声音（高低、清浊、久暂、缓急）辨肺病之寒热虚实、外感内伤；根据呃逆、呕吐声音以辨胃病之寒热虚实，参合伴见症状推知六经归属：太阳病"鼻鸣干呕"、阳明病"呕不能食"、少阳病"心烦喜呕"、太阴病"腹满而吐"、少阴病"欲吐不吐"、厥阴病"干呕，吐涎沫"[31]16-18；根据肠鸣、矢气辨病证虚实、邪之寒热；均是在《内经》闻诊理论基础上，通过临证实践验证，逐步提炼而成临床辨证论治的重要依据。

2. 唐孙思邈"五音人"　孙思邈重视闻诊，在《卷一·序例·诊候》中有"上医听声，中医察色，下医诊脉……上医医未病之病"[27]24之分，将听声闻诊在三诊中列为上，作为区分是否为大医的一个重要标准，强调诊察声音呼吸与望诊一样重要"乃圣道之大要"[27]219，足见其对闻诊的重视程度，所著《备急千金要方》在每方之下所列诸证中均有涉及闻诊。同时，各卷论述了"五音人"类型（"角音人""宫音人""商音人""徵音人""羽音人"），可以说是对《灵枢·阴阳二十五人》《灵枢·通天》等所论五形五态的体质人格诊断模型的重大发展。

3. 明徐春圃"闻五音，别其病、知预后"　明徐春圃在《古今医统大全·翼医通考》中根据《内经》明确提出了闻其五音以别其病的理论，并阐述了具体的证型表现，主要有内伤饮食劳倦证、外伤风寒证、伤风气盛证。内伤饮食劳倦证："不欲言，纵强言之，声必怯弱而低微，内伤不足之验。"[12]191说的是不想说话，勉强说话则语声低弱，为内伤虚劳的征象；外伤风寒证："外伤风寒证，言语必前轻而后重，其言高，其声壮厉而有力，乃有余之验也。"[12]191说的是说话开始声音低，后来逐渐加重，声音洪亮有力的是外感风寒的征象；伤风气盛证："凡声嗄，其言响如从瓮中出，前轻而后重，高揭而有力，皆伤风气盛之验也。"[12]191说话声音如从罐中发出，开始声音轻，后面逐渐加重，并且音调高亢有力是伤风气盛的征象[12]191。

《古今医统大全·翼医通考》中还记载了通过闻诊而知咳嗽、阴阳俱绝、妄言错乱三类病证的预后："痰火咳嗽，久而声嘶哑，而渐至不出声者必死也……病人阴阳俱绝，失错不能言者，三日死。病人妄言错乱，及不能言，不治；热病者可治。"[12]223

4. 明李梴闻语声，提五脏相应之声　李梴（明代嘉靖至万历年间），字健斋，明朝南丰（今江西南丰）人，具体生平不详，明代医家。他在《医学入门·观形察色问证音》中补充了《内经》闻诊的内容，提出与五脏相应的声音为"金声响，土声浊，木声长，水声清，火声燥"[32]73的概念，并指出中湿、夺气、外感、内伤之症闻诊的特点："声如从室中言，中湿也。言而微，终日乃复言，夺气也。先轻后重，高厉有力，为外感。先重后轻，沉困无力，为内伤。"[32]73另外提出闻诊还可以根据声音的清浊和患者说话内容的正常与否来进行疾病的诊断："第二听声清与浊，鉴他真语及狂言；声浊即知痰壅滞，声清寒内是其源；言语真诚非实热，狂言号叫热深坚；称神说鬼逾墙屋，胸膈停痰证号癫。"[32]73即声音清的提示内寒，声音浊的提示痰壅，语言狂乱嚎叫的提示内热深重，说见到鬼影越墙的提示胸膈停痰证[32]73。

5. 明吴崑辨喘息，提五音辨五脏病　吴崑（公元 1552—1620 年），字山甫，号鹤皋，万历年间南徽州府歙县（今属安徽省黄山市）人。出身儒医世家，为明代安徽名医[15]566。他补充了《素问·阴阳应象大论》"阳胜则身热，腠理闭，喘粗为之俯仰"中关于视听喘息的诊法："视喘息，听音声，而知所苦，喘粗气热为有余；喘急气寒为不足；息高者心肺有余；吸弱者肝肾不足。"如果喘息声粗的为实热证，喘息声急促的为气虚寒证，喘息声调高力重的是心肺有实邪，吸气声弱的为肝肾不足之证[33]26-27。

他又根据《素问·五藏生成》"五藏相音，可以意识"一说，阐释了与五脏之病关联的宫商角徵羽五音的具体表现："声大而缓者为宫，苦病脾；声轻而劲者为商，苦病肺；声调而直者为角，苦病肝；声和而美者为徵，苦病心；声沉而深者为羽，苦病肾。"[33]26-27

三、问诊

问诊是指询问了解疾病的发生、演变、现有的症状、诊疗过程及其他情况的方法，是全面了解病情的最主要途径[34]21-23。《内经》中的问诊最早见于"入国问俗，入家问讳，上堂问礼，临病人问所便"（《灵枢·师传》），且须于切脉之前："必审问其所始病，与今之所方病，而后各切循其脉。"（《素问·三部九候论》）《内经》中关于问诊的论述颇丰，不仅要询问主要病痛所在、现有症状以判断邪正盛衰、脏腑功能以及气血阴阳虚实，还要全面知晓其生活起居、情志意识、饮食及毒物等起病情况："忧患饮食之失节，起居之过度，或伤于毒，不先言此，卒持寸口，何病能中"（《素问·徵四失论》）；同时需要了解年龄个性、贫富地位、言行举止、生活条件等内容："贵贱贫富，各异品理，问年少长，勇怯之理，审于分部，知病本始"（《素问·疏五过论》）；以及既往病史"问其所始病"（《素问·三部九候论》）。另外，医者需专注耐心、注意保护患者隐私："闭门塞牖，系之病者，数问其情，以从其意，得神者昌，失神者亡。"（《素问·移精变气论》）可见，《内经》确立问诊理论基础及规范，后世虽未出现问诊专著，但皆宗其要，发展并散见于各家论著中。

1. 汉张仲景"问所苦" 相较《内经》，《伤寒杂病论》问诊的内容更为详细，形式更趋严谨，更重视证候表现、起病过程及诊治经过，相对在发病季节、地域、个人史方面较少。

遵《素问·三部九候论》"问今之所方病"之则，张仲景所提"问所苦"重视疾病症状变化规律，且遍布六经病证的提纲中，如太阳病中"脉浮，头项强痛而恶寒"[20]18、小柴胡汤证"往来寒热、胸胁苦满""口苦、咽干、目眩"[20]30、阳明病"蒸蒸发热"[20]50及"心中懊憹"[20]47等具有辨证意义的证候群，正是问诊所得，故《冷庐医话·诊法》[35]25有："六经提纲，大半是凭乎问者"，占据篇章的3/4，全面且广泛，重点在于病证相关的临床症状、起病和辨治，还涵盖了生理、心理、环境、社会等，丰富了问诊的内容。

同时，张仲景对于问诊中所涉及的主观之症进行了辨析、规范和量化，如口渴有"口渴""口微渴""口大渴""但欲漱水不欲咽"等程度之别，呕吐有"吐涎沫""吐蛔""吐脓血""干呕""食入即吐""朝食暮吐"等不同，发热有"身热""烦热""潮热""无大热""往来寒热"等热型不一，于后世临床辨证具有借鉴意义，并为后世完善问诊体系奠定了基础。

2. 唐孙思邈"别病之深浅" 孙思邈有"问而知之，别病深浅""未诊先问，最为有准"（《千金要方·治病略例》）[27]24，肯定了问诊的重要作用的基础上，要求医家"安神定志、无欲无求"[27]22，"不得问其贵贱贫富……皆如至亲之想"[27]22，是对《素问·移精变气论》"数问其情，以从其意"最好的延伸。

3. 明徐春圃发昼夜变化之问诊，问饮食偏好知预后 徐春圃根据《灵枢·顺气一日分为四时》百病"旦慧昼安，夕加夜甚"的说法，补充了问疾病在昼夜的发展变化的问诊。如白天加重，晚上安静的是气病："凡百病问其昼则增剧，夜则安静，是阳病有余，乃气病而血不病也。"[12]192晚上加重，白天安静的是血病："夜则增剧，昼则安静，是阴病有余，乃血病而气不病也。"[12]192白天发热，晚上安静的是阳气自旺："问其昼则发热，夜则安静，是阳气自旺于阳分也。"[12]192晚上发热并烦躁，白天安静的是阳气下陷，又称热入血室："昼则安静，夜则发热烦躁，是阳气下陷入阴中也，名曰热入血室。"[12]192而白天晚上都发热烦躁的，则是重阳无阴的重症，治疗上应当赶紧泻其阳气，峻补阴气："昼则发热烦躁，夜则发热烦躁，是重阳无阴也，当亟泻其阳，峻补其阴。"[12]192白天晚上都恶寒的，是重阴无阳的重症，治疗上应当急泻其阴邪，大力补阳："夜则恶寒，昼则恶寒，是重阴无阳也，当亟泻其阴，峻补其阳。"[12]192

此外他还提出根据饮食偏好的问诊来进行五脏辨证："好食甘为脾虚，好食辛者为肺病，好食酸者为肝虚，好食咸者为肾弱，嗜食苦者为心病。"说的是如喜欢吃甜食的一般为脾虚，喜欢吃辛辣的一般多发肺病，喜欢吃酸食的一般多发肝病，喜欢吃得比较咸的一般为肾气虚弱，喜欢吃苦味食物的，一般多发心病[12]193。

徐春圃《古今医统大全·翼医通考》记载了通过问诊而知的阴阳交变病的预后："昼则恶寒，夜则烦躁，饮食不入，病名阴阳交变。阴阳交变者死矣。"[12]192提出根据饮食偏好预测疾病的转归："若乃心病受咸，肺伤欲苦，脾弱喜酸，肝病好辣，肾衰嗜甘，此为逆候，病轻必危，危者必死。"[12]193说的是如果心病患者喜欢吃咸的，肺病患者喜欢吃苦的，脾病的患者喜欢吃酸的，肝病患者喜欢吃辣的，肾病患者喜欢吃甜的，都为不良的征候，如果病情轻的会加重，病情重的则会死亡[12]192。

4. 明李梴阐发问诊标准，归纳症状 《内经》中重视问诊的全面性，如生活起居、情志意识、饮食及毒物等起病情况等，正如《素问·徵四失论》有："诊病不问其始，忧患饮食之失节，起居之过度，或伤于毒，不先言此，卒持寸口，何病能中，妄言作名，为所穷，此治之四失也。"基于此，李梴继承了其中对问诊的重视，也强调了问诊的重要性，并进一步提出在初诊中问诊尤其重要，而初学者需要将问诊的具体内容列于纸上，临证时常用以问病："凡初证题目未定，最宜详审，病者不可讳疾忌医，医者必须委曲请问，决无一诊而能悉知其病情也。初学宜另抄问法一纸，常出以问病。"[32]75并按外感、内伤饮食、阴虚体质、杂症四个方面提出问诊内容的标准："试问头身痛不痛，寒热无歇外感明；掌热口不知食味，内伤饮食劳倦形；五心烦热兼有咳，人瘦阴虚火动情；除此三件见杂症：如疟如痢必有名；从头至足须详问，证候参差仔细听。"[32]73对于具体症状的问诊李梴又归纳了 60 项，主要有"头痛否，目红肿否，耳鸣耳聋否，鼻有涕否，口知味否，口渴否，舌有苔否齿痛否，项强否，咽痛否，手掌心热否，手指梢冷否，手足瘫痪否，肩背痛否，腰脊痛否，尻骨痛否，胸膈满否，胁痛否，腹胀否，腹痛否，腹有痞块否，心痛否，心烦否，呕吐否，大便泄否，大便秘否，小便清利否，小便淋闭否，阴强否，素有疝气否，素有便血否，有痔疮否，有疮疥否，素有梦遗白浊否，有房室否，膝酸软否，脚肿痛否，脚掌心热否，有寒热否，寒热有间否，饮食喜冷否，饮食运化否，饮食多少否，素饮酒及食煎炒否，有汗否，有盗汗否，浑身骨节疼痛否，夜重否，年纪多少，病经几时，所处顺否，曾误服药否，妇人经调否，经闭否，有癥瘕否，有孕能动否，产后有寒热否，有腹痛否，有汗否，有咳喘否。"[32]73-75

《医学入门·问证》其内容包括了对病位、病性、病证发作时间，过往病史患者的体质、年龄、生活环境，以及妇科情况，可以看出当时的辨证已十分精细，除了儿科没有提到以外，已经十分接近现代中医临床的问诊内容了[32]73-74。

四、脉诊

切诊包括了脉诊和按诊，其中，脉诊即是用手指切按患者身体某特定部位的动脉，据脉搏的常和变探知病情，分析寒热虚实性质、表里病位以及进退预后等，作为辨证论治的经验性依据，虽居"四诊之末"，但因其最具有中医特色、为历代医家重视应用，正如王符《潜夫论·述赦篇》有"凡治病者，必先知脉之虚实，气之所结。"[36]146扁鹊首用脉法，其后善诊脉者首推淳于意，《史记》载仓公 25 则诊籍，其中脉象 20 多种。

《内经》作为存世最早、记载脉学最丰富的医学经典，"玉版论要""脉要精微论""玉机真藏论""平人气象论""三部九候论""论疾诊尺"等多篇论及诊脉方法、时间及脉学的生理病理变化；记录了包括"十二经诊法""三部九候遍诊法""人迎寸口诊法""寸口脉法""尺肤诊""色脉诊""色脉尺诊"等在内的多种脉诊方法；将脉象分为平脉、病脉及死脉，所载具体脉象涉及长、短、浮、沉、大、小、滑、涩、细、疾、迟、数、坚、紧、缓、急、实、虚、代、弱、横、躁、盛、喘、弦、钩、毛、石、营、搏、溜、瘦等 30 余种及相兼脉；并对真脏脉、平脉、病脉的脉形及临床意义均进行了描述。可见，《内经》既对早期的脉学理论进行了总结，也是中国古代脉法的渊薮。

随着时代推移，临证实践的经验积累，秦汉魏晋隋唐时期，以《难经》《伤寒杂病论》《中藏经》《脉经》为主对脉象理论和切脉方法均进行了传承和发挥，尤以现存第一部脉学专著——《脉经》的问世确立了脉学发展的里程碑，对中医脉诊的充实和发展都做出了重要贡献。

1. 汉《难经》"独取寸口"，尺脉为"根" 《难经》中"一难"至"二十二难"专论脉诊，占全书的 1/4，对脉诊的重视程度可见一斑，且多篇以"《经》言"开篇，可见多为《内经》脉法的传承。在《内经》"三部九候"遍诊法的基础上，基于"寸口独为五脏主"理论，《难经·一难》开篇即提出"独取寸口，以决五脏六腑死生吉凶之法"[2]1，并完善了寸口脉法之理："寸口者，脉之大会，手太阴之脉动也……寸口者，五脏六腑之所终始，故取法于寸口"（《八十一难经集解》郭序），明确了"独取寸口"的脉诊之法[2]1，并将寸口脉分为了寸脉、尺脉两部，于尺寸之间设关以分阴阳之界："尺寸者，脉之大要会也。从关至尺是尺内，阴之所治也；从关至鱼际是寸口内，阳之所治也。"（《难经·二难》）[2]10"关之前者，阳之动也，脉当见九分而浮……关以后者，阴之动也，脉当见一寸而沉。"（《难经·三难》）[2]14在《内经》"尺寸""尺脉"的基础上首创了寸口分部，并明确"寸""关""尺"的概念。

同时，《难经》将"三部九候"遍诊法运用于"独取寸口"脉法中："三部者寸关尺也，九候者浮中沉也"（《难经·十八难》）[2]96，赋予"三部九候"新的内涵；按五脏"浮沉定位法"进行寸尺、浮沉、五脏配属[37]6，寸口脉定位与脏腑相应："上部法天，主胸以上至头之有疾也；中部法人，主膈以下至脐之有疾也；下部法地，主脐以下至足之有疾也。"（《难经·十八难》）[2]96切脉轻重与脏腑相应："心肺俱浮，肾肝俱沉，脾在中州"（《难经·四难》）[2]19，"初持脉，如三菽之重，与皮毛相得者，肺部也。如六菽之重，与血脉相得者，心部也。如九菽之重，与肌肉相得者，脾部也。如十二菽之重，与筋平者，肝部也。按之至骨，举指来疾者，肾部也。"（《难经·五难》）[2]25根据脉象沉浮判断病候及转归："五脏脉已绝于内者，肝肾之气已绝于内……五脏脉已绝于外者，其心肺脉已绝于外。"（《难经·十二难》）[2]47《难经·八难》中"人之有尺……如树之有根"[2]35，首提"平脉有根"，根即脉之根本、为尺脉所反映，尺脉之有无是肾中元气是否充盛的表现，均为后世寸关尺分主候脏腑打下了理论基础。

另外，《难经》不仅在《内经》的基础上进行了脉象增补，如伏、散、牢、濡、洪、微、强、结、覆、溢、关、格等脉象[38]43，基于《内经》理论发展了病脉主病，例如以数脉、迟脉诊脏病、腑病："数者腑也，迟者脏也。数则为热，迟则为寒。诸阳为热，诸阴为寒"（《难经·九难》）[2]39，基于"不满五十动而一止，一藏无气也"是为"肾气先尽"之故（《难经·十一难》）[2]45，完善了脉象与脏腑的联系，丰富了《内经》脉象理论。

2. 汉张仲景脉证合参，提三部脉法，重趺阳胃气　在对《内经》《难经》脉法整理分析的基础上，《素问·脉要精微论》有："微妙在脉，不可不察；察之有纪，从阴阳始"，张仲景重视诊脉与审证的辩证关系，以阴阳为纲，脉证合参辨病机、审病势、判预后，除"平脉法""辨脉法"专篇外，脉诊如诊脉法、主病、脉理等内容散见于各篇章；创立了脉证合参、辨证论治的原则，《伤寒论》357条中脉证并举的有135条，《金匮要略》所载40余种疾病，脉证并举的达120处[39]275，且多以"辨……病脉证并治"作为篇名，自序中"平脉辨证，为《伤寒杂病论》""观其脉证，知犯何逆，随证治之"[20]19，可见其对脉诊的重视程度，为后世首开辨病、脉、证并治之端，是后世临床运用脉诊的典范。

张仲景在重视三部遍身诊法（人迎、寸口、趺阳）"人迎趺阳，三部不参……所谓窥管而已"(《伤寒论·序》)[20]2的同时,强调并发展应用了"独取寸口"脉法,营卫之气循行遍布周身、复会于寸口:"荣卫血气,在人体躬。呼吸出入,上下于中……出入升降,漏刻周旋……一周循环。当复寸口,虚实见焉。"(《伤寒论·平脉法》)[20]5因寸口为五脏六腑脉气之所终始,故而察寸口可见营卫气血之盈亏、脏腑之虚实;提出"寸口、趺阳、太溪"三部诊法(分候脏腑、胃气、肾气),与"独取寸口诊法"并用;重视趺阳脉法,诊脉以探胃气之盛衰,记录有浮、涩、滑、弦、伏、紧、微、迟、缓、大、沉、芤等十余种脉象。虽非脉诊专书,但在《内经》《难经》的基础上,以脉理分析病因病机,以助辨证论治,判断疾病预后,运用于临床实践,赋予其更为广泛的实用价值。

3. 晋王叔和《脉经》规范脉证 《脉经》整理了自《内经》以来历代医家的脉法论述,作为现存的第一部脉学著作,确立了脉法、脉象及脉证的规范和原则,沿用至今,被誉为脉学之圭臬。

王叔和整理了《内经》以来历代医家的脉法论述著《脉经》,在《内经》"气口""寸口""脉口"的笼统提法、"三部九候"遍诊法、《难经》寸口诊脉的寸、尺二部脉法的基础上,发展"独取寸口"为寸关尺三部脉法[24]119,以腕后高骨为关,关前为寸,关后为尺,并指出最完整的两手寸关尺分主脏腑定位法:左手分主心肝肾、右手分主肺脾命门:"肝心出左,脾肺出右,肾与命门俱出尺部""心部在左手关前寸口是也""肝部在左手关上是也""肾部在左手关后尺中是也""肺部在右手关前寸口是也""脾部在右手关上是也"(《脉经·两手六脉所主五脏六腑阴阳逆顺第七》)[24]17,使得独取寸口法在分部主病方面形成了系统完整的内容,后世医家皆从其说,沿用至今。

基于《素问·阴阳应象大论》"善诊者,察色按脉,先别阴阳",《脉经·辨脉阴阳大法》立阴阳为辨脉之纲,对脉位、脉形、切脉指力均有界定。以五脏脉位分阴阳:"浮者阳也;沉者阴也"[24]22;前后脉位分阴阳:"关前为阳,关后为阴"[24]23,关前为寸主病上焦(心肺、头面、皮毛、手疾),关后为尺主病下焦(肾、膀胱、子宫、足),关脉介于阴阳之间主病中焦(脾、胃、肠、肝胆、腰);明确了各种脉形的阴阳属性:"大为阳,浮为阳,数为阳,动为阳,长为阳,滑为阳;沉为阴,涩为阴,弱为阴,弦为阴,短为阴,微为阴。"[24]23《脉经·平三关阴阳二十四气脉》以"阴阳"分别代表切脉指力大小,"阳"为用力轻浅之浮取,"阴"为用力较重之沉取。

在《内经》30余种脉象的基础上,《脉经》将常见的生理、病理的脉象名称定为24种,并系统论述脉形指感:《脉经·脉形状指下秘诀》归为浮、芤、洪、滑、数、促、弦、紧、沉、伏、革、实、微、涩、细、软、弱、虚、散、缓、迟、结、代、动24脉,对病脉意义进行阐述,使脉名和脉象特点达到了统一和标准化;首开脉象归类鉴别的先河,提出了浮与芤、弦与紧、革与实、滑与数、沉与伏、微与涩、软与弱、迟与缓八组相类脉(《脉经·脉形状指下秘诀第一》)[24]1;整理了包括了"屋漏""雀啄""釜中汤沸"等"十怪脉","结脉""代脉"2种"败脉",以及17种"死脉"。同时,脉证相联，将脉象主病与证候辨识结合起来，明确指出寸关尺各部脉象及其所主病候，将脉法作为临床辨证的重要依据，也作为后世论脉书籍中脉名、分类的准则所沿用，与临证的证、治并论，纠正了以脉断证及脉诊神秘化的倾向。

4. 宋陈言将寸口脉分外感内伤　至宋代，对于脉法也多为总结和概述前人的脉学经验和理论。比较有代表性的是《四言脉诀》。陈言的《三因极一病证方论·总论脉式》中，将王叔和的"左寸为人迎，右寸为寸口"的说法，结合《灵枢·禁服》"寸口主中，人迎主外"，进一步配合他的三因学说，发展出"左寸人迎候外感病，右寸寸口候内伤病"的说法："三部诊之，左关前一分为人迎，以候六淫，为外所因；右关前一分为气口，以候七情，为内所因；推其所自，用背经常，为不内外因。"[17]23此外，陈言虽然在《三因极一病证方论》中对《内经》运气学说中出现的三阴三阳脉法进行了总结，但并未有新的发挥和进一步阐释[17]27。

5. 金成无己"脉察五行阴阳"　成无己（约公元1063—1156年），宋代聊摄（今山东茌平县）人，靖康（1126年）后，聊摄地入于金，遂为金人，金代著名伤寒医家，出身医学世家[15]469。他在《注解伤寒论·辨脉法第一》中对《内经》所论脉之阴阳五行做了具体阐释。《素问·脉要精微论》："微妙在脉，不可不察，察之有纪，从阴阳始，始之有经，从五行生，生之有度，四时为宜，补泻勿失，与天地如一，得一之情，以知死生。"成无己提出其中脉之阴阳是指脉象的阴阳属性，脉之五行是指有五大类主要脉象，而这五大类脉象按阴阳属性又可分为5个阳性脉和5个阴性脉。而阳脉的本质是较平脉有余之脉，阴脉的本质是较平脉不足之脉，具体阳脉为"大、浮、数、动、滑"五种脉象，阴脉为"沉、涩、弱、弦、微"五种脉象："《内经》曰：微妙在脉，不可不察。察之有纪，从阴阳始。始之有经，从五行生。兹首论曰：脉之阴阳者，以脉从阴阳始故也。阳脉有五，阴脉有五，以脉从五行生故也。阳道常饶，大、浮、数、动、滑五者，比之平脉也。有余，故谓之阳。阴道常乏，沉、涩、弱、弦、微五者，比之平脉也。不及，故谓之阴。"[40]1

6. 元滑寿《诊家枢要》以六脉为纲　滑寿继《脉经》定立规范24种脉象的基础上，《诊家枢要》作为滑寿论脉的专著，较《脉经》增加了六脉："长、短、大、小、牢、疾"，并提出脉象以六脉为纲："大抵提纲之要，不出浮、沉、迟、数、滑、涩之六脉也"。首先，滑寿以六脉为纲，将30种脉象统括于内："浮为阳，轻手而得之也，而芤洪散大长濡弦，皆轻手而得之之类也；沉为阴，重手而得之也，而伏石短细牢实，皆重手得之之类也。迟者一息脉三至，而缓微弱皆迟之类也。"[41]8其次，他对每一脉皆列出其脉象，并列出其主病，以及相兼证的主病，还将脉象进行分类对比："浮沉以举按轻重言，迟数以息至多少言，虚实以亏盈言，弦紧滑涩以体性言，大小以性状言。"[41]30

7. 明徐春圃发寸口脉诊、形脉合参　徐春圃《古今医统大全·内经脉候》详细阐述了诊脉的具体步骤："大抵男子先诊左手，女人先诊右手，男子左脉大则顺，女人右脉大则顺。大凡诊脉，先以中指揣按掌后高骨上为关，得其关位，然后齐下名食二指。若臂长人，疏排其指，若臂短人，密排其指。三指停稳，先诊上指，曰寸口。浮按消息之，中按消息之，重按消息之，上竟消息之，下竟消息之，推而外之消息之，推而内之消息之。然后先关后尺消息，一一类此。"[12]243 如先用中指定出关脉的位置，再放下示指和环指定寸和尺位。如果遇到手臂长于医者的患者，则需把三指分开排列，如果遇到手臂短于医者的患者，则需把三指排列紧密一点。三指位置放好后，先查探寸位的脉象，按浮中沉的顺序施压，然后向上、向下、向内、向外探测，寸口脉象探查完毕，则再诊关脉，最后尺脉，诊关、尺之脉的指法同寸口脉[12]243。

他还提出了脉诊的总原则："大凡诊脉，先定四时之脉，便取太过不及虚实，冷热寒温至数，损益阴阳盛衰，五行生克，脏腑所属，以为大法。然后取其人之形神长短肥瘦，气候虚实盛衰，性气高下，布衣血食，老幼强弱。但顺形神四时五行气候无过者，生之本，其形气与五行相反者危。"[12]157 即先确定四季的脉象，再判断虚实、寒热、阴阳盛衰、五行生克、脏腑定位，然后还要考虑患者的形体胖瘦高矮，性格、体质、年龄的因素，如果脉象与四季、形体等在五行上相顺的，则预后佳，如果脉象与形气相反，则预后不佳[12]182。

此外，徐春圃还在形与脉合参上提出了绝症的形脉表现："肥人脉细小如丝欲绝者死，羸人得躁脉者死。人身涩而脉往来滑者死，人身滑而脉往来涩者死。人身小而脉往来大者死，人身大而脉往来小者。人身短而脉往来长者死，人身长而脉往来短者死。"说的是体形肥胖的人脉形细小，预后不佳，体形瘦弱的人得"躁脉"者预后不佳。身体皮肤干涩的如果得滑脉者预后不佳，身体皮肤滑润但得涩脉者预后不佳。人身形小但是脉形大者预后不佳，人身行大但是脉形小者预后不佳，人身形短但是脉形长者预后不佳，人身形长但是脉形短者预后不佳[12]210。

8. 明李梴阐脉动止测预后　《灵枢·根结》中："五十动而不一代者，五藏皆受气。四十动一代者，一藏无气。三十动一代者，二藏无气。二十动一代者，三藏无气。十动一代者，四藏无气。不满十动一代者，五藏无气。予之短期，要在终始。"

李梴据此说提出了根据脉动止预测生死之期之说，并配以具体脏腑和时节："大衍以五十数为极至，三部平均，满五十数而一止，或不止者无病。若觉肾脉忽沉，就肾部数起，不满五十动而止者，一脏无气。呼出心与肺，一动肺，一动心；吸入肾与肝，一动肝，一动肾；呼吸之间，一动脾。今吸不能至肝至肾而还，复动肺脉，则四十动后一止者，是肾先绝，肝脏代至，期四年春草生时死。就肝部数起，三十动一止者，肝肾两脏无气，心脏代至，期三年谷雨时死。就心部数起，二十动一止者，肾肝心三脏无气，脾脏代至，期二年桑柘赤时死。就脾部数起，十五动一止者，肾肝心脾四脏无气，肺脉代至，期一年草枯时死。至于两动一止，或三四动一止者，死以日断矣。是知脉之虚实死生，皆在息数之间。"[32]94 说的是如脉动四十而停一次的，为肾气绝，大概在四年后的春天死，脉动三十而停一次的，为肝肾两脏气绝，大概三年后的谷雨死亡，脉动二十而停一次的，肾肝心三脏气绝，大概两年后的夏季死亡，脉动十五而停一次的，为心肝肾脾四脏气绝，大概一年后的秋季死亡。而脉跳两次就停一次，或脉跳三四次就停一次的，死亡时间用日来计算[32]78。

9. 明吴崑阐"三部九候"脉诊　《素问·三部九候论》："帝曰：何谓三部。岐伯曰：有下部，有中部，有上部，部各有三候，三候者，有天有地有人也，必指而导之，乃以为真。"

吴崑在《脉语·三部九候》中据此阐发了《内经》三部九候脉诊，对其部位进行了归经和定穴："诸经之部候者，上部天，两额之动脉，足少阳胆经太阳是也。上部地，两颊之动脉，足阳明胃经巨髎处也。上部人，耳前之动脉，手少阳三焦经耳门分也。中部天，手太阴肺经，寸口是也。中部地，手阳明大肠经合谷分也。中部人，手少阴心经，神门处也。下部天，足厥阴肝经五里分也，妇人则取太冲。下部地，足少阴肾经，太溪是也。下部人，足太阴脾经箕门是也。候胃气则取足跗上之冲阳，足阳明胃经也。"[42]255如上部天候两额上的动脉，靠近太阳穴，属足少阳胆经，上部地候两颊处动脉，位于巨髎穴处，属于足阳明胃经，上部天候耳前动脉，位于耳门穴处，属于手少阳三焦经；中部天候寸口，属于手太阴肺经，中部地位于合谷穴处，属于手阳明大肠经，中部人位于神门穴处，属于手少阴心经；下部天位于五里穴处，妇人则取太冲穴，属于足厥阴肝经，下部地位于太溪穴处，属于足少阴肾经，下部人位于箕门穴，属于足太阴脾经，如果要诊察胃气，则取足阳明胃经的冲阳穴[42]255。

10. 明李时珍阐发四时脉、五脏脉及平脉病脉　李时珍所著《濒湖脉学》是一部脉学专著，传承保留了《内经》脉学思想和理论。

首先，对《内经》"脉应四时"的传承。《素问·玉机真藏论》有"春脉如弦""夏脉如钩""秋脉如浮""冬脉如营"，《素问·脉要精微论》："春应中规，夏应中矩，秋应中衡，冬应中权"，李时珍分析了四时脉象及病变之机，如数脉乃"肺病秋深而畏之"[43]32，洪脉"若在春秋冬月分，升阳散火莫狐疑"[43]42，分析病机的同时，确立了治疗原则。

其次，对《内经》"五脏脉"的发挥。《素问·宣明五气》有"肝脉弦，心脉钩，脾脉代，肺脉毛，肾脉石"，李时珍对于弦脉有"轻虚以滑者平，实滑如循长竿者病"[43]50之述，是对五脏脉的平脉和病脉的分述。

另外，继承并细化《内经》平脉、病脉理论。承继《素问·至真要大论》"人迎寸口响应，若引绳小大齐等，命曰平"，李时珍提出平脉乃"阳寸、阴尺，上下同等，浮大而软，无有偏胜者"[43]46，病脉精简为27脉，脉象的描述部分承自《内经》，如"紧脉，来往有力，左右弹人手"[43]45"弦脉，端直以长"[43]49等，对后世脉学的发展更具临床实践的指导意义。

11. 清张璐阐"脉有胃气"　《素问·平人气象论》中提出了"脉之胃气"的说法："人以水谷为本，故人绝水谷则死，脉无胃气亦死，所谓无胃气者，但得真藏脉，不得胃气也。所谓脉不得胃气者，肝不弦肾不石也。"并描述了四季正常脉象，提出四季正常脉象都是有"胃气"的脉象："春胃微弦曰平……夏胃微钩曰平……长夏胃微软弱曰平……秋胃微毛曰平……冬胃微石曰平。"但未明确指出"有胃气之脉"具体的脉指感是什么。

张璐在《诊宗三味·脉象》中对《素问·平人气象论》中"脉之胃气"之论做了进一步阐释，提出五脏脉见缓滑之象为有胃气，有胃气之脉方为平脉："可知五脉之中，必得缓滑之象，乃为胃气，方为平脉……但当察其五脉之中。偏少冲和之气，即是病脉。"[13]944并且具体阐释了五脏有胃气的平脉的具体指感。肝之平脉的指感为："其脉若草木初生，指下软弱招招，故谓之弦，然必和滑而缓，是为胃气，为肝之平脉。"[13]944心之平脉的指感为："其脉若火之燃薪，指下累累，微曲而濡，故谓之钩，然必虚滑流利，是为胃气，为心之平脉。"[13]944脾之平脉的具体指感为："故其脉最和缓，指下纡徐而不疾不迟，故谓之缓。然于和缓之中，又当求其软滑，是谓胃气，为脾之平脉。"[13]944肺之平脉的指感为："是以不能沉实，但得浮弱之象于皮毛间，指下轻虚，而重按不散，故谓之毛，然必浮弱而滑，是为胃气，为肺之平脉。"[13]944肾之平脉的指感为："按之沉实，而举指流利，谓之曰石。然必沉濡而滑，是谓胃气，乃肾之平脉。"[13]944

五、《内经》诊法理论发展评述

《灵枢·九针十二原》说："凡将用针，必先诊脉，视气之剧易，乃可以治也。"医生在用药下针之前，要先对病情作出诊断。"未睹其疾，恶知其原？"医生不直接与患者接触，获取感性材料，就不可能弄清疾病的来源和本质。《素问·举痛论》说："言而可知，视而可见，扪而可得。"通过听取患者的诉说，诊察患者的机体，就能对疾病有所认识。《内经》特别强调"四诊合参"。《素问·阴阳应象大论》说："善诊者，察色按脉，先别阴阳。审清浊，而知部分；视喘息，听音声，而知所苦；观权衡规矩，而知病所主；按尺寸，观浮沉滑涩，而知病所生。以治无过，以诊则不失矣。"把四诊获得的材料，相互参伍，在中医理论指导下，才能确定正确的诊断。古人说"用药容易认证难"，可见诊断的重要作用。

纵观《内经》诊法理论发展历程，自《内经》完成诊法从实践到理论的上升转化，构建了诊法理论框架，秦汉时期，随着《难经》的理论拓展、《伤寒杂病论》的理论结合临床实践，为诊法理论应用奠定了基础；魏晋隋唐时期，伴随临证医学发展日趋专科化、病证认识的深入细致，在临床各科病证诊疗中应用的增多，诊法理论内容得以日渐丰富，呈现出一条日益精进的发展轨迹。在诊法理论中，"四诊"的发展中又以舌诊、脉诊发展较多，舌诊理论中，在张仲景等医家广泛运用于临床实践的同时，舌苔、舌色、舌下络脉等内容及临床意义的日渐充实完备，参合脉证与临床实践结合紧密，扩大了诊病的病候依据；脉诊理论中，历经《难经》的发展、王叔和的整理完善，从"遍诊法"到"独取寸口"脉法的简化，脉名脉形也由名称繁多逐渐简化规范统一至《脉经》确立了 24 种脉象名称及指感形象，呈现了一个由繁至简的态势，其中，《脉经》作为第一部脉学专著被誉为脉学之圭臬。至宋金元时期，目诊的发展取得了突破性的成就，主要是"五轮八廓说"的提出。明清时期，闻诊、问诊、脉诊也有不同程度的发展，主要有明代徐春圃、李梴、吴崑等的阐发，清代张璐阐释了《内经》中"脉有胃气"的含义。

从秦汉魏晋隋唐时期《内经》"四诊"理论的传承发展历程中，不难看出，临床实践是其发展的核心推动力，社会环境、科学生产技术是其发展的外在条件，同时，传统道德思想也与之息息相关。首先，以脉诊为例，从"三部九候遍诊法"到"独取寸口诊法"由繁至简的发展态势中不难看出，操作简便、实用性强、指示准确的诊法发展必定是大势所趋，且与东汉末年战祸连年、魏晋南北朝时期社会动荡不无关联；其次，由于人迎、趺阳、太溪分位颈部、足部，在封建礼教的束缚下"妇女足趾不可取""以手扪妇女喉颈亦属不便"[44]12，《内经》的遍诊法、仲景三部诊法皆与传统道德观念有悖，也促成了"寸口脉法"被推崇发展的一个重要的外在因素。这种传统风俗在宋代受到强化，明清时达到顶峰，"三部九候"遍身诊法在明清时期几乎已经绝迹。但明清时期的诊法补充了前代的一些不足之处，如明代李梴就列出了问诊的 55 个具体症状，徐春圃在《内经》形脉合参的思路上，阐发了绝症的形脉表现等。

《内经》中的诊法随着时间的推移，渐渐隐匿在历史的长河中，后世医家对其的运用逐渐减少，特别的面诊、三部九候脉诊、尺肤诊等。中医学的诊法理论经过历代医家的实践，产生不同的论述，但《内经》中关于诊法所形成的一些概念仍不失为后世中医诊法理论发展的基础，通过对《内经》诊法理论的溯源，掌握"四诊"理论和方法的演变过程以及基本内涵、外延，通过比较分析、总结，有助于更好地理解和掌握中医诊法体系构架。

参考文献

[1] 任应秋. 中国医学百科全书·中医基础理论 [M]. 上海：上海科学技术出版社，1989：99，167.

[2] 牛兵占. 难经译注 [M]. 北京：中医古籍出版社，2004：277.

[3] 杨杰，杜松.《黄帝内经》中诊法理论体系概要 [J]. 中华中医药杂志，2008，23（7）：580-582.

[4] 王庆其. 内经选读 [M]. 北京：中国中医药出版社，2003：188.

[5] 齐南.《内经》闻诊初探 [J]. 北京中医，1987，05：55-56.

[6] 张登本，孙理军. 中医诊断 20 讲 [M]. 西安：西安交通大学出版社，2013：10.

[7] 朱文峰，袁肇凯. 中医诊断学（中医药学高级丛书）[M]. 北京：人民卫生出版社，2011：80.

[8] 张树生，肖相如. 中华医学望诊大全 [M]. 太原：山西科技出版社，2010：2.

［9］［汉］张仲景. 金匮要略 ［M］. 于志贤，张智基点校. 北京：中医古籍出版社，1997：2.

［10］［宋］钱乙. 小儿药证直诀 ［M］. 图娅点校. 沈阳：辽宁科学技术出版社，1997. 原序.

［11］李志庸. 钱乙 刘昉医学全书 ［M］. 北京：中国中医药出版社，2005：15.

［12］［明］徐春甫. 古今医统大全 上 ［M］. 崔仲平，王耀廷主校. 北京：人民卫生出版社，1991：190.

［13］张民庆. 张璐医学全书 ［M］. 北京：中国中医药出版社，1999：941.

［14］唐由之，肖国士. 中医眼科全书 ［M］. 北京：人民卫生出版社，1996：21.

［15］李经纬，林昭庚. 中国医学通史 古代卷 ［M］. 北京：人民卫生出版社，2000：360.

［16］林慧光. 杨士瀛医学全书 ［M］. 北京：中国中医药出版社，2006：241.

［17］王象礼. 陈无择医学全书 ［M］. 北京：中国中医药出版社，2005：187.

［18］［元］危亦林. 世医得效方 ［M］. 许敬生，王晓田整理. 上海：第二军医大学出版社，2006：605.

［19］张岚. 中医舌诊的历史文化探源 ［D］. 哈尔滨：黑龙江中医药大学，2004：10.

［20］［汉］张仲景. 伤寒论 ［M］. 厉畅，梁丽娟点校. 北京：中医古籍出版社，1997：47.

［21］黄攸立. 中国望诊 ［M］. 合肥：安徽科学技术出版社，2003：126.

［22］张建荣. 金匮证治精要 ［M］. 北京：人民卫生出版社，1997：186.

［23］华佗撰. 华氏中藏经 ［M］. 北京：中华书局，1985：36.

［24］牛兵占. 脉经译注 ［M］. 北京：中医古籍出版社，2009：167.

［25］靳士英. 舌下络脉诊法的基础与临床研究 ［M］. 广州：广东科技出版社，1998：138.

［26］［隋］巢元方. 诸病源候论 ［M］. 黄作阵点校. 沈阳：辽宁科学技术出版社，1997：64.

［27］［唐］孙思邈. 中医必读百部名著备急千金要方 ［M］. 高文柱，沈澍农校注. 北京：华夏出版社，2008：134.

［28］严惠芳. 中医诊法研究 ［M］. 北京：人民军医出版社，2005：89.

［29］高文铸. 医经病源诊法名著集成 ［M］. 北京：华夏出版社，1997：18.

［30］史兰华. 中国传统医学史 ［M］. 北京：科学出版社，1992：25.

［31］郭小青，韩丽萍. 略述《伤寒杂病论》中闻诊的运用 ［J］. 陕西中医学院学报，2006，29（2）：16-18.

［32］［明］李梴. 医学入门 ［M］. 金嫣莉等校注. 北京：中国中医药出版社，1995：73.

［33］［明］吴崑. 内经素问吴注 ［M］. 山东中医院中医文献研究室点校. 济南：山东科学技术出版社，1984：26-27.

［34］刘国萍，王忆勤. 中医问诊理论的源流及发展 ［M］. 上海中医药大学学报，2008，22（3）：21-23.

［35］［清］陆以湉. 冷庐医话 ［M］. 吕志连点校. 北京：中医古籍出版社，1999：25.

［36］沈凤阁. 中医基础系列教材之五诊法学 ［M］. 上海：上海科学技术出版社，1989：146.

［37］费兆馥. 现代中医脉诊学 ［M］. 北京：人民卫生出版社，2003：6.

［38］张岚. 中医诊断学史试论 ［M］. 北京：学苑出版社，2012：43.

［39］上海中医学院主编. 中医年鉴 1988 ［M］. 北京：人民卫生出版社，1989：275.

［40］［金］成无己. 注解伤寒论 ［M］. 北京：中国医药科技出版社，2011：1.

［41］［元］滑寿. 诊家枢要 ［M］. 上海：上海科学技术出版社，1958. 8.

［42］［明］吴崑. 中医非物质文化遗产临床经典读本 医方考 脉语 ［M］. 北京：中国医药科技出版社，

2012：255.

［43］［明］李时珍. 濒湖脉学［M］. 杨金萍校释. 天津：天津科学技术出版社，1999：32.

［44］［南北朝］褚澄.《褚氏遗书》校注［M］. 许敬生校注. 郑州：河南科学技术出版社，2014：22.

第五节　治 则 治 法

治则治法是指对于疾病的治疗具有普遍指导意义的规律，可适用于针灸、药剂等一切疗法。方随法出，法随证立，治则治法即为联系证候与处方之间的枢纽，也是联系基础理论和临床实践的桥梁和纽带[1]290-291。治则是建立在整体观念和辨证的基础上治疗疾病的法则，以四诊收集的客观资料为依据，对疾病进行全面的分析和判断，针对病情制订治疗原则[2]989。"治则"一词首见于《素问·移精变气论》："治之要极，无失色脉，用之不惑，治之大则"，称为"治之大则"。"天生庶民，有物有则"[3]318（《诗经·大雅·庶民》），"则"有规范之意，"治"则即是治疗规范，治则即是在认识疾病发生发展规律的基础上，总结而成的治疗规范，是在《易经》《老子》《孙子》等先秦汉初哲学思想的基础上结合医疗实践，初步形成并奠定了中医治则理论的基础。治法则是较治则稍具体一点的治疗方法，如泻火法、补虚法、温阳法、汗法、泻法、吐法等，用于概括归纳和指导更具体的实施措施，如泻火法可以具体用黄芩、黄连等苦寒药，还可用放血、针刺泻法等实施。

《内经》的治则理论散见于"阴阳应象大论""至真要大论""阴阳别论""异法方宜论""脉要精微论""三部九候论""经脉别论""藏气法时论""宝命全形论""调经论""标本病传论""五运行大论""五常政大论"等多篇章中，治则理论中主要包含了治病求本、标本缓急、扶正祛邪、因势利导、三因治宜、正治反治、辨证立法、补虚泻实等，后历经近2 000年各医家的临床医疗实践的验证、总结、补充、完善，上升至理论，并作为连接中医理论和医疗实践的纽带，贯穿于临床各科的诊疗始终。现撷要梳理如下。

一、治病求本

本，为根本之意，不仅反映了疾病发展变化中的本质和规律，也是疾病的主要矛盾所在。治病求本即是针对疾病本质进行治疗，是中医治则理论中最高层次的原则，贯穿于疾病治疗过程的基本方针[4]204-206。"治病求本"首见于《素问·阴阳应象大论》："阴阳者，天地之道也，万物之纲纪，变化之父母，生杀之本始，神明之府也，治病必求于本"，以阴阳为"本"，治以调和阴阳，纠正盛衰偏颇、使趋于平衡："谨察阴阳所在而调之，以平为期"（《素问·至真要大论》），并提出"阳病治阴，阴病治阳""从阳引阴，从阴引阳"（《素问·阴阳应象大论》）指导临证。《内经》中虽以"阴阳"为本，但由于"阴阳"适用于一切疾病，过于宽泛，故根据具体疾病的不同，又有体质、病机、证候、先病、正气等涵义不同，所以"治病求本"可谓中医诊治疾病的总则，后世医家承继《内经》"治病求本"的同时，将"本"归于"阴阳""病因病机""肾之阴阳""脾胃""症之六变"等[5]190-191，清李中梓《医宗必读》有："治病必求于本，本之为言，根也，源也。世未有无源无根之木。澄其源而流自清，灌其根而枝乃茂，自然之经也。故善为医者，必责根本。"[6]6 因此，诸如标本缓急、扶正祛邪、调理阴阳、三因治宜、正治反治等均可认为是"治病求本"总则的发挥。

1. 汉张仲景"以证为本"　　张仲景临证实践中以"证"为本，将《内经》"治病求本"的原则在临证实践中具体化并发挥到极致，故在辨证论治中有"观其脉证，知犯何逆，随证治之"[7]337，例如"病人身大热，反欲得近衣者，热在皮肤，寒在骨髓也；身大寒，反不欲近衣者，寒在皮肤，热在骨髓也"（《伤寒论·辨太阳病脉证并治上》）[8]6，在以寒热表现为主的真寒假热、真热假寒疾病中，以求其本的治疗正是对《内经》治病求本的继承及发挥。

2. 唐孙思邈"病因为本"　　孙思邈在《备急千金要方·卷一》中论述了多种疾病证候"中风伤寒，寒热温疟，中恶霍乱……"[9]23并列举了诸如冷热、劳损、伤饱、房劳等病因，提出病因为起病之本、根源"此皆病之根源，为患生诸枝叶"[9]23，标则为病证所表现出的证候，标本实为疾病的本末，治病需分清病情本末方可服药："男女长幼之病，有半与病源相附会者，便可服药也"[9]23，同时逐渐扩大了标本理论的内涵。

3. 唐王冰"阴阳为本"　　王冰遵《内经》以阴阳为本，注释《素问·至真要大论》"诸寒之而热者取之阴，然热之而寒者取之阳"中，提出"寒之而热"者为阴虚火旺、"热之而寒"者为阳虚阴盛所致，本为虚证，非攻强而需扶弱之举，阐发了"壮水之主，以制阳光；益火之源，以消阴翳"[10]337的治则，而不仅将《内经》"平调阴阳"之则运用于临证，也为后世辨治虚热、虚寒之证奠定基础。

4. 金李杲、明薛己"脾胃为本"　　根据《素问·阴阳应象大论》"治病必求于本"之说，李杲上奉《素问·玉机真藏论》"五脏者，皆禀气于胃，胃者五脏之本也"的理论，提出"胃气"为诸气之根本："夫元气、谷气、荣气、清气、卫气、生发诸阳上升之气，此六者，皆饮食入胃，谷气上行，胃气之异名，其实一也"[11]1，提出"真气又名元气，乃先身生之精气也，非胃气不能滋之"[12]57，即脾胃为元气之本，脾胃无伤可滋养元气，而脾胃受损，则气血生化乏源、元气虚衰，故《脾胃论》中"内伤脾胃，百病皆生"，开启内伤之患治从脾胃之先河。

薛己在注解《明医杂著》时提出"治病求本"之本有两个含义，一是指疾病的病机，如治疗腹痛一症，不拘泥于当时常规观点"痛无补法"，而是针对具体的病机用药，如治疗一老妇胃痛，辨为脾虚肝乘之证，用补中益气法为主治疗取效[13]13。二是阐发脾胃为发病之本："胃乃生发之源，为人身之本"[14]238"胃气一虚，五脏失所，百病生焉"[14]68，治病重在调补脾胃："《内经》千言万语，只在人有胃气则生，又曰四时皆以胃气为本。"[13]153 "凡医者不理脾胃及养血安神，治标不治本，是不明正理也。"[13]92 提出调理脾胃即是治本之法："治病必求其本，本于四时五脏之根也"[13]2，"固护胃气"作为临证疗疾的首要任务，这一思想贯穿于薛己在外科疾病的诊治中。而对于调补脾胃疗效不显者，则根据运用五脏相关理论进行辨证分析，进一步补肾，达到火旺生土[13]197。

5. 明张介宾对"治病求本"含义的引申　张介宾在《类经》中将"治病必求于本"含义做了扩展和引申："举其略曰：死以生为本，欲救其死，勿伤其生。邪以正为本，欲攻其邪，必顾其正。阴以阳为本，阳存则生，阳尽则死。静以动为本，有动则活，无动则止。血以气为本，气来则行，气去则凝。证以脉为本，脉吉则吉，脉凶则凶。先者后之本，从此来者，须从此去。急者缓之本，孰急可忧，孰缓无虑。内者外之本，外实者何伤，中败者堪畏。下者上之本，滋苗者先固其根，伐下者必枯其上。虚者实之本，有余者拔之无难，不足者攻之何忍。真者假之本，浅陋者只知见在，精妙者疑似独明。至若医家之本在学力，学力不到，安能格物致知？而尤忌者，不畏难而自足。病家之本在知医，遇士无礼，不可以得贤，而尤忌者，好杂用而自专。凡此者，虽未足以尽求本之妙，而一隅三反，从可类推。总之求本之道无他也，求勿伤其生而已。"[15]189 指出治疗上当首先考虑其本，如阳为阴之本，动为静之本，气为血之本，脉为证之本，先病为后病之本，急病为缓病之本，内伤为外感之本，人体下部元气为上部之本，虚证为实证之病，真病机为假病象之本，医家之本在于学问的造诣，病家之本在于了解礼遇医者等。

6. 明李中梓"先后天根本"论及"化源论"　李中梓重视脾肾在生命活动中的重要作用："善为医者，必责根本。而本有先天后天之辨，先天之本在肾，肾应北方之水，水为天一之源。后天之本在脾，脾为中宫之土，土为万物之母"[6]6（《医宗必读》），明确提出"肾为先天之本""脾胃为后天之本"[6]6，为后世医家所尊崇。

同时，上承《素问·六元正纪大论》中"资其化源""取化源"之说加以阐发，李中梓于《删补颐生微论》专列"化源论"："不取化源而逐病求疗，譬犹草木将萎，枝叶蜷挛，不知固其根蒂，灌其本源，而仅仅润其枝叶。虽欲不稿，焉可得也"[16]106，根据五行脏腑生克制化规律制定治则治法："资化源"即是针对五脏虚证采用"虚则补其母"之法："如脾土虚者，必温燥以益火之源；肝木虚者，必濡湿以壮水之主；肺金虚者，必甘缓以培土之基；心火虚者，必酸收以滋木之宰；肾水虚者，必辛润以保金之宗。"[16]107 "取化源"即是针对五脏实证，采用"实则泻其子"之法："金为火制，泻心在保肺之先；木受金残，平肺在补肝之先；土当木贼，损肝在生脾之先；水被土乘，清脾在滋肾之先；火承水克，抑肾在养心之先"[16]107，而"苟舍本从标，不惟不胜治，终亦不可治"[16]107，可见其对"治病求本"思想的重视，且对后世医家具有重要的指导意义。

二、标本缓急

标本是一个相对概念，用以说明事物关系中的主次关系。"本"及根本，代表起主导作用的一方；"标"指枝末，代表处次要方面的一方。"标本"一词首见于《素问·移精变气论》："本末为助，标本已得，邪气乃服。"《素问·标本病传论》："知标本者，万举万当；不知标本，是谓妄行。"标本先后，即治病缓急顺序。本为先病，标为后病。《素问·标本病传论》和《灵枢·病本》基本完整囊括了《内经》中标本先后理论，涉及医患关系、经脉标本、水肿病机"肺标肾本"、六气阴阳标本、疾病先后"先病为本"[17]11-12。从患者与医生的关系来说，《素问·汤液醪醴论》："病为本，工为标，标本不得，邪气不服。"从疾病先后来说，通常都是先治本病，相当于西医学所说的先治原发病，如《素问·标本病传论》："先病而后逆者治其本，先逆而后病者治其本，先寒而后生病者治其本，先病而后生寒者治其本"，若遇某些特殊症状，则先治其标："先热而后生中满者治其标……先病而后生中满者治其标……小大不利治其标。"或者标本同治："谨察间甚，以意调之，间者并行，甚者独行。"《灵枢·师传》认为内病为本，外病为标。它最早运用"标本缓急"治则："春夏先治其标，后治其本；秋冬先治其本，后治其标。"

1. 汉张仲景"少阴三急下"以治标　遵循《素问·标本病传论》"先热而后生中满者治其标""先病而后生中满者治其标""小大不利，治其标"之则，张仲景《伤寒论》中症见"小大不利""中满"等危急证候时，不论本病为何，但凡正气可承、皆采用通利二便之法，如出现"口燥咽干""自利清水，色纯青"[8]104"腹胀，不大便者"[8]104等里虚合并大便不下、腑气不通"少阴三急下"证，治以急下标实之法通利大便，解腑气不通后再图后效。

又如在表里同病的诊治中，如表证未解伴见脾阳虚下利者，《伤寒论》91条误下所致里虚伴表证，症见下利清谷不止者："续得下利，清谷不止，身疼痛者，"[8]33已现少阴虚寒、不能蒸化水谷之"下利清谷"肾阳虚相，因此需"急当攻里"以四逆汤回阳救逆，待"后身疼痛，清便自调"[8]33阳虚里证已缓，但表证未解时，再"急当救表"以桂枝汤解表[8]33。而《伤寒论》276条太阴表证，虽太阴病有"腹满而吐，食不下，自利益甚，时腹自痛。"[8]92之征象，虽有里病，但脉浮提示邪仍在表，故而仍从太阳表治，使邪从外而解不致入内。可见，表里同病者，仲景辨表里缓急施治，亦是遵从《内经》"急则治其标，缓则治其本"之则。类似条文，不胜枚举。

另外，张仲景在针对痼疾加以新病时，新病多急，故而多以"先治其卒病，后乃治其痼疾"[18]3（《金匮要略·藏府经络先后病脉证》），属于急则治其标；但若痼疾和卒病相互影响，治有先后难以取效，则须标本兼顾，如《伤寒论》第18条太阳中风兼证之一"喘家作桂枝汤，加厚朴杏子佳"[8]9，素有喘疾又患太阳中风证，肌表受邪伴见气喘加剧，解表平喘不可偏废，需以桂枝汤解表，加厚朴、杏仁平喘降气，新病痼疾兼顾，也是仲景对《内经》标本缓急治则的发挥。

2. 明李梴对"标本"具体含义的归纳、"缓急"顺序的阐发　李梴归纳并阐发了《内经》标本缓急治则的内容，明确了"标本"的具体指涉："以身论之，则外为标，内为本；阳为标，阴为本。故六腑属阳为标，五脏属阴为本。各脏腑之经络，在外为标，在内为本。更人身之气为标，血为本。以病论之，先发病为本，后传流病为标。"[19]631即身体外部、六腑、在外的经络、气、先发病为标，身体内部、五脏、在内的经络、血、后发病为本。

他对于治疗顺序也进行了具体的阐释："凡治病者，必先治其本，后治其标……若有中满，无问标本，先治中满，谓其急也。若中满后有大小便不利，亦无问标本，先治大小便，次治中满，谓尤急也。又如先病发热，加之吐利大作，粥药难入，略缓治热一节，且先定呕吐，渐进饮食，方兼治泻；待元气稍复，乃攻热耳。此所谓缓则治其本，急则治其标也。除大小便不利，及中满吐泻之外，其余皆先治其本，不可不慎也。"[19]631即除了中满、大小便不利、吐泻先治以外，均先治本病后治标病。

3. 明张介宾强调"真见"辨虚实表里、治分缓急　张介宾重视治病求本，需推求疾病本质，遵"邪气盛则实，精气夺则虚"（《素问·通评虚实论》），张介宾以"虚实"为辨证总纲，《景岳全书·脉神章·脉神》有"人之疾病，不过表里寒热虚实……然六者之中，又惟虚实二字为最要。盖凡以表证、里证、寒证、热证，无不皆有虚实，既能知表里寒热，而复能以虚实二字决之，则千病万病，可以一贯矣，且治病之法，无逾攻补；用攻用补，无逾虚实"[20]21，以"虚则补之，实则泻之"论治。

同时，张介宾也在《景岳全书·虚实篇》中进一步论述："而不知实中复有虚，虚中复有实。故每以至虚之病，反见盛势，大实之病，反见羸状，此不可不辨也……则每多身热、便秘、戴阳、胀满、虚狂、假斑等证，似为有余之病，而其因实由不足"[15]883，因此"虚实"总纲还需结合虚实部位及程度来考虑，辨表里虚实分而治之，《景岳全书·论治篇》："新暴之病、虚实既得其真，即当以峻剂直攻其本。"[15]890"凡真见里实，则以凉膈、承气，真见里虚，则以理中、十全，表虚则芪、术、建中，表实则麻黄、柴、桂之类。"[15]890

另外，张介宾遵承《素问·标本病传论》提出需急治其标之症——中满、小大不利，提出"诸病皆当治本，而惟中满与大小便不利两证皆当标耳"[15]896。

4. 清吴瑭养阴治分缓急　吴瑭（公元1757—1836年），字配珩，号鞠通，江苏淮阴人，清代著名医学家，温病四大家之一。对于辨治温病，吴瑭认为阴精的盛衰直接关系温病发展预后的关键，《温病条辨》中固护阴液的思想贯穿始终，治分缓急，防攻补失序。

首先，祛邪为先："在上焦以清邪为主，清邪之后，必继以存阴；在下焦以存阴为主，存阴之先，若邪尚有馀，必先以搜邪"[21]47，如上焦篇第4条："太阴风温、温热、温疫、冬温……但热不恶寒而渴者，辛凉平剂银翘散主之"[21]6，下焦篇第18条："痉厥神昏，舌短烦躁，手少阴证未罢者，先与牛黄紫雪辈，开窍搜邪，再与复脉汤存阴，三甲潜阳"[21]47，首以清透热邪，再以固护津液；其次，先养阴后攻下：阴虚兼腑实者，热灼津液以致肠中燥结，如中焦篇第11条："阳明温病，无上焦证，数日不大便，当下之。若其人阴素虚，不可行承气者，增液汤主之"[21]22，以增液汤咸寒滋阴，可用于阴虚腑实之患，有增水行舟之效，新加黄龙汤中既有调胃承气之攻下，也有增液之滋阴。此法寓泻于补，以补药之体，作泻药之用；另外，先涩便后滋阴：若素体脾胃虚弱为患，正虚为主，下法攻邪之后见大便稀溏者，久可伤阴，属阴虚便溏者，须先治以固涩防津液枯涸之变，如下焦第 9 条中："下后大便溏甚，周十二时三四行，脉仍数者，未可与复脉汤，一甲煎主之；服一二日，大便不溏者，可予一甲复脉汤。"[21]45 单用牡蛎成方"既能存阴，又涩大便，且清在里之余热"[21]45，以防滋阴滑润之品加重溏泻、久泻亡阴。

三、扶正祛邪

《中医辞海》中"邪"又称"邪气"，指代自然界不正之气，为风、寒、暑、湿、燥、火六气太过，成为致病因素，也泛指各种致病因素，与"正气"相对，正如《素问·调经论》有："夫邪之生也，或生于阴，或生于阳，其生于阳者，得之风雨寒暑；其生于阴者，得之饮食居处，阴阳喜怒。"

"邪""正"概念虽肇端于《内经》，但其概念、范畴各有不同，并非均为后世医家所言"邪气"与"正气"，首先，《灵枢·刺节真邪》曰"正气者，正风也……邪气者，虚风之贼伤人也"，分指正常的气候（正气）和异常的气候（邪气），《素问·六微旨大论》有"非其位则邪，当其位则正，邪则变甚，正则微"，"非其位"指值年大运的五行属性与年支的固有五行属性不同，亦称"天符"，气候变化剧烈的同时，根据"天人相应"理论，人身之疾病也发展迅猛；其次，天气"非其时"则化生邪气："五气更立，各有所先，非其位则邪，当其位则正"（《素问·五运行大论》），天之六气若未与时节相应，则变生"邪气"，指代"天之不正之气"，可见邪正的一体两面性，邪气乃正气的变生体现，当位之气为正气，不当位之气为邪气。因此，此处的"邪""正"概念指季节与气候的关系，与后世所指病邪和正气不同。

而《内经》中亦有作为致病因素之"邪"，如《灵枢·小针解》："神者，正气也。客者，邪气也"，其中"邪气"指代外界来的不正之气，并非素有，又如"邪气在上者，言邪气之中人也高，故邪气在上也。浊气在中者，言水谷皆入于胃，其精气上注于肺，浊溜于肠胃，言寒温不适，饮食不节，而病生于肠胃，故命曰浊气在中也。清气在下者，言清湿地气之中人也，必从足始，故曰清气在下也"（《灵枢·小针解》），"邪气"多指源自天的异常气候，与"清气""浊气"相对，皆属致病因素范畴。本章节在此仅作致病之"病邪"讨论。

在正邪相互斗争的过程中，虽然正邪对比决定病程转归："虚实以决死生"（《素问·玉机真藏论》），但是，正气在抗邪外出中发挥了重要的作用："正气存内，邪不可干"（《素问遗篇·刺法论》）；而正虚乃起病之由，正虚之处乃邪留之所："邪之所凑，其气必虚"（《素问·评热病论》），"邪之所在，皆为不足"（《灵枢·口问》）；相较之下，正邪交争中，正气占有主导地位，若正气强大，则邪气则无从侵扰，但若正气虚弱，则易变生百病之患，正如《素问·疏五过论》中："治病之道，气内为宝"，强调了"扶助正气"的重要性，因此，治疗中，依据"邪气盛则实，精气夺则虚"（《素问·通评虚实论》）的原则，虽未明确提出"扶正祛邪"之则，但"实则泻之，虚则补之"（《素问·三部九候论》）、"调其虚实以去其邪"（《灵枢·四时气》）等实证祛邪、虚证扶正的措施，均是以达邪祛正复为目的。

扶正祛邪是中医学中运用最广泛的治疗法则。扶正就是通过各种治疗方法扶助正气，以增强体质，提高机体抗病能力，达到祛除病邪、治愈疾病、恢复健康的目的。祛邪即通过各种方法祛除病邪，或减少病邪对机体的损害。两者又相互关联，临床治疗过程中力求做到扶正以达邪，祛邪不伤正，扶正不留邪，祛邪中病即止，从而达到"阴平阳秘，精神乃治"。

1. 汉《难经》"子母补泻""泻南补北" 基于《素问·评热病论》"邪之所凑，其气必虚"理论，正虚之处乃邪留之所，遵《素问·三部九候论》"实则泻之，虚则补之"所立扶正祛邪之法，《难经·六十九难》有"虚则补其母，实则泻其子，不实不虚，以经取之"[22]304，《难经·七十五难》有"东方实，西方虚，泻南方，补北方"[22]320，二者不仅是依据五行生克规律、"扶正祛邪"治则在针刺补泻治疗中的发挥，其中，"泻南补北"法还开启了后世滋阴泻火之法的先河。

2. 汉张仲景"攻补相辅"、重扶正气 张仲景上承《内经》邪正之旨，将扶正祛邪之则运用于临床实践，重视正邪在病程中的转变、正邪斗争中的地位，以决扶正祛邪的主次先后，攻补相辅，重视扶正。

张仲景扶正之法，以扶阳气、保胃气、存津液为主。其一，在《素问·生气通天论》"阳气者，若天与日，失其所，则折寿而不彰""凡阴阳之要，阳密乃固"思想的基础上，《伤寒论》虽以外感热病立论，张仲景辨治三阴病和太阳病重视固护阳气，如第184条："阳明居中，主土也，万物所归，无所复传"[8]69，太阴病见脾阳亏虚，少阴病见肾阳衰微，厥阴病见肝寒血虚，均属正气亏虚，故仲景均治以温补扶阳之法，处方有温脾阳的理中汤，温肾阳的真武汤，扶肝阳的当归四逆汤，用药中常用附子、细辛、桂枝、吴茱萸、干姜等辛温之品。其二，遵《内经》扶正护胃之意："平人之常气禀于胃，胃者平人之常气也，人无胃气曰逆，逆者死"（《素问·平人气象论》），张仲景提出"令胃气和则愈"[8]28的遣方用药之则，如第145条："无犯胃气及上二焦，必自愈。"[8]52遣方用药皆不离护胃之旨，据统计，《伤寒论》112方中用甘草71方、用大枣39方、用人参20方、用粳米5方[23]2。在太阳病论治中桂枝汤、大青龙汤、葛根汤、大柴胡汤等皆以生姜、大枣、炙甘草护胃调中；阳明病论治以苦寒峻下之方，在权衡病证急缓用方的同时，注意合用姜草枣及五谷之物护胃缓中；少阳病论治清达里邪的同时，辅以参姜枣和胃扶正[24]352-353。同时，上承《素问·藏气法时论》"毒药攻邪，五谷为养"，桂枝汤、理中丸辅以啜饮热粥，白虎汤以粳米，乌梅丸蒸以五斗米下[25]1052；峻下之剂如十枣汤需"得快下利后，糜粥自养"[8]55，硝石矾石散"以大麦粥汁和服"[18]43，重视五谷安养胃气之功。其三，重视顾护津液，正如《伤寒论》中第168条以白虎加人参汤益气养阴清热；还创三承气汤治疗阳明腑实证，为急下存阴之法，通下肠腑热结，留存欲竭阴津，使之不得耗竭，留得一分阴液便得一分生机。

张仲景在论治邪实为患，重视祛邪不伤正，提出用药以病瘥即可，中病即止，如桂枝汤"若一服汗出病差，停后服"[8]7，大青龙汤"一服汗者，停后服"[8]19，承气汤类"若更衣者勿服之"[8]73，大陷胸汤"得快利，止后服"[8]50，栀子干姜汤"得吐后止后服"[8]31，皆不必尽剂，以防祛邪过剂伤正、衍生变证；另外，张仲景在论治邪盛为主诸如三阳证时，祛邪兼以扶正，如桂枝汤不忘养阴和营，桂枝加葛根汤辅以生津舒经，白虎加人参汤辅以益气养阴，论治少阳病证，和解疏散的同时不忘补益，均体现了张仲景重视扶正的攻补特点。

3. 唐孙思邈重"温补扶正" 孙思邈上承《内经》中顾护阳气之论，遵《素问·至真要大论》"损者温之"之则，在虚实辨证中多以虚寒为要，临证中重视温通补益、顾护阳气、慎用寒药，《备急千金要方》中收补益方491首[26]2，以"五脏"为纲，将论治虚损病证的方药归类论述，如"肝劳"用猪膏酒方，"脾劳"用通噫消食膏酒方，"肺劳"用半夏汤等，遣方用药间体现了温补扶正之意。

4. 金李杲重脾胃内伤，甘温除热、补泻同用 李东垣作为"补土派"代表人物，在《内经》脏腑生理病理理论的基础上，阐述了脾胃生理功能（气血化生之所，四肢百骸皆赖其养）及内伤致病特点，阐发"脾胃不足为百病之始"[12]序的学术思想，临证辨治独重脾胃元气，以脾胃损伤作为内伤热病的核心，脾胃气衰则"脾胃虚弱，阳气不能生长"[12]6，阴火内生为病机关键"火与元气不两立，一胜则一负"[12]29，提出了"甘温除热、甘寒泻火"的治疗方法，"惟当以辛甘温之剂，补其中而升其阳，甘寒以泻其火则愈"[12]36，创制补中益气汤，甘以补益、温以升清，以复脾胃运化输布之功、元气得充、阴阳自和、阴火无以化生，也是对《素问·至真要大论》中"劳者温之""损者益之"的传承和发挥，完善了内伤疾病证治上的不足。

但李东垣论治阴火病证并非拘于甘温除热一法："今所立方中，有辛甘温药者，非独用也"[12]10，针对"下流于肾，阴火得以乘其土位"[12]29之相火，所拟调中益气汤加减："下元阴火蒸蒸发也，加真生地黄二分，黄柏三分"[12]47（《脾胃论·脾胃虚弱随时为病随病制方》）滋肾水、引火归原直折阴火上乘之势；针对气机郁滞中焦化热而成的阴火，重视调理气机，补中益气汤加减："加青皮二分"以泻郁火；针对胆和小肠温热生长阳气伏留经脉而成的内热之气，拟升阳散火汤重用风药（柴胡、防风、羌活）升清发散，使郁火得散、热势得制；针对湿浊郁结而成之火，拟调中益气汤（《脾胃论·脾胃虚弱随时为病随病制方》）化湿升清，阴火自去；针对津血化生无力而生燥热之火，立黄芪人参汤（《脾胃论·脾胃虚弱随时为病随病制方》）补益气血，同用麦冬、五味子酸甘化阴，使得气血化生，以消燥热之火。

5. 金张从正奉"气血流通为贵"，重祛邪为要务 作为攻邪学派的代表，张从正论病以实邪致病为主要病因，故首重祛邪："先治其实，后治其虚，亦有不治其虚时"[27]40，"先论攻其邪，邪去而元气自复也"[27]41，其临证中对于祛邪重视程度可见一斑。

张从正上奉《内经》理论："疏其血气，令其调达，而致和平"（《素问·至真要大论》），提出"《内经》一书，惟以气血流通为贵"[27]21，邪气侵犯可致气血壅滞不通之患，故而祛邪可使"陈莝去而肠胃洁，癥瘕尽而荣卫昌。不补之中，有真补者存焉"[27]21（《儒门事亲·凡在下者皆可下式十六》）。临证立汗、吐、下三法的运用，亦是《内经》理论的发挥，《素问·阴阳应象大论》中"其在皮者，汗而发之""其高者，因而越之；其下者，引而竭之；中满者，泻之于内"，为其奠定了理论基础，"吐之令其调达也""下者是推陈致新也"，以达邪去正安之效。

同时，张从正并非"唯攻是务"，而是严格把握补法使用指征："唯脉脱下虚，无邪无积之人，始可议补。"[27]41并将"损有余"以达补不足之效："阳有余而阴不足者，则当损阳而补阴；阴有余而阳不足，则当损阴而补阳"[27]97"热则芒硝、大黄，损阳而补阴"[27]97"寒则干姜、附子，损阴而补阳。"[27]97故有"下中自有补"之论。可见其对《内经》祛邪理论有着独到的见解，也一定程度上抨击了当时不问虚实、嗜补为务、滥投补剂之风，为后世所称道："贯穿《素》《难》之学……用药多寒凉，然起疾救死多取效。"[28]177（《金史·列传》）张从正汗、吐、下三法的具体细化运用笔者于后一章节"因势利导"中详述。

6. 元朱丹溪"阴常不足，阳常有余"、滋阴泻火同用 在张子和"攻邪"论的基础上，朱丹溪提出"因大悟攻击之法，必其人充实……否则邪去而正气伤"[29]51，强调"攻击宜详审，正气须保护"[29]52。

《素问·太阴阳明论》有"阳气者，天气也，主外；阴气者，地气也，主内。故阳道实，阴道虚"，同时，《素问·阴阳应象大论》"年四十，而阴气自半也"，人体阳气难成而易亏的理论，且有"壮火之气衰，少火之气壮"（《素问·阴阳应象大论》），辛热香燥之品易伤正气，朱丹溪结合以上天地自然之象及人体生理病理特点，认为心动相火、情欲无涯、过用香燥温补、厚味酒肉等皆可致阴伤，强调"阴"难养而易伤"止供给得三十年之视听言动"[29]8，提出"阳有余阴不足"，以人之阴精为虑，强调了养阴的重要性，常以黄柏、知母、栀子等清热泻火之品配合四物汤、龟甲、生地等滋阴养血之品："四物汤加炒黄柏，降火补阴，龟板补阴，乃阴中之至阴也。四物加白马胫骨，降阴中火，可代黄连、黄芩。"[30]13拟方如大补阴丸、滋阴大补丸以滋阴泻火、育阴潜阳，论治阴虚火旺之证，被后世尊为"滋阴派"的鼻祖。

用药上滋阴与泻火同用，常以苦寒泻火之品代以保阴之用："肾欲坚，急食苦以坚之，黄柏是也"，《丹溪心法·补损门》中"大补丸"即一味黄柏，"三补丸"由黄芩、黄连、黄柏组成，以达"泻火有补阴之功"。

7. 明张介宾治虚重温补同重阴阳、倡导"阳非有余，阴常不足"　作为温补学派的代表，张介宾遵《内经》"形不足者，温之以气；精不足者，补之以味"的补虚之则，认为"大抵实能受寒，虚能受热，所以补必兼温，泄必兼凉"[15]891，提出了温补为先以弥补易亏的阳气："但无实证可据而为病者，便当兼补，以调营卫精血之气；亦不必论其有火证无火证，但无热证可据而为病者，便当兼温，以培命门脾胃之气"[15]891，补精血为主的原则以补不足之形阴："凡欲治病者，必以形体为主，欲治形者，必以精血为先。"[15]897

同时，张介宾秉承《内经》学术思想，临证实践中发现前代医家多用寒凉之品所造成的伤阳之弊，虽师从朱震亨，仍倡导"阳非有余"论："天之大宝只此一丸红日，人之大宝只此一息真阳"[15]799"难得而易失者，惟此阳气；既失而难复者，亦惟此阳气"[15]905，用药多重阳主补，同时，张介宾认为阴乃阳气之根，温阳的同时不忘补阴："第阴无阳不生，阳无阴不成，而阴阳之气，本同一体"[15]623，用药以辛热扶阳之品如附子、肉桂、人参等祛阴寒、温补阳气的同时，配以补阴之品如熟地、当归等，制衡烈性的同时增强疗效。

在《内经》中阴阳互根互用、互相转化之理的基础上，张介宾秉承"阴病治阳，阳病治阴"之理，认为"盖阴不可以无阳，非气无以生形也；阳不可以无阴，非形无以载气也"[15]800，提出"故善补阳者，必于阴中求阳，则阳得阴助而生化无穷；善补阴者，必于阳中求阴，则阴得阳升而泉源不竭"[15]1575（《景岳全书·新方八略·补略》），遵《灵枢·本神》："五藏主藏精者也，不可伤，伤则失守而阴虚，阴虚则无气，无气则死"，重阴精，"故有善治精者，能使精中生气；善治气者，能使气中生精"[15]906（《景岳全书·传忠录·阳不足再辨》），立法处方中皆可见其补阳同时滋阴、补阴兼顾温阳的"阴阳相济"之理，所拟左归丸、右归丸、左归饮、右归饮固护肾阴、肾阳，对于调摄阴阳脏腑虚损性病证有着重要的意义，不仅深化了"阴阳互根"之理，也是《内经》"劳者温之""损者温之"的治则在临证中的继承和发挥，为后世医家所沿用。

8. 明吴有性治疫祛邪宜早、攻补兼施、瘥后养阴　吴有性主张祛邪宜早："大凡客邪，贵乎早逐……病人不致危殆，投剂不致掣肘"[31]11（《温疫论》），强调"注意逐邪，勿拘结粪"[31]11，在"应下诸证"中列举了如舌黄燥裂、唇燥、口臭、口燥渴、鼻孔如烟煤、小便赤黑涓滴作痛、心下腹满胀痛、潮热、谵语、扬手踯足、体厥等症，攻下的目的为逐邪，且"凡下不以数计，有是证则投是药"[31]9，有邪必除、除邪必尽，以达邪去正安的目的，喜用大黄，其药性守而不走，"得大承气一行，所谓一窍通，诸窍皆通，大关通而百关尽通也"[31]28"邪结并去，胀满顿除，皆藉大黄之力"[31]28；同时，逐邪之法本有伤正之虞，需"谅人之虚实，度邪之轻重，察病之缓急，揣邪气离膜原之多寡"[31]11，再决定攻补之序，如"病有先虚后实者，宜先补而后泻，先实而后虚者，宜先泻而后补。"[31]33并非一味强攻，而是中病即止、兼顾其虚，攻补兼施，如在邪实并阴液亏损之时，所创承气养荣汤方，攻下逐邪的同时养阴护液。

另外，重瘟后养阴："疫乃热病"，疫病邪热之邪，内郁化火多易伤及阴液："素多火而阴亏。今重亡津液"[31]20，病程中每多耗伤阴液，秉承《素问·至真要大论》"诸寒之而热者取之阴"，《灵枢·热病》"实其阴以补其不足"之论，吴有性多以祛邪养阴同用，以防耗伤正气进而截断伤阴之机，养阴增液以复其虚，如清燥养荣汤以治阴枯血燥之证，柴胡养荣汤除在表余热，性寒味甘的果汁如梨汁、藕汁、蔗浆、西瓜等以清热顾津，如素体气虚者，则以承气汤中加人参"承气藉人参之力，鼓舞胃气，宿食始动"[31]25。

9. 清叶桂辨治温病注意顾护阴液　　叶桂辨治温病，指出温热之邪最易耗伤阴津："热邪不燥胃津，必耗肾液"[32]344，滋养阴液是其治疗温病中的重要原则，故古语有"留得一分津液，便有一分生机"，而"救阴不在血，而在津与汗"[32]342，足见养阴保津之要。温热之邪侵入中焦，以胃阴不足为主："日久胃津消乏，不饥，不欲纳食"[32]138，重在补益胃液以及滋养肾阴："胃阴亡也，急用甘凉濡润之品"[32]343 "主以甘寒，重则如玉女煎，轻则如梨皮、蔗浆之类"[32]341，甘寒生津、以滋汗源；温邪深入下焦肝肾，阴伤渐重，在《温热论》中提出了"先安未受邪之地"的治疗思想："如甘寒之中加入咸寒"[32]341，以甘寒滋阴之品滋养益胃，并投咸寒质重或血肉有情之品以育阴益肾，"急以阿胶、鸡子黄、地黄、天冬等救之"[32]343，即先期用药以防传变，阻断疾病发展、深入下焦之势。

10. 清吴瑭扶正养阴、立"增水行舟"之法　　吴瑭论治疫病，养阴以三焦为纲分治："在上焦以清邪为主，清邪之后，必继以存阴；在下焦以存阴为主，存阴为先，若邪尚有余，必先搜邪。"[21]47（《温病条辨》），用药常以甘寒生津、咸寒增液、填补真精等，如："温邪久羁中焦，阳明阳土，未有不克少阴癸水者。"[21]44 胃阴、肾阴不免受损耗伤，拟方如益胃汤治疗胃阴不足之证，增液汤、复脉汤滋液填精治疗肝肾阴伤之证，以防正气耗伤为患："元气一败，无可挽回也。"[21]23 同时，立"增水行舟"之法、设"增液汤"以治"无水行舟"之证、温热伤津之患，其中生地清热润燥，是以"以补药之体，作泻药之用。寓泻于补，既可攻实，又可防虚。"[21]22 亦有论治气阴两虚、补泻兼施的新加黄龙汤，津亏热结的增液承气汤等，其中的补泻观也是"留得一分津液，便有一分生机"的体现，对后世影响深远。

四、因势利导

因势利导意为顺应事物的自然发展加以相应推动和引导[33]49。"因势利导"这一概念源自《史记·孙子吴起列传》"善战者，因其势而利导之"[34]141，《内经》将"顺势而为"思想运用于中医治疗理论中，即《灵枢·五乱》"顺之而治"之则[35]2。具体论述可见于《灵枢·逆顺肥瘦》："临深决水，不用功力，而水可竭也。循掘决冲，而经可通也。此言气之滑涩，血水清浊，行之逆顺也。"这种"顺之而治"的原则落实到具体治法，则有"临深决水……血清气浊（滑），疾泻之，则气竭焉""循掘决冲……血浊气涩，疾泻之，则经可通也"。

后世医家以张仲景发挥为著，运用于其临证治疗、遣方用药中，创制了汗、吐、下法诸方，并对应用范围、禁忌、注意事项加以总结，充分体现了审证求因、察因度势的特点，其中又有顺病位之势、顺病程之势之别，分述如下。

顺病位之势：《素问·阴阳应象大论》根据病位不同治法各异：如邪气侵犯留著于皮毛肌肤者，以发汗之法祛邪外出"其在皮者，汗而发之"；邪气在上阻遏胸脘者，以吐法推助使邪气上越而出"其高者，因而越之"；邪气居下者，以通利二便之法祛邪外出"其下者，引而竭之"；中焦气机不利致心下痞塞者，以调畅脾胃气机之法消痞塞于内"中满者，泻之于内"。

顺病程之势：《内经》针对疾病发展变化阶段之不同、邪正斗争的态势，把握邪正进退的恰当时机，采取的"避实就虚"之法，"病之始起也，可刺而已，其盛，可待衰而已"（《素问·阴阳应象大论》），顺应正气，避邪气之锋芒，以期力少效宏。

另外，《内经》还吸收了老子的"反者道之动"的矛盾对立转化思想，确立了因势利导的另一层治则。《道德经》第七十七章："天之道，其犹张弓者也，高者抑之，有余者折之，不足者补之。"[36]66-68 《素问·至真要大论》中出现了近似的表达："高者抑之，下者举之，有余折之，不足补之，佐以所利，和以所宜，必安其主客，适其寒温，同者逆之，异者从之。"以及《素问·阴阳应象大论》："形不足者，温之以气；精不足者，补之以味。""其慓悍者，按而收之；其实者，散而泻之。"等论述则将矛盾对立转化的哲学思想进一步具体化，运用于医疗中，形成一定的治疗原则。这一治疗原则在后世有医家进行进一步发挥。

1. 汉张仲景立解表治水方、唐王焘汗法治杂病 遵"其在皮者，汗而发之""发表不远热，攻里不远寒"之旨，"辛甘发散"选药之则，张仲景不仅立解表诸方，如《伤寒论》中麻黄汤、桂枝汤、葛根汤等数十首方剂，使肌肤腠理间风寒邪气从表而解，还扩大汗法论治范围，《金匮要略》包括发汗平喘、发汗消肿、发汗除湿治痹、发汗生津止痉、发汗退黄、发汗治疟、温阳发汗化气等[37]4-5多达十余种。同时，上承《内经》发汗治水肿之法，提出："诸有水者……腰以上肿，当发汗而愈"[18]39"病溢饮者，当发其汗"（《金匮要略·痰饮咳嗽病脉证并治》）[18]32，使潴留在上部在表之水从汗而解，分以越婢汤治风水水肿、小青龙汤治溢饮。另外，仲景不仅将汗法在程度上有微似汗、微发汗、微微似欲汗、小发汗、发其汗之别，还有防汗出过多损伤阳气之诫：桂枝汤、大青龙汤证中有"汗出，停后服"之论，素体亏虚者（淋家、疮家、衄家、咽喉干燥者）、营血亏少者、少阳病、少阴病有不可发汗之禁。将《内经》"汗而发之"之则进一步完善并具体化。

王焘所著《外台秘要》载汗方70余首[38]25，并以续命汤发汗论治中风病半身不遂之证，拓展至内伤杂病的治疗中，进一步充实完善了《内经》"汗而发之"的临证运用。

2. 汉张仲景立瓜蒂散、桔梗汤，隋巢元方、唐孙思邈、唐王焘吐法治痰 遵"其高者，因而越之"之旨，以"酸苦涌泄为阴""咸苦涌泄为阴"选药原则，张仲景在《伤寒论·辨太阳病脉证并治》中针对上焦有实邪，如痰饮停滞胸膈、气机不利者，立瓜蒂散论治"胸中痞硬，气上冲咽喉，不得息者"（《伤寒论·辨太阳病脉证并治》）[8]59、"宿食在上脘"（《金匮要略·腹满寒疝宿食病脉证治》）[18]28、"酒疸，心中热，欲呕者"（《金匮要略·黄疸病脉证并治》）[18]42，栀子豉汤论治上焦气机不利者，以疏通上焦气机、从上引越、祛邪外出。另《金匮要略·肺痿肺痈咳嗽上气病脉证治》中以桔梗汤论治肺痈"时出浊唾腥臭，久久吐脓如米粥者"[18]20，开宣肺气、祛邪上越，使得"吐脓血"达解毒排脓之效，亦属吐法范畴。

同时，后世医家将吐法拓展至痰证治疗，巢元方提出胸膈"有痰实者，便宜取吐"[39]40（《诸病源候论·卷七·伤寒取吐候》），以吐法论治痰证；孙思邈提出"此以内有久痰，宜吐之"（《备急千金要方·卷九》）[9]196，立方松萝汤、蜜煎、葱白汤和杜蘅汤等涌吐方剂论治胸中痰郁阳气、变生寒热之证；王焘在《外台秘要》载霹雳散论治痰迷心神之痫癫之疾，均是对吐法理论的细化和完善。

3. 汉张仲景开通便逐水方药之端 遵"其下者，引而竭之"之旨，张仲景将此引申为"伤寒，哕而腹满，视其前后，知何部不利，利之则愈"（《伤寒论》第381条）[8]117，运用于燥结、痰饮、水湿、宿食、瘀血等实邪内结且病位偏下者，分立通利大便、小便、攻下逐水方药，创制方剂31首[40]280。通利大便有论治腑气不通、阳明腑实证的三承气汤、论治下焦蓄血证的抵当汤、论治结胸证的大陷胸汤、论治内有痰饮的十枣汤等；通利小便有论治太阳蓄水证的五苓散、论治津伤水热互结的猪苓汤，以及水肿病"腰以下肿"治以利小便[18]39；攻下逐水有论治饮留胃肠"心下续坚满，此为留饮欲去"[18]31的甘遂半夏汤，还有"腹满……此肠间有水气"[18]33的己椒苈黄丸（《金匮要略·痰饮咳嗽病脉证并治》），开后世下法、利法方药之端，也是对《内经》下法理论的发展和完善。

4.《中藏经》治法、剂型"从顺其宜" 《中藏经》提出治法、药物剂型需因病情缓急、轻重所宜而有异，遵循"大凡治疗，要合其宜"[41]63之则，分提出汤、丸所适之症"且汤可以涤荡脏腑，开通经络……助困竭，莫离于阳（汤）也。丸可以遂风冷……定关窍，缓缓然参合，无出于丸也"[41]62（《中藏经·论诸病治疗交错致于死候》），提出的"从顺其宜"治则即是依据病情缓急、轻重而异，可谓《内经》"因势利导"治则的完善补充。

5. 金张从正对因势利导的具体发挥：汗、吐、下法 张从正具体诠释了《内经》因势利导的治则，提出邪在皮肤经络之间用汗法，邪在膈或上脘用吐法，邪在下焦用泻法："故天邪发病，多在乎上，地邪发病，多在乎下，人邪发病，多在乎中。此为发病之三也。处之者三，出之者亦三也。诸风寒之邪，结搏皮肤之间，藏于经络之内，留而不去，或发疼痛走注，麻痹不仁，及四肢肿痒拘挛，可汗而出之。风痰宿食，在膈或上脘，可涌而出之。寒湿固冷，热客下焦，在下之病，可泄而出之。"[42]35他对汗、吐、下三法概念的内涵和外延做了补充，并详细阐述了三法的应用方法、适用范围和施治法度，分述如下。

汗法方面，张从正提出"凡解表者，皆汗法也"[27]42，除了药物发汗以外，还可用"炙、蒸、熏、渫、洗、熨、烙、针刺、砭射、导引、按摩"[27]42等非药物发汗，扩充了汗法的外延。他在传统的辛温药物发汗的基础上，又提出了寒凉药发汗。他将发汗方剂分为辛热剂、辛温剂、苦寒剂、辛凉剂四大类，其中辛热剂主要指桂枝汤、桂枝麻黄各半汤、五积散、败毒散等，辛温剂主要指升麻汤、葛根汤、解肌汤、逼毒散等，苦寒剂主要指大柴胡汤、小柴胡汤、柴胡饮子等，辛凉剂主要指通圣散、双解散、当归散子等，并提出"外热内寒宜辛温，外寒内热宜辛凉"的发汗原则。更进一步总结出常用发汗药40味，有：荆芥、白芷、陈皮、半夏、细辛、苍术、蜀椒、胡椒、茱萸、大蒜、生姜、天麻、葱白、青皮、薄荷、防己、秦艽、麻黄、人参、大枣、葛根、赤茯苓、桑白皮、防风、当归、附子、肉桂[42]38。

另外，非药物发汗法有：温室发汗，与其他治疗方法配合，广泛运用于飧泄、风水、狂证、头痛热、腹胀、肛气等病证；情志相胜发汗；砭刺，即放血疗法，张从正认为汗血名异实同，放血也可达到发泄逐邪的作用，此法广泛运用于头面五官红肿热痛、痈疽癣瘤、呕血、肾风等病证，澡浴发汗，多用于治疗小儿风水、小儿夜啼；导引按跷发汗，多用于外感时气。汗法使用的法度在于中病即止，不必尽剂，具体表现为："凡发汗欲周身絷絷然，不欲如水淋漓，欲令手足俱周遍，汗出一二时为佳。若汗暴出，邪气多不出，则当重发汗，则使人亡阳。"[27]47即汗法的运用诀窍在于发汗量的大小，发汗量不能过大，过大反而会损伤阳气，以全身微汗潮润为佳[42]38。

吐法方面，张从正针对之前医家对《素问·六元正纪大论》中"木郁达之"的观点理解为木郁用吐法令木气条达，提出"故凡可吐令条达者，非徒木郁然。凡在上者，皆宜吐之。"[27]44扩大了吐法的适用范围，即除了木气郁用吐法以外，凡是邪气在上部的都可以吐，体现因势利导的治疗思想。同时，他将吐法分为药物催吐和非药物催吐法，除了药物催吐，还有："引涎、漉涎、嚏气、追泪，凡上行者，皆吐法也。"[27]42扩充了吐法的外延。

药物催吐方面，他总结了可致吐的药物36种，有豆豉、瓜蒂、茶末、栀子、黄连、苦参、大黄、黄芩、郁金、常山、藜芦、地黄汁、木香、远志、厚朴、薄荷、芫花、谷精草、葱根须、轻粉、乌头、附子尖、晋矾、绿矾、虀汁、铜绿、赤小豆、饭浆、胆矾、青盐、白米饮、皂角、沧盐、牙硝、参芦头、蝎梢。并分别阐明了吐法治疗伤寒、杂病、痰食、胁病、火郁病、痰症的具体方药："凡吐伤寒者，应用瓜蒂散；吐杂病者，用一物瓜蒂散，或葱根汤；吐痰食者，用茶调散；吐两胁病者，用茶调散加全蝎；火郁者以盐之咸寒引吐之，痰症用常山吐之。"[42]37

在吐法的应用上，主要用于排出宿食、痰饮等病理产物，如治疗"风搐""狂""沉积水气""茶癖""癫""伤冷""胸不利""膈中食满"等病，用于顿挫病势，为后期调养打好基础；如治疗"中风""中暑""落马发狂"病，用于治疗厥证"若尸厥、痿厥、风厥、气厥、酒厥，可以涌而醒。次服降火益水、和血通气之药，使粥食调养，无不瘥者"。[27]106吐法还用于畅通三焦，治疗石淋、尿闭、便秘等。此外，张从正认为吐法和汗法同样具有"开玄府，发腠理"的作用，"吐中自有汗"，故治疗"感风寒""风水""风湿""劳嗽"等病也用吐法。

吐法使用的注意事项：① 服催吐剂需空腹，并且逐渐增加药量，出现温温欲吐之势。② 服药后不能自动吐出的，可用钗或鸡羽探吐。③ 吐后出现眩晕的，要静卧休息，严重者可饮冰水或新汲水化解。④ 体质强者可一次性大吐，体质弱者可分四次小吐，吐后病未愈或加剧者，审其可吐者继续吐之。⑤ 吐后禁贪食过饱硬物、干脯难化之物，禁房劳、大忧、悲思。由于吐法对于患者来说可接受度不高，因此，张从正提出"八不可吐"，提醒医者引以为戒："故性行刚暴，好怒喜淫之人，不可吐；左右多嘈杂之言，不可吐；病人颇读医书，实非深解者，不可吐；主病者不能辨邪正之说，不可吐；病人无正性，妄言妄从，反复不定者，不可吐；病势巇危，老弱气衰者，不可吐；自吐不止，亡阳血虚者，不可吐；诸吐血、呕血、咯血、衄血、嗽血、崩血、失血者，皆不可吐。"[42]38

下法方面，张从正提出"凡下行者，皆下法也"[27]42，除了通大便外，"催生下乳、磨积逐水、破经泄气"[27]42也属于下法，扩充了下法的外延。

在药物泻下方面，张从正将泻下剂分为寒下剂、温下剂。其中，寒下剂有："调胃承气汤，泄热之上药也；大、小桃仁承气，次也；陷胸汤，又其次也；大柴胡，又其次也。以凉药下者，八正散，泄热兼利小溲；洗心散，抽热兼治头目；黄连解毒散，治内外上下蓄热而不泄者；四物汤，凉血而行经者也；神芎丸，解上下蓄热而泄者也。"[27]50温下剂有："以温药而下者，无忧散下诸积之上药也；十枣汤下诸水之上药也。以热药下者，煮黄丸、缠金丸之类也。"[27]50并总结了有泻下作用的药物 30 味，有戎盐、犀角、沧盐、泽泻、枳实、腻粉、泽漆、杏仁、猪胆、牙硝、大黄、瓜蒂、牵牛、苦瓠子、兰汁、牛胆、羊蹄苗根、大戟、甘遂、朴硝、芒硝、槟榔、芫花、石蜜、皂角、巴豆、猪羊血、郁李仁、桃花萼。

下法的适应证有"厥而唇青，手足冷，内热深者"[27]54"目黄、九疸、食劳"[27]52"大人小儿，一切所伤之物在胃脘，如两手脉迟而滑者"[27]51，张子和将下法运用于痛证、痿证、血证、冻疮、洞泄、呕逆咳喘、妇人不孕、暴病卒痛、疑难杂症等。

下法的用药法度，亦在于"中病即止，不必尽剂"，并若有"沉积多年羸劣者，不可便服陡攻之药……有虚中积聚者，止可五日一服"[27]53。此外，张从正还提出了下法的禁忌证："然诸洞泄寒中者，不可下，俗谓休息痢也。伤寒脉浮者，不可下。表里俱虚者，不宜下。《内经》中五痹心证，不宜下……寒者，不宜下，以脉别之。小儿内泻，转生慢惊，及两目直视，鱼口出气者，亦不宜下。若十二经败甚，亦不宜下，止宜调养，温以和之，如下则必误人病耳。"[42]40-42

6. 明吴有性攻邪治以汗、吐、下三法 吴有性视祛邪为治疗疫病之大法，根据病邪传变特点，提出应以汗、吐、下三法导邪外出："诸窍乃人身之户牖也。邪自窍而入，未有不由窍而出……汗、吐、下三法，总是导引其邪打从门户而出，可谓治之大纲。"[31]45其中尤为推崇攻下之法："夫疫者胃家事也，盖疫邪传胃下常八九，既传入胃，必从下解，疫邪不能自出，必藉大肠之气传送而下，而疫方愈。"[31]60但由于患者本有虚实之别，攻下药物较为峻烈，故吴有性针对病位之高下、病邪之盛衰、兼邪之多少、正气之强弱，以及病传变之异、下后所见诸证分而治之，对汗、吐、下三法各有发挥。对于运用攻下后诸证消退，但其后又见发热，并出现"脉浮而微数，身微热，神思或不爽"[31]7者，体内郁热壅滞已解，但未尽除，治以"白虎汤辛凉发散之剂，清肃肌表气分药也"[31]6，使得"邪从汗解"，使得邪热清透出表；对于"惟胸膈痞闷，欲吐不吐，虽得少吐而不快"[31]66者，疫邪留于心胸、但里不表者，治以吐法，治以"瓜蒂散之类"；对于"心腹胀满，不呕不吐，或燥结便闭，或热结旁流，或协热下利"[31]66者，邪在肠胃，治以下法，如"承气辈导去其邪"[31]66。

7. 清吴瑭养阴以上中下三焦为纲 吴瑭《温病条辨》继承并发展了叶天士卫气营血辨证理论，创三焦辨证体系，"温为阳邪……最善发泄，阳胜必伤阴"[21]6，重视养阴，根据温热之邪在病程中由上及下、由浅及深的演变规律，阐发祛邪宜"凡逐邪者，随其所在，就近而逐之"[21]20"逐邪者随其性而宣泄之，就其近而引导之"[21]23，养阴之法以三焦（上焦太阴病变，中焦阳明病变，下焦肝肾病变）为纲辨治，贯穿始终。

"治上焦如羽，非轻不举"[21]67，病位在上、病势轻浅者，多于温病初期，阴伤不甚，上焦肺热灼津，遵《素问·至真要大论》"风淫于内，治以辛凉，佐以苦，以甘缓之，以辛散之。热淫于内，治以咸寒，佐以甘苦，以酸收之，以苦发之"之则，治以清宣肺热、透邪外出兼以养阴生津，用药轻清灵动，多以辛凉之品，透散外邪，如上焦篇第12条："太阴温病，口渴甚者，雪梨浆沃之。"[21]9方以桑菊饮、银翘散、桑杏汤、沙参麦冬汤等；并提出忌辛温发汗："温病忌汗，汗之不惟不解，反生他患。"[21]7若为加强疏散表邪之功，也只取用较弱的辛温发汗之品如荆芥、淡豆豉等。

"治中焦如衡，非平不安"[21]67，重视调治中焦脾胃，针对病传中焦、阳明热炽、胃阴耗伤者，用药多以辛寒或苦寒泻热之品，配以甘凉濡润之品以育阴除热，如中焦篇第12条："阳明温病，下后汗出，当复其阴，益胃汤主之。"[21]22创制如牛黄、增液、护胃、桃仁诸承气汤，以及加减而成的新加黄龙汤等，泄热存阴。

"治下焦如权，非重不沉"[21]67，针对温热之邪已传下焦："中焦病不治，即传下焦，肝与肾也。"[21]20病程长、病位在下，必劫伤真阴，真阴枯涸、水火失济，用药多选苦甘咸寒，滋腻之品、介石质重之类，以直入下焦阴分以填补肝肾真阴、敛液固脱，如下焦篇第8条"热邪深入，或在少阴，或在厥阴，均宜复脉。"[21]45以一甲、二甲、三甲复脉汤滋阴潜阳，大小定风珠补阴敛阳，黄连阿胶汤泻火滋阴，以育阴救阴，使得下不伤阴，滋不碍邪。

五、三因制宜

源自《孟子》"天时、地利、人和",《淮南子》"天文、地理、人事相合"等天地人三才和谐统一的思想,"人以天地之气生,四时之法成"(《素问·宝命全形论》),因时、因地、因人的"三因制宜",是天人相应的整体观在治则中的体现。治疗疾病需依据气候、地理、个人的不同制订相应的治则:"上合于天,下合于地,中合于人事"(《灵枢·逆顺肥瘦》),否则"治不法天之纪,不用地之理,则灾害至矣"(《素问·阴阳应象大论》)。可见,三因制宜理论肇端于《内经》,贯穿了中医学的发展实践,后经历代医家的发挥,补充了很多地域及时代因素特点,形成了具有时代地域特征的不同流派。

因时制宜,即治病当根据四时气候施治。基于整体观念和气一元论的思想,《内经》中已有人的生理病理随季节、日月更替而变的论述。生理上气血随季节更替而变:"春者天气始开,地气始泄,冻解冰释,水行经通,故人气在脉。夏者经满气溢,入孙络受血,皮肤充实。长夏者,经脉皆盛,内溢肌中。秋者天气始收,腠理闭塞,皮肤引急。冬者盖藏,血气在中,内著骨髓,通于五藏"(《素问·四时刺逆从论》),一日内阳气消长有时:"平旦人气生,日中而阳气隆,日西而阳气已虚"(《素问·生气通天论》);病理上也有四时、朝夕变化的不同:"夫百病者,多以旦慧昼安,夕加夜甚"(《灵枢·顺气一日分四时》),"春气者,病在头;夏气者,病在藏;秋气者,病在肩背;冬气者,病在四支"(《素问·金匮真言论》)。

在治疗上,《内经》提出顺时而治:"因天时而调血气"(《素问·八正神明论》),"顺天之时,而病可与期。顺者为工,逆者为粗"(《灵枢·顺气一日分为四时》)。具体又分:顺四时阴阳消长治病:"春夏养阳,秋冬养阴"(《素问·四气调神大论》),"春取络脉,夏取分腠,秋取气口,冬取经输"(《灵枢·寒热病》);遵季节规律用药:"用寒远寒,用凉远凉,用温远温,用热远热"(《素问·六元正纪大论》);若违背四时变化规律"不法天之纪,不用地之理,则灾害至矣"(《素问·阴阳应象大论》)。后世医家在遣方制药、针刺、养生方面均有发挥,此处仅述治疗用药、针灸,养生部分见后章整理。

因地制宜,即地理环境对疾病的发生发展也有重要影响,故在治疗时要考虑地理因素来施治。《素问·异法方宜论》对于地理环境对人的生理功能的影响早有认识,因地域不同、气候物产、生活环境各不相同,五方之民体质及所患病证各异:"东方生风……南方生热……中央生湿……西方生燥……北方生寒"(《素问·五运行大论》),寿数不一:"高者其气寿,下者其气夭"(《素问·五常政大论》),故治法不同:"西北之气散而寒之,东南之气收而温之"(《素问·五常政大论》),"东方之域,天地之所始生也……其病皆为痈疡,其治宜砭石……西方者,金玉之域,沙石之处……其病生于内,其治宜毒药……北方者,天地所闭藏之域也……藏寒生满病,其治宜灸焫……南方者,天地之所长养，阳之所盛处也……其病挛痹，其治宜微针……中央者，其地平以湿，天地所以生万物也众……其病多痿厥寒热，其治宜导引按跷"（《素问·异法方宜论》）。可见，治法各异皆因"地势使然也"（《素问·异法方宜论》）。

因人制宜，《内经》时期已认识到人的体质对疾病治疗有重要影响，《灵枢·寿夭刚柔》有："人之生也，有刚有柔，有弱有强，有短有长，有阴有阳"，故在治疗中要先考虑人的体质因素，正如《素问·三部九候论》中所言："帝曰：以候奈何？岐伯曰：必先度其形之肥瘦，以调其气之虚实，实则泻之，虚则补之。必先去其血脉而后调之，无问其病，以平为期。"《内经》中有着将人的体质分为五种类型，不同类型用以不同疗法的论述："少师曰：太阴之人，多阴而无阳，其阴血浊，其卫气涩，阴阳不和，缓筋而厚皮，不之疾泻，不能移之。少阴之人，多阴少阳，小胃而大肠，六府不调，其阳明脉小而太阳脉大，必审调之，其血易脱，其气易败也。太阳之人，多阳而少阴，必谨调之，无脱其阴，而泻其阳。阳重脱者易狂，阴阳皆脱者，暴死不知人也。少阳之人，多阳少阴，经小而络大，血在中而气外，实阴而虚阳。独泻其络脉，则强气脱而疾，中气不足，病不起也。阴阳和平之人，其阴阳之气和，血脉调，谨诊其阴阳，视其邪正，安容仪，审有余不足，盛则泻之，虚则补之，不盛不虚，以经取之，此所以调阴阳，别五态之人者也。"（《灵枢·通天》）

"一母生九子，九子各不同"，先天禀赋、后天环境造就了个人体质的差异，正因有"筋骨之强弱，肌肉之坚脆，皮肤之厚薄，腠理之疏密"（《灵枢·论痛》）的差异，故治法、用药方面才会皆有差异，提出需重视疾病的个体化治疗：如"能毒者以厚药，不胜毒者以薄药"（《素问·五常政大论》），"善用针艾者，视人五态乃治之，盛者泻之，虚者补之"（《灵枢·通天》），如若忽略各人差异："不适贫富贵贱之居，坐之薄厚，形之寒温，不适饮食之宜，不别人之勇怯"，则为"治之三失"（《素问·徵四失论》）。根据年龄性别不同，针刺用药方法各不相同。针刺方面："年质壮大，血气充盈，肤革坚固……深而留之……婴儿者，其肉脆，血少气弱……以毫针，浅刺而疾发针"（《灵枢·逆顺肥瘦》）；"刺布衣者深以留之，刺大人者微以徐之"（《灵枢·根结》）。用药方面："年长则求之于府，年少则求之于轻，年壮则求之于藏"（《素问·示从容论》），怀孕妇人积聚之证"妇人重身，毒之何如……有故无殒，亦无殒……衰其大半而止"（《素问·六元正纪大论》）。

可见，《内经》三因制宜的思想有着深刻的理论背景、丰富的内容及实践价值，故而历代医家的继承完善和发展，其重要程度不言而喻，对后世医家临床实践中的遣方用药均产生了重要的影响。

1. 汉张仲景"择时用药"　遵四时阴阳消长变化规律，治法顺四时变化而行，张仲景《伤寒论》中"春宜吐，盖春时阳气在上……夏宜汗，盖夏阳气在外……秋宜泻，谓秋时阳气在下"，不仅细化治法施用时间，并简述其由；在《金匮要略·杂疗方》中"退五脏虚热，四时加减柴胡饮方"[43]97，依据四时季节不同调整药量、药味：冬三月加柴胡、白术、大腹槟榔、陈皮、生姜、桔梗；春三月加枳实，减白术；夏三月加生姜、枳实、甘草；秋三月加陈皮[44]850-852；在服药时间方面，遵《素问遗篇·刺法论》"于春分之日，日未出而吐之"择时服药之理，张仲景提出十枣汤宜"平旦温服"，借平旦阳气萌动引药上行而祛水饮之患，依据病位及昼夜节律调整服药时间。

承《素问·疟论》中"因其衰也，事必大昌"的治疟之理，张仲景拟蜀漆散于"未发前，以浆水服半钱"[18]11治牡疟，于"临发前，服一钱匕"[18]11治温疟；还运用于自汗、营卫不和证的论治中，以桂枝汤"先其时发汗"，于病发之前调和营卫、防止传变。用药遵邪气未盛或稍缓时治疗之则。

2. 汉《难经》、晋皇甫谧、隋杨上善、唐孙思邈"四时取穴刺法"　在针刺深度方面，根据四时阴阳消长变化，《难经·七十难》刺法深浅有异："春夏者，阳气在上……故当浅取之；秋冬者，阳气在下……故当深取之"[22]306；皇甫谧提出"四时刺法"，即是根据四时气之所在及邪气的深浅决定针刺深度，例如春夏阳气浮于外，邪居浅，故春刺"络脉诸荣大经分肉之间"[45]41，刺不宜深，夏取"诸俞孙络肌肉皮肤之上"[45]41，仅可至皮肤分肉之间，而秋冬阳气深伏于内，邪居深，刺宜深而之留，故秋"刺诸合"[45]42，冬"取井诸俞之分"[45]41，可刺至分肉筋骨之间，而秋取俞、合，冬取井、荥，皆是夏秋、冬春之间，为阴阳交替的权变之法（《针灸甲乙经·卷五·针灸禁忌第一》)[45]41；杨上善在注释《难经》时提出针者治病应"依四时气之深浅而取之"[22]307，应用于四时则"春夏病行于阳，故引阴以和阳，秋冬病行于阴，故内阳以和阴"[22]308。孙思邈补充据四时五脏病证针刺取穴补泻之则，以论治肺病为例："春当刺少商，夏刺鱼际，皆泄之；季夏刺太渊，秋刺经渠，冬刺尺泽皆补之"（《备急千金要方·肺脏脉论》)[9]311，并述及针刺时间宜忌："子时踝，丑时头，寅时目，卯时面耳，辰时项口，巳时肩，午时胸胁，未时腹，申时心，酉时背胛，戌时腰，亥时股"（《备急千金要方·太医针灸宜忌》)[9]525，"月生无泻，月满无补，月郭空无治"（《备急千金要方·针灸禁忌法》)[9]519[46]98-100。

3. 汉张仲景、唐孙思邈"择地域用药"　从遣方用药上，医家对《内经》"因地而治"理论各有补充发挥，用以指导辨证用药。如张仲景虽未在条文中直接论述，但在方药选择上仍可见端倪，如对于外感风寒表证的方药选择上：西北地区重用麻桂之类辛温解表药，而东南地区则选用荆芥、防风之类辛散之品[47]284-285；孙思邈择药也"随土地所宜"[9]23，主张用药需结合地理气候环境，并结合患者体质情况："凡用药皆随土地所宜，江南岭表，其地暑湿，其人肌肤薄脆，腠理开疏，用药轻省；关中河北，土地刚燥，其皮肤坚硬，腠理闭塞，用药重复。"（《备急千金要方·治病略例》)[22]23-24

4. 汉张仲景根据体质用药　如前所述，《内经》中根据个人体质差异进行分型论治，正如《灵枢·阴阳二十五人》中根据阴阳五行学说，将人分为木、火、土、金、水五种体质类型，又根据五音的阴阳属性及左右上下将每一体质类型再分成五类，共为二十五个类型。张仲景传承《内经》的体质辨识的思想，经文中有"强人""羸人""盛人""虚人""平人"之别。

上承《内经》"因人制宜"的指导，张仲景将体质因素作为立法处方的重要依据贯彻于临证实践，为后世首开辨证论治之先河。组方随个体而变化，如《金匮要略·胸痹心痛短气病脉证治》论治胸痹心中痞，根据个体虚实的不同，痰阻气逆、气虚不运之别，方有枳实薤白桂枝汤、人参汤之分；组方遣药有宜禁之分：如诊治水肿病肾阳虚衰证，以杏仁换麻黄，避免麻黄峻剂发汗加重阳气衰微；用药剂量有多寡之别：十枣汤中"强人服一钱匕，羸人服半钱"（《伤寒论·辨太阳病脉证并治下》)[8]55，小青龙加石膏汤"强人服一升，羸者减之，日三服，小儿服四合"（《金匮要略·肺痿肺痈咳嗽上气病脉证治》)[18]21，亦是中医体质理论在临床的运用。

5. 金李杲据四时用药 李杲秉承《内经》三因制宜理论，直言用药须有别："如风会有古今之异，地气有南北之分，天时有寒暑之更，禀赋有厚薄之别，受病有新旧之差，年寿有老少之殊，居养有贵贱之别。"[48]362 （《珍珠囊补遗药性赋》）

遵因时制宜之则，李杲根据四时时令之不同选择用药，强调四时对疾病的影响，用药加减："夫诸病四时用药之法……如春时有疾，于所用药内加清凉风药，夏月有疾加大寒之药，秋月有疾加温气药，冬月有疾加大热之药，是不绝生化之源也。"[12]96 （《脾胃论·脾胃将理法》） 如"夏月宜补者，补天元之真气……令人夏食寒是也"[12]35 （《脾胃论·脾胃虚弱随时为病随病制方》），予以芩、连、石膏等清热之品；长夏之季"长夏湿土客邪大旺，可从权加苍术、白术、泽泻，上下分消湿热之气也"[12]43"加五味子、麦门冬、人参泻火，益肺气，助秋损也。此三伏中长夏正旺之时药"[12]43-44 （《脾胃论·长夏湿热胃困尤甚用清暑益气汤论》）；秋季凉燥"何故秋旺用人参、白术、芍药之类反补肺"[12]15 （《脾胃论·肺之脾胃虚论》）；冬日寒凉"冬三月，阴气在外，阳气内藏。当外助阳气，不得发汗；内消阴火，勿令泄泻"[48]218。

同时，李杲亦有四时用药加减，初春犹寒之时加益智仁、草豆蔻培补中焦阳气，夏日加黄芩、黄连等清上中之暑热 （《脾胃论·随时加减用药法》），并有四时用药禁忌："冬不用白虎，夏不用青龙，春夏不服桂枝，秋冬不服麻黄，不失气宜"[12]21，亦是《素问·六元正纪大论》"用温远温，用热远热，用凉远凉，用寒远寒"的传承发挥。

6. 宋庞安时阐发体质学说 庞安时在辨治伤寒应用经方中，强调因时、因地制宜："自江淮间地偏暖处，唯冬及春可行之。自春末及夏至之前，桂枝、麻黄、青龙内宜黄芩也。自夏至以后，桂枝内又须随证增知母、大青、石膏、升麻辈取汗也。"[49]151

上承《素问·经脉别论》："勇者气行则已，怯者则着而为病"，庞安时阐述寒毒侵袭人体后是否致病的机制，体质强弱决定了感邪后是否发病："凡人禀气各有盛衰"[49]152；同时，遵"其寒者，阳气少，阴气多，与病相益，故寒也。其热者，阳气多，阴气少，病气胜，阳遭阴，故为痹热"（《素问·痹论》)之理，庞安时阐发体质寒热决定了感邪后症状的从化方向："素有寒者，多变阳虚阴盛之疾，或变阴毒也。素有热者，多变阳盛阴虚之疾，或变阳毒。"[49]152另外，庞安时还结合所居住的地域特征，分析是否易感邪："有山居者为居积阴之所，盛夏冰雪，其气寒，腠理闭，难伤于邪，其人寿……"[49]152常居寒冷之所、腠理致密，不易感邪，反之居于温暖之地、腠理疏松，易感邪气："平居者为居积阳之所，严冬生草，其气温，腠理疏，易伤于邪，其人夭……"[49]152均是对《内经》三因制宜理论的承继发挥。

7. 元罗天益据四时用药、针灸 罗天益秉承《内经》因时制宜的思想，《卫生宝鉴·卷十·四时用药例》针对小肠泄，在不同季节选方各异："立秋至春分宜香连丸，春分至立秋宜芍药柏皮丸，四时皆宜加减平胃散"[50]196；不同季节，药物加减各异，如卷七中风门在以羌活愈风汤治疗"肝肾虚、筋骨弱、语言难、精神昏聩"[50]66者："如望春大寒之后，本方中加半夏、人参、柴胡各二两，木通四两，谓迎而夺少阳之气也；如望夏谷雨之后，本方中加石膏、黄芩、知母各二两，谓迎而夺阳明之气也；如季夏之月，本方中加防己、白术、茯苓各二两，谓胜脾土之湿也；如初秋大暑之后，本方中加厚朴一两，藿香一两，桂一两，谓迎而夺太阴之气也；如望冬霜降之后，本方中加附子、官桂各一两，当归二两，谓胜少阴之气也。"[50]66

除了辨治用药，罗天益还将因时制宜用于针灸治疗中，卷二十"针法门"对于针刺手法亦有四时之别："春夏刺者，皆先深而后浅；秋冬刺者，皆先浅而后深。凡补泻皆然。"[50]270

8. 明张介宾阐释三因制宜用药之理 基于《素问·五常政大论》"西北之气散而寒之，东南之气收而温之"的理论，张介宾阐释其理："西北气寒，寒固于外，则热郁于内，故宜散其外寒，清其内热。东南气热，气泄于外，则寒生于中，故宜收其外泄，温其中寒。"[15]484

运用于临床辨治中，如针对外感之证，用药以四时为据加减化裁："春多升浮之气，治宜兼降，如泽泻、前胡、海石、瓜蒌之属是也"[15]1110"夏多炎热之气，治宜兼凉，如芩、连、知、柏之属是也"[15]1110"秋多阴湿之气，治宜兼燥，如苍术、白术、干姜、细辛之属是也"[15]1110"冬多风寒之气，治宜兼散，如防风、紫苏、桂枝、麻黄之属是也"[15]1110；因人制宜，如噎膈治疗中二陈汤加减之别："肥胖之人……宜用二陈加人参、白术之类"[15]1148，"血虚瘦弱之人，用四物合二陈，加桃仁、红花、韭汁、童便、牛羊乳之类"[15]1148"七情郁结……二陈合香附、抚芎、木香、槟榔、栝蒌、砂仁之类"[15]1148"饮酒人患噎嗝，以二陈加黄连，砂仁，砂糖之类"[15]1148。

9. 清雷丰《时病论》三因辨治外感时病 雷丰（公元1833—1888年），字松存，号少逸、侣菊，清代著名温病学家。所著《时病论》，作为一部总结外感时病的著作，不仅根据四时寒热变化及所对应的六淫之邪，提出因时遣方用药之则："因于风者，宜以解肌散表法；因于寒者，宜以辛温解表法；因于暑者，宜以清凉涤暑法；因于湿者，宜以增损胃苓法；因于燥者，宜以苦温平燥法；因于火者，宜以清凉透邪法"[51]177；还因人制宜：重视辨体质论治"体有阴阳壮弱之殊"[51]5"尤当审其体之虚实，病之新久，在女子兼询经期，妇人兼详胎产"[51]188，运用于临证辨治用药加减，如风痛论治中有寒热之分："体素寒者，宜用培中泻木法加木香、苍术治之；体素热者，宜本法去吴萸、炮姜，加芩、连、煨葛治之"[51]51，均是《内经》三因制宜的思想的继承和发挥。

10. 清徐大椿《医学源流论》的因地制宜　徐大椿（公元 1693—1771 年），原名大业，字灵胎，号洄溪，江苏吴江人，今苏州市吴江区人，出身书香门第，因家人多病习医，为清代名医[52]681。遵《内经》三因制宜理论，据不同地域气候规律，徐灵胎亦有用药发挥："西北方人，气深而厚，凡受风寒，难于透出，宜用疏通重剂；东南之人，气浮而薄，凡遇风寒，易于疏泄，宜用疏通轻剂；又西北地寒，当用温药，然或有邪蕴于中，而内反甚热，则辛寒为宜；东南地温，当用清凉之品，然或有气随邪散，则易于亡阳，又当用辛温为宜；至交广之地，则汗出无度，亡阳尤易，附桂为常用之品；若中州之卑湿，山陕之高燥，皆当随地制宜。"[53]44（《医学源流论·五方异治论》）

11. 清王燕昌《医存》"四方风土各异，人之禀受亦殊"　王燕昌，字皋，河南固始人，清代医学家。所著《王氏医存》指出各个不同地域、气候环境下，人体的禀赋特征亦有不同："四方风土各异，人之禀受亦殊"[54]24，临证遣方用药中也体现了《内经》三因制宜的思想："西北方人，冬月表邪无汗之证，须羌活、麻黄、荆芥、防风、葱、姜之类，乃能发汗；若自汗之证，须白芍、桂枝、黄芪等药止之；若有积滞、内热、便闭等证，须芒硝、大黄、枳实、厚朴等乃能下之。东南方人，冬月表证无汗，但用紫苏、薄荷，足以发汗，仍加以白芍、乌梅、北沙参、甘草等味固其本；自汗之证，须白芍、北沙参、麦冬、浮小麦、生牡蛎、甘草等药，止汗而兼固体；若内热，但宜白芍、黄芩、麦冬、生地、知母、石斛等药；若大便闭，但宜当归、麻仁、蜂蜜、瓜蒌皮、山楂等药；小便结，宜车前、萹蓄等药；有积滞，宜枳、朴、楂、曲等药。"[54]24-25（《王氏医存·四方之人证治不同》）

12. 张锡纯《医学衷中参西录》的三因制宜　张锡纯（公元 1860—1933 年），字寿甫，籍山东诸城，河北省盐山县人，中西医汇通学派的代表人物之一。承《内经》三因制宜思想，提出"时代变迁，人之禀赋各异，故药之凉热，方之配合，均宜酌古准今，权轻重、峻缓之不同，察天时、人事之迭变，为之变通改正而后可"[55]936（《医学衷中参西录·张序》）。

基于《素问·异法方宜论》论及的五方地域差异所对应人体生理病理特点，张锡纯在"论天水散（即六一散）治中暑宜于南方，北方用之宜稍变通"[55]631 中，对运用刘完素天水散治疗中暑时，考虑南方北方有湿、燥的差异，故滑石用量亦有异："河间天水散，为清暑之妙药……盖南方之暑多挟湿，故宜重用滑石，利湿即以泻热。若在北方，病暑者多不挟湿，或更挟有燥气，若亦重用滑石以利其湿，将湿去而燥愈甚，暑热转不易消也。"[55]631

遵《灵枢·论痛》"胃厚色黑大骨及肥者，皆胜毒；故其瘦而薄胃者，皆不胜毒"中辨别身体强弱之论，张锡纯运用于临证实践中，如"论女子癥瘕治法"篇中对于癥瘕治疗，身形壮实者"炒熟牵牛头次所轧之末三钱下之"[55]695，而对于身形稍弱者"用黄耆、人参诸补气之药煎汤，送服牵牛末。"[55]695，考虑不同机体对药物的耐受力而选择服药方式。还有针对女性特殊体质者，遵《素问·六元正纪大论》"有故无殒亦无殒"之则，以重坠之代赭石、小毒之半夏治疗妊娠恶阻严重、百药无效的患者，中病即止。

六、正治和反治

正治法和反治法，为利用药性与病性的相同或相反来治疗疾病。《内经》有关正治反治的论述主要见于《素问·至真要大论》："岐伯曰：逆者正治，从者反治，从少从多，观其事也。帝曰：反治何谓？岐伯曰：热因寒用，寒因热用，塞因塞用，通因通用。必伏其所主，而先其所因，其始则同，其终则异。可使破积，可使溃坚，可使气和，可使必已。"张介宾注"治法有逆从，以寒热有假真也"[15]891"以寒治热，以热治寒，逆其病者，谓之正治。以寒治寒，以热治热，从其病者，谓之反治。"[15]193

1. 汉张仲景发挥《内经》"寒者热之""热者寒之"等正治法　张仲景将正治之法运用于临床实践制方遣药，将"寒者热之""治热以寒"用于三阴病证，创制了理中汤、四逆汤、附子汤、桂枝人参汤等温中散寒之方，同时，根据痰饮为阴邪的本质，仲景提出"病痰饮者，当以温药和之"[18]31，立方小青龙汤、苓甘五味姜辛汤、厚朴麻黄汤等；将"热者寒之""治热以寒"用于里热证，创制了白虎汤、栀子豉汤、猪苓汤、白头翁汤等清热之方，在《金匮要略·肺痿肺痈咳嗽上气病脉证治》中以千金苇茎汤论治肺痈，小青龙加石膏汤论治外寒内饮挟热之咳嗽上气，清泄肺热；依据"形不足者，温之以气；精不足者，补之以味"（《素问·阴阳应象大论》），运用"虚则补之""损者益之"用于虚损证，创制了如炙甘草汤、小建中汤、黄连阿胶汤等温中补益之方，在《金匮要略·血痹虚劳病脉证并治》中以黄芪建中汤论治"虚劳里急，诸不足"[18]17之证，培补肺脾之气，甘草干姜汤论治虚寒肺痿，培土生金；依据"实则泻之"之则创制了承气汤、大陷胸汤、抵当汤等攻下泻实之方，在《金匮要略·肺痿肺痈咳嗽上气病脉证治》中以葶苈大枣泻肺汤泻肺逐饮，论治邪实气闭所致的肺痈。

2. 汉张仲景发挥《内经》"通因通用""塞因塞用"等反治法　张仲景立"反治"之方，依据"寒因寒用"，《伤寒论·辨厥阴病脉证并治》在阳明里热炽盛、汗出肌疏、不胜风寒的真热假寒证中，以白虎加人参汤以寒治寒、清阳明里热证；依据"热因热用"，《伤寒论·辨少阴病脉证并治》"少阴病，下利清谷，里寒外热，手足厥逆"[8]103真寒假热证中以通脉四逆汤以热治热、破阴回阳；依据"塞因塞用"，《金匮要略·胸痹心痛短气病脉证治》以人参汤温补治疗胸痹之虚证、《金匮要略·腹满寒疝宿食病脉证治》以厚朴生姜半夏人参汤健脾温中除满论治腹胀之虚证；依据"通因通用"，《伤寒论·辨少阴病脉证并治》在"少阴病，自利清水，色纯青，心下必痛，口干燥者"[8]104少阴病腑实下利之证中，以大承气汤通腑下气。

3. 汉《中藏经》创"水火之法"　遵《内经》"正治"之则，基于脏腑生理功能，《中藏经》分脏腑以水火分治立法，其中，将病起于六腑者，多归于阳盛燥热之证，以寒凉阴柔之法立方，统称为水法，细化有"喜其通者，因以通之；喜其塞者，因以塞之；喜其水者，必水济之；喜其冰者，以冰助之。"[41]16（《中藏经·水法有六论》）之异；而病起于五脏者，多归于阴盛寒凉之证，以温热阳刚之法立方，统称为火法，有"喜其汗者，汗之；喜其温者，温之；喜其火者，火之；喜其汤者，汤之。"[41]16（《中藏经·火法有五论》）之分。以上《中藏经》中的"水火之法"可谓是《素问·阴阳应象大论》中"阳病治阴""阴病治阳"的具体和细化[56]86-88。

4. 金李杲阐发形气虚实的补泻法　李杲对于《内经》中虚实补泻的治则做了进一步发挥。他主要是针对《灵枢·根结》中形气有余不足的补泻原则做了进一步解释，并提出了在药物治疗上具体的补泻原则。《灵枢·根结》篇中所论的根据形气不足有余而补泻的方法主要是针刺补泻："形气不足，病气有余，是邪胜也，急泻之；形气有余，病气不足，急补之；形气不足，病气不足，此阴阳气俱不足也，不可刺之，刺之则重不足。"李杲在《内外伤辨惑论·论形气有余不足当补当泻之理》中，将病气有余具体解释为"病来潮作之时，病气精神增添"[11]48，病气不足解释为"若病来潮作之时，神气困弱者"[11]48"如潮作之时，精神困弱，语言无力，及懒语者，是真气不足也。"[11]48-49这就为我们指出了《内经》"病气有余""病气不足"的具体临床表现，增加了可操作性。

此外，李杲还区分了形与气的概念，分别阐明了形有余不足和气有余不足的临床表现："夫形气者，气谓口鼻中气息也"[11]48"形谓皮肤筋骨血脉也。形胜者为有余，清瘦者为不足。"[11]48"其气者，审口鼻中气，劳役如故，为气有余也；若喘息气促气短，或不足以息者，为不足也。"[11]48并由此提出，形气有余不足为人身正常现象，不应当针对形气补泻，而应当在病气不足有余之时补泻："故曰形气也，乃人身形中气血也，当补当泻，全不在于此，只在病势潮作之时。"[11]48"不问形气有余并形气不足，只取病气有余不足也。不足者补之，有余者泻之。"[11]48而在用药方面，其原则是病气有余者"泻之以酸苦寒凉之剂"[11]49，病气不足者"补之以辛甘温热之剂"[11]49。对于平时形气不足，病时又见精神困弱，语言无力者，即《灵枢·根结》里讲的"阴阳俱不足"的重患，治疗这样的重症病人，李杲提出用甘药补之与灸气海穴结合治疗："若病人形气不足，病来潮作之时，病气亦不足，此乃阴阳俱不足也。禁用针，宜补之以甘药，不可以尽剂；不灸弗已，脐下一寸五分，气海穴是也。"[48]26

5. 明薛己、汪机对补法的阐发：朝夕补法、补气以补阴　《灵枢·顺气一日分为四时》"夫百病者，多以旦慧昼安，夕加夜甚"，说明人体阴阳之气在一天之内消长变化，表现出病情的昼夜变化。薛己据此在《疠疡机要·变症治法》中提出了朝夕补法："肚腹肿胀，若朝宽暮急，属阴虚；暮宽朝急，属阳虚。朝暮皆急，阴阳俱虚也。阳虚者，朝用六君子汤，夕用加减肾气丸。阴虚者，朝用四物汤加参、术，夕用加减肾气丸。真阳虚者，朝用八味地黄丸，夕用补中益气汤。"[14]356即对于腹肿胀病，属阳虚证的朝用六君子汤补阳气，夕用加减肾气丸补阴，属阴虚证的朝用四物汤加参术补血，夕用加减肾气丸补阳。属真阴虚证的，朝用八味地黄丸补真阴，夕用补中益气汤补阳气[13]352-356。

《素问·阴阳应象大论》："形不足者，温之以气；精不足者，补之以味。"《灵枢·营卫生会》："血之与气，异名同类。"汪机根据此二者观点提出补气即补阴的观点："譬如天之日月，皆在大气之中。分而言之，日为阳，月为阴。合而言之，月虽阴，而不禀日之阳，则不能光照而运行矣……故曰阴中有阳，阳中有阴，阴阳同一气也，周子曰'阴阳一太极'是也……是知人参黄芪补气，亦补营之气，补营之气即补营也，补营即补阴也，可见人身之虚皆阴虚也。"[57]66为临床"脱血益气"的治法提供了理论上的解释。

6. 清汪昂归纳阐发《内经》反治法　汪昂（公元1615—1694年），字讱庵，初名恒，安徽休宁县城西门人。

汪昂在《素问灵枢类纂约注·审治》中归纳了《内经》反治法的内涵：①"以寒治热，以热治寒，逆病气者谓之正治。以寒治热，而佐以热药，以热治寒而佐以寒药。顺病气者谓之反治。"[58]78说的是在用寒性药治疗热性病的同时辅佐以热性药，用热性药治疗寒性病的同时辅佐以寒性药，即在正治的基础上加入与疾病寒热属性相同的药物。②"如大寒内结，以热攻除，寒甚格热不得，前则以热药冷服，下嗌之后，冷体既消，热胜便发，情且不违，而致大益。"[58]78说的是寒甚格热证中，热性药冷服比较适宜。"如大热在中，以寒攻治则不入，以热攻治则病增，乃以寒药热服，入腹之后，热气既消，寒性遂行，情且协和，而病以减。"[58]78说的是内里大热证寒药热服比较合适。就像《素问·五常政大论》中所论的"治热以寒，温而行之。治寒以热，凉而行之"之义。③"塞因塞用者，如下焦虚乏，中焦气壅，肢胁满盛，欲散满则益虚其下，欲补下则满甚于中，病人告急，不救其虚，且攻其满，药入则减，药过依然，故中满下虚，其病益甚，不知疏启其中，峻补其下，少服则资壅，多服则宣通，下虚既实，中满自除，此塞因塞用也。"[58]78说的是中焦胀满，下焦气虚证的情况，如果光用行气药，则会出现服药时缓解，药效过后仍胀满的情况，所以应当峻补下焦，下焦元气充实以后，中焦的胀满自然就会消除，就是塞因塞用之法。④"通因通用者，如大热内结，注泻不止，以热涩之，结复未除，以寒下之，结散利止，此通因通用也。其积寒久泻，以热下之，同此法。"[58]78说的是因里热导致的泻下不止，如果用热性药止泻，反而内热不能除，症状会反复，所以用寒性药物泻下热结方可止泻，就是通因通用之法。并列举了阴证用姜附药宜冷服的例子进一步说明反治的用法："凡阴证用姜、附药，宜冷服……盖阴寒在下，虚阳上浮。治之以寒，则阴益盛，治之以热，则拒格不纳。用热药冷饮，下嗌之后，冷体既消，热性便发，情且不违，而致大益，此反治之妙也。"[58]372

七、元朱丹溪、明戴思恭对泻火法的发挥

对于火热证的用药、火热病的治法，朱丹溪、戴思恭在张元素清泻脏腑实火的基础上，增加治疗虚火和郁热的方法。

治疗虚火之法主要有四种情况：如"若饮食劳倦，内伤元气，火不两立，为阳虚之病。以甘温之剂除之，如黄芪人参甘草之属"[59]458，说的是因脾胃内伤，元气受损所致的虚火用甘温之剂；如"若阴微阳强，相火炽盛，以乘阴位，日渐煎熬，为火虚之病；以甘寒之剂降之，如当归地黄之属"[59]458，说的是因相火旺伤阴所致的虚火用甘寒之剂；如"若肾水受伤，其阴失守，无根之火，为虚之病，以壮水之剂制之，如生地黄、玄参之属"[59]458，说的是因肾水不足所致的虚火用壮水之剂填补肾阴；如"若右肾命门火衰，为阳脱之病，以温热之剂济之，如附子干姜之属"[59]458，说的是因命门火衰导致的阳气外脱，出现虚阳浮越的症状，要用温热之剂。

治疗郁火的方法主要有两种情况：如"若心火亢极，郁热内实，为阳强之病，以咸冷之剂折之，如大黄朴硝之属"[59]458，说的是因心火亢盛所致的郁热，用咸冷之剂；如"若胃虚过食冷物，抑遏阳气于脾土，为火郁之病，以升散之剂发之，如升麻干葛柴胡防风之属"[59]458，说的是因胃虚饮食过冷，脾阳受抑，产生郁热证的，用升散之剂发散。

八、明李梴对《内经》治则治法适应证的阐发

《素问·阴阳应象大论》："其高者，因而越之；其下者，引而竭之；中满者，写之于内；其有邪者，渍形以为汗；其在皮者，汗而发之；其慓悍者，按而收之；其实者，散而泻之。"是《内经》中主要治则的总结。

李梴进一步阐释了这些治法的适应证："其在表者，汗以发之；其在里者，下之夺之；其在高者，因而越之，谓可吐也。"[19]632即汗法适用于表证，下法适用于里证，吐法适用于邪在身体上部者。并且归纳了《内经》中论及的艾灸、针刺、砭石、导引、醪醴、熨药等具体治疗措施的适应证："慓悍者，按而收之，谓按摩也；脏寒虚夺者，治以灸焫；脉病挛痹者，治以针刺；血实蓄结肿热者，治以砭石；气滞痿厥寒热者，治以导引；经络不通，病生于不仁者，治以醪醴；血气凝泣，病生于筋脉者，治以熨药。"[19]632说的是脏腑虚寒者适用艾灸，经脉挛痹之证适用针刺，红肿实热瘀血者适用砭石放血疗法，气滞痿病寒热病适宜导引疗法，肌肤麻木不仁者适宜药酒疗法，筋脉气血凝滞之证，适宜熨药疗法。总之，李梴强调了《内经》中不同的治法有不同的适宜病证，为后世医家在治疗措施上指出了更具体的操作规范。

九、明喻昌归纳《内经》治则十三禁律

喻昌总结了《内经》的主要治则，归纳为十三条禁律，指明治病不能违反。

（1）"一申治病不明标本之律"[60]190，即治病要明确标本缓急："凡病有标本，更有似标之本，似本之标。若不明辨阴阳逆从，指标为本，指本为标，指似标者为标，似本者为本，迷乱经常，倒施针药，医之罪也。"[60]190如果治病不辨明标本缓急，就是医生的罪过了。

（2）"一申治病不本四时之律"[60]191，即治病要因时制宜："凡治病，而逆四时生长

化收藏之气，所谓违天者不祥，医之罪也。"[60]191 如果治病违逆了四时之气，而导致不良后果的，就是医生的罪过了。

（3）"一申治病不审地宜之律"[60]192，即治病要因地制宜："凡治病，不察五方风气，服食居处，各不相同，一概施治，药不中窾，医之过也。"[60]192 如果治病不能因地制宜，而导致无效的，就是医生的过失了。

（4）"一申治病不审逆从之律"[60]193，即治病要辨明正治还是反治，其病可治还是不可治："凡治病，有当逆其势而正治者，有当从其势而反治者，若不悬鉴对照，而随手泛应，医之罪也。"[60]193 如果治病时不对照病情，辨别该用什么原则去治疗，随意地施治，导致不良后果的，也是医生的过失。

（5）"一申治病不辨脉证相反之律"[60]193，即治病要脉证合参，如果脉证不相符，则不可妄治："凡治病，不辨脉与证之相反，懵然治之，医之罪也。"[60]193 如果治病不辨明脉与证是否相反而糊里糊涂地施治，也是医生的过失。具体脉症不符的表现有"气虚身热""谷入多而气少""谷不入而气多""谷入多而血少""脉盛血少""谷入少而气多""脉小血多""脉大血少""脉细少气者危，脉大多气者死"。

（6）"一申治病不察四易四难之律"[60]194，即治病要结合诊断，辨明疾病治疗的难易程度："凡治病，参合于望色切脉审证三者，则难易若视诸掌。粗工难易不辨，甚且有易无难，医之罪也。"[60]194 如果不辨明治疗的难易程度，甚至就认为治疗十分容易，就是医生的过失。并且进一步阐明了疾病的四种易治和四种难治的情况，其中"形气相得""色泽以浮""脉从四时""脉有胃气"为四易，"形气相失""色夭不泽""脉实以坚""脉逆四时"为四难。

（7）"一申治病不察新久之律"[60]194，即治病要辨明新病久病，以定治疗的缓急先后顺序："凡治病，不辨新病邪实，久病正虚，缓急先后失序，而实实虚虚，医之罪也。"[60]194 如果没有辨明疾病的新病久病，导致治疗顺序错误，使实证更实，虚证更虚者，就是医生的过失了。

（8）"一申治病不先岁气之律"[60]194，治病要辨明"年之所加，气之盛衰"[60]194。"凡治病，不明岁气盛衰，人气虚实，而释邪攻正，实实虚虚，医之罪也。"[60]194 如果治疗时不明辨岁气和人气的虚实，导致病情加重的，就是医生的过失了。

（9）"一申用药不远寒热之律"[60]195，即治病用药须辨明什么情况下要"用寒远寒，用热远热"，什么情况下不需要这样。"凡治病，用寒远寒，用热远热，其常也。不远寒热，其变也。若不知常变，一概施治，酿患无穷，医之罪也。"[60]195 如果不知道根据具体情况变通，造成不良后果的，就是医生的过失了。并进一步提出了"不远热""不远寒"的情况："治病惟发表不远热，非发表则必远热矣。惟攻里不远寒，非攻里则必远寒矣。"

（10）"一申治病不知约方之律"[60]195，即治病组方当分君臣佐使，要与病相合："凡用方，不分君臣佐使，头绪纷杂，率意妄施，药与病迥不相当，医之罪也。"[60]195 如果组方不分君臣佐使，没有头绪，造成方药与疾病不匹配的，是医生的过失。并进一步提出组方的方法："藏位有高下，府气有远近，病证有表里，用药有轻重。调其多少，和其紧慢，令药气至，病所为效，勿太过与不及，乃为能约。"[60]195 即脏腑位置的高下远近，病证的表里不同，则用药组方有轻重的不同，调节药物的多少，调和药效的快慢，不要太过或不及，使药效能得到正确的发挥，祛除疾病。

（11）"一申治病不知约药之律"[60]195，即治病要根据病情使用药物，不可太过或不及："凡用药太过不及，皆非适中，而不及尚可加治，太过则病去药存，为害更烈，医之过也。"[60]195 如果治疗时用药量太大或调小，都不合适。用药量小了还可以加量治疗，药量太大则药物会遗留在体内，害处更大，这个就是医生的过失了。

（12）"一申治病不疏五过之律"[60]196，即治病要问发病的原因，注意社会、情志因素的影响："凡诊病，不问三尝，不知比类，不察神志，不遵圣训，故犯无忌，医之过也。"[60]196 如果诊病时不问病情开始的原因，不问情绪上的变化，不问饮食居处的变化，不知道用比类的方法去推断病情，就是医生的过错了。

（13）"一申治病不征四失之律"[60]197，即治病过程容易犯下的四种过失，主要是不辨阴阳，妄用杂术，不知比类，不问病始："诊不辨阴阳，此治之一失也。受师不卒，妄作杂术，谬言为道，更名自功，妄用砭石，后遗身殃，此治之二失也，不适贫富贵贱之居，坐之厚薄，形之寒温，不适饮食之宜，不别人之勇怯，不知比类，足以自乱，不足以自明，此治之三失也。诊病不问其始，忧患饮食之失节，起居之过度，或伤于毒，不先言此，卒持寸口，何病能中？妄言作名，为粗所穷，此治之四失也。"[60]197

十、清程钟龄对《内经》治法的充实

程钟龄（公元1662—1735年），原字龄，亦名国彭，清代名医，自幼家境贫寒，因病习医，年久学深，医术高明。他在《医学心悟》中，归纳了治病八法，其中对于汗法、消法、吐法、清法、温法、补法的论述补充并发挥了《内经》中的治法。

（1）汗法：《内经》对汗法的应用见于《素问·阴阳应象大论》"其在皮者，汗而发之"和《素问·生气通天论》"体若燔炭，汗出而散"。意为邪气在表和症见发热的可用发汗的方法以退热。程钟龄认为汗法即散邪之法："汗者，散也。《经》云：'邪在皮毛者，汗而发之'是也。又云：'体若燔炭，汗出而散'是也。"[61]14 他又进一步提出了汗法的适应证："风寒初客于人也，头痛发热而恶寒，鼻塞声重而体痛，此皮毛受病，法当汗之。"[61]14 即汗法适用于风寒表证，主要症见头痛、发热、恶寒，鼻塞声重、体痛的患者。

《内经》中未进一步指出这种发汗退热的方法在各种具体情况下的使用，程钟龄在《医学心悟》中归纳了前人的观点，补充了在元气不足、阴虚、阳虚、热、寒、体虚、体壮、地域不同情况下如何进行发汗退热：如元气不足之人，症兼见"脐之左右上下或有动气"[61]14的，用理中汤去白术加发汗药；兼有里热的，用麻黄石膏，或葛根黄连黄芩之类；兼有少阳证的，用柴胡汤加桂枝；太阳证脉沉细或少阴证发热的，用麻黄附子细辛汤；兼有阳虚证的，用李东垣常用的补中益气汤加解表药；兼有阴虚证的，用朱丹溪常用的芎归汤加解表药；兼有伤食证的，用消导发汗；身体壮实并且感寒重的，用麻黄汤。身体虚并且感寒轻的用香苏散；东南地区的人外感风寒表证的发汗用香苏散加荆芥、防风、川芎、秦艽、蔓荆子等轻剂。

他还指出汗法不仅指发汗退热之法，还包括敛汗退热之法："又人知发汗退热之法，而不知敛汗退热之法。"[61]16敛汗退热之法用于热病汗出过多者，这种方法不是指用五味子、酸枣仁这种止汗的药物，而是根据病因用药："汗不出则散之，汗出多则敛之。敛也者，非五味、酸枣之谓，其谓致病有因，出汗有由，治得其宜，汗自敛耳。"[61]16他还列举了一些敛汗退热的方剂，如桂枝汤，用于症见汗多怕风的；白虎汤，用于症见汗多身热口渴的；承气汤，用于症见汗多不大便的。真武汤，用于症见汗多身体肌肉抽搐，站立不稳需要用手按着地以求稳固身体的；小柴胡汤，用于兼有少阳证，症见头微汗，或盗汗的；小半夏加茯苓汤，用于兼有水气证，症见头汗出的；归脾汤、补中益气汤、八珍汤、十全大补汤，用于虚人发热症见自汗、盗汗的[61]16。

（2）消法：消法见于《素问·至真要大论》："帝曰：诸言其制……坚者削之"，程钟龄阐释为："消者，去其壅也。脏腑、筋络、肌肉之间，本无此物而忽有之，必为消散，乃得其平。《经》云：坚者削之是已。"[61]22认为消法即消去经络脏腑肌肉之间多出来的病理产物。并提出对于癥瘕积聚之症的消法："夫积聚、癥瘕之证，有初、中、末之三法焉。当其邪气初客，所积未坚，则先消之而后和之。及其所积日久，气郁渐深，湿热相生，块因渐大，法从中治，当祛湿热之邪，削之软之，以底于平。但邪气久客，正气必虚，须以补泻叠相为用，如薛立斋用归脾汤送下芦荟丸。予亦尝用五味异功散，佐以和中丸，皆攻补并行，中治之道也。若夫块消及半，便从末治，不使攻击，但补其气、调其血、导达其经脉，俾荣卫流通而块自消矣。凡攻病之药，皆损气血，不可过也，此消之之法也。"[61]23-24说的是对于癥瘕积聚病症，治疗上可分为初、中、末三法，初期见肿块不硬的，用先消后和的治法，中期见肿块长大并坚硬的，用祛湿热、软坚散结的方法，末期邪胜正虚，当用攻补并行的方法，如归脾汤送服芦荟丸等。而如果肿块消退一半的时候，可从末法治疗，不用攻伐之药，只用补气调血的方法，等到气血流通，则肿块可以自行消退。这可以为现代肿瘤病的中医治疗提供思路。

另外还提出消法的禁忌证，即气虚而腹胀大之证、脾肾阳虚水肿之证、脾肾两虚之痰证、血枯经闭之证均不可用消法："假如气虚中满，名之曰鼓，腹皮膨急，中空无物，取其形如鼓之状，而因以名之……又如脾虚水肿，土衰不能制水也，非补土不可；真阳大亏，火衰不能生土者，非温暖命门不可。又有脾虚食不消者，气虚不能运化而生痰者，肾虚水泛为痰者，血枯而经水断绝者，皆非消导所可行，而或妄用之，误人多矣。"[61]23

（3）吐法：《素问·阴阳应象大论》有云："其高者，因而越之。"程钟龄据此提出了吐法的定义："吐者，治上焦也。胸次之间，咽喉之地，或有痰、食、痈脓，法当吐之。《经》曰：'其高者，因而越之'是已。"[61]25 此说与金元时期的张从正相同。并且提出了吐法的适应证："即如缠喉、锁喉诸症，皆风痰郁火壅塞其间，不急吐之，则胀闭难忍矣。又或食停胸膈，消化弗及，无由转输，胀满疼痛者，必须吐之，否则胸高满闷，变症莫测矣。又有停痰蓄饮阻塞清道，日久生变，或妨碍饮食，或头眩心悸，或吞酸嗳腐，手足麻痹，种种不齐，宜用吐法导祛其痰，诸症如失。又有胃脘痈，呕吐脓血者，《经》云：呕家有脓不须治，呕脓尽自愈。凡此皆当吐而吐者也。"[61]25 即吐法的适应证主要为缠喉，锁喉，食停胸膈，停痰蓄饮，胃脘痈。此外，他还列举了也可以用吐法取效："予尝治寒痰闭塞，厥逆昏沉者，用半夏、橘红各八钱，浓煎半杯，和姜汁成一杯，频频灌之，痰随药出则拭之，随灌随吐，随吐随灌，少顷痰开药下，其人即苏。如此者甚众。又尝治风邪中脏将脱之证，其人张口痰鸣，声如曳锯，溲便自遗者，更难任吐，而稀涎、皂角等药，既不可用，亦不暇用，因以大剂参、附、姜、夏，浓煎灌之，药随痰出，则拭之，随灌随吐，随吐随灌，久之药力下咽，胸膈流通，参、附大进，立至数两，其人渐苏，一月之间，参药数斤，遂至平复，如此者又众。又尝治风痰热闭之症，以牛黄丸，灌如前法。颈疽内攻，药不得入者，以苏合香丸，灌如前法。风热不语者，以解语丹，灌如前法。中暑不醒者，以消暑丸，灌如前法。中恶不醒者，以前项橘、半、姜汁，灌如前法。魇梦不醒者，以连须、葱白煎酒，灌如前法。自缢不醒者，以肉桂三钱煎水，灌如前法。喉闭喉风，以杜牛膝捣汁，雄黄丸等，灌如前法。俱获全安，如此者又众。更有牙关紧急，闭塞不通者，以搐鼻散，吹鼻取嚏，嚏出牙开，或痰或食，随吐而出，其人遂苏，如此者尤众。"[61]26-27 其中用吐法治疗昏厥患者、中风脱证、闭证患者、中暑晕厥者、魇梦不醒者等以促进患者清醒的记载十分有趣。

他还提出吐法的禁忌证有："如少阳中风，胸满而烦，此邪气而非有物，不可吐，吐则惊悸也。又少阴病，始得之，手足厥冷，饮食入口则吐，此膈上有寒饮，不可吐也。病在太阳，不可吐，吐之则不能食，反生内烦。虽曰吐中有散，然邪气不除，已为小逆也。此不当吐而吐者也……夫病在上焦可吐之证，而其人病势危笃，或老弱气衰者，或体质素虚，脉息微弱者，妇人新产者，自吐不止者，诸亡血者，有动气者，四肢厥冷，冷汗自出者，皆不可吐，吐之则为逆候，此因其虚而禁吐也。"[61]25-26 说的是少阳中风证、少阴寒饮证、太阳病、久病体弱者、病情危重者、产妇、失血者、自发呕吐不止者均不可用吐法。

（4）清法：《素问·至真要大论》有云："热者寒之"，程钟龄据此提出了清法的定义："清者，清其热也。脏腑有热则清之。《经》云：'热者寒之'是已。"[61]27 即清法主要是清脏腑热的方法。又将清法分外感实火之清法，和内伤虚火之清法。外感实火清法又分风寒闭火，暑热伤气，湿热之火，燥热之火，伤食积热，胃腑之火，阳盛拒阴这几种情况的清火法："盖风寒闭火，则散而清之，《经》云：'火郁发之'是也。暑热伤气，则补而清之，东垣清暑益气汤是也。湿热之火，则或散，或渗，或下而清之，开鬼门、洁净府、除陈莝是也。燥热之火，则润而清之，通大便也。伤食积热，则消而清之，食去火自平也。惟夫伤寒传入胃腑，热势如蒸，自汗口渴，饮冷而能消水者，藉非白虎汤之类，鲜克有济也。更有阳盛拒阴之证，清药不入，到口随吐，则以姜汁些少为引，或姜制黄连反佐以取之，所谓寒因热用是也。此外感实火之清法也。"[61]28

内伤虚火清法分开郁清火，益气血清火，补真阴清火，引火归原法。"若夫七情气结，喜、怒、忧、思、悲、恐、惊，互相感触，火从内发，丹溪治以越鞠丸，开六郁也。立斋主以逍遥散调肝气也，意以一方治木郁而诸郁皆解也。然《经》云：怒则气上，喜则气缓，悲则气消，恐则气下，惊则气乱，思则气结。逍遥一方，以之治气上、气结者，固为相宜，而于气缓、气消、气乱、气下之证，恐犹未合。盖气虚者，必补其气。血虚者，必滋其血。气旺血充而七情之火悠焉以平。至若真阴不足，而火上炎者，壮水之主以镇阳光。真阳不足，而火上炎者引火归原以导龙入海。此内伤虚火之治法也。"[61]28并提出"外感之火，以凉为清。内伤之火，以补为清也"[61]29的治疗原则，丰富了《内经》对于清热法的治则。

（5）温法：《素问·至真要大论》云："寒者热之"，程钟龄据此提出温法的定义："温者，温其中也。脏受寒侵，必须温剂。《经》云：'寒者热之'是已。"[61]30即温脏腑之寒。他提出温法的适应证主要为伤寒直中阴经和寒湿侵袭经络的痛痹："若不由表入，而直中阴经者，名曰中寒。其证恶寒厥逆，口鼻气冷，或冷汗自出，呕吐泻利，或腹中急痛，厥逆无脉，下利清谷，种种寒症并见，法当温之。又或寒湿侵淫，四肢拘急，发为痛痹，亦宜温散。此当温而温者也。"[61]30

温法的禁忌证为伤寒邪热传里之证，真热假寒之证，中暑，肺痿，阴虚吐血者："如伤寒热邪传里，口燥，咽干，便闭，谵语，以及斑、黄、狂乱、衄、吐、便血诸症，其不可温，固无论矣。若乃病热已深，厥逆渐进，舌则干枯，反不知渴，又或挟热下利，神昏气弱，或脉来涩滞，反不应指，色似烟熏，形如槁木，近之无声，望之似脱，甚至血液衰耗，筋脉拘挛，但唇、口、齿、舌干燥而不可解者，此为真热假寒之候，世俗未明亢害承制之理，误投热剂，下咽即败矣。更有郁热内蓄，身反恶寒；湿热胀满，皮肤反冷；中暑烦心，脉虚自汗；燥气焚金，痿软无力者，皆不可温。又有阴虚脉细数，阳乘阴而吐血者，亦不可温，温之则为逆候，此所谓不当温而温者也。"[61]30

此外，程钟龄还提出根据体质、时令节气辩证地使用温法："夫以气虚无火之人，阳气素微，一旦客寒乘之，则温剂宜重，且多服亦可无伤。若其人平素火旺，不喜辛温，或曾有阴虚失血之症，不能用温者，即中新寒，温药不宜太过，病退则止，不必尽剂，斯为克当其人矣。"[61]31"若论其时，盛夏之月，温剂宜轻，时值隆冬，温剂宜重。然亦有时当盛暑而得虚寒极重之证，曾用参、附煎膏而治愈者，此舍时从证法也。"[61]31-32还提出温补之药分温存平和之性与温热辛辣之性，在使用时当对症用药"然而医家有温热之温，有温存之温。参、芪、归、术，和平之性，温存之温也，春日煦煦是也。附子、姜、桂，辛辣之性，温热之温也，夏日烈烈是也。"[61]31

（6）补法：《素问·评热病论》："邪之所凑，其气必虚。"《素问·通评虚实论》："精气夺则虚。"《灵枢·通天》："虚则补之。"程钟龄根据《内经》《难经》对虚病的论述，提出补法即补正气之虚"补者，补其虚也"[61]32。并指出在应用补法的时候要注意避免"当补不补"和"不当补而补"两个误区。"当补不补"主要见于"大虚之证"和"阴虚火亢"之证："又有大虚之证，内实不足，外似有余，脉浮大而涩，面赤火炎，身浮头眩，烦躁不宁，此为出汗晕脱之机，更有精神浮散，彻夜不寐者，其祸尤速，法当养荣、归脾辈，加敛药以收摄元神……复有阴虚火亢，气逆上冲，不得眠者，法当滋水以制之，切忌苦寒泻火之药，反伤真气。若误清之，去生远矣。古人有言：至虚有盛候，反泻含冤者此也，此当补不补之误也。"[61]33如果症见脉浮大而涩，面赤火炎，身浮头眩烦躁不宁，甚至彻夜不眠者，为真虚假实之证，应该立即用人参养荣汤、归脾汤之类的补益剂，并加收敛的药物治疗。而对于阴虚火亢的失眠患者，也需要用滋阴补之，不可用因为有火象而用苦寒泻火的药，否则会损伤人体真元之气，甚至导致死亡。"不当补而补"主要见于："即其人本体素虚，而客邪初至，病势方张，若骤补之，未免闭门留寇。更有大实之症，积热在中，脉反细涩，神昏体倦，甚至憎寒振栗，欲着覆衣，酷肖虚寒之象，而其人必有唇焦口燥，便闭溺赤诸症，与真虚者相隔天渊，倘不明辨精切，误投补剂，陋矣。古人有言：大实有羸状，误补益疾者此也。此不当补而补之之误也。"[61]33说的是虚人初感外邪，如果因为其体虚而用补法的话，会有不良的后果，而一些真实假虚的疾病，如症见脉细涩，神昏体倦，怕冷，但伴有唇焦口燥，小便短赤，大便秘结，其实是里实热证，这样的病症也是不能用补法的。

此外，程钟龄还提出了补法用药组方的诀窍："如补中汤用参芪，必用陈皮以开之；六味汤用熟地，即用泽泻以导之，古人用药，补正必兼泻邪，邪去则补自得力……是以古方中，有补、散并行者，参苏饮、益气汤是也。有消、补并行者，枳术丸、理中丸是也。有攻、补并行者，泻心汤、硝石丸是也。有温、补并行者，治中汤、参附汤是也。有清、补并行者，参连饮、人参白虎汤是也。"[61]34说的是补法方药的组成，多以补药配伍一些开泄的药物，比如补中益气汤中人参、黄芪配陈皮，六味地黄丸中熟地配泽泻。补法往往不单独运用，通常有消积、补气并用，如枳术丸、理中丸；有攻下、补气并用，如泻心汤、硝石丸，有温阳、补气并用，如治中汤、参附汤，清热、补气并用，如参连饮、人参白虎汤等。

另外，他提出峻补、缓补、平补三种补法，峻补法适用于病危患者，主要有阳气衰微将脱之证，服以大剂人参、附子，有阴虚津枯之证，用大剂量人参、麦冬煎膏服用，如果家中财力不够，用不起人参的，则可以用黄芪、白术代替人参："更有当峻补者，有当缓补者，有当平补者，如极虚之人，垂危之病，非大剂汤液，不能挽回。予尝用参、附煎膏，日服数两，而救阳微将脱之证。又尝用参、麦煎膏，服至数两，而救津液将枯之证。亦有无力服参，而以芪、术代之者。随时处治，往往有功。"[61]34缓补之法适用于久病之后余邪未尽，元气已虚者，不能重用补药，而是循序渐进地进补，并且逐渐减药，最后以食疗的方法恢复健康："至于病邪未尽，元气虽虚，不任重补，则从容和缓以补之。相其机宜，循序渐进，脉证相安，渐为减药，谷肉果菜，食养尽之，以底于平康。"[61]34平补之法适用于体虚、没有寒热偏胜的人，想服点药物保健固元的，则用平和的药物调理气血为主："其有体质素虚，别无大寒、大热之证，欲服丸散以葆真元者，则用平和之药，调理气血，不敢妄使偏僻之方，久而争胜，反有伤也。"[61]34此类补法可以为现代膏方的组成提供一定的指导。

另外，还指出根据五行相生的原理，五脏虚证也可按五行相生之法来补[61]32-35。

十一、清吴瑭对《内经》清热法的发挥

《素问·至真要大论》："风淫于内，治以辛凉，佐以苦，以甘缓之，以辛散之。热淫于内，治以咸寒，佐以甘苦，以酸收之，以苦发之。"

清代医家吴瑭在温病的治疗中，根据上述《内经》治则，发挥出了清表热三法和清里热三法。清表热三法为辛凉平剂银翘散，辛凉轻剂桑菊饮，辛凉重剂白虎汤（《温病条辨·卷一》）。

辛凉平剂银翘散用于温病初起"但热不恶寒而渴者"，吴瑭创立此方是由于："温热之邪，春夏气也，不恶风寒，则不兼寒风可知，此非辛凉秋金之气，不足以解之。桂枝辛温，以之治温，是以火济火也，故改从《内经》'风淫于内、治以辛凉、佐以苦甘'法。"21[6]辛凉轻剂桑菊饮主要用于风温轻证以咳嗽为主症的："太阴风温，但咳，身不甚热，微渴者，辛凉轻剂桑菊饮主之。"[21]8吴瑭创立此方亦是根据《内经》治则："方论此辛甘化风、辛凉微苦之方也。盖肺为清虚之脏，微苦则降，辛凉则平，立此方所以避辛温也。"[21]8辛凉重剂白虎汤用于温病热盛症见大渴、大汗出、怕热、脉洪大者："太阴温病，脉浮洪、舌黄、渴甚、大汗、面赤、恶热者，辛凉重剂白虎汤主之。"[21]8白虎汤首见于汉代《伤寒论》中，方中石膏辛甘寒，知母苦寒，用以治疗风热入里的温病，也应了《内经》中"风淫于内，治以辛凉，佐以苦，以甘缓之，以辛散之。热淫于内，治以咸寒，佐以甘苦"的原则。

清里热三法为清络法，用清络饮。清络饮用于余热未清，症见"但头微胀，目不了了"[21]14者，以清络脉中的余热；清营法，用清营汤去黄连。清营汤用于温病寸脉大、舌绛而干、却不渴的热入营分证，以清营分之热；清宫法，用化斑汤、清宫汤、牛黄丸、紫雪丹、至宝丹等。清宫法用于温病症见发斑、神昏谵语者，以清血分和心包之热。

十二、清徐大椿根据《内经》"夺血者无汗"提出亡阴亡阳治则

《灵枢·营卫生会》："夺血者无汗，夺汗者无血"，说的是汗、血同源，同为阴精所化，放血以后就不用发汗的方法，发汗以后就不用放血的方法，否则会损伤精气。

徐大椿（公元1693—1771年），出身书香门第，因家人多病习医，为清代名

医[62]306-307。他根据《灵枢·营卫生会》"夺血者无汗，夺汗者无血"说，提出了亡阴亡阳证的病因、特点和治则。他在《医学源流论·亡阴亡阳论》中指出，由于血汗同属阴液，所以出汗多会亡阴，而在亡阴的基础上进一步汗出，则会引动肾中龙雷之火上越，变成亡阳："血属阴，是汗多乃亡阴也……惟汗出太甚，则阴气上竭，而肾中龙雷之火随水而上。"[63]126

并且，他进一步对亡阴与亡阳进行了鉴别："亡阴之汗，身畏热，手足温，肌热，汗亦热而味咸，口渴喜凉饮，气粗，脉洪实，此其验也；亡阳之汗，身反恶寒，手足冷，肌凉汗冷，而味淡微黏，口不渴，而喜热饮，气微，脉浮数而空，此其验也。"[63]126

在治疗上，他提出，汗出亡阴的阶段，止汗多用凉心敛肺之品："血属阴，是汗多乃亡阴也。故止汗之法，必用凉心敛肺之药，何也？心主血，汗为心之液，故当清心火；汗必从皮毛出，肺主皮毛，故又当敛肺气，此正治也。"[63]126但汗多亡阴以后，则会使肾中龙雷之火上冲导致汗出，须用人参附子温热之品辅以咸寒来引火归原止汗："惟汗出太甚，则阴气上竭，而肾中龙雷之火随水而上。若以寒凉折之，其火愈炽，惟用大剂参附，佐以咸降之品如童便、牡蛎之类，冷饮一碗，直达下焦，引其真阳下降，则龙雷之火反乎其位，而汗随止……而龙骨、牡蛎、黄芪、五味收涩之药，则两方皆可随宜用之。"[63]126

十三、辨证立法

辨证立法意为根据辨析病情的结果，确立总的治则的方法。此治则的论述主要见于《素问·调经论》："帝曰：夫子言虚实者有十，生于五藏，五藏五脉耳。夫十二经脉皆生其病，今夫子独言五藏，夫十二经脉者，皆络三百六十五节，节有病必被经脉，经脉之病，皆有虚实，何以合之？岐伯曰：五藏者，故得六府与为表里，经络支节，各生虚实，其病所居，随而调之。病在脉，调之血；病在血，调之络；病在气，调之卫；病在肉，调之分肉；病在筋，调之筋；病在骨，调之骨。"《灵枢·本神》："必审五藏之病形，以知其气之虚实，谨而调之也。"可见《内经》中所述的辨证，主要是病位和病性，先确定病位，病变部位处于五脏、六腑、脉、血、气、肉、筋、骨、精、神等何处，进一步根据疾病所在，确立不同的治法，其次是确定病性，该病症是虚是实，是寒是热，根据虚实寒热确立治法。

此外，《内经》还强调具体情况具体分析，从每个疾病的具体情况出发制定治则，达到气血平和的目标，即"谨守病机，各司其属"。如《素问·至真要大论》："故《大要》曰：谨守病机，各司其属，有者求之，无者求之，盛者责之，虚者责之，必先五胜，疏其血气，令其调达，而致和平，此之谓也。""帝曰：善。病之中外何如？岐伯曰：调气之方，必别阴阳，定其中外，各守其乡。内者内治，外者外治，微者调之，其次平之，盛者夺之，汗之下之，寒热温凉，衰之以属，随其攸利，谨道如法，万举万全，气血正平，长有天命。"落实到具体治法，有补虚泻实，寒热温凉，汗法下法。

《内经》中多从阴阳寒热虚实、表里内外、脏腑经络、气血津液精神等方面来辨析病情，确定诊断。阴阳寒热虚实辨证如《素问·调经论》："阳虚则外寒，阴虚则内热，阳盛则外热，阴盛则内寒。"《灵枢·淫邪发梦》："阴气盛则梦涉大水而恐惧；阳气盛则梦大火而燔焫。阴阳俱盛则梦相杀。"表里内外辨证如《灵枢·寿夭刚柔》："是故内有阴阳，外亦有阴阳。在内者，五藏为阴，六府为阳，在外者，筋骨为阴，皮肤为阳……阴阳俱动，乍有形，乍无形，加以烦心，命曰阴胜其阳。此谓不表不里，其形不久。"脏腑经络辨证，主要见于《灵枢·邪气藏府病形》《灵枢·经脉》《灵枢·经筋》《灵枢·本藏》等篇。气血津液精神辨证则散见于《内经》各篇中。

辨证立法到后世发展为辨证论治的理念，被后世医家引申为"理、法、方、药"在临床中的具体运用，"辨证论治"这一概念由 1955 年任应秋《中医的辨证论治的体系》[64]19-21 文中首次提出的，但辨证论治的思想源自《内经》的辨证立法，上至辨证论治遵循的法则如整体恒动、三因制宜、标本先后等，下至疾病论治的具体之法如"寒者热之，热者寒之……"还包括了具体病证的辨证论治，可见，《内经》奠定了中医辨证论治体系，后世发展的脏腑、六经、八纲、卫气营血、三焦等辨证体系皆是从《内经》中分化而出的，其发展脉络分述如下

1. 汉张仲景《伤寒论》"六经辨证"　立足于六经所属经络、脏腑的生理病理的基础上，从病邪性质、正气强弱、脏腑经络等多种因素入手，以太阳病证、阳明病证、少阳病证、太阴病证、少阴病证、厥阴病证来阐述外感病程中不同阶段的病证特点，用以指导临床治疗的"六经辨证"理论体系，源自张仲景《伤寒论》，是在《内经》"六经分证"理论基础上发展而来。

"六经"出自《素问·阴阳应象大论》："六经为川，肠胃为海，九窍为水注之气。"《素问·热论》将外感热病症状按照三阴三阳"六经"进行划分，即"六经分证"；确立六经循经传变规律："伤寒一日，巨阳受之……二日阳明受之……三日少阳受之……四日太阴受之……五日少阴受之……六日厥阴受之"，"各通其藏脉"的治则，以及"未满三日者，可汗而已；其满三日者，可泄而已"的针刺之法。作为外感热病的专篇，为《伤寒论》"六经辨证"奠定了理论基础。

张仲景在《素问·热论》"六经分证"的基础上，对外感热病的证候特点及其传变规律加以总结，将病程中各种症候群结合病变部位、寒热趋向、邪正盛衰进行综合分析，分为太阳病、阳明病、少阳病、太阴病、少阴病、厥阴病六个阶段，并确定方药，建立了较为完整的外感热病的六经辨证体系，虽基于《内经》但其不单止于六经循行及经脉作用，方证俱备，丰富拓展了《内经》"六经分证"的内容，在病证表现、病传方式、治则治法等方面均有发挥。

病证表现方面，《伤寒论》以"三阴三阳病"作为辨证论治的纲领：太阳病"脉浮，头项强痛而恶寒"[8]4，阳明病"身热，汗自出，不恶寒，反恶热也"[8]68-69，少阳病"口苦，咽干，目眩"[8]89，太阴病"腹满而吐，食不下，自利益甚，时腹自痛"[8]92，少阴病

"脉微细，但欲寐"[8]95，厥阴病"消渴，气上撞心，心中疼热，饥而不欲食，食则吐蚘（蛔）"[8]108，病证证候相较《内经》，《伤寒论》补充了虚证和寒证，丰富了病证内涵：如太阳病证补充了脉浮、恶寒的表证，阳明病证补充了腹胀满、大便燥结的阳明腑实证，少阳病证补充了口苦、咽干、目眩等胆腑郁热之症，太阴病证增加了呕吐、食不下、自利、腹痛等脾脏受邪之症，少阴病证补充了人身阴阳气血衰微的"脉微细，但欲寐"之症，厥阴病证则强调了肝脏受邪、波及心、胃之症。

病传方式方面，《伤寒论》在六经的传变次序上沿用《素问·热论》"循经以次相传"和"表里两感相传"，增加了"越经""合病""并病""直中三阴""变病"等多种传变方式，揭示了伤寒发病的整体性反应和变化趋势，进一步完善了三阴三阳分证。

治则治法方面，异于《素问·热论》"其未满三日者，可汗而已；其满三日者，可泄而已"的治法，《伤寒论》仅以太阳病证为表证沿用汗法，阳明病属里证予清里攻下之法，少阳病证属半表半里之证另立和解之法，而三阴证均为里证，不局限于下法，发展了回阳救逆、育阴清热、寒温并用等方法。还将《素问·热论》中两感理论运用于临床，提出了辨治方药：太阳少阴两感者予以麻黄附子细辛汤、四逆汤，"少阴病，始得之，反发热，脉沉者，麻黄附子细辛汤主之"[8]98；"病发热头痛，脉反沉，若不差，身体疼痛，当救其里，宜四逆汤"[8]33。

基于《素问·热论》"食肉则复"理论，《伤寒论》设专篇"辨阴阳易瘥后劳复病脉证并治法"论述，并补充了"大病差后，劳复者，枳实栀子汤主之"[8]125。

综上可见，《伤寒论》不仅将《内经》以经脉病证为中心的分证纲领发展为以脏腑经络为中心的辨证提纲，还发展和丰富了中医学外感热病的理论，为后世温病学说的发展创造了条件。但自仲景之后至唐代以前医家发展较少。

2. 汉张仲景《金匮要略》"脏腑辨证"理论体系的萌芽　立足于脏腑生理功能、病理变化的基础，判断疾病所属脏腑病位、病性的"脏腑辨证"，是藏象理论指导临床辨证的重要组成部分之一，是在《内经》藏象经络理论基础上发展而来。以阴阳五行为指导，分布于《素问》"至真要大论""五藏生成""水热穴论""藏气法时论"，《灵枢》"邪气藏府病形""经脉""本藏"等各篇均述及脏腑病因、病机、诊治等内容，构成了脏腑辨证的理论基础。

在疾病的认识方面，多按五脏来分型，例如《素问》咳论、痹论、痿论、风病、疟疾、痈疽等，都按五脏分型叙述其病变特点，如"肺热者，色白而毛败；心热者，色赤而络脉溢；肝热者，色苍而爪枯；脾热者，色黄而肉蠕动；肾热者，色黑而齿槁"（《素问·痿论》），还将临床症状与经络循行、脏腑功能相联系，如"肝病者，两胁下痛引少腹，令人善怒""心病者，胸中痛，胁支满，胁下痛，膺背肩甲间痛，两臂内痛""脾病者，身重，善饥，肉痿，足不收，行善瘛，脚下痛""肺病者，喘咳逆气，肩背痛，汗出，尻阴股膝髀腨胻足皆痛""肾病者，腹大胫肿，喘咳身重，寝汗出憎风"（《素问·藏气法时论》）；病因方面，外感六淫、内伤七情不仅是脏腑发病的主要原因，也对五脏各具选择性，例如《素问·阴阳应象大论》"怒伤肝""喜伤心""思伤脾""忧伤肺""恐伤肾"，不同的情志变动对五脏选择性各异；病机方面，《素问·至真要大论》"病机十九条"确立了脏腑病机纲领："诸风掉眩，皆属于肝。诸寒收引，皆属于肾。诸气膹郁，皆属于肺。诸湿肿满，皆属于脾。诸痛痒疮，皆属于心"；治疗方面，确立了药物归经与五脏的归属关系："酸入肝""苦入心""甘入脾""辛入肺""咸入肾"（《素问·至真要大论》），可见，"脏腑辨证"理论已贯穿《内经》全篇。

《金匮要略》将《内经》脏腑经络理论应用于临床实践，以整体观念为指导，以病为纲，以证为目，病证结合，综合判断病证部位、性质及邪正盛衰，辨证的基础上随症加减用药，首创了以脏腑经络辨治内伤杂病，可谓是脏腑辨证理论体系的萌芽阶段，启后世辨证论治纲要形成之先河[65]1-2。

《金匮要略·脏腑经络先后病脉证》开篇即明确了以脏腑为核心的辨证特点，从"诸病在脏欲攻之，当随其所得而攻之"[18]3可见一斑，并见于其余各篇章中，涉及了内、外、妇产科等20余篇具体病证，以具体病证为例，多以"辨……病脉证并治"为题，详述病之病因病机、脉证，将疾病的各种临床证候均落实到脏腑经络病变上，以脏腑病机立论进行辨证施治的思想贯穿始终。不仅将具有病变在同一脏腑的不同病证进行归纳辨治，如《金匮要略·肺痿肺痈咳嗽上气病脉证治》，以咳喘为主症，病位在肺的病证进行辨治；还将同一病证，病位在不同脏腑进行分型辨治，以《金匮要略·水气病脉证并治》为例，通过分析水肿的五脏成因，根据所表现的不同临床证候辨别脏腑根源，而有"五脏水"：心水、肝水、脾水、肺水、肾水之分，注重病证之间的鉴别，《金匮要略·五藏风寒积聚病脉证并治》中"五脏风寒"亦是同理，不仅详述了五脏病变的脉证表现，还强调同一病证下不同脏腑之间的区别，也是对疾病进行证候分型及辨证论治的具体实践，为后世医家脏腑辨证的发挥奠定了理论基础。

3. 汉《中藏经》"脏腑辨证"理论体系的形成 《中藏经》以"脏腑辨证"为中心，对《内经》各篇章中脏腑生理病理、形证脉气的内容进行分析整理归纳，综合而成"论五脏六腑虚实寒热生死顺逆脉证"至"论三焦虚实寒热生死顺逆脉证"之法凡11篇，其中，医论第21篇至32篇主要论及脏腑辨证的内容，以形、证、脉、气为辨证依据，创立了"虚实寒热生死顺逆"脏腑辨证八纲，以"虚实寒热"作为辨证之纲，以"生死顺逆"为辨病势之据，详尽阐释了每一脏腑病证虚实寒热的病机以及生死顺逆转归的变化，对脏腑的寒热虚实辨证加以系统化，强调"阴阳否格"为脏腑病证的病理改变，初步建立了脏腑辨证理论体系，对后来的易水学派理法方药完备的脏腑辨证体系有着重要的影响。

4. 唐孙思邈"脏腑辨证"理论体系的完善 《备急千金要方》集唐以前理法方药之大成，将脏腑辨证理论与临床实践相结合，在卷十一至卷二十以五脏五腑（无三焦）命名的脏腑病证中，各卷首为每脏的生理病理及病证脉象的"脉证"，再列出该脏虚实寒热辨证之法，论述包括脏腑虚实病证、五劳（肝劳、心劳、脾劳、肺劳、肾劳等）、六极（筋极、脉极、肉极、气极、精极、骨极）等病证，进行立论处方，确立了以脏腑为中心（五脏为多，略论六腑），以阴阳为纲，以虚实寒热为辨证要旨（虚寒与实热证多见），归纳了各脏腑虚实寒热辨证纲领："其冷热虚实风气，准药性而用之，则内外百病无所逃矣"（《备急千金要方·肝脏脉论》）[9]217。以肝脏病为例，包含有肝中风、肝中寒、肝伤、肝水、肝胀、肝着、肝积、肝疟、堕坠，以及筋病、别病、青筋牵病等病证，而以肝行辨证论治，又分肝虚实、肝胆虚实、筋极、坚癥积聚等各门，每一病证中均包含五脏五腑的证候表现。不仅细化分列了各脏腑的虚实病证，有着提纲挈领之用，也使得以脏腑为中心的辨证论治体系进一步完善，为脏腑辨证在后世走向辨证论治的主导地位起到了重要的推动作用[66]63。

除此之外，唐代以前的其他著作，较少系统应用脏腑辨证，如《针灸甲乙经》只是对《内经》脏腑理论的梳理，《肘后备急方》主要是针对急性病证的治法和方药，几乎没有详细的疾病症状表现描述，《外台秘要》基本是借鉴《诸病源候论》和《备急千金要方》，少有个人见解。

5. 宋钱乙在儿科中对脏腑辨证的应用　在临床疾病的认识和治疗方面，北宋钱乙继承了《内经》按五脏对疾病进行分类的方法，在其《小儿药证直诀》中，将五脏系统理论用于儿科疾病的分类和辨治。

首先，他归纳了小儿五脏病的主要症状："肝病，哭叫，目直，呵欠，顿闷，项急。心病，多叫哭，惊悸，手足动摇，发热饮水。脾病，困睡，泄泻，不思饮食。肺病，闷乱哽气，长出气，气短喘息。肾病，无精光，畏明，体骨重。"[67]14

其次，他归纳出了小儿五脏虚实辨证的提纲："心主惊。实则叫哭发热，饮水而摇；虚则卧而悸动不安。肝主风。实则目直，大叫，呵欠，项急，顿闷；虚则咬牙，多欠气。热则外生气；湿则内生气。脾主困。实则困睡，身热，饮水；虚则吐泻，生风。肺主喘。实则闷乱喘促，有饮水者，有不饮水者；虚则哽气，长出气。肾主虚，无实也。惟疮疹，肾实则变黑陷。"[67]14

并且，他还根据五脏虚实的辨证制定了补泻五脏的方剂。如补脾用"益黄散"："益脾者，母令子实故也。补脾，益黄散。"[67]14泻脾用"泻黄散"："泻黄散又名泻脾散，治脾热弄舌。"[67]14补肝用"地黄丸"："肝怯者，受病也。补肝肾，地黄丸。"[67]14泻肝用"泻青丸"："肝强胜肺……治肝，泻青丸主之。"[67]14补肺用"阿胶散"："唇白色，当补肺，阿胶散主之。"[67]14泻肺用"泻白散"："肺胜肝……治肺，泻白散主之。"[67]14泻心用"泻心汤"："心气实则气上下行涩，合卧则气不得通。故喜仰卧，则气得上下通也。泻心汤主之。"若心中有热，则用"导赤散"："视其睡，口中气温，或合面睡，及上窜切牙，皆心热也。导赤散主之。"[67]14补心用"安神丸"："安神丸，治面黄颊赤，身壮热，补心。一治心虚肝热，神思恍惚。"[67]30补肾用"地黄丸"："肾水，阴也，肾虚则畏明，皆宜补肾，地黄丸"[67]14等。其中"导赤散""泻白散""地黄丸"被后世不断扩大应用范围，沿用至今，已然成为千古名方。

可见，在北宋时期，已有医家有意识地基于《内经》的五脏系统来构建临床专科疾病的理论系统。

6. 金张元素对脏腑辨证的具体化和系统化　张元素在《脏腑标本寒热虚实用药式》（以下简称《用药式》）中归纳并补充《内经》五脏六腑的生理作用、病理症状，并按标本、寒热、虚实分型论治，配以常用药，理法方药具备，形成了紧贴临床的脏腑辨证论治系统。

肺：肺的生理为："藏魄，属金，总摄一身元气，主闻，主皮毛。"[68]77肺的本病为："诸气膹郁，诸痿，喘呕，气短，咳嗽，上逆，咳唾脓血，不得卧，小便数而欠，遗矢不禁。"[68]77肺的标病为："洒淅寒热，伤风自汗，肩背痛冷，臑臂前廉痛。"[68]77肺气实证有"泻子"法（药用泽泻、葶苈子、桑皮、地骨皮），"除湿"法（药用半夏、白矾、白茯苓、薏苡仁、木瓜、橘皮），"泻火"法（药用粳米、石膏、寒水石、知母、诃子），"通滞"法（药用枳壳、薄荷、生姜、木香、杏仁、厚朴、皂荚、桔梗、苏梗）；肺气虚证有"补母"法（药用甘草、人参、升麻、黄芪、山药），"润燥"法（药用蛤蚧、阿胶、麦冬、贝母、百合、天花粉、天冬），"敛肺"法（药用乌梅、粟壳、五味、白芍、五倍子）；本热证用"清热"法（黄芩、知母、麦冬、栀子、沙参、紫菀、天冬）；本寒证用"温肺"法（药用丁香、藿香、款冬花、檀香、白豆蔻、益智仁、砂仁、糯米、百部）；标寒证用"解表"法（药用麻黄、葱白、紫苏）。美中不足的是《用药式》中未明确说出每个证型具体的主要症状。

大肠：大肠的生理功能为："属金，主变化，为传送之官。"[68]78大肠本病为："大便闭结，泄痢下血，里急后重，疽痔脱肛，肠鸣而痛。"[68]78标病为："齿痛喉痹，颈肿口干，咽中如梗，衄血，目黄，手大指次指痛，宿食发热，寒栗。"大肠实热证，见大便不通者，用泻热法，药用大黄、芒硝、芫花、牵牛、巴豆、郁李仁、石膏；大肠气滞证，见便秘者，治以行气破气法，药用枳壳、木香、橘皮、槟榔。大肠气虚证，见肠鸣、泻泄者，治以补气法，药用皂荚；大肠干燥证，治以养血润燥，药用桃仁、麻仁、杏仁、地黄、乳香、松子、当归、肉苁蓉；大肠湿盛证，症见"水谷不分，下渗于大肠，而为泻泄"[68]78，治以健脾燥湿，药用白术、苍术、半夏、硫黄；大肠气陷证，症见飧泄者，治以升阳举陷，药用升麻、葛根；大肠脱证，症见滑脱者，治以固脱，药用龙骨、白垩、诃子、罂粟壳、乌梅、白矾、赤石脂、禹余粮、石榴皮；大肠本热证，见"肺火下移大肠，每多虚热"[68]79者，治以清热之法，药用秦艽、槐角、地黄、黄芩；大肠本寒证，"每多下利清谷"，治以温里之法，药用干姜、附子、肉桂；大肠标热证，指外邪侵袭手阳明经脉，邪入肌肉化热的情况，治以解肌之法，药用石膏、白芷、升麻、葛根[68]78-79。

胃：胃的生理功能为："属土，主容受，为水谷之海。"[68]79胃的本病症见："噎膈反胃，中满肿胀，呕吐泻痢，霍乱腹痛，消中善饥，不消食，伤饮食，胃管当心痛，支两胁。"[68]79胃的标病症见："发热蒸蒸，身前热，身后寒，发狂谵语，咽痹，上齿痛，口眼㖞斜，鼻痛，鼽衄赤瘤。"[68]79胃中湿热证，用下法治疗，药用大黄、芒硝；胃中食积证，轻者用消法，重者用下法治疗，药用巴豆、神曲、山楂、阿魏、硇砂、郁金、三棱、轻粉；胃气虚湿盛证，用燥湿法治疗，药用苍术、白术、半夏、茯苓、橘皮、生姜；胃中寒湿证，用温补脾阳法治疗，药用干姜、附子、草果、肉桂、丁香、肉果、人参、黄芪；胃本热证，用降心火法治疗，药用石膏、地黄、犀角、黄连；胃标热证，指外邪侵入足阳明胃经，邪在肌肉，用解肌法治疗，药用升麻、葛根、豆豉[68]79。

脾：脾的生理功能有："藏意，属土，为万物之母，主营卫，主味，主肌肉，主四肢。"[68]80脾的本病症见："诸湿肿胀痞满，噫气大小便闭，黄疸痰饮，吐泻霍乱，心腹痛，饮食不化。"[68]80脾的标病症见："身体胕肿，重困嗜卧，四肢不举，舌本强痛，足大指不用，九窍不通，诸痉项强。"[68]80脾实证，症见肺气壅遏之表现者，用泻肺法治疗，药用诃子、防风、桑白皮、葶苈子；脾实证，症见痰血食积，壅塞上焦之表现者，用吐法治疗，药用豆豉、栀子、莱菔子、常山、瓜蒂、郁金、虀汁、藜芦、苦参、赤小豆、盐汤、苦茶；脾实湿盛证，见积饮表现者，用下法治疗，药用大黄、芒硝、礞石、大戟、续随子、芫花、甘遂。脾虚证有三种治疗方法，一为益心火，为补母法，药用桂心、茯苓，二为益脾气法，药用人参、黄芪、升麻、葛根、甘草、陈皮、藿香、葳蕤、砂仁、木香、扁豆；三为补脾血法，药用白术、苍术、白芍、胶饴、大枣、干姜、木瓜、乌梅、蜂蜜。脾本湿证，一用燥中宫法治疗，药用白术、苍术、橘皮、半夏、吴茱萸、天南星、草豆蔻、白芥子；一用洁净腑法治疗，即利尿之法，药用木通、赤茯苓、猪苓、藿香。脾标湿证，指外感寒湿之邪所致的病变，用开鬼门之法治疗，药用葛根、苍术、麻黄、独活[68]80-81。

小肠：小肠的生理功能为"主分泌水谷，为受盛之官。"[68]81小肠本病症见"大便水谷利，小便短，小便闭，小便血，小便自利，大便后血，小肠气痛，宿食夜热旦止。"[68]81小肠标病症见"身热恶寒，嗌痛颌肿，口糜耳聋。"[68]81小肠气分热证，见水谷不分之表现的，用行水导热法治疗，药用木通、猪苓、滑石、瞿麦、泽泻、灯心草；小肠血分热证，见血热妄行表现的，用清热凉血法治疗，药用地黄、蒲黄、赤苓、栀子、牡丹皮；小肠气分虚寒证，其病机为胃气虚而湿流小肠，则见水谷不分的，用调补胃气的方法治疗，药用白术、川楝子、茴香、砂仁、神曲、扁豆；小肠血分虚寒证，用补阳行气的方法治疗，药用桂心、延胡索；小肠本热证，用降心火的方法治疗，药用黄柏、黄芩、黄连、连翘、栀子；小肠标热证，指阳邪侵袭手太阳小肠经产生的病变，多见自汗，用解肌的方法治疗，药用藁本、羌活、防风、蔓荆[68]81。

膀胱：膀胱的生理功能为："主津液，为胞之腑，气化乃能出。"[68]81膀胱的本病症见："小便淋沥，或短数，或黄赤，或白，或遗失，或气痛。"[68]81膀胱的标病症见："发热恶寒，头痛，腰脊强，鼻塞，足小指不用。"[68]81膀胱实热证，用行水法治疗，药用滑石、猪苓、泽泻、茯苓；膀胱虚热证，用滋肾和膀胱之阴的方法治疗，药用知母、黄柏，膀胱虚寒证，用升散温涩的方法治疗，药用桔梗、升麻、益智仁、乌药、山茱萸；

膀胱本热证，用降火法治疗，药用地黄、栀子、茵陈、黄柏、牡丹皮、地骨皮；膀胱标寒证，指寒邪袭表之证，用解表的方法治疗，药用麻黄、桂枝、羌活、防己、黄芪、木贼草、苍术[68]81-82。

肾：肾的生理功能有："藏志，属水，为天一之源，主听，主骨，主二阴。"[68]82肾的本病症见："诸寒厥逆，骨痿腰痛，腰冷如冰，足胕肿寒，少腹满急疝瘕，大便闭泄，吐利腥秽，水液澄澈清冷不禁，消渴引饮。"[68]82肾的标病症见："发热不恶寒，头眩头痛，咽痛舌燥，脊骨后廉痛。"[68]82张元素也赞同肾无实证，他提出肾的实证其实就是膀胱邪实："真水无所谓强也，膀胱之邪气旺，则为水强。"[68]82治疗上以泻膀胱之邪为主，药用牵牛、大戟、泽泻、猪苓、车前子、防己、茯苓。肾虚证有三种方法，一为补母法，药用人参、山药；一为补肾气法，药用知母、玄参、补骨脂、砂仁、苦参；一为补精血法，药用黄柏、枸杞、熟地、锁阳、肉苁蓉、山茱萸、阿胶、五味子。肾本热证，以攻下法治疗。肾本寒证，用温里法治疗，药用附子、干姜、肉桂、白术、蜀椒；肾标寒证，指寒邪直中足少阴经络，未入脏腑，相当于《伤寒论》体系中的少阴寒化证，用解表法治疗，药用麻黄、细辛、独活、桂枝；肾标热证，指寒邪入于骨髓，日久化热，相当于《伤寒论》体系中的少阴热化证。治疗上用清热之法，药用玄参、连翘、甘草、猪肤[68]82-83。

命门：张元素将命门也纳入脏腑辨证体系中，是对《内经》脏腑理论体系一个补充。命门的生理功能为："相火之原，天地之始，藏精生血，降则为漏，升则为铅，主三焦元气。"[68]83命门本病症见："前后癃闭，气逆里急，疝痛奔豚，消渴膏淋，精漏精寒，赤白浊，溺血，崩中带漏。"[68]83命门火强证，用泻相火来治疗，药用黄柏、知母、牡丹皮、地骨皮、生地、茯苓、玄参、寒水石；命门火衰证，用益阳法治疗，药用附子、肉桂、益智仁、补骨脂、沉香、川乌、硫黄、天雄、乌药、阳起石、茴香、胡桃、巴戟、丹砂、当归、蛤蚧、覆盆子；命门精脱证，用固脱的方法治疗，药用牡蛎、芡实、金樱子、五味子、远志、山茱萸、蛤粉。可见，张元素所讲的命门的生理病理属于后世肾藏功能的一部分[68]83。

心：心的生理功能为："藏神，为君火，包络为相火，代君行令，主血，主言，主汗，主笑。"[68]84心的本病："诸热瞀瘛，惊惑谵妄烦乱，啼笑詈骂，怔忡健忘，自汗，诸痛痒疮疡。"[68]84心的标病："肌热，畏寒战栗，舌不能言，面赤目黄，手心烦热，胸胁满，痛引腰背肩胛肘臂。"[68]84心实证，伴有脾胃热的，治疗上用泻子法，药用黄连、大黄；心实证兼有肺气受损的，用补气利水法，药用甘草、人参、赤茯苓、木通、黄柏；心实证见血热者，用凉血之法治疗，药用丹参、牡丹皮、生地、玄参；心实证见神不安者，用镇惊之法治疗，药用朱砂、牛黄、紫石英；心神虚证见肝虚者，用补母法，药用细辛、乌梅、酸枣仁、生姜、陈皮；心神虚证见气虚者，用补气法治疗，药用桂心、泽泻、白茯苓、远志、茯神、石菖蒲；心神虚证见血虚者，药用当归、熟地、乳香、没药。心本热证，一用泻火之法治疗，药用黄芩、竹叶、麦冬、芒硝、炒盐；一用凉血法治疗，药用生地、栀子、天竺黄。心标热证，指外邪侵袭手少阴心经，用散火的方法治疗，所谓"火郁发之"，药用甘草、独活、麻黄、柴胡、龙脑[68]84。

三焦：三焦的生理功能为："为相火之用，分布命名元气，主升降出入，游行天地之间，总领五脏六腑营卫经络内外上下左右之气，号中清之腑。上主纳，中主化，下主出。"[68]85三焦本病症见："诸热瞀瘛，暴病暴卒暴瘖，躁扰狂越，谵妄惊骇，诸血溢血泄，诸气逆冲上，诸疮疡痘疹瘤核。"[68]85"上热，则喘满，诸呕吐酸，胸痞胁痛，食饮不消，头上汗出。中热，则善饥而瘦，解㑊中满，诸胀腹大，诸病有声，鼓之如鼓，上下关格不通，霍乱吐利。下热，则暴注下迫，水液浑浊，下部肿满，小便淋沥或不通，大便闭结，下痢。上寒，则吐饮食痰水，胸痹，前后引痛，食已还出。中寒，则饮食不化，寒胀，反胃吐水，湿泻不渴。下寒，则二便不禁，脐腹冷，疝痛。"[68]85三焦标病症见："恶寒战栗，如丧神守，耳鸣耳聋，嗌肿喉痹，并诸病胕肿，疼酸惊骇，手小指次指不用。"[68]85三焦表实证，用汗法治疗，药用麻黄、柴胡、葛根、荆芥、升麻、薄荷、羌活、石膏；上焦实证，用吐法治疗，药用瓜蒂、沧盐、虀汁；中焦、下焦实证，用下法治疗，药用大黄、芒硝；上焦虚寒证，用温补之法治疗，药用人参、天雄、桂心；中焦虚寒证，药用人参、黄芪、丁香、木香、草果；下焦虚寒证，药用黑附子、肉桂、硫黄、人参、沉香、乌药、补骨脂；上焦本热证，用清热法治疗，药用黄芩、连翘、栀子、知母、玄参、石膏、生地；中焦本热证，药用黄连、连翘、生地、石膏；下焦本热证，药用黄柏、知母、生地、石膏、牡丹皮、地骨皮；三焦标热证，用解表法，药用柴胡、细辛、荆芥、羌活、葛根、石膏[68]85-86。

胆：胆的生理功能为："属木，为少阳相火，发生万物，为决断之官。"[68]86胆的本病症见："口苦，呕苦汁，善太息，心中澹澹，如人将捕之，目昏，不眠。"[68]86胆的标病症见："寒热往来，痁疟，胸胁痛，头额痛，耳痛鸣聋，瘰疬结核马刀，足小指次指不用。"[68]86胆实热证，用泻火法治疗，药用龙胆草、牛膝、猪胆、生蕤仁、生酸枣仁、黄连、苦茶；胆虚之证，用温补气血之法（温胆）治疗，药用人参、半夏、细辛、当归、炒蕤仁、炒酸枣仁、地黄。胆本热证，一指胆病兼虚热者，用除火法治疗，药用黄芩、黄连、芍药、连翘、甘草；一指胆热扰魂，症见神魂不安者，用镇惊法治疗，药用黑铅、水银。胆标热证，用和解法，药用柴胡、芍药、黄芩、半夏、甘草[68]86-87。

肝：肝的生理功能为："藏血，属木，胆火寄于中，主血，主目，主筋，主呼，主怒。"[68]87肝藏本病症见："诸风眩运，僵卧强直惊痫，两胁肿痛，胸胁满痛，呕血，小腹疝痛，瘕疝，女人经病。"[68]87肝藏标病症见："寒热疟，头痛吐涎，目赤面青多怒，耳闭颊肿，筋挛卵缩，丈夫癫疝，女人少腹肿痛阴病。"[68]87肝实证，一用泻子法治疗，即泻心火，药用甘草；一用行气法治疗，药用香附、川芎、瞿麦、牵牛、青皮；一用行血法治疗，药用红花、鳖甲、桃仁、莪术、三棱、穿山甲、大黄、水蛭、虻虫、苏木、牡丹皮；一用镇惊法治疗，药用雄黄、金箔、铁落、珍珠、代赭石、夜明砂、胡粉、银箔、铅丹、龙骨、石决明；一用搜风法治疗，药用羌活、荆芥、薄荷、槐子、蔓荆子、白花蛇、独活、皂荚、乌头、防风、白附子、僵蚕、蝉蜕。肝虚证，一用补母法治疗，即补肾，药用枸杞、杜仲、狗脊、熟地、苦参、萆薢、阿胶、菟丝子；一用补血法治疗，药用当归、牛膝、续断、白芍、血竭、没药、川芎；一用补气法治疗，药用天麻、柏子仁、白术、菊花、细辛、密蒙花、决明子、谷精草、生姜。肝本热证，一用泻木法，药用芍药、乌梅、泽泻；一用泻火法，药用黄连、龙胆草、黄芩、苦茶、猪胆；一用攻里法，药用大黄；肝标热证，一为外邪入少阳，用和解法，药用柴胡、半夏；一为外邪侵入筋经的情况下，用解肌法，药用桂枝、麻黄[68]86-87。

综上，张元素归纳了五脏、六腑、命门的主要病症，并按照表里虚实的纲要进行辨证分型，并给出了相应的治疗药物，虽然没有细述每个证型的具体症状，对疾病的分类还显得较为粗糙，但是各脏腑病的主要症状、病理机制、治疗方法和具体用药已经具备，形成了完整的脏腑辨证论治体系，《用药式》一方面对《内经》藏象学说进行了有条理的系统表述，规范了脏腑辨证用药，已初具临床内科教材的规模。

7. 金李杲对内伤外感的辨证分析　李杲提出了风寒外感发热和饮食劳役内伤发热的辨别标准。

外感风寒引起的发热恶寒是同时发作和持续发作，有日渐加重的趋势，并且虽然觉得热，但稍微袒露皮肤即恶寒，发热伴有面红、鼻塞不通。外感恶寒以虽然穿厚衣，处于温暖的地方，但不能减轻，并且伴有无汗："外伤寒邪，发热恶寒，寒热并作。其热也翕翕发热，又为之拂拂发热，发于皮毛之上，如羽毛之拂，明其热在表也，是寒邪犯高之高者也……其面赤，鼻气壅塞不通，心中烦闷，稍似袒裸，露其皮肤，已不能禁其寒矣。"[11]4-5

饮食劳役所致内伤恶寒发热，为恶寒发热交替发作，时有间断，内伤恶寒在寒冷的环境和气候里即可发作，增加衣被或进入温暖的环境可减轻。内伤发热为浑身燥热，袒露或者在凉爽的环境里可缓解，可自汗后减轻，伴有咽膈不通的感觉。并且，内伤发热手心热手背不热，外感发热相反："其内伤饮食不节，或劳役所伤，亦有头痛、项痛、腰痛，与太阳表证微有相似，余皆不同，论中辨之矣。内伤不足之病，表上无阳，不能禁风寒也，此则常常有之；其躁热发于肾间者，间而有之，与外中寒邪，略不相似……但避风寒，及温暖处，或添衣盖，温养其皮肤，所恶风寒便不见矣。是热也……作蒸蒸而躁热，上彻头顶，傍彻皮毛，浑身躁热，作须待袒衣露居，近寒凉处即已，或热极而汗出亦解。"[11]5

但后世学者范行准指出，李杲所说的内伤病其实是一种腺鼠疫，所以有学者认为其论述的内伤之证除了一般的内伤证外，还包括了外感病证。[69]186

8. 明张介宾阐发《内经》十六字辨治原则、制"八略"列"八阵"　《素问·至真要大论》有云："有者求之，无者求之，盛者责之，虚者责之，必先五胜，疏其血气，令其调达，而致和平，此之谓也。"其中"有者求之，无者求之，盛者责之，虚者责之"十六字为后世奉为辨治原则。

明代张介宾对上述十六字辨证原则进行了详细的阐发,指出"有无"即指六气之虚实:"凡或有或无,皆谓之机,有者言其实,无者言其虚。求之者,求有无之本也。譬犹寻物一般,必得其所,取之则易。如太阴雨化,施于太阳;太阳寒化,施于少阴;少阴热化,施于阳明;阳明燥化,施于厥阴;厥阴风化,施于太阴。凡淫胜在我者,我之实也,实者真邪也。反胜在彼者,我之虚也,虚者假邪也。此六气之虚实,即所谓有无也。"[15]218

"盛虚"即为水火之虚实,"求之""责之"为辨别水火虚实,而他说的水火,有两层含义,一为疾病的寒热属性,二指心肾二脏:"然天地运气,虽分五六,而阴阳之用,水火而已。故阳胜则阴病,阴胜则阳病。泻其盛气,责其有也。培其衰气,责其无也……故心盛则生热,肾盛则生寒。肾虚则寒动于中,心虚则热收于内……热之不久,责心之虚。寒之不久,责肾之少。有者泻之,无者补之,虚者补之,盛者泻之,适其中外,疏其壅塞,令上下无碍,气血通调,则寒热自和,阴阳调达矣。"[15]218-219

所以张介宾将《内经》的十六字辨证原则解释为辨析心阳肾阴之虚实,并根据此原则阐发了临床上容易引起困惑病证的机理和治则,如用热药治疗寒证无效或昼夜反复发热,是因为心阳虚无火,治疗上应该助心火;用寒药治疗热证无效或者发热时发时止而反复不愈的病证,是因为肾阴虚无水,应该助肾水。根据辨析水火的辨证原则,还对一些重症的病机进行了辨析,如呕吐且饮食不下属于内火证,呕吐兼食入而吐属于无火的虚寒证,严重的泄泻伴完谷不化属于无火的虚寒证,慢性便溏或泄泻,发作不规律的,属于无水的阴虚证:"内格呕逆,食不得入,是有火也。病呕而吐,食入反出,是无火也。暴速注下,食不及化,是无水也。溏泄而久,止发无恒,是无水也。"[15]219

而这十六字中的治则通过疏通气血而起到调和寒热的作用:"有者泻之,无者补之,虚者补之,盛者泻之,适其中外,疏其壅塞,令上下无碍,气血通调,则寒热自和,阴阳调达矣。"[15]219

9. 清程钟龄确立八纲辨证 《内经》中对于人体部位、生理以及病理曾划分为盛、衰、虚、实、阴、阳、寒、热、表、里等几大范畴。如《灵枢·营卫生会》:"壮者之气血盛,其肌肉滑,气道通,荣卫之行,不失其常,故昼精而夜瞑。老者之气血衰,其肌肉枯,气道涩,五藏之气相搏,其营气衰少而卫气内伐,故昼不精,夜不瞑。"《灵枢·刺节真邪》:"虚邪之中人也,洒淅动形……搏于肉,与卫气相搏,阳胜者则为热,阴胜者则为寒。"《素问·金匮真言论》:"故背为阳,阳中之阳,心也;背为阳,阳中之阴,肺也;腹为阴,阴中之阴,肾也;腹为阴,阴中之阳,肝也;腹为阴,阴中之至阴,脾也。此皆阴阳表里内外雌雄相输应也,故以应天之阴阳也。"这些范畴性概念一直流传下来作为传统中医认识和阐述疾病机理的工具。

程钟龄从《内经》里所流传下来对疾病性质的描述中,提炼出"寒、热、虚、实、表、里、阴、阳"八个概念，对其进一步阐发，所著的《医学心悟》中明确提出了八纲辨证之法，即辨病情的寒热、虚实、表里、阴阳属性："病有总要，寒、热、虚、实、表、里、阴、阳，八字而已。病情既不外此，则辨证之法亦不出此。"[61]12并且举出了具体的症状：

如辨别寒热的主要症状有口渴，饮食喜冷或喜热，烦躁，厥逆，小便清长或短赤，大便溏薄或秘结，脉是迟还是数："假如口渴而能消水，喜冷饮食，烦躁，溺短赤，便结，脉数，此热也。假如口不渴，或假渴而不能消水，喜饮热汤，手足厥冷，溺清长，便溏，脉迟，此寒也。"[61]12

辨别虚实的症状为汗出与否，胸腹胀还是痛，胀减与否，痛是喜按还是拒按，病之新久，脉之虚实："假如病中无汗，腹胀不减，痛而拒按，病新得，人禀厚，脉实有力，此实也。假如病中多汗，腹胀时减，复如故，痛而喜按，按之则痛止，病久禀弱，脉虚无力，此虚也。"[61]12

辨别表里的症状主要为发热与潮热，恶寒与恶热，头痛与腹痛，鼻塞与口燥，有无舌苔，脉位浮沉："假如发热恶寒，头痛鼻塞，舌上无苔，脉息浮，此表也。假如潮热恶热，腹痛口燥，舌苔黄黑，脉息沉，此里也。"[61]13

辨别阴阳主要建立于辨别寒热虚实表里其他六纲之上："热者为阳，实者为阳，在表者为阳；寒者为阴，虚者为阴，在里者为阴。寒邪客表，阳中之阴；热邪入里，阴中之阳。寒邪入里，阴中之阴；热邪达表，阳中之阳。"[61]13此外还要辨别真阴假阳证和真阳假阴证："假如脉数无力，虚火时炎，口燥唇焦，内热便结，气逆上冲，此真阴不足也；假如脉大无力，四肢倦怠，唇淡口和，肌冷便溏，饮食不化，此真阳不足也。"[61]13说的是症状表现出热象的不一定是阳热证，也有可能是阴虚火旺证，而症状表现出一派虚寒之象的，为真阳不足证，主要看脉象。

此外还提出有九种特殊情况，与上述八纲症状归纳不符，即"同气相求""挟热下利""阴结""热深厥亦深""阴躁""热邪传里""津液不足""直中于寒""温病自里达表"："然病中有热证而喜热饮者，同气相求也。有寒证而喜冷饮，却不能饮者，假渴之象也。有热证而大便溏泻者，挟热下利也。有寒证而大便反硬者，名曰阴结也。有热证而手足厥冷者，所谓热深厥亦深、热微厥亦微是也；有寒证而反烦躁，欲坐卧泥水之中者，名曰阴躁也。有汗而为实证者，热邪传里也。有无汗而为虚证者，津液不足也。有恶寒而为里证者，直中于寒也。有恶热、口渴而为表证者，温热之病自里达表也。"[61]13

同时，概括治病之八法："论治病之方，则又以汗、和、下、消、吐、清、温、补八法尽之。盖一法之中，八法备焉；八法之中，百法备焉。病变虽多，而法归于一。"[61]13

10. 清叶桂借《内经》卫气营血之名创卫气营血辨证　《内经》中用卫、气、营、血这四个名词描述了部分人体的生理病理情况。其中"卫"讲的是人体中某种具有"温分肉，充皮肤，肥腠理，司开阖"功能的物质，《灵枢·本藏》："卫气者，所以温分肉，充皮肤，肥腠理，司关合者也。"这种物质主要循行于脉外，四肢肌肉皮肤之间，弥散于胸腹肓膜，《素问·痹论》："卫者，水谷之悍气也，其气慓疾滑利，不能入于脉也，故循皮肤之中，分肉之间，熏于肓膜，散于胸腹。"《灵枢·邪客》："卫气者，出其悍气之慓疾，而先行于四末分肉皮肤之间，而不休者也。""营"主要是人体中化生血液，营养四肢脏腑的物质，《灵枢·邪客》："营气者，泌其津液，注之于脉，化以为血，以荣四末，内注五脏六府，以应刻数焉。"这种物质循行于脉中，《灵枢·营卫生会》："营在脉中，卫在脉外。""气"是一种出于上焦，能发散五谷精微，温暖肌肤，充实形体，润泽毛发的物质，《灵枢·决气》："上焦开发，宣五谷味，熏肤，充身泽毛，若雾露之溉，是谓气？""血"是生于中焦的一种红色物质，并且和"神"的关系密切，《灵枢·决气》："中焦受气取汁，变化而赤，是谓血。"《灵枢·营卫生会》："血者神气也。"而"卫""气""营""血"四者的关系十分密切，《灵枢·寿夭刚柔》："刺营者出血，刺卫者出气。"《素问·调经论》"取血于营，取气于卫"，即是在营气分布的位置可以获得血，在卫气分布的位置可以获得气。可见《内经》中卫、气、营、血这四个名词不仅指代人体中的某种物质，还有疾病位置的含义在内。后世也有这种用法，如《金匮要略·肺痿肺痈咳嗽上气病脉证治》："风中于卫，呼气不入。热过于荣，吸而不出。"[18]18

叶桂也根据《内经》中卫气营血关于病位的含义，在温病辨治中，创立了卫气营血的辨证之法，提出卫属肺，心属营："温邪上受，首先犯肺，逆传心包。肺主气属卫；心主血属营。辨营卫气血虽与伤寒同；若论治法，则与伤寒大异。"[32]341 温邪按卫-气-营-血的顺序传变，在不同的阶段，治疗原则也不同。如邪在卫分用汗法（辛凉轻剂），邪在气分用清气法（战汗透邪，益胃），邪在营分用透热转气法，邪在血分则用凉血散血法："卫之后方言气，营之后方言血。在卫汗之可也；到气才宜清气；乍入营分，犹可透热，仍转气分而解，如犀角、元参、羚羊等物是也；至入于血，则恐耗血动血，直须凉血散血，如生地、丹皮、阿胶、赤芍等物是也。"[32]341 相对于《内经》将卫、气、营、血的名称用于描述生理性定位，叶桂则用于病理性定位，并且加入了时间秩序的元素，描述了疾病发展的动态过程，是对《内经》中原始概念的一种发展，使中医在学术上对疾病的认识更深入了一步。

11. 清叶桂、吴瑭、明喻昌阐述基于《内经》三焦说的三焦辨证论治　叶桂将《内经》三焦的概念运用于温病气分阶段的辨证论治，指出如果温邪在气分不解，不传入血分的话，可流连三焦："再论气病有不传血分，而邪留三焦。"[32]341 且病邪在三焦的传变模式是先上焦，上焦不解则蔓延至中下焦："暑热必挟湿，吸气而受，先伤于上……上焦不解，漫延中下，此皆急清三焦，是第一章旨。"[32]147-148 三焦辨证的治法为分消上下，宣通三焦，即开上焦郁结，辅以建运中焦，并通利肠道："而邪留三焦……此则分消上下之势。"[32]341 "开上郁，佐中运，利肠间，亦是宣通三焦也。"[32]151 在用药上，上焦宜用辛凉之剂，中焦宜用苦辛寒之剂，下焦宜用咸寒之剂："上焦药用辛凉，中焦药用苦辛寒，下焦药用咸寒。"[32]306

吴瑭在叶桂的基础上，创立了温病的三焦辨治法。提出温病三焦的传变过程。温热之邪由手太阴肺侵袭人体，首先发病在上焦，此时病名为温病。主要症状有："头痛，微恶风寒，身热自汗，口渴，或不渴而咳，午后热甚者。"[21]6传入中焦后，变生阳明温病，主要症状有："面目俱赤、语声重浊、呼吸俱粗、大便闭、小便涩、舌苔老黄、甚则黑有芒刺，但恶热、不恶寒，日晡益甚者。"[21]20脉浮洪躁甚者用白虎汤治疗，脉沉数有力或脉小实者用大承气汤治疗。传至下焦时，便生风温、温热、温疫、温毒、冬温等病，主要症状有："身热面赤，口干舌燥，甚则齿黑唇裂。"[21]44如果此时仍见脉沉实者，可用下法，如果脉虚大，症又见"手足心热甚于手足背者"，用加减复脉汤治疗。并以三焦辨证判断温病的预后。

喻昌提出瘟疫病的三焦辨证论治法，认为瘟疫之邪侵入人体三焦，为直上直下之势，并根据症状把大头瘟、蛤蟆瘟归为上焦瘟疫，瓜瓤温、疙瘩瘟归为中焦瘟疫，绞肠瘟、软脚瘟归为下焦瘟疫[70]15-16。

十四、《内经》治则治法理论发展研究评述

纵观《内经》治则理论发展历程，秦汉时期，《难经》"补母泻子""泻南补北"开启治则理论在针灸上的运用，《伤寒杂病论》将治则理论运用于外感病和内伤杂病的辨治中，融理、法、方、药于一炉，构建了完整的六经和脏腑病证的治疗学理论体系，"观其脉证，知犯何逆，随证治之"[8]8可谓张仲景上承《内经》理论对治则治法的核心概括；魏晋隋唐时期，治则理论在针灸和方药治疗等医疗实践中得以细化具体、充实完善，医籍方书辈出，如《针灸甲乙经》《小品方》《备急千金要方》《外台秘要》在对前人治则理论归纳汇编的基础上，结合自身医疗实践经验，升华至理论且具有临床可操作性，呈现了从理论到实践、内容从抽象到具体、不断充实完善的发展脉络，结合临床治疗的方药，使得治则理论更具条理化。在治则理论的发展中，张仲景"以证为本"承继《内经》"治病求本"治则，将治则理论与临床实践紧密结合，指导临证遣方用药，并创制出多种治法的代表方剂，建立了六经、脏腑病证辨证治疗体系，这样"经验-案例性范式"治则，突破了《内经》"理论-整体性"范式[71]序二，在临床辨治中显示出了极强的实用性。

秦汉魏晋隋唐时期，对《内经》治则理论的传承发展以秦汉时期张仲景贡献最著，魏晋时期方书辈出，隋唐时期集大成之作，但对《内经》治则理论的发展创新皆不多，与当时社会环境密切相关：魏晋南北朝时期因政局动荡、战乱不息、疫病横行，临床医学虽发展迅速，但制方选药多着眼于外伤、感染、疫病诊治，疗效、便捷是衡量的指标，且理论方面略于探讨；虽方书辈出，但除传世《肘后备急方》，多数方书已于战乱中散佚，故这一时期对《内经》治则理论的发展少有理论创新，与缺乏安定的社会环境有直接联系。隋唐时期，国家统一，经济繁荣，当朝统治者对医家的尊重，推动了《备

急千金要方》《外台秘要》两部汇集前人证治经验、理法方药俱全的大型医著编纂，可见，这一时期对《内经》治则理论的发展仍以汇集整理证治经验为主，虽创新不多但有利于承启后世，与安定的社会环境、尊重医学的氛围密不可分。

至北宋时期，钱乙将《内经》按脏腑定位定下对疾病进行辨证立法的思维模式运用到儿科领域，可以看成是将《内经》中按五脏辨证的模式提炼概括了出来，为后世的五脏辨证开了先河。金元时期张元素又进一步深入概括和提炼了五脏六腑辨证论治模式，从脏腑病变的症状到治疗药物一应俱全，实为脏腑辨证确立了一个较完整和实用的理论体系。金元时期在治则治法方面的发展还有张从正对因势利导中汗、吐、下三法的细化发挥，李杲对补虚泻实法的发挥、对内外伤辨证的发挥等，这一时期的理论发展已逐步进入系统化。明代在治则治法方面，主要有薛己、张介宾对"治病求本"的发挥，李梴对"标本缓急"的发挥，对《内经》治则治法适应证的阐发，薛己、汪机对补法的阐发，戴思龚对泻火法的发挥等，总体上延续了金元时期的学术观点。清代在治则治法方面的发展，主要有汪昂对《内经》反治法的归纳和阐发，程钟龄在《内经》中治法治则的基础上归纳和发展了"治病八法"以及"八纲辨证"，有着提纲挈领、执简驭繁之用，喻昌从《内经》中提炼归纳治则十三禁律，叶桂、吴瑭对温病的治疗可以说是对《内经》中的清热法的发展，而清代温病学派医家在温病学的发展中结合各自临证实践所创立的卫气营血辨证、三焦辨证均借用了《内经》中的术语和部分含义，可谓是对《内经》治则理论的一种发展，也极大地丰富了中医治则理论。可见，宋金元时期方书辈出，呈现治则治法具体化的趋势，至明清时期，医家在切实发挥治则理论的同时，对治则治法进行了概括总结。

可见，中医治则理论是在《内经》成书之际成形并逐步臻于完备，虽方剂不多见，但已为中医治疗学理论体系奠定了基础，指导临床实践。历经2 000多年各医家的临床医疗实践的验证、总结、补充、完善，上升至理论，如此循环往复，从而建立了系统完善、理法方药兼备的中医治疗学理论体系，并作为连接中医理论和医疗实践的纽带，贯穿于临床各科的诊疗始终。中医辨证论治可以概括为"理、法、方、药"四个字，辨证的关键是辨理，"理"居于首位，其内容应该包括哲理、医理、病理、药理；"法"在确立"理"的基础上的立则、立法，应该包括治则、治法两方面内容。我们认为，在确立治则治法之前，应该还有一个治疗观念问题，即关于治疗的基本理念，也就是指导思想。例如"天人合一"的理念、"形神一体"的理念、"以人为本"的理念、"崇中尚和"的理念、"治病求本"的理念、"治未病"的理念等，这些均是中医学的核心理念，应该贯穿于辨证论治的全过程，有助于提高治疗的水平和疗效。

参考文献

[1] 孙广仁，郑洪新. 中医基础理论［M］. 北京：中国中医药出版社，2012：290 - 291.

［2］李经纬. 中医大辞典·基础理论分册［M］. 北京：人民卫生出版社，2005：989.

［3］张文康. 中西医结合医学［M］. 北京：中国中医药出版社，2000：318.

［4］童园园，梅晓云. "治病求本"概念讨论［J］. 南京中医药大学学报（自然科学版），2002，18（4）：204－206.

［5］泰兴华.《内经》治病必求本简析［J］. 实用中医内科杂志，2002，16（4）：190－191.

［6］［明］李中梓. 医宗必读［M］. 王卫等点校. 天津：天津科学技术出版社，1999：6.

［7］于伯海. 伤寒金匮温病名著集成［M］. 北京：华夏出版社，1997：337.

［8］［汉］张仲景. 伤寒论［M］. 高忠樑，袁久林，张玉萍注. 福州：福建科学技术出版社，2012：6.

［9］［唐］孙思邈. 中医必读百部名著备急千金要方［M］. 高文柱，沈澍农校注. 北京：华夏出版社，2008：23.

［10］［唐］王冰. 王冰医学全书［M］. 太原：山西科学技术出版社，2012：337.

［11］［金］李东垣. 内外伤辨惑论［M］. 北京：中国医药科技出版社，2019：1.

［12］［金］李东垣. 中医临床经典丛书 脾胃论［M］. 太原：山西科学技术出版社，2018：57.

［13］［明］王纶. 明医杂著［M］. 吴承艳校注. 北京：中国中医药出版社，2009：13.

［14］［明］薛己. 中医非物质文化遗产临床经典名著 薛氏医案［M］. 北京：中国医药科技出版社，2011：238.

［15］李志庸. 张景岳医学全书［M］. 北京：中国中医药出版社，1999：189.

［16］［明］李中梓. 删补颐生微论［M］. 包来发，郑贤国校注. 北京：中国中医药出版社，1998：106.

［17］张伟.《黄帝内经》标本先后理论探讨［D］. 南京：南京中医药大学，2010：11－12.

［18］［汉］张仲景. 金匮要略［M］. 于志贤，张智基点校. 北京：中医古籍出版社，1997：3.

［19］［明］李梴. 医学入门［M］. 金嫣莉等校注. 北京：中国中医药出版社，1995：631.

［20］［明］张景岳. 景岳全书系列 脉神章［M］. 北京：中国医药科技出版社，2017：21.

［21］［清］吴瑭. 温病条辨［M］. 图娅点校. 沈阳：辽宁科学技术出版社，1997：47.

［22］牛兵占. 难经译注［M］. 北京：中医古籍出版社，2004：304.

［23］徐国龙. 试析《伤寒论》治学思想［J］. 安徽中医学院学报，1992，11（2）：2.

［24］黄爱珍.《伤寒论》护胃扶正法探讨［J］. 中国中西医结合脾胃杂志，2000，8（6）：352－353.

［25］吕英，林明欣. "中气"理论认识源流浅探［J］. 辽宁中医杂志，2012，39（6）：1052.

［26］朱姝.《千金方》补益方药研究［D］. 济南：山东中医药大学，2011：2.

［27］［金］张从正. 儒门事亲［M］. 刘更生点校. 天津：天津科学技术出版社，1999：40.

［28］潘桂娟. 中医历代名家学术研究丛书 张子和［M］. 北京：中国中医药出版社，2017：177.

［29］［元］朱震亨. 格致余论［M］. 北京：中国医药科技出版社，2018：51.

［30］［元］朱震亨. 丹溪心法［M］. 彭建中点校. 沈阳：辽宁科学技术出版社，1997：13.

［31］［明］吴有性. 温疫论［M］. 张成博等点校. 天津：天津科学技术出版社，2003：11.

［32］黄英志. 叶天士医学全书［M］. 北京：中国中医药出版社，1999：344.

［33］冯文林.《内经》治则治法学说的渊源与形成研究［D］. 广州：广州中医药大学，2007：49.

［34］［战国］孙膑. 孙膑兵法［M］. 乌鲁木齐：新疆青少年出版社，2009：141.

［35］黄金玲. 张仲景运用《内经》因势利导治疗法则探要［J］. 安徽中医学院学报，2004（23）：2.

［36］郑开. 道德经注译［M］. 北京：中国社会科学出版社，2004：66－68，74.

[37] 元颖. 论《金匮要略》病证治疗中"汗法"的应用 [J]. 中医药研究, 2001, 17 (1): 4-5.

[38] 侯树平. 中医治法学 [M]. 北京: 中国中医药出版社, 2015: 25.

[39] [隋] 巢元方. 诸病源候论 [M]. 黄作阵点校. 沈阳: 辽宁科学技术出版社, 1997: 40.

[40] 邓中炎. 中医基础理论体系现代研究: 基础与临床 [M]. 广州: 广东科技出版社, 2002: 280.

[41] [后汉] 华佗. 中藏经 [M]. 农汉才点校. 北京: 学苑出版社, 2007: 63.

[42] 徐江雁. 张子和医学全书 [M]. 北京: 中国中医药出版社, 2006: 35.

[43] [汉] 张仲景. 金匮要略 [M]. 张玉萍主编. 福州: 福建科学技术出版社, 2011: 97.

[44] 李志更, 王欣麒, 金香兰, 等. "因时制宜"思想的核心价值浅述 [J]. 北京中医药, 2008, 27 (11): 850-852.

[45] [晋] 皇甫谧. 针灸甲乙经 [M]. 王晓兰点校. 沈阳: 辽宁科学技术出版社, 1997: 41.

[46] 李志更. 历代中医学家对"三因治宜"学术思想的认识 [J]. 中国中医基础医学杂志, 2010, 16 (2): 98-100.

[47] 孙磊, 王兴华.《伤寒论》中的"三因制宜" [J]. 吉林中医药, 2011, 31 (4): 284-285.

[48] [金] 李东垣. 李东垣医学全书 [M]. 太原: 山西科学技术出版社, 2012: 362.

[49] 田思胜. 朱肱、庞安时医学全书 [M]. 北京: 中国中医药出版社, 2015: 151.

[50] [元] 罗天益. 卫生宝鉴 [M]. 北京: 中国中医药出版社, 2007: 196.

[51] 雷丰. 中医经典文库 时病论 [M]. 北京: 中国中医药出版社, 2011: 177.

[52] 李经纬, 林昭庚. 中国医学通史古代卷 [M]. 北京: 人民卫生出版社, 2000: 681.

[53] [清] 徐灵胎. 中医临床实用经典丛书 医学源流论 大字版 [M]. 北京: 中国医药科技出版社, 2018: 44.

[54] [清] 王燕昌.《王氏医存》校注 [M]. 程传浩, 吴新科校注; 许敬生主编. 郑州: 河南科学技术出版社, 2014: 24.

[55] 张锡纯. 医学衷中参西录 (上、下) [M]. 石家庄: 河北科学技术出版社, 2017: 936.

[56] 张跃双. 浅析《中藏经》治疗学思想 [J]. 中国中医药现代远程教育, 2011, 9 (24): 86-88.

[57] 高尔鑫. 汪石山医学全书 [M]. 北京: 中国中医药出版社, 1999: 66.

[58] 项长生. 汪昂医学全书 [M]. 北京: 中国中医药出版社, 1999: 78.

[59] 田思胜. 朱丹溪医学全书 [M]. 北京: 中国中医药出版社, 2006: 458.

[60] 陈熠. 喻嘉言医学全书 [M]. 北京: 中国中医药出版社, 1999: 190.

[61] [清] 程国彭. 医学心悟 [M]. 田代华等点校. 天津: 天津科学技术出版社, 1999: 14.

[62] 俞慎初. 中国医学简史 [M]. 福州: 福建科学技术出版社, 1983: 306-307.

[63] 刘洋. 徐灵胎医学全书 [M]. 北京: 中国中医药出版社, 1999: 126.

[64] 任应秋. 中医的辨证论治的体系 [J]. 中医杂志, 1955 (4): 19-21.

[65] 韩维斌. 对《金匮要略》脏腑经络辨证法的认识 [J]. 甘肃中医, 2008, 21 (4): 1-2.

[66] 刘祖贻, 孙光荣. 中国历代名医名术 [M]. 北京: 中医古籍出版社, 2002: 63.

[67] 李志庸. 钱乙 刘昉医学全书 [M]. 北京: 中国中医药出版社, 2005: 14.

[68] 郑洪新. 张元素医学全书 [M]. 北京: 中国中医药出版社, 2006: 75-89.

[69] 范行准. 中国医学史略 [M]. 北京: 中医古籍出版社, 1986: 186.

[70] 伍凌. 明清时期温疫医案、医论、医话的舌诊与辨治规律研究 [D]. 北京中医药大学, 2012:

15－16.

［71］周超凡. 历代中医治则治法精粹［M］. 北京：人民军医出版社，2008：序二.

第六节 运 气 学 说

运气学说是古人以"人与天地相应"观为指导，以阴阳五行为框架，以天干地支为符号及演绎工具，专门探讨天地运行、气象气候物候变化的规律，以及与人体疾病流行关系的一种学说。

运气学说是古代人用以预测未来年岁中气候变化引起的自然灾害和民之疾病的发生的学说。上古之人已经认识到气候的变化和生物的生长死亡、疾病的发生传播有密切关系，便有巫医一流创立九宫八风、"卦气说"等来预测来年的气候变化和农作物的收成，以及民之疾疫[1]26。这是运气学说的雏形，而医家受此说影响，将之具体运用于医疗实践中，故《灵枢》中载有"九宫八风"和"岁露论"等讲早期运气内容的篇章。《内经》中相关的五运六气理论主要见于《素问》运气七篇，是以天人合一的整体观为前提，阴阳对立转化、五行生克承制规则为推演框架，以天干地支为推演符号，来推论气候、物候和病候之间的关系和变化规律，从而寻求疾病的发病规律和治疗方法的理论。其在医学上的意义可归纳为三点[2]229：① 将气候与生物现象相统一。② 将气候与人的疾病现象相统一。③ 将气候与治疗用药相统一。简而言之，运气理论就是将气候与物候、病候、药物相关联，体现了古代朴素的生态医学思想。

《素问》运气七篇的内容，可粗略的归纳为三个部分：① 年岁的运气推算，即推算一年的五运（岁运、主运、客运），六气（主气、客气，客主加临），运气同化，平气之年等的推算。② 年岁中气候与物候、疾病的关联。③ 年岁中气候与饮食药物治疗的关联。年岁的运气推算主要有用天干地支确定年号，并将天干与五运相对应，地支与六气相对应，根据天干地支来推算岁运和岁气。岁运分平气、太过和不及。岁运太过之年，岁气来得比较早，岁运不及之年，岁运来得比较迟。太过不及之年，还会出现胜复之气的变化，产生的病变程度重，病情复杂。平气之年，任何情况下，其变化都相对较小，气候平和，流行病少，发病也单纯。岁气主要分为客气、主气、客主加临。五运六气说根据六气将一年划分为六个时节，主气为一年六个时节中常见的气候病候物候，客气代表一年六个时节中每年都会变化的气候物候病候。客气又分司天、在泉之气。司天之气影响上半年的气候、物候、病候特征，在泉之气影响下半年的气候、物候、病候特征。客主加临用以推测主气和客气二者交互作用后产生的气候、物候、病候的变化。其推算标准有三：① 客主之气相得，即客气和主气相同或相生关系，则此时节气候正常，人体不易发病。② 客主之气相克，则气候不正常，人容易生病。③ 遇到客气是相火，主气是君火时，客主相临为逆，气候不正常，人容易发病。此外还有运气同化的推算。运气同化说明的是五行属性相同的运和气相会的年份，即天符、岁会、同天符、同岁会、太乙天符这五种特殊年份，在一甲子六十年里共有二十六年。运气同化之年，虽然没有胜复之气，气象变化较单一，但却因此造成一气偏胜独治，容易给人体造成危害。将推算出的司天之气、在泉之气、岁运三气相结合，可分析一年总的气候特征、上半年（司天）、下半年（在泉）以及六个时节的具体气候特征，并与相应的脏腑疾病相关联，以及相应的针对性治疗药性相关联。

年岁中气候与物候、疾病的关联，即运气中疾病的病因病机。运气里的病因主要如下。

（1）六气淫胜发病，主要见于《素问·至真要大论》："帝曰：善。天地之气，内淫而病何如？岐伯曰：岁厥阴在泉，风淫所胜……民病洒洒振寒，善伸数欠，心痛支满，两胁里急，饮食不下，鬲咽不通，食则呕，腹胀善噫，得后与气，则快然如衰，身体皆重。""岁少阴在泉，热淫所胜……民病腹中常鸣，气上冲胸，喘不能久立，寒热皮肤痛，目瞑齿痛颇肿，恶寒发热如疟，少腹中痛，腹大。""岁太阴在泉……湿淫所胜……民病饮积心痛，耳聋，浑浑焞焞，嗌肿喉痹，阴病血见，少腹痛肿，不得小便，病冲头痛，目似脱，项似拔，腰似折，髀不可以回，腘如结，腨如别。""岁少阳在泉，火淫所胜……民病注泄赤白，少腹痛，溺赤，甚则血便。少阴同候。""岁阳明在泉，燥淫所胜……民病喜呕，呕有苦，善太息，心胁痛不能反侧，甚则嗌干面尘，身无膏泽，足外反热。""岁太阳在泉，寒淫气胜……民病少腹控睪，引腰脊，上冲心痛，血见，嗌痛颔肿。""厥阴司天，风淫所胜……民病胃脘当心而痛，上支两胁，鬲咽不通，饮食不下，舌本强，食则呕，冷泄腹胀，溏泄，瘕水闭，蛰虫不去，病本于脾。冲阳绝，死不治。""少阴司天，热淫所胜……民病胸中烦热，嗌干，右胠满，皮肤痛，寒热咳喘，大雨且至，唾血血泄，鼽衄嚏呕，溺色变，甚则疮疡胕肿，肩背臂臑及缺盆中痛，心痛肺膜，腹大满，膨膨而喘咳，病本于肺。尺泽绝，死不治。""太阴司天，湿淫所胜……胕肿骨痛阴痹，阴痹者，按之不得，腰脊头项痛，时眩，大便难，阴气不用，饥不欲食，咳唾则有血，心如悬，病本于肾。太谿绝，死不治。""少阳司天，火淫所胜……民病头痛，发热恶寒而疟，热上皮肤痛，色变黄赤，传而为水，身面胕肿，腹满仰息，泄注赤白，疮疡，咳唾血，烦心胸中热，甚则鼽衄，病本于肺。天府绝，死不治。""阳明司天，燥淫所胜……民病左胠胁痛，寒清于中，感而疟，大凉革候，咳，腹中鸣，注泄鹜溏……心胁暴痛，不可反侧，嗌干面尘，腰痛，丈夫癫疝，妇人少腹痛，目昧眦，疡疮痤痈……病本于肝。太冲绝，死不治。""太阳司天，寒淫所胜……血变于中，发为痈疡，民病厥心痛，呕血血泄鼽衄，善悲，时眩仆……胸腹满，手热肘挛掖肿，心澹澹大动，胸胁胃脘不安，面赤目黄，善噫嗌干，甚则色焓，渴而欲饮，病本于心。神门绝，死不治。所谓动气，知其藏也。"

（2）客主相胜发病，见于《素问·至真要大论》："厥阴司天，客胜则耳鸣掉眩，甚则咳；主胜则胸胁痛，舌难以言。少阴司天，客胜则鼽嚏，颈项强，肩背瞀热，头痛少气，发热，耳聋目瞑，甚则胕肿血溢，疮疡咳喘；主胜则心热烦躁，甚则胁痛支满。太阴司天，客胜则首面胕肿，呼吸气喘；主胜则胸腹满，食已而瞀。少阳司天，客胜则丹胗外发，及为丹熛疮疡，呕逆喉痹，头痛嗌肿，耳聋，血溢，内为瘛疭；主胜则胸满咳仰息，甚而有血，手热。阳明司天，清复内余，则咳衄嗌塞，心鬲中热，咳不止而白血出者死。太阳司天，客胜则胸中不利，出清涕，感寒则咳；主胜则喉嗌中鸣。厥阴在泉，客胜则大关节不利，内为痉强拘瘛，外为不便；主胜则筋骨繇并，腰腹时痛。少阴在泉，客胜则腰痛，尻股膝髀腨胻足病，瞀热以酸，胕肿不能久立，溲便变；主胜则厥气上行，心痛发热鬲中，众痹皆作，发于胠胁，魄汗不藏，四逆而起。太阴在泉，客胜则足痿下重，便溲不时，湿客下焦，发而濡泻，及为肿，隐曲之疾；主胜则寒气逆满，食饮不下，甚则为疝。少阳在泉，客胜则腰腹痛而反恶寒，甚则下白溺白；主胜则热反上行而客于心，心痛发热，格中而呕，少阴同候。阳明在泉，客胜则清气动下，少腹坚满而数便泻；主胜则腰重腹痛，少腹生寒，下为鹜溏，则寒厥于肠，上冲胸中，甚则喘不能久立。太阳在泉，寒复内余，则腰尻痛，屈伸不利，股胫足膝中痛。"

（3）六气胜复发病，见于《素问·至真要大论》："厥阴之胜，耳鸣头眩，愦愦欲吐，胃鬲如寒，大风数举，倮虫不滋，胠胁气并，化而为热，小便黄赤，胃脘当心而痛，上支两胁，肠鸣飧泄，少腹痛，注下赤白，甚则呕吐，鬲咽不通。少阴之胜，心下热善饥，脐下反动，气游三焦，炎暑至，木乃津，草乃萎，呕逆躁烦，腹满痛，溏泄，传为赤沃。太阴之胜，火气内郁，疮疡于中，流散于外，病在胠胁，甚则心痛热格，头痛喉痹项强，独胜则湿气内郁，寒迫下焦，痛留顶，互引眉间，胃满，雨数至，燥化乃见，少腹满，腰脽重强，内不便，善注泄，足下温，头重，足胫胕肿，饮发于中，胕肿于上。少阳之胜，热客于胃，烦心心痛，目赤，欲呕，呕酸善饥，耳痛，溺赤，善惊谵妄，暴热消烁，草萎水涸，介虫乃屈，少腹痛，下沃赤白。阳明之胜，清发于中，左胠胁痛，溏泄，内为嗌塞，外发癞疝，大凉肃杀，华英改容，毛虫乃殃，胸中不便，嗌塞而咳。太阳之胜，凝溧且至，非时水冰，羽乃后化，痔疟发，寒厥入胃，则内生心痛，阴中乃疡，隐曲不利，互引阴股，筋肉拘苛，血脉凝泣，络满色变，或为血泄，皮肤否肿，腹满食减，热反上行，头项囟顶脑户中痛，目如脱，寒入下焦，传为濡泻。""厥阴之复，少腹坚满，里急暴痛，偃木飞沙，倮虫不荣，厥心痛，汗发呕吐，饮食不入，入而复出，筋骨掉眩，清厥，甚则入脾，食痹而吐。冲阳绝，死不治。""少阴之复，燠热内作，烦躁鼽嚏，少腹绞痛，火见燔焫，嗌燥，分注时止，气动于左，上行于右，咳，皮肤痛，暴喑心痛，郁冒不知人，乃洒淅恶寒，振栗谵妄，寒已而热，渴而欲饮，少气骨痿，隔肠不便，外为浮肿，哕噫。赤气后化，流水不冰，热气大行，介虫不复。病痱胗疮疡，痈疽痤痔，甚则入肺，咳而鼻渊。天府绝，死不治。""太阴之复，湿变乃举，体重中满，食饮不化，阴气上厥，胸中不便，饮发于中，咳喘有声，大雨时行，鳞见于陆，头顶痛重，而掉瘛尤甚，呕而密默，唾吐清液，甚则入肾，窍泄无度。太溪绝，死不治。""少阳之复，大热将至，枯燥燔焫，介虫乃耗，惊瘛咳衄，心热烦躁，便数憎风，厥气上行，面如浮埃，目乃眴瘛，火气内发，上为口糜，呕逆，血溢血泄，发而为疟，恶寒鼓栗，寒极反热，嗌络焦槁，渴引水浆，色变黄赤，少气脉萎，化而为水，传为胕肿，甚则入肺，咳而血泄。尺泽绝，死不治。""阳明之复，清气大举，森木苍干，毛虫乃厉，病生肤胁，气归于左，善太息，甚则心痛否满，腹胀而泄，呕苦，咳哕烦心，病在鬲中，头痛，甚则入肝，惊骇筋挛。太冲绝，死不治。""太阳之复，厥气上行，水凝雨冰，羽虫乃死，心胃生寒，胸膈不利，心痛否满，头痛善悲，时眩仆，食减，腰脽反痛，屈伸不便，地裂冰坚，阳光不治，少腹控睾，引腰脊上冲心，唾出清水，及为哕噫，甚则入心，善忘善悲。神门绝，死不治。"

（4）五郁发病，五郁发病见于《素问·六元正纪大论》："土郁之发……故民病心腹胀，肠鸣而为数后，甚则心痛胁䐜，呕吐霍乱，饮发注下，胕肿身重。""金郁之发……故民病咳逆，心胁满，引少腹善暴痛，不可反侧，嗌干，面尘色恶。""水郁之发，故民病寒客心痛，腰脽痛，大关节不利，屈伸不便，善厥逆，痞坚腹满。""木郁之发……故民病胃脘当心而痛，上支两胁，鬲咽不通，食饮不下，甚则耳鸣眩转，目不识人，善暴僵仆。""火郁之发……故民病少气疮疡痈肿，胁腹胸背，面首四支，䐜愤胪胀，疡痱呕逆，瘈疭骨痛，节乃有动，注下温疟，腹中暴痛，血溢流注，精液乃少，目赤心热，甚则瞀闷懊侬善暴死。刻终大温，汗濡玄府。"

（5）运同司化发病，表示岁运之气同司天之气的制化后人体的发病，见于《素问·五常政大论》："帝曰：善。其岁有不病，而藏气不应不用者何也？岐伯曰：天气制之，气有所从也。帝曰：愿卒闻之。岐伯曰：少阳司天，火气下临，肺气上从，白起金用……咳嚏鼽衄鼻窒，曰疡，寒热胕肿……心痛胃脘痛，厥逆鬲不通，其主暴速。""阳明司天，燥气下临，肝气上从……胁痛目赤，掉振鼓栗，筋痿不能久立……小便变，寒热如疟，甚则心痛。""太阳司天，寒气下临，心气上从……心热烦，嗌干善渴，鼽嚏，喜悲数欠……善忘，甚则心痛……中满不食，皮㿏肉苛，筋脉不利，甚则胕肿，身后痈。""厥阴司天，风气下临，脾气上从……体重肌肉萎，食减口爽……目转耳鸣。""少阴司天，热气下临，肺气上从……喘呕寒热，嚏鼽衄鼻窒……甚则疮疡燔灼……胁痛善太息。""太阴司天，湿气下临，肾气上从……胸中不利，阴痿，气大衰而不起不用。当其时，反腰脽痛，动转不便也，厥逆……心下否痛……少腹痛，时害于食。"

（6）岁运太过不及及其复气发病，见于《素问·气交变大论》："岁木太过，风气流行，脾土受邪。民病飧泄食减，体重烦冤，肠鸣腹支满……甚则忽忽善怒，眩冒巅疾……反胁痛而吐甚，冲阳绝者死不治。""岁火太过，炎暑流行，金肺受邪。民病疟，少气咳喘，血溢血泄注下，嗌燥耳聋，中热肩背热……甚则胸中痛，胁支满胁痛，膺背肩胛间痛，两臂内痛，身热肤痛而为浸淫……病反谵妄狂越，咳喘息鸣，下甚血溢泄不已，太渊绝者，死不治。""岁土太过，雨湿流行，肾水受邪。民病腹痛，清厥意不乐，体重烦冤，上应镇星。甚则肌肉萎，足痿不收，行善瘈，脚下痛，饮发中满食减，四支不举……病腹满溏泄肠鸣，反下甚而太溪绝者，死不治。""岁金太过，燥气流行，肝木受邪。民病两胁下少腹痛，目赤痛眦疡，耳无所闻……体重烦冤，胸痛引背，两胁满且痛引少腹……甚则喘咳逆气，肩背痛，尻阴股膝髀腨胻足皆病……病反暴痛，胠胁不可反侧，咳逆甚而血溢，太冲绝者死不治。""岁水太过，寒气流行，邪害心火。民病身热烦躁悸，阴厥上下中寒，谵妄心痛……甚则腹大胫肿，喘咳，寝汗出憎风……病反腹满肠鸣溏泄，食不化，渴而妄冒，神门绝者，死不治。""岁木不及，燥乃大行……民病中清，胠胁痛，少腹痛，肠鸣溏泄……复则炎暑流火，湿性燥……病寒热疮疡痱胗痈痤……咳而鼽。""岁火不及，寒乃大行……民病胸中痛，胁支满，两胁痛，膺背肩胛间及两臂内痛，郁冒朦昧，心痛暴瘖，胸腹大，胁下与腰背相引而痛，甚则屈不能伸，髋髀如别……复则……病鹜溏腹满，食饮不下，寒中肠鸣，泄注腹痛，暴挛痿痹，足不任身。""岁土不及，风乃大行……民病飧泄霍乱，体重腹痛，筋骨繇复，肌肉瞤酸，善怒，藏气举事……复则……胸胁暴痛，下引少腹，善太息。""岁金不及，炎火乃行……民病肩背瞀重，鼽嚏，血便注下……复则寒雨暴至……头脑户痛，延及囟顶发热……民病口疮，甚则心痛。""岁水不及，湿乃大行……民病腹满身重，濡泄，寒疡流水，腰股痛发，腘腨股膝不便，烦冤，足痿，清厥，脚下痛，甚则跗肿……民病寒疾于下，甚则腹满浮肿……复则大风暴发……肉瞤瘛，目视𥉂𥉂，物疏璺，肌肉胗发，气并鬲中，痛于心腹。"

年岁中气候与饮食药物治疗的关联，即运气中的治则和用药的方法。主要如下。

(1) 六气淫胜为病用药原则，又分司天之气淫胜和在泉之气淫胜。见于《素问·至真要大论》："司天之气，风淫所胜，平以辛凉，佐以苦甘，以甘缓之，以酸泻之。热淫所胜，平以咸寒，佐以苦甘，以酸收之。湿淫所胜，平以苦热，佐以酸辛，以苦燥之，以淡泄之。湿上甚而热，治以苦温，佐以甘辛，以汗为故而止。火淫所胜，平以酸冷，佐以苦甘，以酸收之，以苦发之，以酸复之，热淫同。燥淫所胜，平以苦湿，佐以酸辛，以苦下之。寒淫所胜，平以辛热，佐以甘苦，以咸泻之。""诸气在泉，风淫于内，治以辛凉，佐以苦，以甘缓之，以辛散之。热淫于内，治以咸寒，佐以甘苦，以酸收之，以苦发之。湿淫于内，治以苦热，佐以酸淡，以苦燥之，以淡泄之。火淫于内，治以咸冷，佐以苦辛，以酸收之，以苦发之。燥淫于内，治以苦温，佐以甘辛，以苦下之。寒淫于内，治以甘热，佐以苦辛，以咸写之，以辛润之，以苦坚之。"

(2) 客主相胜为病治则及用药原则，如《素问·至真要大论》："帝曰：善，治之奈何？岐伯曰：高者抑之，下者举之，有余折之，不足补之，佐以所利，和以所宜，必安其主客，适其寒温，同者逆之，异者从之。帝曰：治寒以热，治热以寒，气相得者逆之，不相得者从之，余以知之矣。其于正味何如？岐伯曰：木位之主，其泻以酸，其补以辛。火位之主，其泻以甘，其补以咸。土位之主，其泻以苦，其补以甘。金位之主，其泻以辛，其补以酸。水位之主，其泻以咸，其补以苦。厥阴之客，以辛补之，以酸泻之，以甘缓之。少阴之客，以咸补之，以甘泻之，以酸收之。太阴之客，以甘补之，以苦泻之，以甘缓之。少阳之客，以咸补之，以甘泻之，以咸耎之。阳明之客，以酸补之。以辛泻之，以苦泄之。太阳之客，以苦补之，以咸泻之，以苦坚之，以辛润之。开发腠理，致津液，通气也。"

（3）六气胜复为病的治则及用药原则，如《素问·至真要大论》："厥阴之胜，治以甘清，佐以苦辛，以酸泻之。少阴之胜，治以辛寒，佐以苦咸，以甘泻之。太阴之胜，治以咸热，佐以辛甘，以苦泻之。少阳之胜，治以辛寒，佐以甘咸，以甘泻之。阳明之胜，治以酸温，佐以辛甘，以苦泻之。太阳之胜，治以甘热，佐以辛酸，以咸泻之。""厥阴之复，治以酸寒，佐以甘辛，以酸泄之，以甘缓之。少阴之复，治以咸寒，佐以苦辛，以甘泻之，以酸收之，辛苦发之，以咸耎之。太阴之复，治以苦热，佐以酸辛，以苦泻之，燥之，泄之。少阳之复，治以咸冷，佐以苦辛，以咸耎之，以酸收之，辛苦发之，发不远热，无犯温凉。少阴同法。阳明之复，治以辛温，佐以苦甘，以苦泄之，以苦下之，以酸补之。太阳之复，治以咸热，佐以甘辛，以苦坚之。治诸胜复，寒者热之，热者寒之，温者清之，清者温之，散者收之，抑者散之，燥者润之，急者缓之，坚者耎之，脆者坚之，衰者补之，强者泻之，各安其气，必清必静，则病气衰去，归其所宗，此治之大体也。""夫气之胜也，微者随之，甚者制之。气之复也，和者平之，暴者夺之。皆随胜气，安其屈伏，无问其数，以平为期，此其道也。"

（4）五郁治则：《素问·六元正纪大论》："帝曰：善。郁之甚者，治之奈何？岐伯曰：木郁达之，火郁发之，土郁夺之，金郁泄之，水郁折之。然调其气，过者折之，以其畏也，所谓泻之。"

（5）邪气反胜为病的用药原则，也分司天之气邪气反胜和在泉之气邪气反胜。见于《素问·至真要大论》："帝曰：善。邪气反胜，治之奈何？岐伯曰：风司于地，清反胜之，治以酸温，佐以苦甘，以辛平之。热司于地，寒反胜之，治以甘热，佐以苦辛，以咸平之。湿司于地，热反胜之，治以苦冷，佐以咸甘，以苦平之。火司于地，寒反胜之，治以甘热，佐以苦辛，以咸平之。燥司于地，热反胜之，治以平寒，佐以苦甘，以酸平之，以和为利。寒司于地，热反胜之，治以咸冷，佐以甘辛，以苦平之。帝曰：其司天邪胜何如？岐伯曰：风化于天，清反胜之，治以酸温，佐以甘苦；热化于天，寒反胜之，治以甘温，佐以苦酸辛；湿化于天，热反胜之，治以苦寒，佐以苦酸；火化于天，寒反胜之，治以甘热，佐以苦辛；燥化于天，热反胜之，治以辛寒，佐以苦甘；寒化于天，热反胜之，治以咸冷，佐以苦辛。"

（6）标本中气治则，《素问·六微旨大论》："少阳之上，火气治之，中见厥阴；阳明之上，燥气治之，中见太阴；太阳之上，寒气治之，中见少阴；厥阴之上，风气治之，中见少阳；少阴之上，热气治之，中见太阳；太阴之上，湿气治之，中见阳明。所谓本也，本之下，中之见也，见之下，气之标也。本标不同，气应异象。"《素问·至真要大论》："帝曰：六气标本，所从不同奈何？岐伯曰：气有从本者，有从标本者，有不从标本者也。帝曰：愿卒闻之。岐伯曰：少阳太阴从本，少阴太阳从本从标，阳明厥阴不从标本从乎中也。故从本者化生于本，从标本者有标本之化，从中者，以中气为化也。""是故百病之起，有生于本者，有生于标者，有生于中气者；有取本而得者，有取标而得者，有取中气而得者，有取标本而得者，有逆取而得者，有从取而得者。逆，正顺也。若顺，逆也。故曰：知标与本，用之不殆，明知逆顺，正行无问。此之谓也。不知是者，不足以言诊，足以乱经。"

（7）岁主藏害治则及用药原则，即六气伤害人脏腑之后总的治则及所用药味，见于《素问·至真要大论》："帝曰：岁主藏害何谓？岐伯曰：以所不胜命之，则其要也。帝曰：治之奈何？岐伯曰：上淫于下，所胜平之，外淫于内，所胜治之。帝曰：善。平气何如？岐伯曰：谨察阴阳所在而调之，以平为期，正者正治，反者反治。""帝曰：夫子言春秋气始于前，冬夏气始于后，余已知之矣。然六气往复，主岁不常也，其补泻奈何？岐伯曰：上下所主，随其攸利，正其味，则其要也。左右同法。《大要》曰：少阳之主，先甘后咸；阳明之主，先辛后酸；太阳之主，先咸后苦；厥阴之主，先酸后辛；少阴之主，先甘后咸；太阴之主，先苦后甘。佐以所利，资以所生，是谓得气。"

概括地说，运气学说由五运和六气两部分组成。运指运行，五运指木、火、土、金、水，是地球以外，太阳系的行星运行规律对气候的影响的五种现象。气指大气，六气指厥阴风木、少阴君火、少阳相火、太阴湿土、阳明燥金、太阳寒水，是形成气候变化的空气形态因素，故又称五运六气。运气学说认为自然界有五运六气的变化，人体也有五脏之气和三阴三阳六经之气的运动。同时，自然界五运六气的变化，与人体五脏六经之气的运动是内外相通应的，因而自然界的五运六气，可以影响人体五脏六经之气的生理、病理[3]184。

运气学说主要又分为亢害承制理论和五行胜复理论两部分。亢害承制理论出于《素问·六微旨大论》，六气虽然各有主司的时令，但在它们主时之后，又各有制约之气随之而生，分别为相火的下面，有水气上奉而制约着；水气的下面，有土气上奉而制约着；土气的下面，有风气上奉而制约着；风气的下面，有金气上奉而制约着；君火的下面，有阴精上奉而制约着。这是因为六气亢盛，没有制约的话，就会气候失常，对生物的生化过程产生伤害的作用，只有加以制约，才能有正常的生化过程。五行乘侮胜复理论，则分为乘侮现象和胜复现象两部分。对乘侮现象的表述《素问·六微旨大论》有："气有余则制己所胜而侮所不胜；其不及则己所不胜侮而乘之，己所胜轻而侮之。"对胜复现象的表述《素问·气交变大论》有："夫五运之政，犹权衡也，高者抑之，下者举之，化者应之，变者复之，此生长化成收藏之理，气之常矣，失常则天地四塞矣。""变者复之"说明复气是由"变"引起的。

五运六气学说是《内经》理论对五行学说的进一步发展。《内经》中将四时与五行相配，以此来说明四季阴阳消长变化。气候变化不但存在周年的节律，还有很多超过周年节律的变化，如五运六气学说就是以 60 年（即一"甲子"）为一个观察周期，古人发现气候的变化还存在以一"甲子"为周期的规律，同样影响人体健康状况的变化。另外，通过观察气候变化之间的特殊生克现象，运气学说揭示了五行之间制化、乘侮、胜复等特殊关系。

一、汉《难经》四时、六气旺脉

尽管《难经》没有直接提到运气学说，但《难经》中的部分思想是与运气学说相吻合的，它体现在《难经》对人体生理、病理的论述以及对疾病的诊断、治疗的认识等各个方面。在生理方面《难经》认为脉象随着四季的变化也产生相应的变化，不同季节有不同季节的旺脉，而且脉象不止与四季相应，节气、冷暖的变化都会导致脉象的改变，不同时令有不同时令的旺脉。如《难经·十五难》论述了四时旺脉，《难经·七难》论述了六气旺脉等。在病理方面，人的疾病的发生也与季节变化有密切的关系；由于五脏对应五时，所以五脏都有各自旺盛的时间，在五脏各自所旺的时间，因为脏气旺盛而不受邪，所以不发病；在其相胜的时间，由于相关的脏受到制约，脏气相对衰弱，所以容易被邪气所侵犯而生病。这一观点，《难经·五十六难》《难经·七十五难》中均有反映。在诊断方面，《难经·十五难》细致论述了四时五脏相应的平脉、病脉和死脉，说明五脏在四时中病与常的区别，充分体现了利用四时脉象变化判断疾病的思想。在治疗方面，《难经》提出针灸治疗应当充分考虑到经气的盛衰与季节的关系，首先，进针的深浅应根据季节而有所不同（《难经·七十难》）；其次，需要根据节气变化选择五输穴中的不同腧穴进行针刺治疗，才能收到相应较好的针刺效果（《难经·六十难》《难经·七十四难》）。

二、汉张仲景《伤寒论》六经气化学说

张仲景在《伤寒论》中全面地继承和发展了《内经》运气学说，结合外感热病的实际情况，创立了《伤寒论》六经气化学说[4]207-208。尽管《伤寒论》中没有标本中气的说法，但究其实质，张仲景却把标本中气贯穿在整个六经之中。《伤寒论》六经气化学说包括两方面内容：其一，标本中气分配规律：少阳以火气为本，火气以少阳为标，中见厥阴；阳明以燥气为本，燥气以阳明为标，中见太阴；太阳以寒气为本，寒气以太阳为标，中见少阴；厥阴以风气为本，风气以厥阴为标，中见少阳；少阴以热气为本，热气以少阴为标，中见太阳；太阴以湿气为本，湿气以太阴为标，中见阳明；其二，标本中气从化规律：少阳、太阴从本，少阴、太阳从本从标，阳明、厥阴不从乎标本，从乎中气。从本者，化生于本，从标本者，有标本之化，从中者，以中气为化。

六经气化学说中六经气化存在着阴阳消长，六经主气之间对立统一和相互协调，从而达到动态平衡的关系，这种关系体现在以下三个方面。① 太阳少阴寒热调节：太阳寒气与少阴热气是二经正常生理功能，两者之间有着经络联系，手足太阳要完成排泄津液、泌别清浊的功能，必须依赖于寒水之腑的正常气化，然而水之所以能化气，又有赖于少阴阳热之气的温煦蒸腾，少阴之热气是心肾功能的体现。少阴与太阳两经主气，一寒一热，寒热互调，完成一种动态平衡关系。② 太阴阳明燥湿调节：太阴的湿气与阳明

的燥气均为两经的生理主气,二者间有着密切关系。阳明燥气是完成胃与大肠腐熟水谷,传导糟粕的条件,然而燥气适中而不太过,正是由于太阴湿气的调节,从而保持了胃肠润而不燥;湿气是太阴宣降、输布的条件,其湿而不太过,则有赖于阳明燥气的调节,从而振奋肺、脾之阳,太阴与阳明的关系是燥与湿对立统一关系。③厥阴少阳升降调节:厥阴风气以条达为顺,少阳火气以潜降为和,即所谓肝气宜升,胆气宜降,两经的升降结合保证了气机的调畅,水道的疏通。通过三方面的调节,使人体的阴阳在胜负消长过程中,处于一种动态平衡状态,从而维持机体正常的气化功能。

三、唐王冰对"亢害承制理论"的发挥

王冰对运气学说的发展是在注释《素问·六微旨大论》的过程中对运气学说中的亢害承制理论进行发挥所体现,通过对自然现象中的五行进行细致的观察,对比《内经》中的亢害承制理论,认为正是由于这种承制的存在,自然界才能够保持平衡;并且推演至人,只有这种承制的存在,人才能够保持平衡。王冰在注释《素问·六微旨大论》时有:"热盛水承,条蔓柔弱,凑润衍溢,水象可见。"[5]319-320 "寒甚物坚,水冰流涸,土象斯见,承下明矣"[5]320 "疾风之后,时雨乃零,是则湿为风吹,化而为雨"[5]320 "风动气清,万物皆燥,金承木下,其象昭然"[5]320 "锻金生热,则火流金,乘火之上,理无妄也"[5]320 "君火之位,大热不行,盖为阴精承其下也"[5]320。虽然王冰还是先从外部环境的观察来反映到人体,进而讨论人体的六气变化,但仍对后世医家的理论发展具有很大启发作用。后世刘完素在他的启发下继续发展亢害承制理论,使其更深入具体地与人体生理病理治疗结合起来。

另外,王冰在研究《内经》五运六气学说时创造性地提出了"五脏本气说",是他在病机理论方面的重要贡献。在五脏应四时、五方的基本观点启发下,他提出以人体五脏而言:"肝气温和,心气暑热,肺气清凉,肾气寒冽,脾气兼并之。故春以清治肝而反温,夏以冷心治而反热,秋以温治肺而反清,冬以热治肾而反寒。"[5]435应用自然界的温热清寒等气来说明五脏的本气性质,从而将人体的五脏性质与天地间的大气沟通起来。自此之后,脏腑病机学说就突破了虚实寒热为纲的局限,发展到了天地六气与五脏本气相结合的脏腑六气病机学说的新阶段。此说对金代刘完素影响甚大,其详加阐发,最终形成一个系统的理论,究其源,则王冰始肇其端。[6]102自此以后,两宋金元时期,运气学说得以大力发展,明清时期运气学说呈现系统化,运气学说发展至今,与王冰的贡献密不可分。

此外,《玄珠密语》《天元玉册》《元和纪用经》是否由王冰撰写目前尚有争论,笔者认为可能为他人托名著书,不过确为运气学说的著作。《玄珠密语》《天元玉册》对运气学说的内涵进行讲解,《天元玉册》通篇仅一万余字,但它将运气学说落实于方剂,为后世运气司天方开创先河。《元和纪用经》分上、中、下三章,上章通过五运六气论述药食五味的应用,是时令与药物结合的用药法;中章通过天地气候变化与音律论述丹

药进补，并指出用平和的草药代替金石炼丹，纠正长久以来服食矿物质丹药对人体带来的毒害作用；下章载方剂 81 首，论治杂病，可以说是运气治疗学的进一步发展。

四、北宋刘温舒归纳运气三十一论

北宋时期，是运气学说的成型期。据范行准考，运气之说出现于公元 10 世纪的唐末五代时期，当时军阀割据，战乱频作，许多知识分子不得志，便隐居研究《易经》，使易学中谶纬之说内容更加丰富，运气说的理论更系统化。而战乱又导致疫疠横行，运气说便渗入医学中，得到纯化以专门指导流行病的预测和治疗，《素问》中的运气七篇可能就是这样产生的。但此时运气学说庞杂，并不统一。到北宋时赵从古《六甲天元运气钤》精简了前人所著的运气内容，而专用于医学的《素问》运气学说也得到了整理和发展。代表作是北宋刘温舒所著的《素问入式运气论奥》和宋徽宗赵构时期圣济殿御医集体编撰的《圣济总录》运气部分。这两部著作里讲的运气内容，没有超出《素问》运气七篇里的内容，仅名辞方面有所增减。至此，运气学说在北宋中叶以后逐渐趋于统一[1]121-133。

北宋刘温舒（生卒不详）于《内经素问》之运气学说，最有研究，以为此乃治病之要义，其为宋哲宗元符时人，官至朝散郎太医学司业[7]3，其在《素问入式运气论奥·序》中强调了运气学说的重要性。该书分上、中、下三卷，以《内经》运气学说为依据，从该学说的基本知识到临床应用逐步展开论述，上卷论述诸如干支历法，阴阳气数的运气学说及本知识；中卷论述运气学说概念内涵和推演方法；下卷就运气学说的临床应用进行论述。他鉴于《内经》运气内容"分糅篇章，卒无入法，稍难施用"[8]2，将其概括为 31 个论点，并配上 27 幅图解，提纲挈领的归纳和阐释了《内经》运气理论，为后世医家理解和发展运气学说奠定了理论基础。其归纳出了 31 个论点为："五行生死顺逆""十干""十二支""纳音""六化""四时气候""交六气时日""日刻""标本""生成数""五天之气""五音建运""月建""天地六气""主气""客气""天符""岁会""同天符同岁会""南北政""大少气运相临同化""纪运""岁中五运""手足经""胜复""九宫分野""六十年客气""六病""六脉""治法""五行胜复论"，可以说是对《内经》运气理论的首次分类整理。此外，刘温舒在《素问入式运气论奥》里，提出了天干与五行的相配依据，除了望气之外，还可以是五运皆生于正月建干，如《素问入式运气论奥·论五音建运》云："丙者火之阳，建于甲、己岁之首，正月建丙寅，丙火生土，故甲、己为土运……"[7]53

刘温舒在普及五运六气知识的同时并大力倡导将之应用于临床，故《素问入式运气论奥》下卷主要论述运气学说在临床的应用。其认定了运气学说对疾病的发生与治疗的影响作用，他根据"天人合一"的理论指出天之五运六气的变化与人体五脏六腑的气运变化是相应的，故而运气学说可以影响人体的健康。他在《素问·六元正纪大论》的基础上归纳总结了六气为病的一般规律，并认为瘟疫时气的发生同该年运气直接相关，如

《素问入式运气论奥·论六病》云："瘟疫时气……斯气运自然耳。"[7]90

虽然刘温舒明确指出运气变化可以引发疾病，但同时他又强调疾病的发生并非全部都是运气使然，疾病的发生存在外因和内因，运气变化是疾病产生的外因，人体正气则是内因，虽然运气学说提示了疾病发展变化规律，但是疾病的发生终离不开人体自身因素，无论运气如何变化，发病与否还是取决于自身内因，若正气存内，则邪不可干，故《素问入式运气论奥·论六病》云："若我真元气实，起居有时，动作无相冲冒，纵是瘟疫之作亦微。"[7]91

而在治疗方面，刘温舒强调，尽管人们总结出五运六气变化对疾病的影响规律，在临床应用中应考虑疾病具体病情的同时应结合运气变化，实施辨证论治，而不能仅依靠天时，而忽略疾病和人体自身的影响。因此他在《素问入式运气论奥·论治法》中阐述道："五运六气药石补泻之宜，亦当顺其四方之人禀受所养不同。"[7]97

五、宋《圣济总录》编排一甲子每年运气变化

宋徽宗赵佶好道学，对运气也颇为重视，政府大力提倡，在编写国家级方书《圣济总录》里把运气学说放在篇首，还在医学考试中把运气学说作为重点考察内容，其说遂成为医家的"显学"。北宋曾有"不读五运六气，遍检方书何济"的谚语，可见运气学说在当时医学上的重要地位，至于其在当时的真实效果如何，还有待史学上的考证。

《圣济总录·运气》里的运气部分，主要是按干支年号，分述了六十年一甲子里每年的具体运气变化。其中内容不出《素问》运气七篇，仅是将散在七篇里的内容，将同一年份的司天、在泉、中运之气的气候、物候、病候变化集中编写在一起，使运气理论更清晰有条理，加强了操作性。根据《素问·六元正纪大论》里"先立其年以明其气，金木水火土运行之数，寒暑燥湿风火临御之化，则天道可见，民气可调"的原则，每年运气篇首，配一岁运图，先定司天、在泉、中运之气，岁气是平气或不及或太过，左右间气。再详述一年常态的气候、物候、病候。接着述一年里司天、在泉、中运之气三气相互作用后产生的气候、物候、病候及相应的饮食和药物治则。其次述前半年的气候和病候及治法，然后述下半年的气候、物候及治法。然后述岁运太过或不及所致的气候、物候、病候及治则。然后述六气之初气到终气六个时间段里每个时段里客气、主气和中运三气交互影响产生的气候、物候、病候及治则。最后说明胜复之气是哪些，并认为复气均发生在下半年[9]1-167。从《圣济总录·运气》里对一年运气状况的具体概述，可以窥见宋人对运气学说的理解和运用，主要是看同一时段里司天、在泉、中运之气三气交互作用后产生的病候，并将一年按六气的六分法划分为六个时节，来预测四季的气候、物候、病候，并不以主运、客运的五分法来预测具体时节的情况。

六、宋陈言为五运六气时病制方

陈言在《三因极一病证方论·五运时气民病证治》和《三因极一病证方论·六气时

行民病证治》两篇章中对五运时气疾病和六气时气疾病进行了归纳，并制定了相应方剂。

他将五运岁气太过不及病证治归纳如下。

六壬岁木太过之年，风气流行，脾胃感风，症见"飧泄注下，肠鸣腹满，四肢重滞，忽忽善怒，眩冒颠晕，或左胁偏疼"[10]69者，用苓术汤（白茯苓、厚朴、白术、青皮、干姜、半夏、草果、甘草）。

六戊岁火太过之年，炎暑流行，肺经受热，症见"上气咳喘，咯血痰壅，嗌干耳聋，泄泻，胸胁满，痛连肩背，两臂膊疼，息高"[10]69者，用麦门冬汤（麦冬、香白芷、半夏、竹叶、甘草、钟乳粉、桑白皮、紫菀、人参）。

六甲岁土太过之年，雨湿流行，肾经受湿，症见"腹痛寒厥，足痿不收，腰脽痛，行步艰难；甚则中满，食不下，或肠鸣溏泄"[10]69者，用附子山茱萸汤（附子、山茱萸、木瓜干、乌梅、半夏、肉豆蔻、丁香、藿香）。

六庚岁金太过之年，燥气流行，肝虚遇岁气，燥湿更胜，症见"胁连小腹拘急疼痛，耳聋目赤，咳逆，肩背连尻、阴、股、膝、髀、腨、胻皆痛"[10]69者，用牛膝木瓜汤治疗（牛膝、木瓜、芍药、杜仲、姜制、枸杞子、黄松节、菟丝子、天麻、炙甘草）。

六丙岁水太过之年，寒气流行，心虚为寒冷所中，症见"身热心躁，手足反寒，心腹肿病，喘咳自汗；甚则大肠便血"[10]70者，用川连茯苓汤（黄连、茯苓、麦冬、车前子、通草、远志、半夏、黄芩、甘草）。

六丁岁木不及之年，燥乃盛行，肝虚为燥热所伤，症见"胠胁并小腹痛，肠鸣溏泄，或发热，遍体疮疡，咳嗽肢满，鼻衄"[10]70者，用苁蓉牛膝汤（肉苁蓉、牛膝、木瓜干、白芍药、熟地黄、当归、炙甘草）。

六癸岁火不及之年，寒乃盛行，心虚挟寒，症见"心胸中痛，两胁连肩背，肢满噫塞，郁冒蒙昧，髋髀挛痛，不能屈伸；或下利溏泄，饮食不进，腹痛，手足痿痹，不能任身"[10]70者，用黄芪茯神汤（黄芪、茯神、远志、紫河车、酸枣仁）。

六己岁土不及之年，风气盛行，脾虚风冷所伤，症见"心腹胀满疼痛，四肢筋骨重弱，肌肉瞤动酸瘶，喜怒，霍乱吐泻；或胸胁暴痛，下引小腹，善太息，食少失味"[10]70者，用白术厚朴汤（白术、厚朴、半夏、桂心、藿香、青皮、炙干姜、甘草）。

六乙岁金不及之年，炎火盛行，肺虚感热，症见"咳嗽喘满，自汗衄血，肩背瞀重，血便注下；或脑户连囟顶痛，发热口疮，心痛"[10]70者，用紫菀汤（紫菀、白芷、人参、炙甘草、黄芪、地骨皮、杏仁、桑白皮）。

六辛岁水不及之年，湿乃盛行，肾虚坐卧湿地，症见"腰膝重著疼痛，腹胀满，濡泄无度，步行艰难，足痿清厥；甚则浮肿，面色不常，或筋骨并辟，目视䀮䀮，膈中咽痛"[10]71者，用五味子汤（五味子、附子、巴戟天、鹿茸、山茱萸、熟地黄、杜仲）[10]69-71。

五运时气民病证治方是陈无择根据《素问·气交变大论》中论述的五运太过、不及年气候和疾病变化所拟定的，部分方剂为其自拟，还有部分为借鉴他人，三因司天方不仅仅是通过辨证论治针对疾病本质进行治疗，同时也加入了辨"天"论治的因素，根据气候特点拟定方剂，纠正人体内环境的失衡[11]54-56。同理，六气时行民病证治方是根据《素问·六元正纪大论》所论述的司天主证而拟定的，并根据六气变化而有加减。他将六气时病证治归纳如下。

辰戌岁，症见"身热头痛，呕吐，气郁中满，瞀闷少气，足痿，注下赤白，肌腠疮疡，发为痈疽"[10]71，用静顺汤（白茯苓、木瓜干、附子、牛膝、防风、诃子、甘草、干姜），并根据节气进行加减：如大寒至春分去附子，加枸杞；春分至小满，加附子、枸杞；小满至大暑，去附子、木瓜、干姜，加人参、枸杞、地榆、香白芷、生姜；大暑至秋分，加石榴皮；秋分至小雪用原方；小雪至大寒，去牛膝，加当归、芍药、阿胶。

卯酉之岁，症见"中热，面浮鼻衄，小便赤黄，甚则淋，或疠气行，善暴仆，振栗谵妄，寒疟痈肿，便血"[10]72，用审平汤（远志、紫檀香、天门冬、山茱萸、白术、白芍药、甘草、生姜）。根据节气加减为：大寒至春分，加白茯苓、半夏、紫苏、生姜；春分至小满，加玄参、白薇；小满至大暑，去远志、山茱萸、白术，加丹参、泽泻；大暑至秋分，去远志、白术，加酸枣仁、车前子；秋分至大寒用原方。

寅申之岁，症见"气郁热，血溢目赤，咳逆头痛，胁满呕吐，胸臆不利，聋瞑渴，身重心痛，阳气不藏，疮疡烦躁"[10]72，用升明汤（紫檀香、车前子、青皮、半夏、酸枣仁、蔷薇、生姜、炙甘草）。根据节气的加减为：大寒至春分，加白薇、玄参；春分至小满，加丁香；小满至大暑，加漏芦、升麻、赤芍药；大暑至秋分，加茯苓；秋分至小雪用原方；小雪至大寒，加五味子。

丑未之岁，症见"关节不利，筋脉拘急，身重萎弱，或温疠盛行，远近咸若，或胸腹满闷，甚则浮肿，寒疟血溢，腰脽痛"[10]73，用备化汤（木瓜干、茯神、牛膝、附子、熟地黄、覆盆子、甘草、生姜），根据节气加减：大寒至春分用原方；自春分至小满，去附子，加天麻、防风；小满至大暑，加泽泻；大暑至大寒用原方。

子午之岁，症见"关节禁固，腰痛，气郁热，小便淋，目赤心痛，寒热更作，咳喘；或鼻衄，嗌咽吐饮，发黄瘅，喘，甚则连小腹而作寒中。"[10]73用正阳汤（白薇、玄参、川芎、桑白皮、当归、芍药、旋覆花、甘草、生姜）。根据节气加减：大寒至春分，加杏仁、升麻；自春分至小满，加茯苓、车前子；自小满至大暑，加杏仁、麻仁；自大暑至秋分，加荆芥、茵陈蒿；自秋分至小雪用原方；自小雪至大寒，加紫苏子。

巳亥之岁，症见"中热，而反右胁下寒，耳鸣，泪出掉眩，燥湿相搏，民病黄瘅浮肿，时作瘟疠"[10]73，用敷和汤（半夏、枣子、五味子、枳实、茯苓、诃子、干姜、橘皮、炙甘草）。根据节气加减：大寒至春分，加鼠粘子；春分至小满，加麦门冬去心、山药；小满至大暑，加紫菀；大暑至秋分，加泽泻、栀子；自秋分直至大寒用原方[10]71-74。

陈无择的三因司天方是根据运气学说和药物气味生克规律而拟定的，不仅根据疾病辨证论治，同时根据五运六气辨"天"论治，是运气学说在临床中的具体应用[12]18-21。但同时三因司天方也有自身局限，司天方仅有 16 首，无法囊括各种疾病，因此在运用过程中也应考虑疾病本身的影响。而且运气变化多端，有预测中的正常变化，也有预测不到的突然异常变化，临床应用也不可拘泥。故《运气证治歌诀·三因司天运气方》总结说："是故执司天以求治，而其失在隘。舍司天而求治，而其失在浮。"[13]14

七、宋杨士瀛归纳十二支年份运气

杨士瀛（生卒不详），字登父，号仁斋，南宋三山（今福建省福州）人，南宋名医。杨士瀛在其《仁斋直指方论·运气证治》（约撰写于公元 1264 年）中，引述了一本名为《乾坤生意》的书，将每年六气中的常见疾病单独列出，编成"十二支年份运气"，概述如下。

子午年，初之气，民病关节禁固，腰腿疼，中外疮疡。二之气，民病淋气郁于上而热，令人目赤。三之气，民病厥热，心痛，寒，更作咳喘，目赤。四之气，民病黄胆，衄血，咽干，呕吐，痰饮。五之气，民病寒热伏邪，于春为疟。六之气，民病生肿咳喘，甚则血溢，下连小腹而作寒中。[14]68

丑未年，初之气，民病血溢，经络拘强，关节不利，身重筋痛。二之气，民病瘟疫盛行，远近咸苦。三之气，民病身重，跗肿，胸腹满，感冒湿。四之气，民病腠理，热血暴溢，寒疟，心腹胀，浮肿。五之气，民病皮肤，寒疟，痢甚行。六之气，民病关节禁固，腰腿拘痛。[14]68-69

寅申年，初之气，民病寒热交作，咳逆头痛，血气不调，心腹不快。二之气，民病上热咳逆，胸膈不利，头痛寒热。三之气，民病烦热，目赤喉闭，失血，热渴，风邪，人多暴死。四之气，民病疟病交作，寒热头痛。五之气，民病寒邪风热，君子周密。六之气，民病感冒寒邪，关节不利，心腹痛。[14]69-70

卯酉年，初之气，民病寒热浮肿，失血，呕吐，小便赤淋。二之气，民病疫疠流行，人多猝暴。三之气，民病寒热头疼，心烦作渴。四之气，民病猝暴寒热，风邪伤人，心疼，浮肿，疮疡，失血。五之气，民病寒热，作痢，气血不和。六之气，民病疫疠，温毒，寒热伏邪。[14]70

辰戌年，初之气，民病瘟疫，寒热，头痛呕吐，疮疡。二之气，民病气郁中满，浮肿，寒热。三之气，民病寒热，吐利，生烦闷乱，痈疽疮疡。四之气，民病大热短气，赤白痢泻。五之气，民病气虚客热，血热妄行，肺气壅盛。六之气，民病病乃凄惨，孕妇多灾，脾受湿，肺旺肝衰。[14]70-71

巳亥年，初之气，民病寒居右胁，气滞，脾胃虚壅。二之气，民病热中，气血不升降。三之气，民病泪出，耳鸣掉眩。四之气，民病心受邪，黄胆，面为浮肿。五之气，民病寒气及体，肺受风，脾受湿，发为疟。六之气，民病瘟疫，心肾相制。[14]71

上述阐述与《素问·六元正纪大论》篇中所述的六气民病有所差异，可以视为对

《内经》运气之说的一种补充。

杨士瀛还具体举出了六气起止的时间节气：初之气，厥阴风木用事，自年前十二月大寒节起，至闰二月惊蛰终止。二之气，少阴君火用事，自二月春分节起，至四月立夏终止。三之气，少阳相火用事，自四月小满节起，至六月小暑终止。四之气，太阴湿土用事，自六月大暑节起，至八月白露终止。五之气，阳明燥金用事，自八月秋分节起，至十月立冬终止。六之气，太阳寒水用事，自十月小雪节起，至十一月小寒终止。[14]68

八、宋代部分医家对运气学说的质疑

虽然经过宋徽宗的大力倡导，五运六气学说在北宋末南宋初盛极一时，但也有一些质疑的声音，认为运气之说的推测并不能应验，有的认为会受到地域性差异的影响，而有的则彻底反对。如南宋著名理学家程颢说："观《素问》文字气象，只是战国时人作……其间只是运气使不得……且说潦旱，今年气运当潦，然有河北潦，江南旱，此且做各有方气不同，又却有一州一县之中，潦旱不同。怎生定得？"[15]317-318沈括在《梦溪笔谈·物理有常有变》（约公元1086—1093年）中说："至于一邑之间，而旸雨有不同者，此气运安在？欲无不谬，不可得也。大凡物理有常、有变。"[16]166程、沈二者认为在地域性差异下，运气推算就不能实行，是为变。而南宋《褚氏遗书·辩书》中说："天地五行，寒暑风雨，仓卒而变，人婴所气，疾作于人，气难预期，故疾难预定；气非认为，故疾难预测；推验多舛，拯救易误，俞扁弗议，淳华未稽，吾未见其是也。"[17]22认为运气预测疾病之法根本不可靠。因此，有的医家在运气学说的运用上进行了一些变通，如史载之在其著《史载之方·论六气所生之病》（约刊于1101年以前）中说"人之气，犹天地之气；五脏之气，即五运之气；三阴之气，即六气之变。顾一身之气，多寡之如何，亦不必因天地之气化所生……此一人之身，自有天地之气化，调治之法，与五运六气所至之法同。"[18]15认为五运六气中太过不及、生克胜复的关系可以指导分析人体的气血阴阳之病变，治疗方面亦可仿照岁运针对性药性的使用而用药，略过了运气学说的占卜预测作用，转而重视其中病因病机的推理分析与治疗方法，呈现了一定的进步性。

九、金刘完素对亢害承制的阐发：制甚则兼化，兼化为虚象

刘完素在《素问玄机原病式·六气为病》中，对《素问·六微旨大论》中"亢则害，承乃制，制则生化，外列盛衰，害则败乱，生化大病"一论进行了具体的阐释。在气候上："如风木旺而多风，风大则反凉，是反兼金化制其木也。大凉之下，天气反温，乃火化承于金也。夏火热极而体反出液，是反兼水化制其火也。因而湿蒸云雨，乃土化承于水也。雨湿过极，而兼烈风，乃木化制其土也。飘骤之下，秋气反凉，乃金化承于木也。凉极而万物反燥，乃火化制其金也。因而以为冬寒，乃水化承于火也。寒极则水凝如地，乃土化制其水也。凝冻极而起东风，乃木化承土而周岁也。"说的是天之六气

按五行属性互相制约以保持平衡，为承，如果制约过度，则会兼化，出现相克那一行属性的气候表现。

在人体的病理变化上，刘完素根据"人与天地相参"的精神，将自然界的五行生克变化比类于人体，阐释了人体的六气属性类病变关系，指出六气病极，也会兼化的现象："病湿过极则为痉，反兼风化制之也；风病过极则反燥，筋脉劲急，反兼金化制之也；病燥过极则烦渴，反兼火化制之也；病热过极，而反出五液，或为战栗恶寒，反兼水化制之也。"[19]106 并指出，兼化之象为虚象，治疗时不可治兼化之象，要泻其过甚之气，否则会加重病情。刘完素用此"亢害承制，制甚则兼化"的说法，解释了一些症状为何病机与症状表象的五行属性不符，如带下、郁、惊、悲、衄、身热恶寒、战栗等症状虽有属于水的表现，但本质病机为热，诸痉强直的症状属于风，但其本质病机为湿等[19]106。

刘完素主张通过运气学说归纳疾病病机，对疾病进行分类，他在《素问玄机原病式·序》中指出："识病之法，以其病气归于五运六气之化。"[20]序 将五运与五脏、五行相结合，以概括五脏诸病。将外界的运气变化整合入人体的变化中，五运变化不再单纯的是气候变化了，而向着人体内的病机开始转变，如《素问玄机原病式·五运主病》论述道："诸风掉眩，皆属于肝木……诸寒收引，皆属于肾水"[20]1，按照五运各自的特性对诸多疾病的病机进行了发挥。

同时，刘完素通过六气变化来概括各种外感疾病病机和脏腑本气。并指出临床应用过程中应注重标本逆从，六气为本，三阴三阳为标，故人体感受外邪，应以病气为本，受邪的经络脏腑为标。它将人体各脏腑不同属性与六气联系起来，提出了"脏腑六气"的学术思想，如土主长夏，六气为湿，在体为脾胃，则"足太阴湿土乃脾胃之气也"[20]1，水主冬，六气为寒，在体为肾和膀胱，"足太阳寒水乃肾与膀胱之气也"[20]1 等。并根据《内经》春温、夏热、秋凉、冬寒的四气理论，结合五运特点提出了五脏本气为肝气温、心气热、脾气湿、肺气清、肾气寒，五脏本气与四时之气相应，如果脏腑发生病变，那么五脏本气也会如四时运气一般，向其胜己一方转化，如肺之本气为清凉，若肺气虚衰则会温化，同样，心之本气为热，若心气虚衰则会寒化。

可见刘完素十分重视天地运气之理，并将运气学说用于阐释人体疾病病机，将外在气候和内在机理进行了紧密联系，可以说运气学说影响了刘完素的学术思想，刘完素也对运气学说进行了创新性的阐发。

十、张元素将运气学说用于临床辨证

张元素将运气学说与脏腑辨证相结合，使运气学说在临床辨证中得以发挥。张元素认为人体之中心肺居上，象法天气，心为君火主热，肺为燥金主清，肝胆居中，通于人气，肝为风木主温，胆为相火主极热，脾肾居下，法象于地，脾胃湿土主凉，肾为寒水主寒。这说明脏腑气机与五运六气相同，那么脏腑辨证也应通于五运六气[21]561-562。

犹如五运六气郁发，五脏之气也可以郁而发病，五郁发病是五脏之气气化异常导致的，具有发病急骤，病情危重等表现，多为实证，在治疗上多采用汗、吐、下三法。如《医学启源·五郁之病》描述火郁心病表现为："民病少气，疮疡痈肿，胁腹胸背，面首四肢，膜胰胪胀……目赤心热，甚至瞀闷懊恢，善暴死。"[22]24与《素问·六元正纪大论》描述的"火郁之发"相同，对于这类疾病，张元素根据《素问·六元正纪大论》"火郁发之"的原则，提出以汗法治疗，其云："火郁发之，谓汗令其发散也"[22]24，将运气学说五郁之发的疾病落实到脏腑辨证之上，并提出了相应的治疗原则。

张元素进一步将六气与脏腑辨证结合，认为《素问·至真要大论》提出的病机十九条应从运气学说进行解释，如其解释厥阴风木引发的"诸暴强直"诸症中出现的"里急筋缩"时，指出"里急筋缩"为紧张短缩的病症，风木之性为条达，这个症状似乎与风木的性质相反，反而类似于燥金的紧敛短缩之性。张元素认为这是因为亢害承制引起的，风木亢盛而引发燥金承制，且风木制约湿土也易产生燥，故而燥风木之证中兼见燥金之性，如《医学启源·内经主治备要》论述道："风木为病，反见燥金之化者，由亢则害，承乃制也。况风能湿而为燥也，筋缩者，燥之甚也，故谓风甚皆兼于燥也。"[22]41因此，张元素将运气学说同脏腑辨证进行了结合，填充了运气学说内涵，为运气学说的临床应用提供了新平台。

张元素根据《素问·六微旨大论》提出的"出入废则神机化灭，升降息则气立孤危"的原则，认为气机的升降出入是万物常态，药物性味也应遵守升降浮沉的原则，而药物的升降浮沉之性是通过各自阴阳气味厚薄而表现出来的。《素问·阴阳应象大论》云："气味辛甘发散为阳，酸苦涌泄为阴"，张元素认为药物气味应结合具体情况分析，他以茯苓为例，说茯苓淡为阳，阳主升，茯苓反降是因为茯苓为气之薄者，为阳中之阴，所以茯苓为阳，反而下行，是因为阳中有阴，这是在药物学中运气升降原理的创见[23]179-181。

张元素根据药物阴阳气味厚薄的不同把药物分为五类，即：风升生、热浮长、湿化成中央、燥降收、寒沉藏，其在说明药性之后根据《素问·至真要大论》提出的治疗原则，以五行生克的原理，拟订了风、暑、湿、燥、寒五类制方大法，是张元素对药物学的又一贡献。

张元素将五运六气学说与脏腑辨证相结合，运用运气学说阐释药物升降浮沉，并指导遣方用药大法，不仅加强了运气学说的实践意义，同时增进了中医学内部各学科知识的相交融。

十一、金李杲论述"脏气法时"

李东垣秉承了恩师张元素的学术思想，一生努力钻研，著述颇丰，《脾胃论》为其代表之作，全书分为三卷，大量引用运气学说的论述，将"必先岁气，毋伐天和"[24]94的思想贯穿始末。如《脾胃论·中卷》开篇即言运气旺衰图说，强调四时气运变化[24]5。

《脾胃论》上卷主要论述"脏气法时"与五脏生克关系，脏为五脏之气，时为天时，通过阴阳五行之气的变化联系在一起，脏气法时的关键是天人合一的运气学说，即"气运旺衰"。李东垣根据《素问·太阴阳明论》中"脾不主时"的理论以及运气学说中"甲己化土"理论结合临床经验，确认了脾胃在人体中的重要地位。并认为脾气主升全赖少阳肝胆春生之气，在健运脏腑气机时善用风药生发阳气。不同季节表现为不同的气候特点，在临床运用过程中李东垣强调要紧合天时，提出了四季用药特点。以春季用辛甘温之剂，补中升阳；夏季用清燥之剂，清暑益气；秋季当升阳益胃。

十二、金李杲、元王履对五郁治法的阐发

"五郁"治法见于《素问·六元正纪大论》："木郁达之，火郁发之，土郁夺之，金郁泄之，水郁折之。"唐王冰对五郁治法进行了可能是最早的解释："达，谓吐之，令其条达也。发，谓汗之，令其疏散也。夺，谓下之，令无拥碍也。泄谓渗泄之，解表利小便也。折，谓抑之，制其冲逆也。"[5]392两宋时期未见对此五郁治法有所发挥，到金元时期，随着对运气学说中的医疗部分实践的深入，很多医家都对"五郁"病和治法有所阐释，其中李杲和王履二人比较有创见。

李杲对运气学说中"木郁达之"治则予以阐释，认为《内经》中"木郁"对于人体来说，是指"食伤太阴有形之物，窒塞于胸中，克制厥阴木气伏潜于下，不得舒伸于上"[25]26，并提出了"木郁达之"的具体实施方法，即用吐法将食积去除，"乃泻金以助木也"[25]26。

王履对五郁治法做了进一步引申和发挥。

（1）木郁达之：否定了王冰和李杲的木郁达之为吐法之说，认为达是通畅之意，主要以升发之药使肝气条达，治疗怒气胁胀，或轻扬之剂举散清气之法治疗飧泄："木郁达之，达者，通畅之也。如肝性急怒，气逆肱胁或胀，火时上炎，治以苦寒辛散而不愈者，则用升发之药，加以厥阴报使而从治之。又如久风入中为飧泄，及不因外风之入，而清气在下为飧泄，则以轻扬之剂举而散之，凡此之类，皆达之之法也。"[26]65-66

（2）火郁发之：其"发"可为汗法，也可为升举之法。汗法用于腠理闭合，邪热怫郁之证。升举法用于龙火郁甚，不可用苦寒之剂者，用升浮之药，并佐以甘温，为从治法。如李杲的升阳散火汤："火郁发之，发者，汗之也，升举之也，如腠理外闭，邪热怫郁，则解表取汗以散之。又如龙火郁甚于内，非苦寒降沉之剂可治，则用升浮之药，佐以甘温，顺其性而从治之，使势穷则止，如东垣升阳散火汤是也，凡此之类，皆发之之法也。"[26]67

（3）土郁夺之：这个夺可有三种含义，一种为攻下，主要用于邪热入胃或中满腹胀，人壮实者。一种为劫夺其势，用于病势胜，不能顿除者。一种是对于湿热下痢，不能用力轻之剂治疗的："土郁夺之，夺者，攻下也，劫而衰之也，如邪热入胃，用咸寒之剂以攻去之，又如中满腹胀，湿热内甚，其人壮气实者，则攻下之。其或势盛，而不能顿

除者，则劫夺其势，而使之衰。又如湿热为痢，有非力轻之剂可治者，则或攻或劫以致其平，凡此之类，皆夺之之法也。"[26]67

（4）金郁泄之：否定了王冰的解表说法："王氏谓渗泄解表利小便，为金郁泄之，夫渗泄利小便，固为泄金郁矣，其解表二字，莫晓其意……此二字未当于理，今删去。"[26]67指出"泄"即为利小便和利肺气的意思，其实是疏通肺气的含义："金郁泄之，泄者，渗泄而利小便也，疏通其气也。"[26]67其中利小便用于肺热小便不利，利肺气用于"肺气膹满，胸凭仰息。"[26]67

（5）水郁折之：阐发了前人未发之"水郁折之"的具体含义："水郁折之，折者，制御也……如肿胀之病，水气淫溢，而渗道以塞，夫水之所不胜者，土也，今土气衰弱，不能制之，故反受其侮，治当实其脾土，资其运化，俾可以制水而不敢犯，则渗道达而后愈。或病势既旺，非上法所能遏制，则用泄水之药以伐而挫之。或去菀陈莝，开鬼门，洁净府。三治备举，迭用以渐平之。"[26]68王履认为此法包含三个方面，一为实脾，二为泄水，三为"去菀陈莝、开鬼门、洁净府"，此三法"迭用以渐平之"，从而达到利水消肿的目的。

十三、张介宾注重物候，注重灵活运用

张介宾是明代著名的医学家，其著作《类经》中专设有《运气类》对运气学说进行说明和阐发。他注意到运气学说产生时吸收了当时先进的天文历法知识，因此在解释和运用运气学说时是离不开天文历法的，他将古代天文历法知识作为研究运气学说的自然科学背景，对运气学说中有关节气、星宿、气数等疑难问题进行了科学论述。他以古代自然科学知识为背景，将医学与易学融会贯通对运气学说进行了深入研究，并在《类经图翼》中图文互助，方便理解。

如张介宾在《类经图翼》中将日月运行与节气相对应，解释五气经天中的天门地户。张介宾站在阴阳出入门户的角度别开生面，从比较合理的方面论述了天门地户。其认为在春分之际，太阳于天球上行于奎壁之间，此时白昼长于黑夜，万物萌发生长，而在秋分之际，太阳行于角轸之间，黑夜长于白昼，万物也随之凋零，故张景岳将天门地户称为阴阳消长之门户。可见，张介宾十分重视运气学说中的天文历法知识。

张介宾也强调物候现象是判断运气正常与否的客观标准，应予以重视。他在《类经图翼·运气上》中补充了七十二候和相应的午后表现，如其云："由二十四气而分为七十二候，则每气各得三翰……立春节，初五日风解冻为初候，次五日蛰虫始振为二候，后五日鱼陆负冰为三候也。候之所以五日者，天数五以竟五行之气也。"[27]633认为物候变化是判断运气的标准，并根据诸如毛、羽、裸、介、鳞等物候现象，对人的生理病理现象进行解释。同时他强调，运气学说虽有客观依据，但也要灵活运用，如他在《类经·运气类》中论述说："读运气者，当知天道有是理，不当曰理必如是也。然变化虽难必，而易尽其几矣；天道虽难测，而运气尽其妙矣。"[27]465

张介宾尊崇医易同源，《类经附翼》前两卷即以易解医，《类经附翼·医易》从河图洛书与八卦将医学与易学联系起来，解释了易学在中医理论形成过程中所扮演的重要角色。《类经附翼·律原》则通过音律与卦象解释了音律为天度气数的问题，对理解运气学说五音建运，大有帮助。

十四、明汪机对拘泥于运气推论的批判

汪机批判了当时一些医家拘泥于运气推论来确定疾病和治疗用药，他在《运气易览·学五运六气纲领》中论述道："丹溪朱先生曰：学医之初，宜须先识病机，知变化，论人形而处治。若便攻于运气，恐流于马宗素之徒，而云某生人某日，病于某经，用某药治之之类也。"[28]237并且指出运气学说并非必然规律，也有例外："或者以为岁运太角木旺土衰，迎取之当泻其肝经，而益其脾胃，此非通论也，何者？岂有人人藏府皆同者，假如肝元素虚，脾气太胜，遇此太角之运，肝木稍实，脾气得平，方获安和。若便泻肝补脾，所谓实实虚虚，损不足益有余，如此而死者，医杀之耳，是不容其误，盖害人增疾则尤甚也。"[28]257而疾病的发生也并非全然与运气有关："又或当岁有病，而非岁气者，亦须原其所感，形症脉候未必尽为运所作，在工以明之，庶免拘于气运也。"[28]259主张以具体的病因病机为主，灵活地结合五运六气的辨治法则治疗疾病[28]256。

十五、明汪机制定六气主病的方药

明汪机还制定了六气主病的治则和方药："风胜燥"用火并汤，药用天南星、桔梗、栀子、川黄连。"水胜湿"用风并汤，要用苍术、白术、甘草、吴茱萸、干姜、附子。"火胜寒"用湿并汤，要用黄柏、知母、黄芩、栀子、黄连。"土胜风"用燥并汤，药用川芎、当归、天南星、桑白皮、大枣、川草薢。"金淫热"用寒并汤，要用肉桂、当归、泽泻、独活、桔梗，"火胜阴精"用雾沤渎并汤，药用天门冬、生地黄、柴胡、连翘、黄芩、地骨皮、黄柏[28]264。

十六、明孙一奎对五郁病机和治疗的完善

《内经》中的"五郁病"主要见于《素问·六元正纪大论》"土郁之发……故民病心腹胀，肠鸣而为数后，甚则心痛胁膜，呕吐霍乱，饮发注下，胕肿身重。""金郁之发……故民病咳逆，心胁满，引少腹善暴痛，不可反侧，嗌干面尘色恶。""水郁之发……故民病寒客心痛，腰脽痛，大关节不利，屈伸不便，善厥逆，痞坚腹满。""木郁之发……故民病胃脘当心而痛，上支两胁，膈咽不通，食饮不下，甚则耳鸣眩转，目不识人，善暴僵仆。""火郁之发……故民病少气疮疡痈肿，胁腹胸背，面首四支，膜愤胪胀，疡痱呕逆，瘛疭骨痛，节乃有动，注下温疟，腹中暴痛，血溢流注，精液乃少，目赤心热，甚则瞀闷懊恼，善暴死。"可以理解为讲的是在不同运气年份中百姓得的常见病，即不同气候里不同的流行病。

孙一奎在《医旨绪余·论五郁》中，将《内经》五郁引申为五脏之郁，即"夫五脏一有不平则郁"[29]668，木郁即肝郁，火郁即心郁，金郁即肺郁，土郁即脾郁，水郁即肾郁。并给出了各脏之郁的症状，如肝郁主症"胁痛耳鸣，眩运暴仆，目不识人"[29]668，心郁主症见"瞀闷目赤，少气疮疡，口渴溲黄，卒暴僵仆，呕哕吐酸，瘛疭狂乱"[29]668，脾郁主症见"肿满痞塞，胕肿，大小便不利，腹疼膜胀"[29]668-669，肺郁主症见"咳逆，喉疼，声哑，胸满，喘息，抬肩，撷项，肌热，鼻塞呕脓"[29]669，肾郁主症见"冷唾上涌，水肿腹胀，腰膝不利，屈伸不便"[29]669等。进一步阐释了五郁治法"达、发、夺、泄、折"的含义，并给出了相应的方药。如木郁："轻则以柴胡、川芎之类开而提之，亦条达之意也；重则用当归龙荟丸摧而伐之。"[29]668火郁："以火郁汤、升阳散火汤，皆发之之意也，又谓从其性而扬之。思想无穷，所顾不遂，悒郁不乐，因生痰涎，不进饮食，或气不升降，如醉如痴，以木香、石菖蒲、生姜、雄黄之类帅而动之，亦发之之意也。小便浑浊，疮疡舌疳，以黄连解毒汤、导赤散、八正散之类引而下之。"[29]668土郁："又如腹中窒塞，大满大实，以枳实导滞丸、木香槟榔丸、承气汤下而夺之，是中满者，泻之于内也。饮食伤脾，痞闷，痰涎日生，以橘半枳术丸；忧思痞结，不思饮食，腹皮微急，以木香化滞汤、消痞丸消而磨之，亦攘之之意也。诸湿肿满，胕肿，湿热发黄，以实脾利水之剂燥之。"[29]669金郁："如伤风，咳嗽鼻塞，以参苏饮、人参败毒散，皆疏之之意。胸膈停饮，或水饮入肺，喉中如水鸡之声，或肺痈呕脓血，以葶苈大枣泻肺汤治之。"[29]669水郁："如肾气抑郁，邪水泛上而冷唾，以茯苓、泽泻之类导而下之，决之之意也。腰膝疼痛，不可俯仰，或如奔豚之状，以桂心之类折之，或小便癃疼，久亢不泄，而为白浊，以小茴香、泽泻、黄柏之类治之。"[29]669

十七、余霖用运气学说解释疫病的发病

余霖，字师愚，清雍正乾隆（公元1723—1795年）年间人，安徽桐城人。因屡试不第，遂弃儒行医，多次遇到疫病流行，治疗疫病经验丰富[30]684。他在《疫疹一得·运气之变成疾》中论述了运气与疫病发病机理的联系："夫五运六气，乃天地阴阳运行升降之常也。五运流行，有太过不及之异；六气升降，则有逆从胜复之差。凡不合于德化政令者，则为变眚，皆能病人，故谓之时气。一岁之中病症相同者，五运六气所为之病也。"[31]13他认为如果一年之中出现病症相同的疾病，则是年之运气失常所导致的。而疫症的特点即为流行传染，使患病之人的症状如出一辙，所以疫病与运气密切相关，治疗疫病的时候要参合当年运气的情况，不能光考虑经络气血的失调："疫症之来，有其渐也，流行传染，病如一辙，苟不参通司天大运，主气小运，受病之由，按经络源流而施治，焉能应手取效？"[31]13

十八、尤怡对运气学说的批判

尤怡（公元1650—1749年），字在泾，号拙吾，别号饲鹤山人，清长洲（今属江苏

苏州市）人，康乾年间名医[30]680，师从苏州名医马俶，而马俶是明代温补派医家李中梓的再传弟子，所以尤怡的学术深受李中梓一派的影响[32]141。他在《医学读书记·六元正纪》中提出对于运气学说所论述的疾病发生规律并非普遍性规律，不一定总是和事实相符，在对待运气学说上，既不能拘泥，也不能废弃："《素问·六元正纪大论》分列六十年运气、病治之纪，统论六气司天在泉之政，可谓详且尽矣。然而验之于事，合之于时，往往不能相符。且也一年之间，九州之内，有东南旱干而西北淫雨者，有西北焦槁而东南大水者，则九州分野，上应九宫，为地气之不齐也。且有宋元丰四年，岁在辛酉，涸流之纪，而河决大水，则气化胜复之异，胡源所谓岁水不及，侮而乘之者土也。土不务德，故以湿胜，寒时则有泉涌河衍涸流生鱼，其变为骤注，为霖溃，名为少羽，而实与太宫之岁同者是也。是故五运六气之理，不可不知也，亦不易知也。而况古今度数之有差等，天人感召之有休咎。执而泥之，刻舟而求剑者也；废而弃之，亡筌而求者也。非沉潜之士，而具圆机之智者，乌足以误此！"[33]5-6这里尤怡举了两个现实中的例子来反驳运气学说的理论，一是在同一年份中，不同的地域呈现的气候是不同的，比如东南地区干旱，而西北地区多雨。另一个例子是在北宋元丰四年，按照常规的运气理论来说，其为气候是以干旱为主的，但当年却出现了水灾，实际上与太宫湿土之岁的气候相同，这是一种气化胜复导致的气候异常，需要用五行生克之理加以推算才能明白。所以运气的道理不容易知道，但也不能不知道。

十九、王士雄应用气机分析霍乱发病

王士雄（公元1808—1868年，一说1863年），字孟英，号梦隐（一作梦影），又号潜斋，别号半痴山人，睡乡散人、随息居隐士、海昌野云氏（又作野云氏），祖籍浙江海宁盐官，迁居钱塘（杭州）。中医温病学家。发现霍乱的产生多在酷暑之年，霍乱发生于春分秋分之间，时值少阴君火、少阳相火、太阴湿土主司，气候特点为湿热交杂，湿热之气由口鼻入侵肌体，与人体内蕴湿热相搏结，导致气机升降紊乱，从而产生霍乱，即《灵枢·百病始生》所说的"两虚相得，乃客其形"，他在《重订霍乱论》中也论述道："自夏末秋初而起，直至立冬后始息……只缘今人蕴湿者多，暑邪易于深伏，迨一朝卒发，渐至阖户沿村，风行似疫。"[34]33-34另外，王士雄认为，脾胃镇中枢而主升清降浊之司，重要的是升降有度，只有升降有度才能水行，虽然感受客邪，亦潜消默化，不能留著为病；如果升降失度则湿气生，不惟有滞升降之机，且容易导致秽浊之邪恋于中焦，作乱肠胃，"浊不能降而腹痛呕吐，清不能升而泄泻无嚏"[34]151。仔细分析热霍乱，因"不远热"暑秽外侵的、必邪自口入，直趋中焦，有所留着，脾胃升降之机受阻；寒霍乱，因为"岁土不及"加诸虚体的，由于中阳素馁，因天运更见其虚，中阳既虚，寒湿自盛。不论寒热霍乱，迨其既成，邪气窃居中枢，气机困雍则一。因此在治疗上，主张从祛除病邪，恢复脾胃升降功能着眼，立法"展化宣通"。

二十、《内经》运气理论发展研究的评述

从《素问》运气七篇大论建构运气学说之时起，历代医家对运气学说的肯定、怀疑、否定的争议即持续不断，时至今日，似乎尚难有定论。

历代关于运气学说的争论集中体现在根据天干地支推算某年某时气候和发病的结果是否符合实际情况，并以此判断运气学说的科学价值。笔者认为运气学说告示我们的决不囿于机械推算一端。《素问·五运行大论》明示："天地阴阳者，不以数推以象之谓也。"运气学说着重研究的是天地之象的变化与气候、疾病之间的关系，而不仅仅是以数推演。所谓"候之所始，道之所生"，候者象也，道者规律也。古人以"候"（象）为出发点，向我们展示了天地变化和人体生理病理的变化之道。因此我们今天研究运气必须透过这些机械推算，探索其中更深层次的学术意义。

1.《素问》运气七篇大论的启示　运气学说肇自《素问》运气七篇大论，历代关于"七篇大论"是否属《素问》的原著颇有争论，我们认为"七篇大论"究竟是不是《素问》原文并不重要，重要的是其内容有什么学术价值。

（1）运气学说构建了自然界气候、物候、病候一体化的结构模型。"运气七篇大论"在"天人合一"思想指导下将气候、物候、病候的变化，纳入"五运"和"六气"两大系统，从时间和空间的统一整体上考虑和研究它们之间的相互关系。认为运气有太过不及、胜复、郁发等具体变化，气候、物候、病候也会发生相应的变化。这些描述说明，人和天地有着统一的本原和属性，人的生命活动与自然界遵循着同一变化规律，"天地之大纪，人神之通应也"。我们不能否认"七篇"所揭示的气候、物候、病候的变化规律含有机械推演的成分，对照今天的实际情况未必完全相符。但从其所记载的内容分析，大多来自对自然界及人类生命活动的长期观察和经验积累。我们通过这些直观的观测和记载中，可以发现更深层次的含义。从认识论而言，它对人的生理病理活动的研究并不囿于人体本身的变化，而是将人置于整个自然界的时空环境下加以考察和研究，从人与事物之间的相互联系中加以分析和把握，这对我们今天研究医学具有一定的启迪意义。

（2）运气学说的基本原理是气化。《素问·天元纪大论》说："在天为气，在地成形，形气相感而化生万物矣……气有多少，形有盛衰，上下相召而损益彰矣。"所谓"形气相感""上下相召"就是这种天地阴阳交错互用的气化运动，产生了自然界千差万别的事物。"七篇"为我们描述了自然界的气化过程以及由于气化所产生的各种事物和现象，"生生化化，品物咸章"。"七篇"肯定升降出入是气化的主要形式。《素问·六微旨大论》说："气之升降，天地之更用也""天气下降，气流于地；地气上升，气腾于天。故高下相召，升降相因，而变作矣"。气的升降出入运动是"变作"的关键。由"变作"而生万物，如果气的升降出入一旦停息，则自然界的生机就将灭息，万物的生长收藏也随之完竭。"出入废则神机化灭，升降息则气立孤危"。人身一如小天地，人体

的生理活动离不开气化，升降出入也是人体气化活动的主要形式。升降是机体上下气机的交会，出入是机体与自然环境之间的交流，唯以升降出入维系着机体内外环境的协调，从而维护着人体的生命活动。

（3）"亢害承制"是自然界内部存在着一种自稳调节机制。《素问·六微旨大论》说："亢则害，承乃制，制则生化，外列盛衰，害则败乱，生化大病。"《内经》把五行看作宇宙的普遍规律，自然界万事万物的循环运动并非杂乱无章，各行其是，而是步调相应，井然有序。而维持这种动态的有序的运动是由于自然界内部有一种生化和制约并存的自稳调节机制。一年之中六气的变化受五行的制约，六气不亢是由于受到下承者的制约，有制约才有正常的生化，如果亢而无制则"生化大病"，必引起灾变，病害丛生。天地如此，人体也复如此。人体的生命活动也离不开生化和制约并存的调节机制。

（4）病因理论发微："气相得则和，不相得则病。""七篇"认为自然界一切气候现象都是由"五运"和"六气"两个气象要素系统交错叠加，经过自然的综合而形成的。这种运气交错叠加有着相对的稳定性和变动性。如果运气和时序主岁大致相合则气候谐和，风调雨顺，反之则时序错乱导致灾变。故《素问·五运行大论》说："上下相遘，寒暑相临，气相得则和，不相得则病"，概括地说明了自然界气运的谐调与否和气候、病候的常变密切相关。明张介宾从自然界气运的变化联系到人体的气化。他说："气之在人，和则为正气，不和则为邪气，凡表里、虚实、逆顺、缓急，无不因气所致。"这一点，"七篇"与《素问·举痛论》"百病生于气"的观点遥相呼应，十分深刻地揭示了中医病因理论的微言大义。针对上述病因理论，故《素问·至真要大论》立"疏其血气，令其调达，而至和平"的治疗大法。

（5）分析病机的示范："审察病机，无失气宜。"《素问·至真要大论》提出了著名的病机十九条，强调掌握病机的重要性，并揭示了分析病机的方法。所谓"审察病机，无失气宜"，即审察病机时应结合考虑季节气候对病机转归的影响。该篇又具体提出了分析病机的方法："谨守病机，各司其属，有者求之，无者求之，盛者责之，虚者责之，必先五胜。"审察病机时，既要把握主症与病机之间的隶属关系，对号入座；又要"有者求之，无者求之"，即从实际出发，对临床出现的症状，应当同中求异、异中求同、异同互证，以与病机相契合。"必先五胜"，意为分析病机时必须先行把握天之六气、人之五脏之间五行更胜的变化情况。这些方法仍然是我们分析病机的垂范。

（6）法时而治的治疗思想："必先岁气，无伐天和。""七篇"告示我们临床治疗原则的确定，必须根据当年"岁气"的特点，不要破坏人与自然的和谐，强调法时而治。《素问·五常政大论》说："圣人治病，必知天地阴阳，四时经纪。"既然疾病的发生与运气的盛衰有关，那么治疗也不能忽视岁气的变迁。"不知年之所加，气之盛衰，虚实之所起，不可以为工矣。"（《素问·六节藏象论》）"七篇"要求治疗时"必伏其所主，先其所因"，对运气太过的治疗原则是"必折其郁气，先资其化源，抑其运气，扶其不胜"。(《素问·六元正纪大论》）对运气郁发的治则是"木郁达之，火郁发之，土郁夺之，金郁泄之，水郁折之"，这些法则对今天的医疗实践意义深远。

（7）立组方选药的法度："司岁备物，制方遣药"。"七篇"提出"司岁备物"的采药原则，认为药物乃得天地日月之精华而生，为了保证药物的质量，应根据各个不同年份的气候特点，采集相应的药物，如果年份的气候特点与所生药物不相类，这种药物质量就不好。这也许是最早提倡关于"道地药材"的记载。"七篇"首次提出君臣佐使的组方原则，"主病之谓君，佐君之谓臣，应臣之谓使"。(《素问·至真要大论》）提出将方剂分为大、小、缓、急、奇、偶、复七类，根据病位的远近，病情的缓急选择相应的方剂来治疗。用药时必须注意体质差异及对药物的反应性，"能毒者以厚药，不胜毒者以薄药"。服药时必须注意服药方法，减轻或避免服药反应，"治热以寒，温而行之；治寒以热，凉而行之；治温以清，冷而行之；治清以温，热而行之"。对于慢性病的治疗主张"治养结合""其久病者，有气从不康，病去而瘠……必养必和，待其来复"。(《素问·五常政大论》）

2. 当前运气学说研究中值得注意的几个问题　毋庸讳言，由于运气学说自身的局限性，我们今天应该如何比较科学客观地去学习研究它，是每一个热爱中医的人士十分关心的问题。现代学者邢玉瑞在综合分析古今文献研究的基础上，中肯地提出了"当前运气学说研究应注意的问题"，值得我们借鉴[35]1964-1970。

（1）当前对运气学说的研究，普遍存在着将复杂性问题的认识简单化，气候系统是一个很复杂的巨系统，人体是一个开放的复杂巨系统，运气学说对于气候现象及病因发生的探索，采用了单因单果与直接、间接病因连接方式，结果导致其结论的科学性大为降低。

（2）目前报道关于运气与疾病流行联系的科研方案设计欠合理，缺少对照组或对照组设置不合理的情况甚多，运气推演判断标准不统一，影响了研究结果的科学价值。

（3）纵观60余年运气学说研究结果发现，针对同一现象研究结果常常不一致或相互矛盾，既不容易证实，也不容易证伪。

（4）在运气学说研究中违背逻辑而提出结论的现象屡屡出现，如结论根据不充分，概念不清，错下结论，或从典型案例妄下结论等，影响了结论的可靠性。

（5）借助运气推演模式推论某种疾病发病及防治方法，这种低水平重复现象十分普遍，由于其推演模式自身的局限，很多属于主观感觉或经验判断，因而与实际情况有很大出入。

（6）现代某些学者对运气学说的研究缺乏科学的理性精神，不经过缜密论证和思考，贸然得出过高的评价，夸大其研究价值，等等。

当然，当代研究也呈现出一些好的趋势，如开始借用现代数学方法与计算机技术建构局域运气模型，许多印证性、应用性研究更多关注主气、气象因子与疾病发生的关系，逐渐摆脱了运气模式推演的局限，越来越基于其合理内核，而抛弃了干支推算等不科学的成分。我们期待今后的研究视野更加开阔，充分借助现代多学科的方法与技术，开展更广范围的协同研究，以取得创新性的知识、技术[35]1964-1970。

参考文献

［1］范行准. 中国医学史略［M］. 北京：中医古籍出版社，1986：26.

［2］王庆其. 内经选读［M］. 北京：中国中医药出版社，2003：229.

［3］程士德.《内经》讲义［M］. 上海：上海科学出版社，1984：183.

［4］王孝先，毕肯，王倩. 张仲景对《内经》运气学说的继承与发展［J］. 中医药学刊，2004，22（2）：207 - 208.

［5］张登本，孙理军. 王冰医学全书［M］. 北京：中国中医药出版社，2006：319 - 320.

［6］严世芸. 中医医家学说及学术思想史［M］. 北京：中国中医药出版社，2005：102.

［7］周仲瑛，于文明. 中医古籍珍本集成（续）医经卷 素问入式运气论奥 运气［M］. 长沙：湖南科学技术出版社，2014：3.

［8］于峥，鲍继洪. 五运六气珍本集成［M］. 北京：中医古籍出版社，2017：2.

［9］［宋］赵佶. 圣济总录 上下［M］. 北京：人民卫生出版社，1962：1 - 167.

［10］王象礼. 陈无择医学全书［M］. 北京：中国中医药出版社，2005：69.

［11］邹勇. 陈无择五运六气学术思想［J］. 中国中医药现代远程教育，2016，14（11）：54 - 56，79.

［12］刘杲，张沁园. 从陈无择《三因司天方》甲辰年运气和运气方浅析运气对体质的影响［J］. 中医药导报，2017，23（09）：18 - 21.

［13］［清］王旭高. 运气证治歌诀［M］. 徐湘亭整理；陶国水，周扬校注. 北京：中国医药科技出版社，2019：14.

［14］林慧光. 杨士瀛医学全书［M］. 北京：中国中医药出版社，2006：241.

［15］［宋］程颢，程颐. 二程遗书［M］. 潘富恩导读. 上海：上海古籍出版社，2000：317 - 318.

［16］［宋］沈括. 梦溪笔谈注［M］. 王骧注. 镇江：江苏大学出版社，2011：166.

［17］［南北朝］褚澄.《褚氏遗书》校注［M］. 许敬生校注. 郑州：河南科学技术出版社，2014：22.

［18］［宋］史堪. 史载之方［M］. 王振国，朱荣宽点校；［宋］李璆，张致远原辑；郭瑞华，马湃点校. 上海：上海科学技术出版社，2003：15.

［19］宋乃光. 刘完素医学全书［M］. 北京：中国中医药出版社，2006：106.

［20］［金］刘完素. 素问玄机原病式［M］. 石学文点校. 沈阳：辽宁科学技术出版社，1997：序.

［21］金香兰，王左原. 试论张元素对五运六气的继承与发展［J］. 中国中医基础医学杂志，2009，15（08）：561 - 562.

［22］［金］张元素. 医学启源［M］. 北京：中国中医药出版社，2007：24.

［23］翟金海，陈兰，花海兵. 张元素谱药制方论形成的理论渊源［J］. 长春中医药大学学报，2017，33（02）：179 - 181.

［24］［金］李东垣. 脾胃论［M］. 北京：中国中医药出版社，2007：94.

［25］张年顺. 李东垣医学全书［M］. 北京：中国中医药出版社，2006：26.

[26] [元] 王履. 医经溯洄集 [M]. 章升懋点校. 北京：人民卫生出版社，1993：65 - 66.

[27] 李志庸. 张景岳医学全书 [M]. 北京：中国中医药出版社，1999：633.

[28] 高尔鑫. 汪石山医学全书 [M]. 北京：中国中医药出版社，1999：237.

[29] 韩学杰，张印生. 孙一奎医学全书 [M]. 北京：中国中医药出版社，1999：668 - 669.

[30] 李经纬，林昭庚. 中国医学通史 古代卷 [M]. 北京：人民卫生出版社，2000：684.

[31] [清] 余师愚. 疫疹一得 [M]. 郭谦亨，孙守才点校. 北京：人民卫生出版社，1996：13.

[32] 任应秋. 中医各家学说 [M]. 上海：上海科学技术出版社，1986：141.

[33] [清] 尤怡. 医学读书记 [M]. 傅幼荣等点校. 北京：人民卫生出版社，1991：5 - 6.

[34] 张蕾. 中医历代名家学术研究丛书 王孟英 [M]. 北京：中国中医药出版社，2017：33 - 34.

[35] 邢玉瑞. 当前运气学说研究中值得注意的几个问题 [J]. 中医杂志，2016，57（22）：1964 - 1970.

第三章 临床医学

第一节 刺灸理论

《内经》对于针灸治法的论述占据了很大的篇幅，体现了《内经》以针灸作为疾病主流疗法的特点。《内经》主要论述了针具、针刺的原则、针刺补泻的操作、刺法、针刺的禁忌，具体疾病的针刺方案，并涉及了灸法、药熨、推拿等其他外治法。

针具即九针，见于《灵枢·九针十二原》："九针之名，各不同形。一曰镵针，长一寸六分；二曰员针，长一寸六分；三曰鍉针，长三寸半；四曰锋针，长一寸六分；五曰铍针，长四寸，广二分半；六曰员利针，长一寸六分；七曰毫针，长三寸六分；八曰长针，长七寸；九曰大针，长四寸。镵针者，头大末锐，去泻阳气。员针者，针如卵形，揩摩分间，不得伤肌肉者，以泻分气。鍉针者，锋如黍粟之锐，主按脉勿陷，以致其气。锋针者，刃三隅，以发痼疾。铍针者，末如剑锋，以取大脓。员利针者，大如牦，且员且锐，中身微大，以取暴气。毫针者，尖如蚊虻喙，静以徐往，微以久留，正气因之，真邪俱往，出针而养，以取痛痹。长针者，锋利身薄，可以取远痹。大针者，尖如挺，其锋微员，以泻机关之水也。九针毕矣。"以及《灵枢·九针论》。

《内经》中针刺的原则主要有：① 辨经络脏腑位置，辨气血的虚实施针，如《灵枢·官能》："用针之理，必知形气之所在，左右上下，阴阳表里，血气多少，行之逆顺，出入之合，谋伐有过。知解结，知补虚泻实，上下气门，明通于四海。审其所在，寒热淋露以输异处，审于调气，明于经隧，左右肢络，尽知其会。寒与热争，能合而调之，虚与实邻，知决而通之，左右不调，把而行之，明于逆顺，乃知可治，阴阳不奇，故知起时。审于本末，察其寒热，得邪所在，万刺不殆。"② 顺应天时四季，以时候气。如《素问·八正神明论》："凡刺之法，必候日月星辰，四时八正之气，气定乃刺之……是以因天时而调血气也。是以天寒无刺，天温无疑。月生无泻，月满无补，月郭空无治，是谓得时而调之。因天之序，盛虚之时，移光定位，正立而待之。故曰月生而泻，是谓藏（杨注作'重'）虚；月满而补，血气扬溢，络有留血，命曰重实；月郭空而治，是谓乱经。阴阳相错，真邪不别，沉以留止，外虚内乱，淫邪乃起。"《灵枢·四时气》："四时之气，各有所在，灸刺之道，得气穴为定。故春取络血脉分肉之间，甚者深刺之，间者浅刺之；夏取盛经孙络，取分间绝皮肤；秋取经俞，邪在府，取之合；冬取井荥，必深以留之。"《灵枢·卫气行》："黄帝曰：卫气之在于身也，上下往来不以期，候气而刺之奈何？伯高曰：分有多少，日有长短，春秋冬夏，各有分理，然后常以平旦为纪，以夜尽为始。是故一日一夜，水下百刻，二十五刻者，半日之度也，常如是毋已，日入而止，随日之长短，各以为纪而刺之。谨候其时，病可与期，失时反候者，百病不治。故曰：刺实者，刺其来也。刺虚者，刺其去也。此言气存亡之时，以候虚实而刺之，是故谨候气之所在而刺之，是谓逢时。在于三阳，必候其气在于阳而刺之；病在于三阴，必候其气在阴分而刺之。"③ 注重补虚泻实。如《灵枢·九针十二原》："凡用针者，虚则实之，满则泄之，宛陈则除之，邪胜则虚之……言实与虚，若有若无，察后与先，若存若亡，为虚与实，若得若失。虚实之要，九针最妙，补泻之时，以针为之。"《素问·调经论》："补泻奈何？岐伯曰：气有余，则泻其经隧，无伤其经，无出其血，无泄其气；不足，则补其经隧，无出其气……血有余，则泻其盛经出其血；不足，则补其虚经内针其脉中，久留而视；脉大，疾出其针，无令血泄……形有余则泻其阳经，不足则补其阳络……志有余则泻然筋血者，不足则补其复溜。"《灵枢·小针解》："粗守形者，守刺法也。上守神者，守人之血气有余不足，可补泻也。"④ 调气和阴阳。调气主要指针刺得气，并且在得气的基础上进行补泻调节。如《灵枢·九针十二原》："刺之而气不至，无问其数；刺之而气至，乃去之，勿复针。针各有所宜，各不同形，各任其所为。刺之要，气至而有效，效之信，若风之吹云，明乎若见苍天，刺之道毕矣。"《灵枢·终始》："凡刺之道，气调而止，补阴泻阳，音气益彰，耳目聪明，反此者血气不行。"调阴阳，多指调节阴气和阳气。《灵枢·根结》："用针之要，在于知调阴与阳，调阴与阳，精气乃光，合形与气，使神内藏。故曰：上工平气，中工乱脉，下工绝气危生。"⑤ 注重精神状况，这类观点有两方面，一是调医者自己的"神"，如《素问·宝命全形论》："凡刺之真，必先治神，五藏已定，九候已备，后乃存针，众脉不见，众凶弗闻，外内相得，无以形先，可玩往来，乃施于人。"意为医者施针之前须调节自己的精神，使自己专心致志，排除外界干扰，并且诊察好患者的病情，才可以进行针刺。另一方面是指针刺时要注意患者的精神状况，状况不佳的不可针刺。如《灵枢·本神》："是故用针者，察观病人之态，以知精神魂魄之存亡得失之意，五者以伤，针不可以治之也。"《素问·汤液醪醴论》："帝曰：形弊血尽而功不立者何？岐伯曰：神不使也。帝曰：何谓神不使？岐伯曰：针石，道也。精神不进，志意不治，故病不可愈。今精坏神去，荣卫不可复收。何者？嗜欲无穷，而忧患不止，精气弛坏，荣泣卫除，故神去之而病不愈也。"⑥ 因人施针，即根据体质不同，针刺的具体方法也不同：如《灵枢·逆顺肥瘦》："黄帝曰：愿闻人之白黑肥瘦小长，各有数乎？岐伯曰：年质壮大，血气充盈，肤革坚固，因加以邪，刺此者，深而留之，此肥人也。广肩腋项，肉薄厚皮而黑色，唇临临然，其血黑以浊，其气涩以迟，其为人也，贪于取与，刺此者，深而留之，多益其数也。黄帝曰：刺瘦人奈何？岐伯曰：瘦人者，皮薄色少，肉廉廉然，薄唇轻言，其血清气滑，易脱于气，易损于血，刺此者，浅而疾之。黄帝曰：刺常人奈何？岐伯曰：视其白黑，各为调之，其端正敦厚者，其血气和调，刺此者，无失常数也。黄帝曰：刺壮士真骨者奈何？岐伯曰：刺壮士真骨，坚肉缓节监监然，此人重则气涩血浊，刺此者，深而留之，多益其数；劲则气滑血清，刺此者，浅而疾之。黄帝曰：刺婴儿奈何？岐伯曰：婴儿者，其肉脆，血少气弱，刺此者，以毫针，浅刺而疾发针，日再可也。"⑦掌握针刺深浅和留针时间。如《素问·刺齐论》："黄帝问曰：愿闻刺浅深之分。岐伯对曰：刺骨者无伤筋，刺筋者无伤肉，刺肉者无伤脉，刺脉者无伤皮，刺皮者无伤肉，刺肉者无伤筋，刺筋者无伤骨。"《灵枢·经水》："黄帝曰：夫经水之应经脉也，其远近浅深，水血之多少各不同，合而以刺之奈何？岐伯答曰：足阳明，五脏六腑之海也，其脉大血多，气盛热壮，刺此者不深勿散，不留不泻也。足阳明刺深六分，留十呼。足太阳深五分，留七呼。足少阳深四分，留五呼。足太阴深三分，留四呼。足少阴深二分，留三呼。足厥阴深一分，留二呼。手之阴阳，其受气之道近，其气之来疾，其刺深者皆无过二分，其留皆无过一呼。"

《内经》中行针手法主要见于《灵枢·邪客》："持针之道，欲端以正，安以静。先知虚实，而行疾徐。左手执骨，右手循之。无与肉果，泻欲端以正，补必闭肤，辅针导气，邪得淫泆，真气得居。黄帝曰：扞皮开腠理奈何？岐伯曰：因其分肉，左别其肤，微内而徐端之，适神不散，邪气得去。"《灵枢·九针十二原》："持针之道，坚者为宝，正指直刺，无针左右，神在秋毫，属意病者，审视血脉，刺之无殆。方刺之时，必在悬阳，及与两卫，神属勿去，知病存亡，血脉者，在俞横居，视之独澄，切之独坚。"

补泻手法有：① 呼吸补泻。如《素问·离合真邪论》："吸则内针，无令气忤；静以久留，无令邪布；吸则转针，以得气为故；候呼引针，呼尽乃去；大气皆出，故命曰泻……必先扪而循之，切而散之，推而按之，弹而怒之，抓而下之，通而取之，外引其门，以闭其神；呼尽内针，静以久留，以气至为故，如待所贵，不知日暮，其气以至，适而自护；候吸引针，气不得出，各在其处，推阖其门，令神气存，大气留止，故命曰补。"② 迎随补泻。如《灵枢·九针十二原》："往者为逆，来者为顺，明知逆顺，正行无问，迎而夺之，恶得无虚，追而济之，恶得无实，迎之随之，以意和之，针道毕矣。"③ 徐疾补泻。如《素问·针解》："徐而疾则实者，徐出针而疾按之。疾而徐则虚者，疾出针而徐按之。"④ 深浅补泻。如《灵枢·终始》："补须一方实，深取之，稀按其痏，以极出其邪气。一方虚，浅刺之，以养其脉，疾按其痏，无使邪气得入……脉实者深刺之，以泄其气；脉虚者，浅刺之，使精气无泻出，以养其脉，独出其邪气。"⑤ 开阖补泻。如《素问·刺志论》："入实者，左手开针空也；入虚者，左手闭针空也。"⑥ 切脉补泻法。主要见于《灵枢·终始》："人迎一盛，泻足少阳而补足厥阴，二泻一补，日一取之，必切而验之，疎取之上，气和乃止。""三脉动于足大指之间，必审其实虚。虚而泻之，是谓重虚，重虚病益甚。凡刺此者，以指按之，脉动而实且疾者疾泻之，虚而徐者则补之。"

特定刺法有：① 缪刺巨刺。如《素问·缪刺论》："夫邪客大络者，左注右，右注左，上下左右，与经相干，而布于四末。其气无常处，不入于经俞，命曰缪刺……邪客于经，左盛则右病，右盛则左病，亦有移易者，左痛未已而右脉先病，如此者，必巨刺之，必中其经，非络脉也。故络病者，其痛与经脉缪处，故命曰缪刺。"《素问·调经论》："身形有痛，九候莫病，则缪刺之；痛在于左而右脉病者，巨刺之。"② 三刺。如《灵枢·官针》："所谓三刺则谷气出者，先浅刺绝皮，以出阳邪；再刺则阴邪出者，少益深，绝皮致肌肉，未入分肉间也；已入分肉之间，则谷气出。故《刺法》曰：始刺浅之，以逐邪气而来血气；后刺深之，以致阴气之邪；最后刺极深之，以下谷气。"③ 五刺。如《灵枢·官针》："凡刺有五，以应五脏。一曰半刺；半刺者，浅内而疾发针，无针伤肉，如拔毛状，以取皮气，此肺之应也。二曰豹文刺；豹文刺者，左右前后，针之中脉为故，以取经络之血者，此心之应也。三曰关刺；关刺者，直刺左右，尽筋上，以取筋痹，慎无出血，此肝之应也。或曰渊刺，一曰岂刺。四曰合谷刺；合谷刺者，左右鸡足，针于分肉之间，以取肌痹，此脾之应也。五曰输刺；输刺者，直入直出，深内之至骨，以取骨痹，此肾之应也。"④ 九刺。见于《灵枢·官针》："凡刺有九，以应九变。一曰输刺；输刺者，刺诸经荥输脏腧也。二曰远道刺；远道刺者，病在上，取之下，刺府腧也。三曰经刺；经刺者，刺大经之结络经分也。四曰络刺；络刺者，刺小络之血脉也。五曰分刺；分刺者，刺分肉之间也。六曰大泻刺；大泻刺者，刺大脓以铍针也。七曰毛刺；毛刺者，刺浮痹皮肤也。八曰巨刺；巨刺者，左取右，右取左。九曰焠刺；焠刺者，刺燔针则取痹也。"⑤ 十二节刺。见于《灵枢·官针》："凡刺有十二节，以应十二经。一曰偶刺；偶刺者，以手直心若背，直痛所，一刺前，一刺后，以治心痹，刺此者傍针之也。二曰报刺；报刺者，刺痛无常处也，上下行者，直内无拔针，以左手随病所按之，乃出针复刺之也。三曰恢刺；恢刺者，直刺傍之，举之前后，恢筋急，以治筋痹也。四曰齐刺；齐刺者，直入一，傍入二，以治寒气小深者。或曰三刺；三刺者，治痹气小深者也。五曰扬刺；扬刺者，正内一，傍内四，而浮之，以治寒气之搏大者也。六曰直针刺；直针刺者，引皮乃刺之，以治寒气之浅者也。七曰输刺；输刺者，直入直出，稀发针而深之，以治气盛而热者也。八曰短刺；短刺者，刺骨痹稍摇而深之，致针骨所，以上下摩骨也。九曰浮刺；浮刺者，傍入而浮之，以治肌急而寒者也。十曰阴刺；阴刺者，左右率刺之，以治寒厥，中寒厥，足踝后少阴也。十一曰傍针刺；傍针刺者，直刺傍刺各一，以治留痹久居者也。十二曰赞刺；赞刺者，直入直出，数发针而浅之出血，是谓治痈肿也。"⑥ 五节刺，见于《灵枢·刺节真邪》："黄帝问于岐伯曰：余闻刺有五节，奈何？岐伯曰：固有五节，一曰振埃，二曰发蒙，三曰去爪，四曰彻衣，五曰解惑。黄帝曰：夫子言五节，余未知其意。岐伯曰：振埃者，刺外经，去阳病也。发蒙者，刺府输，去府病也。去爪者，刺关节肢络也。彻衣者，尽刺诸阳之奇输也。解惑者，尽知调阴阳，补泻有余不足，相倾移也。"

针刺禁忌，即针刺操作的注意事项和操作安全。《内经》时代已经认识到针刺不当可导致患者死亡等严重事故。《灵枢·玉版》："黄帝曰：夫子之言针甚骏……能杀生人，不能起死者……岐伯曰：是明道也，其必然也，其如刀剑之可以杀人，如饮酒使人醉也，虽勿诊，犹可知矣……黄帝曰：善乎方，明哉道，请著之玉版，以为重宝，传之后世，以为刺禁，令民勿敢犯也。"《素问》特立"刺禁论"一篇详述了数种针刺禁忌的情况以及针刺不当造成的损伤情况，如："无刺大醉，令人气乱。无刺大怒，令人气逆。无刺大劳人，无刺新饱人，无刺大饥人，无刺大渴人，无刺大惊人。""刺阴股，中大脉，血出不止死。刺客主人内陷，中脉，为内漏为聋。刺膝髌出液，为跛。刺臂太阴脉，出血多立死。刺足少阴脉，重虚出血，为舌难以言。"另外还特别指出热病的针刺禁忌，如《灵枢·热病》："热病不可刺者有九：一曰：汗不出，大颧发赤哕者死；二曰：泄而腹满甚者死；三曰：目不明，热不已者死；四曰：老人婴儿，热而腹满者死；五曰：汗不出，呕下血者死；六曰：舌本烂，热不已者死；七曰：咳而衄，汗不出，出不至足者死；八曰：髓热者死；九曰：热而痉者死。腰折，瘛疭，齿噤䀭也。凡此九者，不可刺也。"此外，《素问遗篇·刺法论》中还论述了针刺以后需要注意调摄的内容，如："假令丙寅刚柔失守……其刺如毕，慎其大喜欲情于中，如不忌，即其气复散也，令静七日，心欲实，令少思。""假令甲子刚柔失守……其刺以毕，又不须夜行及远行，令七日洁，清净斋戒。"

灸，又称"灸焫"，《说文解字》中释为"灼也"，为以火烧灼之意。《内经》最早记载以艾作为灸疗主要材料，"针所不为，灸之所宜"（《灵枢·官能》），《素问·异法方宜论》已载"藏寒生满病，其治宜灸焫"，指出灸法为疗寒症所用，《灵枢·背腧》和《灵枢·禁服》也述及灸法应用，补泻有异，以补为主。灸法是古代医家应用高温（艾叶或其他物质燃烧后产生温热）或低温，或者以某些材料接触皮肤表面后产生的刺激，作用于穴位或特定部位，来达到预防和治疗病证的一种治病方法[1]1。

虽然《素问·汤液醪醴论》有"毒药攻其中，镵石针艾治其外"，但作为论治疾病的主要方法，针灸在《内经》中占有近半篇幅，专篇论述针刺手法（进针、留针、出针，针刺深浅、补泻、禁忌），后世誉为针灸学之宗本[2]33-34，其中，《灵枢》所载针灸理论更为系统，故又有《针经》之称，明孙一奎有"《灵枢》一经，于脏腑经络盈虚顺逆，针法疾徐，靡不周悉"[3]42。开篇《灵枢·九针十二原》详述了九针的形态与用途，有"九针九变""十二刺应十二经""五刺应五藏"刺法之别[3]1；还论及针法原则、刺法分类、补泻手法、刺法禁忌等方面，后世医家皆宗《内经》之旨通过医疗实践使针灸理论得到不断的发展完善。

源于"损有余，益不足"[4]112，"补虚泻实"作为《内经》针刺原则之一："盛则泻之，虚则补之"（《灵枢·经脉》），"凡用针者，虚则实之，满则泻之，宛陈则除之，邪胜则虚之"（《灵枢·九针十二原》）；《素问·调经论》根据五脏有余、不足分述补泻手法：有"泻者迎之，补者随之"（《灵枢·终始》）的迎随补泻法，"徐而疾则实，疾而徐则虚"（《灵枢·九针十二原》）的徐疾补泻法，"泻必用员，补必用方"（《素问·八正神明论》）的员方补泻法，若补泻失当反病："补泻反则病益笃"（《灵枢·邪气藏府病形》），故辨病之虚实后以针补泻，为临床治则奠定了理论基础，成为后世针刺治疗的渊薮，后世医家宗《内经》补泻之旨，于补泻手法多有发挥，分述如下。

一、汉《难经》发"迎随补泻""母子补泻"，详"提插补泻"

基于《灵枢·终始》"泻者迎之，补者随之"之迎随补泻法，《难经·七十二难》有"知荣卫之流行，经脉之往来者，随其逆顺而取之"[5]312的解经之语，即是根据营卫之气的分布流行及走向，针锋迎其来势逆取为泻，随其去势顺取为补的迎随补泻法，发后世顺逆经脉而刺以补泻之端。

《难经·六十九难》"虚者补其母，实者泻其子"[5]304，按五行生克关系与五输穴的配属规律，根据其与脏腑经脉之间的生克关系，针刺子穴、母穴以施行补泻手法。同时，对于肝实肺虚证采用泻心火补肾水之法："东方实，西方虚，泻南方，补北方"[5]320，补肾水可益金母之气、制心火之光，泻心火可夺木母之气、去金克之患，为补母泻子法的发挥。另外，与"迎随补泻"法结合，子穴施以泻法为迎、母穴施以补法为随："迎而夺之者泻其子也；随而济之者补其母也"[5]335，是"补母泻子"法在迎随补泻法上的发挥。

基于《灵枢·官能》"微旋而徐推之，气下而疾出之，出针按之"的补法及"疾而徐出，摇大其孔出针勿按"的泻法基础，《难经·七十八难》细化了针刺补泻的具体方法："推而内之是谓补，动而伸之是谓泻"[5]331的"提插补泻法"，针刺时待针下得气后，由浅向深按插、从卫分引气深入为补，由深向浅抽提、从营引气外出为泻，不仅细化推衍《灵枢》针刺补泻手法，也为后世"补法先浅后深、紧按慢提，泻法先深后浅、紧提慢按"[6]93之法奠定了基础。

二、晋皇甫谧详解补泻手法并确立操作规范

在《内经》迎随补泻手法的基础上，皇甫谧有："泻曰迎之，迎之意，必持而内之，放而出之，排扬出针，疾气得泄……补曰随之，随之意，若忘之，若行若按，如蚊虻止，如留如环，去如绝弦，令左属右，其气故止，外门已闭，中气乃实。"（《针灸甲乙经·卷五·针道第四》）[7]1阐释了《内经》迎随补泻手法，描写文字形象且具体。

《内经》中刺法众多，以《灵枢·官针》载二十九种刺法最具代表性，包括了根据不同病证"九针九变"的"九刺"之法，根据病证部位深浅大小不同、适应"十二经"病证的"十二刺"，根据病证部位对应"五藏"病证的"五刺"，根据针刺深浅操作的"三刺"，灵活且多变，基本总结了汉代以前的针刺方法，全面完整且操作性强，唐代以前医家宗《内经》刺法，阐述其要，发挥不多。

皇甫谧著《针灸甲乙经》就针刺补泻的手法、针刺深浅及禁忌，确立规范了针灸操作手法：针刺深浅上，《灵枢·经水》中已有某经针刺几分的原则描述，但未涉及每个具体腧穴。在此基础上，《针灸甲乙经》对各部针刺深浅原则进行归纳（一般头面颈部穴至多刺3分；背、肢末、胸腋、胁等处穴多在3～4分；股部、肩部多在5～7分；腹部多在8～9分；井穴及络脉放血处为最浅者刺一分；水道穴等为最深者刺2寸半），还对每穴的针刺深度作了说明；留针时间上，在《灵枢》原则性论述基础上，《甲乙经》规定了常用近200穴的留针时间：一般留针6～7呼，少则1呼（少商），多则10呼（下髎），最多20呼（环跳、内庭、公孙等）。

三、唐孙思邈"轻重补泻""捻转补泻"法

孙思邈发挥补泻之法"凡用针之法，以补泻为先"（《备急千金要方》卷二十九第五），有轻重补泻法："补泻之时……重则为补，轻则为泻……得气即止。"（《千金翼方》卷二十八）[8]282 捻转补泻法："欲补从卯南，欲泻从西北。"（《备急千金要方》卷二十九）[9]522 为左转为补、右转为泻之法。两法操作简单、后世传承应用皆广。

四、晋王叔和、皇甫谧、唐孙思邈对《内经》禁刺理论的阐发

《内经》重视针刺禁忌，针刺不当"能杀生人，不能起死者也"（《灵枢·玉版》），除了在《素问·刺禁论》《素问·刺齐论》《素问·刺要论》《灵枢·五禁》中专篇论述，其他篇章也有述及。其一，部位禁刺，《素问·刺禁论》阐述禁刺部位及误刺不良后果；《素问·诊要经终论》有"凡刺胸腹者，必避五脏"之论，刺胸腹需避开重要脏器、防止刺伤大血管，否则可见"刺跗上中大脉，血出不止死……"等出血之患；其二，腧穴禁刺，《灵枢·本输》有"阴尺动脉在五里，五腧之禁"、《素问·刺禁论》"刺头，中脑户，入脑立死"，为后世所遵守；其三，时日禁刺，基于"天人相应"时间生理学的时日禁刺，根据天人四时十二月阴阳相应理论，《灵枢·阴阳系日月》应避四时十二月人气所在的足十二经，根据天人四时十干日五行相应理论，《灵枢·五禁》应避天干自乘之日。另外，还有深浅禁忌、留针禁忌、补泻禁忌、病证禁忌等内容，至今针刺禁忌也是临证中各医家一直重视的问题。其中，时日禁刺、腧穴禁刺、误刺后果等各家有所发展补充，如下。

基于《内经》禁刺有时论，王叔和提出妇人妊娠，养胎当月的相应经脉不可灸刺："怀娠者，不可灸刺其经，必堕胎"[10]498；昝殷在其基础上，绘脉图、标四肢腧穴及募输两穴，提出"养胎当月不可针灸其脉"[11]131，否则"伤胎，复贼母"[11]131。孙思邈补充针刺时间宜忌："月生无泻，月满无补，月郭空无治。"[9]519、[12]98-100

皇甫谧不仅对《内经》禁刺禁灸的内容进行归纳整理，还列出禁刺穴位13个[7]1，对禁刺的穴位（神庭、脐中、伏兔、三阳络、承筋、乳中、鸠尾等）作了规定，并对禁刺的穴位及误刺的后果也进行了记载（《针灸甲乙经·卷五·针灸禁忌第一》）[7]1，如

刺神庭诱发癫痫、灸脑户、风府、哑门可致失音；还提出"禁不可刺深"的穴位：上关、缺盆、人迎、云门，"刺不可多血"的穴位：颅息、复溜、然谷。

基于《内经》中部位禁刺理论，孙思邈强调了针灸时不可伤及血脉和重要脏器等治禁："针皮毛腠理者，勿伤肌肉；针肌肉者，勿伤筋脉；针筋脉者，勿伤骨髓；针骨髓者，勿伤诸络"[9]521，还在《千金翼方》中新提出了4个禁针腧穴[13]19。另外，孙思邈提出，针刺时如遇患者"大怒""大劳""大醉""大饱""大饥""大渴"等情况皆不宜针灸，病邪正盛、诊断不明者不可滥刺；新入房、过劳、过饥、过饱、过渴、大怒等正气亏虚、气机逆乱之时不可针刺。

五、汉张仲景"灸法温其虚寒"

基于《内经》"寒症宜灸"，张仲景提出"灸法是温其虚寒"，施以灸法的7个条文[14]1751-1752皆针对病在三阴的虚寒证，提出病在三阴经，阴寒内盛、阴阳衰弱之证以灸治法："病在三阴宜灸"，以灸法温经散寒、回阳救逆，确立了灸治应用法则。

六、晋皇甫谧首创"化脓灸"

皇甫谧在《针灸甲乙经》卷三有："欲令灸发者，灸履辅熨之，三日即发。"[13]34提出"用灸必发疮"，为其后唐宋流行至今的"化脓灸"首开先河。其后，陈延之《小品方》有："灸得脓坏，风寒乃出；不坏，则病不除。"[15]453亦同此理。

七、晋葛洪灸法治急症，首创"隔物灸"

葛洪《肘后备急方》载卒死、尸厥、霍乱、中风等28种急症的灸治方达102首[1]3，如尸厥："灸鼻人中，七壮"[16]4，"灸阴囊下去下部一寸，百壮"[16]4，"灸膻中穴，二十八壮"[16]5；灸治犬伤："先嗍却恶血，灸疮中十壮，明日以去，日灸一壮，满百乃止"[16]189细化《素问·骨空论》中"犬所啮之处灸之三壮"以灸法治犬伤之法；灸法多样，首创隔物灸，治卒霍乱诸急："以盐纳脐中，上灸二七壮"[16]28，隔蒜灸消肿："灸肿令消法……灸蒜上百壮"[16]138，隔椒灸疗肿毒疼痛："满中安椒，以面饼子盖头上，灸令彻痛，即立止"[16]139，为隋唐以后隔物灸法发展奠定基础。

八、晋陈延之、葛洪、刘涓子始灸法治痈疽

补《内经》治痈疽仅刺法无灸法："治痈肿者刺痈上，视痈小大深浅刺之"（《素问·长刺节论》），晋《小品方》提出痈疽可灸、时机为"其始中寒未成熟时"，葛洪提出痈疽发背，"比灸其上百壮"[16]131，刘涓子主张局部灸："小者灸四边，中者灸六处，大者灸八处。"（《刘涓子鬼遗方·相痈疽知是非可灸法》)[17]41，皆为后世灸治痈疽奠定了基础。

九、晋范汪、隋巢元方、唐孙思邈启灸法防病保健之端

范汪以灸法预防霍乱，可"终死无忧"，启灸法预防之端；巢元方提"灸颊以防噤"；孙思邈重视艾灸之法，称之为"医之大术，宜深体之"（《备急千金要方》卷十七第一），誉其"虽曰针、汤、散，皆所不及灸为最要"（《千金翼方》卷十七第一），提出灸法防治瘴疠、温疟及小儿痉病等，《备急千金要方》卷二十九有灸法防疟"体上常须三两处灸之……则瘴疠、温疟、毒气不能着人"[9]523，扩展灸疗防病范围。隋唐医家多灸疗气海穴、三里穴以保健强身，《备急千金要方》灸治膏肓、足三里疗虚损羸弱之疾，《外台秘要》卷39中"人年三十以上，若不灸三里，令人气上眼暗"[18]781，流传影响至今。

十、唐孙思邈灸治热证，规范灸法操作

孙思邈将部分热证纳入灸治病种中，如热毒蕴结的痈疽之证，取艾灸使"火气流行"令其溃散而取效，运用于黄疸、淋证等温热病证，以及消渴等阴虚内热病证，扩展《内经》灸治范围；同时，孙思邈提出艾灸需选择成熟的艾叶，且需操作正确："艾使熟，炷令平正著肉，火势乃至病所。艾若生，炷不平正，徒灸多炷，故无益也。"（《备急千金要方》卷第五上第三）[9]99并对艾灸提出了定量的标准：有"苍耳子大""小指大""雀屎大"等不同；规定灸法取穴的体位："点灸法，皆须平直，四肢无使倾侧，灸时孔穴不正，无益于事，徒破皮肉。"（《备急千金要方》卷二十九第六）[9]522规范灸法操作。

十一、晋皇甫谧、王叔和、陈延之、唐孙思邈论艾灸壮数

关于灸疗壮数，《内经》3 壮、20 壮不一，还有壮数随年而变："以年为壮数者"（《素问·骨空论》）。后世医家各有细化，标准不一。

施灸因部位而异：王叔和《脉经》中首次提出最多可灸百壮："肝病……当灸期门百壮，背第九椎五十壮"（《脉经·卷六·肝足厥阴经病证第一》），认为肝经为病需灸期门穴，且壮数较《内经》有显著的增加，开创了灸法壮数增加的先河。皇甫谧曾有总结，施灸一般穴位灸 3～4 壮，其中头部、颈、肩、背等多为 3 壮；胸、腋、腹部多为 5 壮；最少者如肩井穴灸 1 壮；最多为大椎穴灸 9 壮；个别如环跳穴可灸至 50 壮[19]22-23。孙思邈有"头、面、目、咽，灸之最欲生少；手臂四肢，灸之欲须小熟……胸背腹灸之尤宜大熟"[9]523。王焘有"手足外皆是阳脉也，不得过于二壮"[18]780"腹中者……灸之务欲多"[18]780"脊者……灸之宜多"[18]780。虽具体壮数不一，但基本遵四肢及阳侧灸之宜少，腹背部灸之宜多，头面部最少之则。

施灸因人而异：孙思邈有"丁壮遇病，病根深笃者，可倍多于方数……老小羸弱者，可复减半"[9]522，体壮而病重者宜多灸，年老弱龄者宜少。

施灸因病证而异，葛洪根据病情需要，多以阳数为主（1，3，5，7），后以七为基

础翻番，取以灸补阳之意；陈延之有"须准病轻重以行之"[9]522；孙思邈有"温病""攻脏腑成心腹疹者"[9]523可百壮余，"诸虚疾，水谷沉结流离者……不可过百壮"[9]523"阴阳濡风口喝僻者，不过三十壮"[9]523；王焘有"灸风者，宜从少以至多也。灸寒者，宜从多以至少也"[18]780，"灸风者，不得一顿满一百……灸寒湿者，不得一顿满千"[18]780。

十二、汉张仲景禁灸阳盛阴虚、痉病伤津证

《内经》灸法禁忌中有阴阳两虚者禁灸："阴阳俱不足，补阳则阴竭，泻阴则阳脱……如是者弗灸"，五脏内伤者禁灸："阴阳俱溢……因而灸之，则变易而为他病"（《灵枢·终始》），若灸法过限则见"灸而过此者得恶火，此骨枯脉涩"（《灵枢·经水》）。而后世医家对此见解不一。

张仲景遵《内经》阴阳两虚禁灸，张仲景提出阳实阴虚、痉病伤津之证皆不可灸疗："脉浮热甚，而反灸之……必咽燥吐血。"（《伤寒论》118条）[20]33"少阴病，咳而下利，谵语者，被火气劫故也；小便必难，以强责少阴汗也"（《伤寒论》284条），灸疗则有火热伤津动血之患；同时，痉病为筋骨失于濡养之患，灸疗易加重津伤阴虚，故有"痉病有灸疮难治"（《金匮要略·痉湿暍病脉证治》）[21]2，痉病亦不可灸治；同时，张仲景《伤寒论》载误用灸法辨证条文21条，属热病用灸归于三阳病篇的有17条，阴虚内热用灸的有4条。启后世"热病禁灸"之端，但后世医家对此观点不一。

十三、晋皇甫谧、唐孙思邈、唐王焘规禁灸穴位

《内经》还对部位有灸法禁忌，如胁部败疵不可灸："灸之则可变成大痈脓。"（《灵枢·痈疽》）膺肿颈痛、胸满腹胀者不可灸："灸之则阳气入阴，入则瘖。"（《素问·腹中论》）

《针灸甲乙经》所载禁灸穴位主要分布于头耳颈部、颜面部、动静脉处、重要脏器处，《针灸甲乙经·卷五·针灸禁忌》提出禁灸穴位共计23个，加上瘖门（哑门）、心俞、素髎、气冲、五处5个穴位，合计28个禁灸、慎灸穴[22]49-51，还论及误灸结果，如灸丝竹空可致目小及盲等，及两处腧穴不可灸之因："耳门……耳中有脓，禁不可灸"[7]43，"下关耳中有干擿抵，不可灸"[7]43,[23]32-35。孙思邈《备急千金要方》提出禁灸穴24个，《千金翼方》载9穴[渊腋、气冲、伏兔、下关、耳门、阴市、阳关、螺脉（瘰脉）和白环俞]，较《针灸甲乙经》有明显减少。王焘在《外台秘要》中对前代医著总结，共载禁、慎灸腧穴39个，其中对孕妇禁灸的穴位增多（水分、气海、中极）[24]238-240。

十四、晋陈延之"无病不可灸"

陈延之《小品方》提出"玉枕""维角""精明"等穴"有病可灸"，"无病不可灸"[25]245，收载《曹氏灸经》的20个腧穴，不作远部取穴施用，仅用于邻近取穴之用；

同时对于盛行的直接灸法提出需"但避其面目四支显露处，以创瘢为害耳"[25]243，此观点与如今相符。

十五、晋皇甫谧补充针灸处方

《内经》载针灸处方240余首[26]13-14，选穴原则为病变局部选穴、远部循经取穴、随证取穴；多为一病一穴，如"病注下血，取曲泉"（《灵枢·厥病》），以经代穴："宁失其穴，勿失其经"；重视特定穴，如"十二原者，主治五脏六腑之有疾者也"；应和四时变化。后世医家在针灸选穴组方中多遵《内经》之则。

皇甫谧遵《内经》之旨拟针灸处方，如"六经受病发伤寒热病"篇即是依据《素问·热论》《素问·刺热》《素问·评热病论》，围绕热病的成因、诊法、六经分证，列举主治腧穴、配伍及适应证；《针灸甲乙经》七至十二卷，载有200多种病证及500多个针灸处方，对《内经》部分没有治法的病证进行补充，如"水肿，水气行皮中，阴交主之"（《针灸甲乙经·卷之八·水肤胀鼓胀肠覃石瘕第四》），不仅有单穴治病："呕血上气，神门主之"，也有多穴治则："心下大坚，肓门、期门及中脘主之"，为历代医家所遵循。

十六、汉《难经》、晋皇甫谧、唐孙思邈顺四时取穴法

上承《灵枢·本输》"春取荥，夏取俞，秋取合，冬取井"顺时而治的思想，《难经·七十四难》根据季节选取相应的五腧穴："春刺井，夏刺荥，季夏刺俞，秋刺经，冬刺合。"[5]316与《内经》有异；皇甫谧对《内经》"藏主冬，冬刺井；色主春，春刺荥；时主夏，夏刺俞；音主长夏，长夏刺经；味主秋，秋刺合"（《灵枢·顺气一日分为四时》）进行了分析细化；孙思邈补充四时针刺取穴补泻之则："春当刺少商，夏刺鱼际，皆泄之；季夏刺太渊，秋刺经渠，冬刺尺泽皆补之。"[9]311对《内经》顺时取穴原则细化并发展。

十七、唐孙思邈取穴脉证合参，"同病异治、异病同治"

孙思邈辑录了唐代以前针灸临证精华，汇集转载包括扁鹊、华佗、徐嗣伯、甄全在内各科针灸处方，针灸取穴遵《灵枢》"用针先诊脉"之理："良医之道，必先诊脉处方，次即针灸"（《千金翼方》卷二十六）[8]258，"每针常须看脉，脉好乃下针，脉乱勿下针"（《备急千金要方》卷二十九）；同时，运用《内经》"同病异治、异病同治"原则于实践中，正如《备急千金要方》卷三十有云："凡云孔穴主对者，穴位在上，病状在下，或一病有数十穴，或数病共一穴。"如水肿病取穴，同为石水，因邪中部位不同有"大腹石水取四满、然谷""小腹石水取关元"[27]630之别；同为头面肿，因邪中脏腑经络不同有"公孙主头面肿"[27]630、"阳陵泉主头面肿"[27]630、"天枢、丰隆、历兑、冲阳主头面肿"[27]630之异；体现了《内经》"同病异治"之旨；多种不同病证亦可取同一穴位，如孙

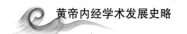

思邈将昆仑穴运用于 14 种病证中[13]137：头病"昆仑、曲泉主头眩痛"，腹病"昆仑主腹痛喘暴满"，鼻病"昆仑、中脘、三间等主头热鼻鼽衄"，角弓反张"唇青眼戴角弓反张，次灸昆仑二穴各七壮"[27]631，也是将三因制宜之法运用于针灸的首创。

十八、金刘完素对《内经》针刺原则的总结与简化

刘完素归纳和阐释了《内经》中针刺的主要五大原则，以及针刺补泻的手法。《素问·宝命全形论》："故针有悬布天下者五，黔首共余食，莫知之也。一曰治神，二曰知养身，三曰知毒药为真，四曰制砭石小大，五曰知府藏血气之诊。"刘完素将"治神"引申为调养神气："一曰治神，调养神气，专精其身"[28]252；"养身"引申为将医生作为参照探知患者的病情："二曰养身，用针者以我知彼，用之不殆"[28]252；"毒药为真"引申为用药攻邪在于顺应王道："三曰知毒药为真，攻邪顺宜王真之道，其在兹乎？"[28]252"制砭石小大"引申为根据病情选用适当的针具："四曰制砭石大小，用针者随病所宜，内外调之，以平为期"[28]252调治内外；"知府藏血气之诊"引申为针刺要根据各经气血的多少来决定对于气血的补泻，如少阳、少阴、太阴经少血多气，则针刺时可泻气但不能泻血，太阳、厥阴经多血少气，针刺时可泻血但不能泻气，阳明经多气多血，针刺时气血均可泻："五曰知腑脏血气之诊，诸阳为腑病，诸阴为脏病。故曰少阳、少阴，少血多气，厥阴多血少气，太阴多气少血，阳明多气多血。是以刺阳明出血气，刺太阳出血恶气，刺少阳出气恶血，刺太阴出气恶血，刺少阴出气恶血，刺厥阴出血恶气也。"[28]252

在针刺手法上，刘完素也归纳出具体的手法和补泻原则，并在《内经》的基础上提出八种补泻手法：迎随补泻、递顺补泻、转针补泻、开阖补泻、呼吸补泻、从逆补泻、针头补泻、六字气诀补泻："谨按《灵枢经》《素问》所说流注，不比诸家所说流注，补泻生脉如神。用之勿惧，须明病之标本、虚实、反正、迎随、逆从、补泻、生刑。井、荥、输、经、合，人气所至者，经络便为开，过者为闭。八般补泻：迎随补泻、递顺补泻、转针补泻、开合补泻、呼吸补泻、从逆补泻、针头补泻、六字气诀补泻。"[28]253

十九、金刘完素提出背腧穴补泻的操作和最佳日期

刘完素在《素问要旨论·补泻生脉法》中介绍了运用《内经》中五脏六腑背腧穴进行脏腑之气补泻的针刺方法，其手法主要为呼吸补泻、捻转补泻、开阖补泻等："补者，先呼气一口，气尽下针，先以缓缓入针二分，候气至而推而内之，而候脉大得气，左手按穴，吸气一口，缓缓出针，气尽针出，勿令真气随针出，以左手闭其穴，名曰补。"[28]266并提出了针刺的最佳时日，即"甲子日子时，乙丑日丑时，丙寅日寅时，丁卯日卯时，补泻最验"[28]266，为后世子午流注针法提供了基础。

二十、金张从正对刺络法的拓展应用

《灵枢·九针论》："阳明多血多气，太阳多血少气，少阳多气少血……故曰刺阳明

出血气，刺太阳出血恶气，刺少阳出气恶血。"张从正根据此论进一步提出由于太阳、阳明经为多血之经，而少阳经为少血之经，故刺络法宜用于太阳、阳明经，不宜用于少阳经："故血出者，宜太阳、阳明，盖此二经血多故也。少阳一经，不宜出血，血少故也。"[29]28 并将《内经》刺络法用于目疾："人年四十、五十，不问男女，目暴赤肿，隐涩难开者，以三棱针刺前顶、百会穴，出血大妙。"[29]28 头风："又若头风之甚者，久则目昏，偏头风者，少阳相火也，久则目束小……皆宜出血而大下之。"[29]28 风搐："吕君玉之妻……病风搐目眩，角弓反张……先涌风痰二三升；次以寒剂下十余行；又以针刺百会穴，出血二杯，愈。"[29]81 湿癣："一女子年十五，两股间湿癣……戴人以针磨令尖快，当以痒时，于癣上各刺百余针，其血出尽，煎盐汤洗之，如此四次，大病方除。"[29]97 等病的治疗，拓展了《内经》刺络法的临床应用范围。

二十一、元罗天益转载"从阳引阴，从阴引阳"之大接经法

元朝罗天益在《卫生宝鉴·中风刺法》中摘录了《云岐子学医新说》的中风病从阳引阴，从阴引阳的"大接经法"，从阳引阴为从足太阳膀胱经起始，按照足太阳—足少阴—手厥阴—手少阳—足少阳—足厥阴—手太阴—手阳明—足阳明—足太阴—手少阴—手太阳的经脉流注顺序刺各经的井穴，从阴引阳为按照手太阴—手阳明—足太阴—手少阴—手太阳—足太阳—足少阴—足厥阴—手少阳—足阳明—足少阳—足厥阴的顺序依次刺各经井穴。丰富了《素问·阴阳应象大论》中"故善用针者，从阴引阳，从阳引阴"的刺法概念的外延[30]66-67。

二十二、元窦默提出"春夏刺浅，秋冬刺深"

窦默（公元1196—1280年），元代著名针灸家，曾任元朝翰林学士，是一位儒医[31]472。他将《素问·四气调神大论》"春夏养阳，秋冬养阴"的原则应用于针刺手法，提出春夏浅刺以养阳，秋冬深刺以养阴："春夏为阳，其气在外，人气亦浮。凡刺者，故浅取之。秋冬为阴，其气在内，人气在脏，凡刺者，故当深取之……《素问》曰'春夏养阳，秋冬养阴'也。"[32]306

二十三、明吴崑对《内经》针刺禁忌的阐发

吴崑归纳和补充了《内经》中的针刺禁忌，提出"天忌"和"六脱"不可刺："凡刺，察日之寒温，月之虚盛，四时气之浮沉，参伍相合而调之，勿犯其寒、其虚、其沉也。"[33]516 "精脱者耳聋；气脱者目不明；津脱者腠理开，汗大泄；液脱者骨痹，屈伸不利，色夭，脑髓消，胻酸，耳数鸣；血脱者，色白，夭然不泽；脉脱者，其脉空虚。"[33]516 其中"天忌"为月象的盈亏、天气的寒温、四季之气的浮沉三者合参而得的情况，总的来说不能在天寒、月缺、四季气沉的时候针刺。六脱是指精脱所见的耳聋，气脱所见目不明，津脱所见大汗，液脱所见骨痹、屈伸不利等，血脱所见色白不泽，脉脱

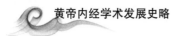

所见脉象空虚。

二十四、明杨济时归纳十二经井穴主治并刺灸法

杨济时（公元1522—1620年），出身医学世家，历任三代明朝太医，明朝著名针灸学家[31]565。他在《针灸大成》中，根据《内经》中十二经脉的病证，进一步归纳了十二经脉井穴的主治，以及刺法，详述如下。

手太阴肺经病：症见"人病膨胀，喘咳，缺盆痛，心烦，掌热，肩背痛，咽痛喉肿"[34]170，可以针刺肺经井穴少商，并且用缪刺法，即左侧病变取右侧穴位，右侧病变取左侧穴位等。

手阳明大肠经病：症见"人病气满，胸中紧痛，烦热，喘而不已息"[34]171，可以针刺大肠经井穴商阳，并且用缪刺法。

足阳明胃经病：症见"人病腹心闷，恶人火，闻响心惕，鼻衄唇胗，疟狂，足痛，气蛊，疮疥，齿寒"[34]171，可以针刺胃经井穴厉兑，并且用缪刺法。

足太阴脾经病：症见"人病尸厥暴死，脉犹如常人而动"[34]172，"可初刺足太阴脾隐白，二刺足少阴肾涌泉，三刺足阳明胃厉兑，四刺手太阴肺少商，五刺手少阴心少冲，五井穴各二分，左右皆六阴数"[34]172。

手少阴心经病：症见"人病心痛烦渴，臂厥，胁肋疼，心中热闷，呆痴忘事，癫狂"[34]172，"可刺手心经井少冲……刺一分，行六阴数，右取左。若灸三炷，如麦大，不已，复刺神门穴"[34]173。

手太阳小肠经病：症见"人病颔肿，项强难顾，肩似拔，臑似折，肘臂疼，外廉痛"[34]173，"可刺手小肠井少泽……刺一分，六阴数，各一痏，左病右取。若灸如小麦炷，三壮止"[34]173。

足太阳膀胱经病：症见"人病头项肩背腰目疼，脊痛，痔，疟，癫狂，目黄泪出，鼻流血"[34]173，"可刺足太阳膀胱井至阴……行六阴数"[34]174。

足少阴肾经病：症见"人病卒心痛，暴胀，胸胁支满"[34]174，"可刺足少阴肾井涌泉……刺三分，行六阴数，见血出，令人立饥欲食，左取右，素有此病新发，刺五日愈，灸三壮"[34]174。

手厥阴心包经病：症见"人病卒然心痛，掌中热，胸满膨，手挛臂痛，不能伸屈，腋下肿平，面赤目黄，善笑，心胸热，耳聋响"[34]174，"可刺手厥阴心包井中冲……刺一分，行六阴数，左取右，如食顷已。若灸可三壮，如小麦炷"[34]175。

手少阳三焦经病：症见"人病耳聋痛浑浑，目疼，肘痛，脊间心后疼甚"[34]175，"可刺手少阳三焦井穴，关冲也……刺一分，各一痏，右取左，如食顷已"[34]175。

足少阳胆经病：症见"人病胸胁足痛，面滞，头目疼，缺盆腋肿汗多，颈项瘿瘤强硬，疟生寒热"[34]175，"可刺足少阳胆井窍阴……刺一分，行六阴数，各一痏，左病右取，如食顷已。灸可三壮"[34]176。

足厥阴肝经病：症见"人病卒疝暴痛，及腹绕脐上下急痛"[34]176，"可刺足厥阴肝经井大敦……行六阴数，左取右，素有此病再发，刺之三日已。若灸者，可五壮止"[34]176。

二十五、明高武归纳并补充十二经病子午流注补泻法

高武，生卒年月不详，曾中武举，晚年研究医学，长于针灸[31]560。他在《针灸聚英·十二经病井荥俞经合补虚泻实》中针对《内经》中所描述的十二经脉"是动病"和"所生病"，提出了运用五输穴的子午流注补泻法的治疗，是对《内经》经脉理论和刺法理论的补充和发挥[35]139-144，具体摘录如下。

手太阴肺经："是动病（邪在气，气为是动病）肺胀满，膨膨而喘咳，缺盆中痛，甚则交两手而瞀，是谓臂厥。所生病（邪在血，血为所生病）咳嗽上气，喘喝烦心，胸满，臑臂内前廉痛，掌中热。气盛有余，则肩背痛风寒（疑寒字衍），汗出中风，小便数而欠，寸口大三倍于人迎。虚则肩背痛寒，少气不足以息，溺色变，卒遗失无度，寸口反小于人迎也。补（虚则补之），用卯时（随而济之），太渊……泻（盛则泻之），用寅时（迎而夺之），尺泽。"[35]139-140

手阳明大肠经："是动病，齿痛颊肿，是主津。所生病，目黄口干，鼽衄喉痹，肩前臑痛，大指次指不用。气有余，则当脉所过者热肿，人迎大三倍于寸口。虚则寒栗不复，人迎反小于寸口也。补，用辰时，曲池……泻，用卯时，二间。"[35]140

足阳明胃经："是动病，洒洒然振寒，善伸数欠，颜黑，病至恶人与火，闻木音则惕然而惊，心动欲独闭户牖而处，甚则欲上高而歌，弃衣而走，贲响腹胀，是谓骭厥，主血。所生病，狂疟温淫，汗出鼽衄，口㖞唇胗，喉痹，大腹水肿，膝膑肿痛，循胸乳气冲股伏兔骭外廉足跗上皆痛，中指不用。气盛则身以前皆热，其有余于胃，则消谷善饥，溺色黄，人迎大三倍于寸口。气不足，则身以前皆寒栗，胃中寒则胀满，人迎反小于寸口也。补，用巳时，解溪……泻，用辰时，厉兑。"[35]140-141

足太阴脾经："是动病，舌本强，食则呕，胃脘痛，腹胀善噫，得后出与气，则快然如衰，身体皆重，是主脾。所生病，舌本痛，体不能动摇，食不下，烦心，心下急痛，寒疟，溏瘕，泄水闭，黄疸，不能卧，强立，膝股内肿厥，足大指不用，盛者，寸口大三倍于人迎，虚者，寸口小三倍于人迎也。补，用午时，大都……泻，用巳时，商丘。"[35]141

手少阴心经："是动病，嗌干心痛，渴而欲饮是为臂厥，主心。所生病，目黄胁痛，臑臂内后廉痛厥，掌中热。盛者，寸口大再倍于人迎。虚者，寸口反小于人迎也。补，用未时，少冲……泻，用午时，灵道。"[35]141

手太阳小肠经："是动病，嗌痛颔肿，不可回顾，肩似拔，臑似折。是主液。所生病，耳聋目黄，颊肿，颈颔肩臑肘臂外后廉痛。盛者，人迎大再倍于寸口。虚者，人迎反小于寸口也。补，用申时，后溪……泻，用未时，小海。"[35]141

足太阳膀胱经："是动病，头痛，目似脱，项似拔，脊痛，腰似折，髀不可以曲，

腘如结，腨似裂，是为踝厥，是主筋。所生病，痔疟狂癫，头囟项痛，目黄泪出，鼽
衄，项背腰尻腘腨脚皆痛，小指不用。盛者，人迎大再倍于气口。虚者，人迎反小于气
口也。补，用酉时，至阴……泻，用申时，束骨。"[35]142

足少阴肾经："是动病，饥不欲食，面黑如炭色，咳唾则有血，喝喝而喘，坐而欲
起，目䀮䀮然如无所见，心如悬饥状，气不足，则善恐，心惕然，如人将捕之，是谓骨
厥。是主肾。所生病，口热舌干咽肿，上气嗌干及痛，烦心心痛，黄疸肠澼，脊股内后
廉痛，痿厥，嗜卧，足下热而痛。盛者，寸口大再倍于人迎。虚者，寸口反小于人迎
也。补，用戌时，复溜……泻，用酉时，涌泉。"[35]142-143

手厥阴心包经："是动病，手心热，臂肘挛痛，腋肿，甚则胸胁支满，心中澹澹大
动，面赤目黄，喜笑不休。是主心包络。所生病，烦心心痛，掌中热。盛者，寸口大三
倍于人迎。虚者，寸口反小于人迎。补，用亥时，中冲……泻，用戌时，大陵。"[35]143

手少阳三焦经："是动病，耳聋，浑浑焞焞，咽肿喉痹，是主气。所生病，汗出，
目锐眦痛，颊痛，耳后肩臑肘臂外皆痛，小指次指不用。盛者，人迎大一倍于寸口。虚
者，人迎反小于气口也。补，用子时，中渚……泻，用亥时，天井。"[35]143

足少阳胆经："是动病，口苦善太息，心胁痛，不能转侧，甚则面微有尘，体无膏
泽，足外反热，是为阳厥。是主骨。所生病，头角额痛，目锐眦痛，缺盆中肿痛，腋下
肿，马刀夹瘿，汗出振寒，疟，胸中胁肋髀膝外，至胫绝骨外踝前及诸节皆痛，小指次
指不用。盛者，人迎大三倍于寸口。虚者，人迎反小于寸口也。补，用丑时，侠溪……
丘墟……泻，用子时，阳辅。"[35]144

足厥阴肝经："是动病，腰痛不可俯仰，丈夫㿉疝，妇人小腹肿，甚则嗌干，面尘
脱色。是主肝。所生病，胸满呕逆，洞泄，狐疝，遗溺癃闭。盛者，寸口大一倍于人
迎。虚者，寸口反小于人迎也。补，用寅时，曲泉……泻，用丑时，行间。"[35]144

对照《灵枢·经脉》篇章的十二经脉相关原文，可以看出，高武归纳了十二经脉
"是动病""所生病"的症状，并根据子午流注针法，配以相应的补泻穴位，为后世子午
流注针法之纳子法提供了理论基础。

二十六、《内经》刺灸理论发展评述

《内经》针灸理论的发展特点与社会背景、科学技术等方面息息相关：社会背景方
面，针灸之术在魏晋南北朝时期的推广施用，与当时的动荡战乱密切相关，《肘后备急
方》中灸法救治急症占有相当比重，《备急千金要方》中针灸使用与中药内服相仿且远
高于其他疗法，不仅体现了针灸的简便验廉，也是当时长期分裂战乱的时代特征所趋；
在唐朝的迅猛发展，与政府重视是分不开的，不仅百官中已列针师、针博士等官职，医
学教育中将针灸列入专科，《针灸甲乙经》作为必修课程，使得针灸得以迅速发展、广
泛应用；科学技术方面，《灵枢》九针的出现，标志正式针法的诞生，而针具的改革进
化，与当时的生产工艺密切相关，春秋战国时期，青铜铸造工艺相当熟练的基础上，铸

铁柔化技术的发明，促进了当时铁工具的广泛使用，也为九针工具的完善奠定了基础，对于秦汉时期针灸学的发展起到了积极的推动作用。晋代偏重灸法的特点逐渐显露，并在各领域中广泛运用，皇甫谧首创"化脓灸"，葛洪首创"隔物灸"、救急应变也以灸法为重，其间三里灸、灸法防霍乱等保健灸法的问世，为隋唐时期的保健灸、隔物灸奠定了基础。金元医家在针刺方法上多有发挥的补充，如刘完素总结简化《内经》的针刺原则，提出背腧穴补泻的最佳时间，为后世时间针法提供了一定的理论启示，罗天益则转载记录了一种"大接经法"，张从正则拓展了刺络放血法的应用。明代是针灸理论发展的高峰时期，医家对针灸学的理论和实践均有诸多创建，形成许多学说，而明显来源于《内经》或和《内经》有明显关系的，主要有杨济时对十二经井穴的主治、刺灸法的补充和发挥，高武补充了十二经病子午流注的补泻等。

参考文献

［１］吴焕淦. 中国灸法学［Ｍ］. 上海：上海科学技术出版社，2006：1.

［２］童增华.《黄帝内经》是针灸学之宗本［Ｍ］. 江西中医药，1998，29（2）：33－34.

［３］郭世余. 中国针灸史［Ｍ］. 天津：天津科学技术出版社，1989：42.

［４］赵京生. 针灸经典理论阐释（修订本）［Ｍ］. 上海：上海中医药大学出版社，2003：112.

［５］牛兵占. 难经译注［Ｍ］. 北京：中医古籍出版社，2004：312.

［６］肖少卿. 中国针灸学史［Ｍ］. 银川：宁夏人民出版社，1997：93.

［７］［晋］皇甫谧. 针灸甲乙经［Ｍ］. 王晓兰点校. 沈阳：辽宁科学技术出版社，1997：1.

［８］［唐］孙思邈. 千金翼方［Ｍ］. 彭建中，魏嵩有点校. 沈阳：辽宁科学技术出版社，1997：138.

［９］［唐］孙思邈. 中医必读百部名著备急千金要方［Ｍ］. 高文柱，沈澍农校注. 北京：华夏出版社，2008：21.

［10］牛兵占. 脉经译注［Ｍ］. 北京：中医古籍出版社，2009：498.

［11］严世芸. 中医学术发展史［Ｍ］. 上海：上海中医药大学出版社，2004：131.

［12］李志更. 历代中医学家对"三因治宜"学术思想的认识［Ｊ］. 中国中医基础医学杂志，2010，16（2）：98－100.

［13］郭鹏. 主要禁针穴的古代文献研究［Ｄ］. 济南：山东中医药大学，2009：19.

［14］戴淑青，崔晨华. 张仲景灸法思想临床应用探析［Ｊ］. 中国中医急症，2010，19（10）：1751－1752.

［15］王民集，朱江，杨永清. 中国针灸全书［Ｍ］. 郑州：河南科学技术出版社，2012：453.

［16］［晋］葛洪. 肘后备急方［Ｍ］. 王均宁点校. 天津：天津科学技术出版社，2005：4.

［17］龚庆宣. 刘涓子鬼遗方［Ｍ］. 北京：中华书局，1985：41.

［18］［唐］王焘. 外台秘要方［Ｍ］. 高文铸校注. 北京：华夏出版社，1993：781.

［19］方晓丽.《针灸甲乙经》在刺灸学方面的成就及对后世的影响［Ｊ］. 甘肃中医，2006，19（专刊）：22－23.

［20］［汉］张仲景. 伤寒论［Ｍ］. 厉畅，梁丽娟点校. 北京：中医古籍出版社，1997：33.

[21]［汉］张仲景. 金匮要略［M］. 于志贤, 张智基点校. 北京: 中医古籍出版社, 1997: 2.

[22] 李扬缜. 对《针灸甲乙经》禁灸穴的认识［J］. 中医临床与保健, 1990, 2 (1): 49 - 51.

[23] 刘君奇. 浅谈皇甫谧《针灸甲乙经》刺灸学成就及应用［J］. 首届皇甫谧故里拜祖大典暨《针灸甲乙经》学术思想国际研讨会论文集, 2012: 32 - 35.

[24] 徐家淳, 李岩, 赵祥斐, 等. 浅谈灸法禁忌的历史沿革［J］. 中华针灸电子杂志, 2013, 2 (5): 238 - 240.

[25]［南北朝］陈延之. 小品方［M］. 高文铸辑校注释. 北京: 中国中医药出版社, 1995: 245.

[26] 张夏毅, 张天生, 王海军. 《内经》择穴配伍组方规律浅探［J］. 江苏中医药, 2007, 39 (9): 13 - 14.

[27] 钱超尘, 温长路. 孙思邈研究集成［M］. 北京: 中医古籍出版社, 2006: 630.

[28] 宋乃光. 刘完素医学全书［M］. 北京: 中国中医药出版社, 2006: 252.

[29] 徐江雁. 张子和医学全书［M］. 北京: 中国中医药出版社, 2006: 48 - 49.

[30] 许敬生. 罗天益医学全书［M］. 北京: 中国中医药出版社, 2006: 42.

[31] 李经纬, 林昭庚. 中国医学通史 古代卷［M］. 北京: 人民卫生出版社, 2000: 472.

[32]［金］何若愚, 阎明广, 窦默. 子午流注针经 针经指南合注［M］. 李鼎等评注. 上海: 上海科学技术出版社, 1998: 306.

[33] 郭君双. 吴崑医学全书［M］. 北京: 中国中医药出版社, 1999: 516.

[34]［明］杨继洲. 针灸大成［M］. 太原: 山西科学技术出版社, 2017: 170.

[35]［明］高武著. 针灸聚英［M］. 北京: 中国中医药出版社, 2007: 139 - 144.

第二节 病 证 理 论

　　《内经》在后世被冠以中医学基础理论体系的奠基之作, 其中对疾病进行了初步的分类和论述, 为后世医家构建中医疾病体系提供了一定的理论基础。书中 162 篇章涉及病证有 500 余个, 直接以病证名命名的篇章有 40 余篇, 《素问》中有"热论""评热病论""疟论""气厥论""咳论""举痛论""腹中论""风论""痹论""痿论""厥论""病能论""奇病论""大奇论""刺热""刺疟""刺腰痛""刺齐论""刺志论""长刺节论"等; 《灵枢》中有"寒热病""癫狂""厥病""杂病""周痹""胀论""五癃津液别""病传""淫邪发梦""水胀""寒热""痈疽"等, 这些古代论文专题讨论了病证的病因病机、病位、传变规律、临床症状、证候分类、治疗原则及预后禁忌, 涉及内、外、妇、儿、五官各科, 加之其他散论于各篇章, 约占《内经》篇幅的 1/2 以上[1]382-386, 涉及疾病广泛, 内容详略不一, 治疗手段以砭石、针灸为主, 略于方药, 但对相关病证的辨证论治具有深远的影响, 如《素问·热论》为后世外感热病的六经辨证提供了理论基础, 《灵枢·玉版》《灵枢·痈疽》等关于痈疽病因病机的论述可视作中医外科学的奠基之作, 《灵枢·大惑论》有关眼睛与五脏关系的理论, 是后世五轮学说的渊源, 也是辨治眼科疾病的理论基础。

同时,《内经》关于具体病证的辨证论治理论,诸如《素问·痹论》"风寒湿三气杂至合而为痹"的痹证病机理论,《素问·咳论》"五脏六腑皆令人咳""聚于胃,关于肺"从五脏相关的角度辨治咳嗽的思路,《素问·痿论》"治痿独取阳明"治痿之说,《素问·汤液醪醴论》"开鬼门,洁净府"开治水肿病之先河等,为后世所继承沿用,至今仍然有效地运用于临床实践中。

《内经》中对疾病的论述形式,有专门立篇论述的,如热病、寒热病、厥病等,有专篇论病的如《灵枢·水胀》,主要论述了水胀、肤胀、鼓胀、肠覃、石瘕、石水病。此外还有散在各篇,随论而立病名的,如《素问·病能论》的酒风、阳厥,《灵枢·寒热病》的体惰等,不胜枚举。

《内经》里对疾病的认识,有从症状、病因病机、疾病亚型(鉴别)、治法(多为针灸疗法)这几个方面进行较全面的认识的,如《素问·咳论》中的咳嗽病、《素问·痹论》中的痹病等;也有只描述症状或者治法的,如《素问·刺腰痛》。

《内经》在疾病的命名方面,也具有一定的规律,主要有根据病因命名,如《素问·热论》中的温病、暑病;根据病机命名,如《素问·评热病论》中的阴阳交;根据主症命名,如《灵枢·水胀》中的水胀、肤胀等;根据病因与病位结合命名,如《素问·风论》中的肠风、首风;根据主症与病位结合命名,如《素问·痿论》中的脉痿、筋痿;根据病机与病位结合命名,如《素问·痹论》中的骨痹、筋痹,根据疾病的性质命名,如《素问·厥论》中的寒厥、热厥,根据疾病的特征命名,如《灵枢·营卫生会》中的漏泄[2]1682-1683。

将某种病证按五脏系统予以进一步亚型的辨析或归纳,似乎是《内经》对疾病论述的常用方法。如《素问·咳论》中,将咳分为心咳、肺咳、脾咳、肾咳、肝咳、胆咳、小肠咳、胃咳、大肠咳、膀胱咳、三焦咳等,这种将疾病进一步按五脏六腑分类的方法,可能与《内经》以五脏为核心的生理病理整体观有关。后世医家在这种分类法基础上逐渐发展出了脏腑辨证体系。

在病种的分类方面,《内经》是比较粗糙的,并未涉及临床专科的分类,但已论及妇人病、小儿病、五官病。妇人病如《灵枢·痈疽》:"败疵者女子之病也。"小儿病如《灵枢·论疾诊尺》:"婴儿病,其头毛皆逆上者必死。"五官病如《灵枢·厥病》中的耳聋、耳鸣、耳痛,《灵枢·热病》中的目中赤痛、喉痹等。

《内经》对疾病的论述、命名和分类体现了中医学在对疾病的认知方面从单纯的临床经验积累上升到了医学理论的特点,使中医学的临床医学理论系统初具雏形,但其命名原则标准多样且含糊,这就导致了疾病分类的不清晰,无法将疾病分类系统化,并且出现一病多名,多病一名的混乱情况,究其原因,可能因为《内经》非一时一地一人著成,存在医学流派的不同和地域时间性差异,最后汇总的人并未进行系统的整理[3]18-21。

一、汉《难经》发"伤寒""五损"之说，阐"积聚"之别

作为一部解疑释难之作，《难经》仍以基础理论为主要内容，在专题注解、阐释《内经》要旨的基础上，对《内经》的部分理论进一步发挥，主要集中在四十八难至六十一难专论疾病，以阐释病因病机、传变规律、诊断鉴别为主，临床病证理论尤其在伤寒、积聚、泄泻、癫狂、头痛、心痛等方面有着进一步阐释，其中，对伤寒提出了广义、狭义之分，虚损病证创制"五损"之说，还阐发了"五脏生积、六腑成聚"的临床证候特点，对后世理论发展和临证辨治奠定了理论基础。

《内经》中将一切外感热病归入"伤寒"范畴：《素问·热论》"今夫热病者，皆伤寒之类也""凡病伤寒而成温者，先夏至日者为病温，后夏至日者为病暑""伤寒"亦为病因，因发病季节不同而有温病、暑病之别；不同于《内经》，《难经·五十八难》"伤寒有五：有中风，有伤寒，有湿温，有热病，有温病"[4]260，不仅提出"伤寒"病名，并有广义、狭义之分，同时在《难经·四十九难》中提出"有中风，有伤暑，有饮食劳倦，有伤寒，有中湿"[4]220为"五邪"所致的外感病，列举并阐释"伤寒"病证"谵言妄语"之因并列病证表现："肺主声……肺邪入心，为谵言妄语也。其病身热，洒洒恶寒，甚则喘咳，其脉浮大而涩。"[4]221对于伤寒的辨证遵《灵枢·寒热病》所提出的皮、肌、骨寒热三级辨证，治疗大法则遵《素问·热论》的汗、下二法。可见，在继承《内经》伤寒理论的基础上有了新的发展。

在虚证论治上，《素问·通评虚实论》"精气夺则虚"，《难经》以脉拓展虚损之说："何谓损？一呼一至曰离经，再呼一至曰夺精，三呼一至曰死，四呼一至曰命绝。此损之脉"[4]56，并释其因为"血气皆不足故也"；《内经》设"痿证"专篇，以五体论痿，病机在于其所合之脏，五脏气热，灼伤津液，津亏血少骨枯髓虚，筋骨肌肉失于濡养，日久即痿：肺气热则"肺热叶焦"而成"痿躄"，心气热致"脉虚"而成"脉痿"，肝气热致"筋痿"，脾气热而成"肉痿"，肾气热而成"骨痿"，在此基础上，《难经》创制"五损"之说，从损脉为病阐述了五痿传变的机理："损脉从上下也""一损损于皮毛，皮聚而毛落；二损损于血脉，血脉虚少，不能荣于五脏六腑；三损损于肌肉，肌肉消瘦，饮食不为肌肤；四损损于筋，筋脉不能自收持；五损损于骨，骨痿不能起于床"。（《难经·十四难》）[4]56揭示虚损病证在五脏之间的证候传变规律。

遵《素问·三部九候论》"虚则补之""因其衰而彰之"（《素问·阴阳应象大论》）大法，《难经·十四难》不仅将"五痿"归入虚损一门，还根据五脏特性所提出的治损之则"损其肺者，益其气；损其心者，调其荣卫；损其脾者，调其饮食，适其寒温；损其肝者，缓其中；损其肾者，益其精。此治损之法也"[4]56细化，推动了《内经》痿证理论的发展；还根据各脏虚实情况行补虚泻实之法，如《难经·七十五难》"东方实，西方虚，泻南方，补北方"[4]320，对于肝实肺虚之证，根据五行学说，以泻心火以平肝阳、补肾水济肺阴之法，以达补虚泻实的目的，开拓了虚损病证的治疗，至今仍指导临床实

践，为后世医家虚损学说的发展奠定了理论基础。

在积聚的鉴别中，《难经·五十五难》不仅提出积聚阴阳属性不同："积者，阴气也；聚者，阳气也。"[4]244还上承《素问·金匮真言论》"人身脏腑中阴阳，则脏者为阴，腑者为阳"之论，及阴阳学说中阴静阳动的特征，"五十一难"中提出脏腑疾患鉴别之则："腑者，阳也，阳病欲得寒，又欲见人""脏者，阴也，阴病欲得温，又欲闭户独处，恶闻人声"。[4]237以寒热喜恶鉴别脏病及腑病；同时，根据《内经》五脏"藏而不泻"、六腑"传化物而不藏"的特征，结合临床表现进一步阐发了积聚形成的病机要点："气之所积名曰积，气之所聚名曰聚，故积者五脏所生，聚者六腑所成。"[4]244以及临床证候鉴别要点："积者……始发有常处，其痛不离其部，上下有所终始，左右有所穷处""聚者……其始发无根本，上下无所留止，其痛无常处。"[4]244积证多从脏治活血化瘀，聚证多从腑治行气消滞，对后世临证用药有着重要的指导意义。

二、汉张仲景《伤寒杂病论》具体疾病辨证论治专书

《伤寒杂病论·序》中有"撰用《素问》《九卷》《八十一难经》"，亦可见是在《内经》和《难经》学术理论基础上的继承和发挥。《伤寒杂病论》作为一部理法方药俱备的临床专著，张仲景在《内经》的基础上，不仅沿用其中大量的病名，以"某病脉证并治"冠于篇首，还继承了《内经》寓辨证于辨病的思想，建立了以病为纲、以证为辅、病证结合的医学模式，确立了以六经辨证和脏腑辨证为主体的辨证论治体系，临证诊疗详究理法方药，因证立法、按法制方、据方遣药，仲景"观其脉证，知犯何逆，随证治之"是对《内经》"谨守病机"的疾病治则的具体实践，也是仲景辨证施治的指导原则，贯穿于疾病的诊治始终，可见，《伤寒杂病论》是继《内经》之后首部讨论具体疾病的辨证论治专书，在方证鉴别及方药运用方面进行了拓展和发挥。

《伤寒论》将外感病证纳入六经中，《素问·热论》"今夫热病者，皆伤寒之类也"，将一切外感热病皆归于伤寒范畴，并将热病的症状按经脉循行部位归纳为巨阳病、阳明病、少阳病、太阴病、少阴病、厥阴病六个病变阶段，而《伤寒论》是在《内经》六经分证的基础上，亦是以太阳、阳明、少阳、太阴、少阴、厥阴命名伤寒外感热病的不同证候，不仅六经的前后排列次序一致，且所描述的证候也多有相同之处；同时，《伤寒论》运用了《内经》中邪正阴阳、表里虚实、经络脏腑、营卫气血等理论，在《素问·热论》六经分证的基础上加以完善发挥，结合病邪入侵途径、脏腑盛衰、正气强弱、患者宿疾等因素，寻找病证规律，将外感热病在各个病程阶段所呈现的不同综合症状作为辨证纲领，将六经病的主证归纳为"提纲证"：太阳病提纲"脉浮、头项强痛而恶寒"[5]18，阳明病提纲"胃家实"[5]43，少阳病提纲"口苦、咽干、目眩"[5]51，太阴病提纲"腹满而痛，食不下，自利益甚，时腹自痛，若下之，必胸下结硬"[5]52，少阴病提纲"脉微细，但欲寐"，厥阴病提纲"消渴，气上撞心，心中疼热，饥而不欲食，实则吐蛔，下之利不止"[5]52，在《内经》"两感"基础上，还归纳了各经病证的"合病""并

病""直中"传变以及因诊治不当所致的变证、坏证及其救治措施，从而建立了完善的六经辨证的理论体系，不仅揭示了外感热病的传变、诊治规律，也为后世温病学说的形成发展奠定了基础。

《金匮要略》主要以脏腑辨证论治内科杂病，对肺痈、肺痿、疟疾、中风、百合病、历节等48种病证，以病为纲、按证候为目，结合临床实践，按照临床表现、病因病机特点，进行系统归纳、细致分类、辨证施治。其中所论及的各种病证，如痉、湿、疟、痹、咳、消渴、积聚、痈疽等大多数均与《内经》中的病证名相符。在病证分类上，承继《内经》按脏腑分类的特点，以"风病"为例，在《灵枢·邪气藏府病形》按照病变部位分"脏腑风"（心风、肝风、脾风、肺风、肾风、胃风、肠风）理论的基础上，《金匮要略·五藏风寒积聚病脉证并治》分述了五脏中风证、中寒证、死脉证，补充完善如"五脏风"各病证的临床表现，对肝中风投以旋覆花汤，对脾风投以防己黄芪汤益气祛风、健脾利水。并附脾风兼传他脏的加减方法：兼肺风者（喘者）加麻黄，兼肝风者（胃中不和者）加芍药，兼心风者（气上冲者）加桂枝，兼肾风者（下有陈寒者）加细辛（《金匮要略·痉湿暍病脉证治》）[6]6，病证内涵逐渐丰富，不局限于《内经》的"外感风邪"之因，病证外延扩大，治法也不限于《内经》论治脾风的"按、药、浴"之法，逐渐丰富，虽涵盖病证不是很全面，但对五脏病证进行了具体系统的分类，对后世医家对五脏病证的发展完善有着重要的影响。

《伤寒杂病论》丰富了病证内涵，补充完善了临床症状、细化病证分型，以头痛为例，《内经》虽无明显的分型，但其中外感头痛根据六经循行部位及特点已有表述，如"伤寒一日，巨阳受之，故头项痛，腰脊强……"（《素问·热论》），张仲景上承经旨，根据六经辨证分经命名、循经治疗，进行了补充完善。太阳经头痛："太阳病，头痛，发热，汗出，恶风者，桂枝汤主之（13条）""太阳病，头痛，发热，身疼，腰痛，骨节疼痛，恶风，无汗而喘者，麻黄汤主之（35条）"，阳明头痛："伤寒不大便六七日，头痛有热者，与承气汤（56条）"，少阳头痛："伤寒，脉弦细，头痛，发热者，属少阳（265条）"，少阴头痛"病发热头痛，脉反沉，若不差，身体疼痛，当救其里，宜四逆汤（太阳篇92条）"，厥阴头痛"干呕，吐涎沫，头痛者，吴茱萸汤主之（378条）"；在《素问·咳论》以脏腑病位为依据将咳嗽分为五脏咳、六腑咳的基础上，《金匮要略》设"肺痿肺痈咳嗽篇"专篇讨论咳嗽证治，并补充了肺痿、肺痈的鉴别，"痰饮咳嗽篇"讨论了支饮、悬饮所致咳嗽的证治，提出了泻肺逐饮之法。

《伤寒杂病论》细化阐释具体病证的病机，以消渴为例，《灵枢·本藏》《素问·通评虚实论》以"消瘅"之名，论及消渴症状及病因病机，"二阳结谓之消"（《素问·阴阳别论》）即胃肠热结、津液耗伤为发病机理，仲景秉承《内经》经旨，设《金匮要略·消渴小便不利淋病脉证并治》专篇论述消渴病，丰富细化消渴症状"趺阳脉浮而数，浮即为气，数即消谷而大坚，气盛则溲数，溲数即坚，坚数相搏，即为消渴"，补充便秘征象"消谷引食，大便必坚，小便即数"，强调"男子"为病"小便反多，以饮一斗，小便一斗，肾气丸主之"，补充房劳肾虚致病、下消治肾为本的思想，为后世辨治消渴病奠定了理论基础。

《伤寒杂病论》完善病证的方药运用，将《内经》治则治法具体化，以泄泻为例，《内经》归纳病机为"湿胜则濡泄"（《素问·阴阳应象大论》），治则："湿淫于内，治以苦热，佐以酸淡，以苦燥之，以淡泄之"（《素问·本病论》），"风胜湿"（《素问·五运行大论》）。张仲景在《金匮要略·呕吐哕下利病脉证治》中所论"下利"有虚实寒热之分，辨治以解表升清、表里双解、清利小便、攻下祛邪、温肾固摄、温里回阳、调和肝脾、益气升提、运脾化湿、针灸等十法总论。其中，对于经旨"以淡泄之"，仲景提出"下利气者当利其小便"，将之具体化。同样，对于疟病、厥证、眩晕、痉病、黄疸等病证均设专篇讨论，在《内经》理论的基础上细化辨证分型论治，在此就不一一列举了。

三、晋皇甫谧《针灸甲乙经》遵经旨拓展腧穴主治、病证配穴

《针灸甲乙经》作为我国现存最早的一部针灸专科典籍，汇集《内经》至魏晋之前的腧穴、经络学说之精要，结合自身临床实践经验，在《素问》《灵枢》《明堂孔穴针灸治要》的基础上归类编次而成，初步勾勒出针灸理论体系的框架。其中，卷七至卷十二主要为临床治疗的内容，涉及内、外、妇、儿、五官等各科的针灸治疗，以病证为纲，以穴对证，根据病证对腧穴主治内容进行分类整理，辑录共200多种病证的针灸处方[7]19-20，在《内经》腧穴主治病证认识的基础上，结合临床实践，对腧穴证治、处方配穴进行了归纳整理，并首次将妇科病证、儿科病证的针灸治疗单列"妇人杂病第十""小儿杂病第十一"置于卷十二，奠定了后世医家针灸治疗的理论基础。

根据统计显示，不同病证的处方用穴不仅遵循了不同病证循经取穴的基本规律，还体现了诸如"头为诸阳之会""肺主皮毛""太阳膀胱主表"等经旨[7]19-20，以痿证治疗为例，上承《素问·痿论》"治痿独取阳明"，及"各补其荥而通其俞，调其虚实，和其逆顺，筋脉骨肉，各以其时受月"的治痿法则的基础上，皇甫谧在《针灸甲乙经·卷十·热在五脏发痿》明确治痿穴位，不仅遵阳明经治痿之则，及"脾病则四肢不用"之经旨，提出"痿不相知，太白主之"[8]87，取足太阴脾经上如太白、隐白、三阴交、阴陵泉等穴；还不忽视奇经："痿躄不能行，地仓主之"[8]87，地仓穴不仅是足阳明胃经穴位，也是足阳明胃经和奇经八脉之阳跷脉的交会穴，阳跷脉司下肢运动。同时，根据痿证伴随的不同症状进行辨证施治："痿厥，身体不仁，手足偏小，先取京骨，后取中封、绝骨皆泻之。痿厥寒，足腕不收，躄，坐不能起，髀枢脚痛，丘墟主之。"[8]87综上可见，《针灸甲乙经》所载的不同病证的腧穴主治的归纳整理，为后世医家视作配穴处方之肇始。

四、隋巢元方《诸病源候论》细化完善病证的证候分类

《诸病源候论》虽作为第一部中医病因病机专著，以疾病的起因和发生发展规律为

主要研究内容，但仍以病证为载体，根据疾病特征或分属脏腑系统分列专章进行论述，以内科疾病为主，每一类疾病再根据证候不同分列"候"别进行具体分析，对 1 739 种病候进行全面梳理总结，为阐释病证的病因病机、病候分类的集大成之作。

继承《内经》中病证的分类方法，如《诸病源候论·卷十四·咳嗽病诸候》延续《素问·咳论》中五脏六腑咳的分类体系，结合病因提出了十种咳的分类：风咳、寒咳、支咳、肝咳、心咳、脾咳、肺咳、肾咳、胆咳、厥阴咳[9]74，又强调并拓展分析了久咳诸候之病机病候；在细化完善各病证的病候特征，以疟病为例，《诸病源候论·卷十一·疟病诸候》补充了脏腑疟的症状，如肺疟见语声改变，由本来语声雄，变为恍惚尔不亮，拖气用力，心疟见心性改变，由和雅变急卒，肝病由少悲恚变易嗔怒，脾疟则少喜怒变多言自笑，嗔喜无度，肾疟亦见性忽变为好嗔怒。可见，《诸病源候论》不仅继承发展了《内经》病证理论，对于具体病证的临床症状、病机分析、传变规律、转归皆有着细致的观察和准确的描述，突出各病证代表性证候，对于后世医家临证鉴别具有重要的指导意义。

五、唐孙思邈重妇幼病证，脏腑辨治内科病证

《备急千金要方》作为唐代医学集大成之作，先叙病证，再以病证统摄方药，分为妇、儿、内、外、急症五部分，重视妇科、儿科病证并置于卷首，提出"从微至着，自少及长""故今斯方先妇人小儿而后丈夫耆老者，则是崇本之义也"，《备急千金要方》妇人篇三卷中立论 18 条，论及种子、养胎、临产、产后病；首创古代"胚胎学说"，按月龄记载胚胎发育过程，重视养胎，并对小儿养护保健、生理病理、疾病论治等方面详尽论述，对妇、儿专科病证发展做出了重要的贡献。

《备急千金要方》对于内科疾病的辨证论治，分为外感、内伤疾病，其中，十一卷至二十卷论述内伤疾病，承继《内经》《金匮要略》《诸病源候论》根据脏腑进行病证分类方法，根据疾病的病机及证候特点，分为肝、心、脾、肺、肾、大肠、小肠、胆、膀胱、胃十门，将相关病证归入各门，首析各脏腑的生理病理，再以脏腑为核心、阴阳为纲、虚实寒热辨证为要旨，并结合病因、临床表现，论述各脏腑的虚实寒热病证、脏腑相关病证及与五脏相合形体官窍病证，并对疾病进行综合分类辨治，理法方药俱备。

以风病为例，《素问·风论》中"五藏风"："风中五藏六府之俞，亦为藏府之风，各入其门户所中，则为偏风"，并对于五脏中风的病位及特征性临床证候有着详细的记载："肺风之状，多汗恶风，色皏然白，时咳短气，昼日则差，暮则甚，诊在眉上，其色白""心风之状，多汗恶风，焦绝，善怒吓，赤色，病甚则言不可快，诊在口，其色赤""肝风之状，多汗恶风，善悲，色微苍，嗌干善怒，时憎女子，诊在目下，其色青""脾风之状，多汗恶风，身体怠惰，四支不欲动，色薄微黄，不嗜食"，与各藏生理功能及经络循行密切相关。孙思邈在《备急千金要方·诸风》中，不仅在《内经》藏象理论的基础上，对五脏中风病证进行了拓展和详述："肺中风者，其人偃卧而胸满短气，冒

闷汗出者""肝中风者，其人但踞坐，不得低头，绕两目连额上，色微有青者""心中风者，其人但得偃卧，不得倾侧，闷乱冒绝汗出者""脾中风者，其人但踞坐而腹满，身通黄，吐咸汁出者""肾中风者，其人踞坐而腰痛，视胁左右未有黄色如饼粢大者"[10]167，应用于临床实践，根据证候分为"尚可治"及"不可复治"，并从外风立说，首立小续命汤为中风偏枯之剂，拓展其方药及艾灸之法，开拓了后世医家的临床辨治思路。

另外，辨治五脏病证，遵《素问·咳论》"人与天地相参，故五脏各以治时"，五脏应五体，五体于相应时节感受邪气，迁延不愈，经由经络内传对应六腑，进而波及表里五脏，故而在五脏脉证之后立"五脏极证"专章讨论五脏受邪致使脏腑功能出现亢奋或衰竭的征象，又称为"五脏六极"：筋极、肉极、脉极、气极、骨极、精极，呈现脏腑俱病、虚实夹杂之象，病证复杂，孙思邈对于"五脏极证"不仅重视"审证求因"，随证辨证治之，并广搜博采效验良方，如肝劳结合筋极、胆虚，代表方酸枣汤，肾劳结合精极、骨极，代表方无比薯蓣丸、大薯蓣丸、肾气丸、三仁九子丸，至今仍在临床加减使用；还谨遵经旨："因其轻而扬之，因其重而减之，因其衰而彰之""审其阴阳，以别刚柔""善治者治皮毛，其次治肌肤，其次治筋脉，其次治六府，其次治五藏。治五藏者，半死半生也"（《素问·阴阳应象大论》），强调了把握先机、早期治疗的重要性，蕴含了已病防变的"治未病"思想。

六、宋《圣济总录》归纳《内经》病证并制方药

两宋时期，对于《内经》中所论的疾病进行过总结和概括，并配上了相应的治疗方剂。主要见于北宋时期的《圣济总录》。另有骆龙吉所撰《内经拾遗方论》，骆龙吉生平不详，现在多认为其是宋代人[11]1200。《内经拾遗方论》经过明代刘浴德、朱练增订后改名为《增补内经拾遗方论》流传至今[12]6，《内经拾遗方论》的内容见于《增补内经拾遗方论》中前二卷，但刘浴德等自述在编撰《增补内经拾遗方论》时，对前二卷的内容也做了修改，所以根据现在的通行本无法辨别哪些是宋人写的，哪些是明人写的。并且《内经拾遗方论》书名未见于《宋史》，骆龙吉此人生平亦无从考，其资料仅从《增补内经拾遗方论》刘序中而来，很有可能其人是杜撰，其书乃伪托。故本文将《内经拾遗方论》对《内经》病证的总结归于明代。

《圣济总录·补遗》中归纳出《内经》病证62种，并配以方药。具体病名为煎厥、薄厥、飧泄、䐜胀、风消证、心掣、风厥、结阳、厥疝、结阴、解㑊、胃疸、蛊病、瘿病、劳风、痹气、骨痹、肉苛、肺消、涌水、膈消、口糜、虑瘕、食亦、鼻渊、衄衊、鼓胀、血枯、伏梁、瘖痱、厥逆、风成寒热、风成寒中、风成热中、脑风、首风、目风眼寒、漏风、胃风、行痹、痛痹、着痹、周痹、胞痹、肠痹、热痹、胃脘痛、阳厥、息积、疹筋、厥逆头痛、胆瘅、濡泄、鹜溏、三焦约、胃寒肠热、胃热肠寒、控睾、阴疝、诸痹、心疝、白淫，共六十二种。此六十二种病证名均在《内经》中有记载。后世

在复刻《圣济总录》时，将此"补遗"中的病论分别归入以下各卷的有关病候中，为避免重复，今天通行本中的补遗篇具体病证方药内容被删除了[13]175。《圣济总录》中对《内经》中的病证配以方药，不仅对于主要症状处方，而且按具体症状进一步分型，并配以不同方药。

以"胃风"为例，该病证见于《素问·风论》："胃风之状，颈多汗恶风，食饮不下，鬲塞不通，腹善满，失衣则䐜胀，食寒则泄，诊形瘦而腹大。"《内经》中仅描述了"胃风"病的症状，并无进一步分析和治疗措施的记载。《圣济总录·胃风》中对《内经》所述症状逐条补充了病因病机的分析：胃风总的病机是由于经常饮食寒凉、衣着偏少，日久胃气受损，易感风邪："盖胃者，水谷之海，五脏六腑之大源，因于食寒失衣，则风邪易感。"[14]532"颈多汗恶风"的病因病机是颈部人迎脉属胃，感受风邪以后首先出现病状："故其证颈多汗恶风者，以人迎胃脉之所动也。"[14]532"食饮不下，鬲塞不通，腹善满"[14]532是由于胃经循行于腹部，胃受风邪后中焦发病："食饮不下，鬲塞不通，腹善满者，其经循腹里，其病在中焦也。"[14]532"失衣则䐜胀"是由于反复感受风邪，肌肉受伤："失衣则䐜胀者，重感于风邪，伤肌肉也。"[14]532-533"食寒则泄"是由于外感风邪与饮食之寒互结损伤胃气，导致腹泻："食寒则泄者，风寒交伤于胃，故泄注也。"[14]533"形瘦"是由于胃气受损，水谷之精不能濡养形体："形瘦者，精不营也。"[14]533"腹大"是由于胃气不通："腹大者，气不通也。"[14]533并配以具体方药"豆蔻丸"。

另外，《圣济总录》还根据胃风六种不同的症状侧重，给出六个针对性方剂，如以飧泄腹痛、胁满肠鸣为主要症状的用胃风汤，以病程长为主要特点的用厚朴汤，以腹胀飧泄为主要症状的用白术丸，以腹胀不思饮食为主要症状的用白豆蔻丸，以心腹胀痛、四肢羸瘦为主要症状的用厚朴煮散，以腹痛胀满、食不消化为主要症状的用木香丸。以下利、完谷不化为主要症状的用厚朴陈橘皮汤[13]432-434。

总之，《圣济总录》不仅归纳补充了《内经》中的常见病证，而且配以治疗方药，完善了《内经》中记载的临床病证的内容。

七、金刘完素归纳《内经》病证并方药

刘完素在《素问宣明论方·诸证门》中，将《内经》病证归纳为62病，并配以治疗方剂。其中的病名、方药和北宋《圣济总录》中基本相同，在配方上对《圣济总录》里所出的方子做了精简[15]11-23。如"胃风"一证，《圣济总录·胃风》里出了6张方（见第一章4.2节），但《素问宣明论方·胃风》中只选用了其中2张——豆蔻丸和胃风汤[15]19。据史载，《圣济总录》成书于北宋末年政和年间（公元1111—1118年），该书未及刊印即被金兵掠运至北方，未在两宋流传，两宋医者很可能未见其书。直到金大定年间（公元1161—1189年），《圣济总录》才正式刊印[16]379。刘完素为宋末金初河间人，卒于金承安五年（公元1200年），《素问宣明论方》成书于金大定十二年（公元1172年）[15]311-312，所以刘完素能看到《圣济总录》，并摘录其中的内容是完全有可能的。可

以说，刘完素对于《内经》病证的归纳是基于《圣济总录》的。

八、元朱震亨提出《内经》风病主外感

朱震亨《局方发挥》中，根据刘完素《素问玄机原病式》六气化火之说，明确提出了《内经》所言的风病为外感："按《原病式》曰：风病多因热甚。俗云风者，言末而忘其本也。"[17]35 "吾子谓《内经·风论》主于外感，其用麻黄、桂枝、乌附辈，将以解风寒也"[17]34，而金以后的风病则以内伤为主。他指出《内经》时的岐伯，汉代张仲景、唐代孙思邈所说的风病大致是指外感之邪，所以多用麻黄桂枝附子之类解风寒，而刘河间说的风病则明确表示为内伤热证："虽然岐伯、仲景、孙思邈之言风，大意似指外邪之感，刘河间之言风，明指内伤热证。"[17]35 以瘫痪为主症的内伤风病的病因病机是由于"将息失宜"，即起居饮食失调所致，导致肾水虚不能制心火，心火亢盛，或者情志过极化火所致："所以中风而有瘫痪诸证者，非谓肝木之风实甚而卒中之也，亦非外中于风。良由将息失宜，肾水虚甚，则心火暴盛，水不制火也，火热之气怫郁，神明昏冒，筋骨不用，而卒倒无所知也。亦有因喜、怒、思、悲、恐五志过极而卒中者，五志过热甚故也。"[17]35

九、明王履提出煎厥病机为阳亢伤阴

《素问·生气通天论》中提出了"煎厥"病症："阳气者，烦劳则张，精绝，辟积于夏，使人煎厥，目盲不可以视，耳闭不可以听，溃溃乎若坏都，汩汩乎不可止。"

王履（公元 1332—卒年不详），字安道，号畸叟，又号抱独老人，昆山人，元末明初医学家，师从朱震亨。他进一步阐发了《内经》中煎厥一证的病机："阳气则因其和以养人而名之，及其过动而张，亦即阳气亢极而成火耳。阳盛则阴衰，故精绝，水不制火，故亢火郁积之甚，又当夏月火旺之时，故使人烦热之极，若煎迫然，而气逆上也。火炎气逆，故目盲耳闭而无所用，此阳极欲绝，故其精败神去，不可复生……夫病至于此是坏之极矣。"[18]71 认为此证病机为过动烦劳，使阳气亢极而伤阴，使阴精衰绝，加上夏月火旺，火炎气逆从而出现耳聋目盲，并且病势急剧，预后不佳。

他否定了王冰注释中提出的"煎厥"的房劳病机："王氏……又以此病纯为房患，以张为筋脉膜胀，以汩汩为烦闷，皆非是。"[18]71 提出王冰所注释的"煎厥"单纯由于房劳所致是错误的，将"烦劳则张"的"张"解释为胸腹胀满，将"汩汩"解释为烦闷的意思均为谬误。

十、明刘浴德、朱练归纳《内经》病证

刘浴德、朱练为明代医家，他们于明万历二十七年（公元 1599 年）编著了《增补内经拾遗方论》，归纳了《内经》病证 150 种，并配以方药，但当时是否付梓刊登不详，现流传的版本刊于清康熙四十九年（公元 1710 年）。全书共四卷，前两卷号称为宋代骆

龙吉的《内经拾遗方论》内容[12]6，后两卷为刘氏自称增补的88证。前两卷所归纳《内经》病证有62种[19]6，其分类命名与金刘完素的《素问宣明论方》所载大致相同（刘又摘录于宋朝的《圣济总录》），仅将《素问宣明论方》里所载的"风消"命名为二阳病，"心掣"命名为一阳病，"风厥"命名为一阴病，"白淫"命门为"筋痿"，"煎厥"分为二证，去"风成寒热"一证。后两卷所载《内经》的具体病证有洞泄、疟疾、咳嗽、温病、伤寒、伤暑、伤风、伤湿、寒热（第九）、寒热（第十）、疠风、不仁、泄风、内风、洞、眴仆、偏枯、痱病、肝风、心风、脾风、肺风、肾风（第二十三）、肾风（第二十四）、风水（第二十五）、风水（第二十六）、石水、风水（第二十八）、肤胀第、水胀、气胀、黄疸、积聚、肥气、伏梁、痞气、息贲、奔豚、癃、遗溺、霍乱、呕胆、隔、五疫、脱荣、失精、五实、五虚、痿、痹、风痹五十一、风痹五十二、寒痹、厥、尸厥、厥逆、风逆、风厥（第五十八）、风厥（第五十九）、消瘅、耳鸣、耳聋、目不明、目不瞑、泣、喉痹、头痛、肩背痛、足胫痛、大偻、瘅、跖跛、风痉、四肢热、体惰、癫狂、皴揭、痤痱、丁、痔、痈疽、瘰疬、癫疾、瘈疭、石瘕、肠覃、崩、九月而瘖。

该书体例为先列出病证的《内经》原文，再进行释义，再配以主病方剂，前二卷62证所配方剂，刘氏自序均出自《素问宣明论方》，但在文本中有的病证配的是家传方或者经验方，而并非完全是刘完素的方子。后两卷88证所配有古方、家传方、当时的经验方[19]6-7，其所说的古方多出自金元名家。《增补内经拾遗论》较宋金医家归纳的《内经》病证更多，并配以明代当时的经验方，是一本较全面和系统的关于《内经》中所载的临床疾病的研究著作，为后世研究《内经》病证提供了不可多得的依据和启示。

十一、明薛己对《内经》风病的阐发

王履在《医经溯洄集·中风辨》里首次提出中风病有真中风和类中风之辨[18]44-46，薛己在王履所论的基础上，于《明医杂著·风症》注释中明确提出《内经》所说的中风病为外感风邪所致，为真中风，后世医家提出的火、气、湿的病因导致的中风为内伤之类中风："夫中风者，《内经》主于风，此真中风也。若河间主于火，东垣主于气，丹溪主于湿，皆是因火因气因湿而为暴病暴死之症类中风，而非真中风也。""此风非外来风邪，乃本气病也。"[20]130-152并根据《内经》和刘完素的论述，提出中风偏瘫的病机为肝肾精血枯槁："肝主筋，肾主骨，肝藏血，肾藏精；精血枯槁，不能滋养，故筋骨偏废而不用也。河间曰：风病多因热甚。俗云风者，言末而忘其本也。《经》云：汗出偏沮，使人偏枯……实因肝肾二经精血枯槁之所致也。"[21]238

十二、明张介宾对《内经》暑证的阐发

《内经》中对于暑证的描述主要见于《素问·热论》："《热论》曰：凡病伤寒而成温

者，先夏至日者为病温，后夏至日者为病暑。"和《素问·刺志论》："气盛身寒，得之伤寒。气虚身热，得之伤暑。"

张介宾对《内经》暑证进行了进一步阐发，将暑证分为阴暑、阳暑："暑本夏月之热病，然有中暑而病者，有因暑而致病者，此其病有不同，而总由于暑。故其为病，则有阴阳二证：曰阴暑，曰阳暑。治犹冰炭，不可不辨也。"[22]1055 阴暑指暑天受寒导致与伤寒相似病症，或吃冷食导致的呕吐、腹泻、腹痛的症状："阴暑者，因暑而受寒者也……而病为发热头痛，无汗恶寒，身形拘急，肢体酸痛等证，此以暑月受寒，故名阴暑，即伤寒也。惟宜温散为主，当以伤寒法治之也。又有不慎口腹，过食生冷，以致寒凉伤脏，而为呕吐、泻痢、腹痛等证，此亦因暑受寒，但以寒邪在内，治宜温中为主，是亦阴暑之属也。"[22]1055 治疗上当温散发表或温中。阳暑则为暑天受热导致的病："阳暑者，乃因暑而受热者也……病为头痛烦躁，肌体大热，大渴大汗，脉浮气喘，或无气以动等证。"[22]1055 说的是夏天受热，出现头痛、烦躁，身体发热，口渴汗出，气喘等症状。阳暑在治疗上当分辨气的虚实，施以补法或泻法，达到固气的目的："治宜察气之虚实，火之微甚，或补或清，以固其气。"[22]1055-1056

十三、清姚绍虞对《内经》肠澼病因病机的阐发

姚绍虞（公元 1644—1722 年），字止庵，绍兴人，早年习举子业，明亡之后弃儒治医[23]655。他在《素问经注节解·大奇论》中阐发了《内经》澼的病因病机。《素问·大奇论》："其脉小沉涩为肠澼，其身热者死，热见七日死。"姚绍虞提出肠澼身热之证为痢疾兼外感之证，是一种难治凶险的疾病："此云肠澼身热者死，热见七日死。盖谓下痢脓血之病，内积正多，而复外感风邪，以致身热，欲表其邪，则里积未净，直攻其积，则外邪随之而入于内，治之最难，故曰死。"[24]159

在治疗上必须先升发表邪，而后治痢："凡遇此证，必先升表外邪，后治其痢。"[24]159 并提出具体治法为仿照李杲治外感内伤之法，以扶正驱邪外出："常用柴胡、桔梗、黄芩、芍药、人参、当归、广皮、甘草，扶正气而托外邪，使木不伤土，外邪既去，内痢自减，病势虽重，十全五六。此予治兼证之苦心，盖窃东垣内伤外感之法而行之。"[24]159

十四、《内经》病证理论发展评述

《内经》中对疾病的论述多比较简单，有许多病证只出现了名称，后世医家陆续对其中一些病证名称进行的阐发和补充。如汉代《难经》中对"伤寒"一病进行了扩充，对虚证、积聚病做了阐发，而张仲景针对"伤寒"一病专门论述，详述了疾病的症状、脉、传变、变病、坏病以及治法方药等。晋皇甫谧则对《内经》中胀病、肾风、水肿等病证配以具体用穴。隋巢元方则在《内经》的基础上进一步细化和补充了咳嗽、疟病等病证的证候和分类。唐孙思邈拓展了《内经》中五脏中风病证，并立治疗中风病的方

药。至宋代，《内经》中的病证得到了全面的总结和完善，《圣济总录》对《内经》中的 62 个病证进行了归纳，并添加了病因病机的分析，按主要症状配以方药。这种形式的《内经》病证梳理延续至明代，刘浴德、朱练在前人的基础上归纳总结了《内经》中的病证 150 种。此外，还有一些关于《内经》病证零散的补充，如金、明代医家对《内经》风病的探讨，明代医家对煎厥、暑证的阐发，清代医家对肠澼病的阐发等。当然，《内经》中的病证名称相对后世来说，已是十分古旧，后世医家在临床实践时，大部分病症名称已基本不再沿用，或者虽然沿用其中的一些病名，但已被赋予新的含义，这可能和疾病谱的改变以及每个朝代对疾病形成的认知不同有关。

参考文献

[1] 刘宁. 中医现状与科学发展 [J]. 河南中医，2016 (3)：382-386.

[2] 谭颖颖，刘昭纯.《内经》疾病命名特点探析 [J]. 中医药学刊，2006, 24 (9)：1682-1683.

[3] 烟建华，翟双庆，郭霞珍，等.《内经》疾病命名方法学研究 [J]. 北京中医药大学学报，1995, 18 (5)：18-21，72.

[4] 牛兵占. 难经译注 [M]. 北京：中医古籍出版社，2004：220.

[5] [汉] 张仲景. 伤寒论 [M]. 厉畅，梁丽娟点校. 北京：中医古籍出版社，1997：18.

[6] [汉] 张仲景. 金匮要略 [M]. 于志贤，张智基点校. 北京：中医古籍出版社，1997：6.

[7] 沈尔安，肖继芳，陈大明.《针灸甲乙经》处方用穴计算机分析 [J]. 江西中医学院学报，1995, 7 (3)：19-20.

[8] [晋] 皇甫谧. 针灸甲乙经 [M]. 王晓兰点校. 沈阳：辽宁科学技术出版社，1997：87.

[9] [隋] 巢元方. 诸病源候论 [M]. 黄作阵点校. 沈阳：辽宁科学技术出版社，1997：74.

[10] [唐] 孙思邈. 中医必读百部名著备急千金要方 [M]. 高文柱，沈澍农校注. 北京：华夏出版社，2008：167.

[11] 李经纬. 中医大辞典 [M]. 北京：人民卫生出版社，1995：1200.

[12] 裘沛然. 中国医籍大辞典 下 [M]. 上海：上海科学技术出版社，2002：1243.

[13] [宋] 赵佶. 圣济总录 上下 [M]. 北京：人民卫生出版社，1962：175.

[14] [宋] 赵佶. 圣济总录 第2册 [M]. 王振国，杨金萍主校. 北京：中国中医药出版社，2018：532.

[15] 宋乃光. 刘完素医学全书 [M]. 北京：中国中医药出版社，2006：11-23.

[16] 李经纬，林昭庚. 中国医学通史 古代卷 [M]. 北京：人民卫生出版社，2000：379.

[17] 田思胜. 朱丹溪医学全书 [M]. 北京：中国中医药出版社，2006：35.

[18] [元] 王履. 医经溯洄集 [M]. 章升懋点校. 北京：人民卫生出版社，1993：71.

[19] [宋] 骆龙吉. 增补内经拾遗方论 4卷 [M]. [明] 刘浴德，朱练订补. 上海：上海卫生出版社，1957：6.

[20] [明] 王纶. 明医杂著 [M]. [明] 薛己注，王新华点校. 南京：江苏科学技术出版社，1985：130-152.

[21] 盛维忠. 薛立斋医学全书 [M]. 北京：中国中医药出版社，1999：238.

[22] 李志庸. 张景岳医学全书 [M]. 北京：中国中医药出版社，2015：1055-1056.

[23] 王洪图. 黄帝内经研究大成 上 [M]. 北京：北京出版社，1997：655.

[24] [清] 姚止庵撰. 素问经注节解 9 卷 [M]. 北京：人民卫生出版社，1963：158-159.

第三节 药剂理论

方剂是在辨证、辨病，确定立法的基础上，根据组方原则和结构，选择适宜药物组合而成的药方和制剂[1]170，是中医运用药物治疗疾病的主要形式和手段，也是历代医家临床经验的结晶，充分反映了医家的学术思想。早在先秦《五十二病方》中即有方剂的记载，《黄帝内经》作为中医学理论的奠基之作，对于方剂的临床应用提出了一些规律性的治法，虽详于针灸刺法，略于方药运用，只载方 13 首，载药 26 味，却是既知最早论述方剂理论的经典著作，对于药物的种类、命名配伍、剂型用量、疗效禁忌等方面的阐述，均有详尽的归纳总结、呈现理论化，常为后世医家阐述方药配伍原理所引用，或为创制新方的理论依据，为方剂学理论体系框架的形成和发展奠定了基础[2]3-6。

《内经》根据药物的作用及患者病情特点，提出了"君臣佐使"和"七方"的制方法则。《素问·至真要大论》"方制君臣何谓也？岐伯曰：主病之谓君，佐君之谓臣，应臣之谓使"，借用封建国家体制中官职地位初步确立方剂中各药的主从地位及相互关系，其中以君臣佐使配伍的方剂架构原则，李东垣称之"制方之要"，沿用至今仍作为目前方药配伍的规范。同时，《内经》还针对病邪轻重、病位上下、病势缓急、病体强弱制定了"大、小、缓、急、奇、偶、重"的七种方剂分类：《素问·至真要大论》"气有多少，病有盛衰，治有缓急，方有大小""气有高下，病有远近，证有中外，治有轻重，适其至所为故也"；其中，有以药味数量分大小："君一臣二，制之小也；君一臣三佐五，制之中也；君一臣三佐九，制之大也"，以每味药量多少分大小："大者数少，小者数多，多则九之，少则二之"；以药味作用分缓急"急则气味厚，缓则气味薄"，治疗上则"补上治上制以缓；补下治下制以急"；以方中药味数分奇偶："君一臣二，奇之制也；君二臣四，偶之制也；君二臣三，奇之制也；君二臣六，偶之制也"，治疗上"近者奇之，远者偶之；汗者不以奇，下者不以偶"；而"奇之不去则偶之，是谓重方"，也是后世所谓"复方"。从组方中药味多少、药量大小、药性峻缓等方面高度概括了制方原则，至金·成无己《伤寒明理论药方论·序》中明确提出"七方"之名，历代医家进行不同程度的补充、丰富了内涵，并流传至今。

同时，《内经》概括总结了药物五味配伍后的阴阳属性及功用："辛甘发散为阳""酸苦涌泄为阴"（《素问·阴阳应象大论》），"咸味涌泄为阴""淡味渗泄为阳"（《素问·至真要大论》），"辛酸甘苦咸，各有所利""辛散，酸收，甘缓，苦坚，咸耎"（《素问·藏气法时论》），在此基础上，进一步根据六气淫胜、五脏苦欲补泻提出了气味配伍组方原则。

《素问·至真要大论》详细论述了六淫邪气所致的病证及组方法则："风淫于内，治以辛凉，佐以苦，以甘缓之，以辛散之""风淫所胜，平以辛凉，佐以苦甘，以甘缓之，以酸泻之""热淫所胜，平以咸寒，佐以苦甘，以酸收之""热淫于内，治以咸寒，佐以甘苦，以酸收之，以苦发之""湿淫所胜，平以苦热，佐以酸辛，以苦燥之，以淡泄之""湿淫于内，治以苦热，佐以酸淡，以苦燥之，以淡泄之""火淫所胜，平以酸冷，佐以苦甘，以酸收之，以苦发之，以酸复之""火淫于内，治以咸冷，佐以苦辛，以酸收之，以苦发之""燥淫所胜，平以苦湿，佐以酸辛，以苦下之""燥淫于内，治以苦温，佐以甘辛，以苦下之""寒淫所胜，平以辛热，佐以甘苦，以咸泻之""寒淫于内，治以甘热，佐以苦辛，以咸泄之，以辛润之，以苦坚之"。金元医家对此高度重视，运用此法释方制方进行专题论述，特别对后世医家外感病证的组方用药具有重要指导意义。

《素问·藏气法时论》针对五脏生理病理特点提出了五脏苦欲补泻的组方法则，生理状态下，五味调五脏经气之偏："肝苦急，急食甘以缓之""心苦缓，急食酸以收之""脾苦湿，急食苦以燥之""肺苦气上逆，急食苦以泄之""肾苦燥，急食辛以润之"；病理状态下，五味调五脏病之法："肝欲散，急食辛以散之，用辛补之，酸泻之""心欲耎，急食咸以耎之，用咸补之，甘泻之""脾欲缓，急食甘以缓之，用苦泻之，甘补之""肺欲收，急食酸以收之，用酸补之，辛泻之""肾欲坚，急食苦以坚之，用苦补之，咸泻之"，虽未列举组方范例，后世学者从敦煌存世医书《辅行诀脏腑用药法要》中发现，从汉代医书《汤液经法》中选取的《辅行诀脏腑用药法要》中的"五脏大小补泻方24首"则明确是遵从《内经》五脏苦欲补泻的组方法则[3]130-132。

另外，《内经》虽是一部以医学原理和针灸为主的医学书，其中方剂和药物的记载很少，但载有方剂13首，分别为《素问·汤液醪醴论》中的汤液醪醴，主要作用是"邪气时至，服之万全"，《素问·腹中论》中的鸡矢醴，治疗鼓胀，四乌鲗骨藘茹丸治疗血枯；《素问·病能论》中的生铁落饮，主治阳厥，相当于后世所说的癫狂，泽泻饮主治酒风；《素问·奇病论》中的兰草汤，主治脾瘅；《素问·缪刺论》中的左角发酒，主治尸厥；《素问·刺法论》中小金丹，用于预防瘟疫，寒痹药熨方主治寒邪留滞血脉之症；《灵枢·经筋》中的马膏膏法，主治卒口僻，即现代的周围性面瘫；《灵枢·邪客》中的半夏秫米汤，主治目不瞑，即失眠；《灵枢·痈疽》中治疗不同部位痈疽的豕膏方和菱翘饮，后世称为《内经》十三方。虽然部分简略朴素，但述及病症、予以辨析并给予方药，可谓辨证论治的案例，亦是当时药物应用的经验总结，所含汤、酒、丸、散、膏、丹仍为临床常用6种剂型，其中马膏膏法、棉布熨法属于外用，四乌鲗骨藘茹丸、泽泻饮均记载"为后饭"服为现存最早服药时间的记载，而生铁落饮治疗癫痫、四乌鲗骨藘茹丸治疗血枯痨、半夏秫米汤治疗"目不瞑"，《圣济总录》《妇人良方》中均有记载，为沿用至今的有效方剂，《内经》中方药运用虽少，但其中所蕴含的丰富理论基础，对后世方剂学的发展具有重要的意义。

一、汉《神农本草经》从实践角度阐发《内经》"四气五味"药性理论

《神农本草经》（简称《本经》）是我国现存最早的一部药物学专著，其书名最早见于梁代阮孝绪的《七录》，为汉代医家继承前人之学，最终整理加工成书的，是集东汉以前药物学大成之作。在《内经》理论的基础上，《本经》系统概述了四气五味、君臣佐使、七情合和等理论，为后世药物学发展奠定了基础。

首先，《本经》在《内经》"四气五味"的理论基础上，明确提出四气五味、升降沉浮、有毒无毒的概念"药有酸咸甘苦辛五味，又有寒热温凉四气，及有毒无毒。阴干曝干，采选时月，生熟，土地所出，真伪陈新，并各有法"，从实践的角度深化了对"四气五味"药性学说的理论认识。

"四气"指代中药的寒热温凉属性，基于《素问·至真要大论》"所谓寒热温凉，反从其病也"，《神农本草经百种录》进一步提出"入腹则知其性"，《神农本草经·序例》提出"药有寒、热、温、凉四气"，指代不同程度的寒热属性，按照药物的气味属性，分载温性药95种，热性药1种，寒性药125种，平性药123种。同时基于"寒者热之，热者寒之"（《素问·至真要大论》）理论正式提出了"疗寒以热药，疗热以寒药"的使用原则，作为后世临证用药的总则。

"五味"指代酸、苦、甘、辛、咸五种药味，基于《素问·藏气法时论》中"辛、酸、甘、苦、咸"五味及其与疾病、脏腑、五窍、病位等对应关系，《素问·藏气法时论》"辛散、酸收、甘缓、苦坚、咸耎"五味属性与功能的关系。《神农本草经·序例》提出"药有酸、咸、甘、苦、辛五味"，按照"五味"理论分类，《本经》所载酸味药有15种，苦味药有128种，辛味药98种，甘味药79种，咸味药35种。

升降沉浮指代药物对人体作用的不同趋向性，《素问·阴阳应象大论》提出了气味阴阳厚薄归属及其升降沉浮的不同作用："阴味出下窍，阳气出上窍，味厚者为阴，薄为阴中之阳；气厚者为阳，薄为阳之阴。味厚则泄，薄则通。气薄则发泄，厚则发热"，在此基础上，《本经》提出：凡味属辛、甘（味之薄者），气属温、热（气之厚者）的药物，大都属升浮药；凡味属苦、酸、咸（味之厚者），性属寒、凉（气之薄者）的药物，大都属沉降药。

《素问·五常政大论》把药物毒性分为"大毒""常毒""小毒""无毒"四类。而《本经》把药物毒性分为"有毒""无毒"两类："上药……命以应天，无毒……中药……养性以应人，无毒有毒，斟酌其宜……下药治病以应地，多毒，不可久服。"（《神农本草经·序录》），对于有毒性的药物，应从小剂量开始，逐渐增加剂量之法："若用毒药疗病，先起如黍粟，病去即止。不去，倍之；不去，十之；取去为度。"还录有药物中毒时的解毒之法："狼毒，占斯解之；巴头（巴豆），藿汁解之……天雄乌头，大豆解之；斑蝥，戎盐解之；毒菜害小儿，乳汁解之。"

同时，在《内经》"君臣佐使"主次配伍原则的基础上，《本经》对组方用药理论进

一步阐述:"药有君、臣、佐、使,以相宣摄合和。宜用一君,二臣,五佐;又可一君,三臣,九佐。"明确君臣佐使并非孤立,而是"宣摄合和",相互协调使用。区别于《内经》"君臣佐使"概念,《本经》按上、中、下三品分将365种药物为三大类:上品120种,一般无毒或小毒"为君,主养命以应天,无毒,多服久服不伤人",且多属营养滋补强壮之类;中品120种,有毒、无毒俱有"为臣,主养性以应天,无毒有毒,斟酌其宜",多为补养兼有攻治疾病之类;下品125种,有毒者为多"为佐使,主治病以应地,多毒,不可久服",多为除寒热破积聚之类,为我国药物学史上最早出现的药物分类法。

另外,组方配伍原则上,《本经》提出的"七情合和"学说:"药有阴阳配伍,子母兄弟,根茎花实,草石骨肉。有单行者,有相须者,有相使者,有相畏者,有相恶者,有相反者,有相杀者。凡如七情合和,视之。当用相须相使者良,勿用相恶相反者。若有毒宜制,可用相畏相杀者,不尔勿合用也。"其中所述及属于配伍禁忌,迄今仍有临床指导意义。

二、汉张仲景《伤寒杂病论》遵经旨随证调整方药剂量及组方配伍

张仲景灵活运用《内经》理论并加以继承发展,遵循"观其脉证,随证治之"之则,根据主治疾病症状不同及病人体质情况,尤其在方药的加减运用上,丰富和补充了《内经》理论,奠定了后世辨证论治基础。《伤寒论》载方113首(佚1首),《金匮要略》载方262首,用药214味,基本覆盖临床各科,组方配伍严谨,选药精当,剂型服法多样,多数沿用至今,成为后世医家处方之楷模,被喻嘉言誉为"众法之宗,群方之祖",为后世方剂学的发展奠定了基础。

仲景针对主证不变,症状略有不同者,于方药中通过加减药味、调整药量,以适病证,如均是由厚朴、大黄、枳实组成,小承气汤以大黄为主、泄热通便,厚朴三物汤以厚朴为主、行气消胀,厚朴大黄汤以厚朴、大黄为主,开胸泄饮,虽药味相同,但药量不同,故而根据燥结和积滞的程度处以不同处方。王氏梳理《伤寒杂病论》中因病加减药物的方剂共24首,涉及症状49个,例如仲景通阳之桂枝、淡渗之茯苓以"利小便",甚合"气化则能出焉""淡味渗泄为阳"之经旨,成无己《伤寒明理论·卷四·药方论》中大承气汤的方解"燥淫于内,以苦下之,大黄枳实之苦,以润燥除热""燥淫于内,治以苦温。厚朴之苦,下燥结""燥淫所胜,治以咸寒,芒硝之咸,以攻蕴热"[4]50,诸药配伍甚合"酸苦涌泄为阴"之经旨;仲景治"咳"四处加干姜、三处加五味子、一处加细辛,与《素问·藏气法时论》中"肺欲收,急食酸以收之,用酸补之,辛泻之"之旨相符[5]1-5。仲景基于《内经》性味配伍理论阐释组方,基于"肝苦急,急食甘以缓之"(《素问·藏气法时论》),以"肝之病,补用酸,助用焦苦,益用甘味之药调之"[6]1(《金匮要略·藏府经络先后病脉证》)论治肝虚证候,基于"心病者,宜食麦"(《灵枢·五味》),仲景创甘麦大枣汤论治妇人心阴不足、肝郁化火之脏燥证。

同时,仲景对于不同体质者方药亦有加减:"强人"可加量,"羸者"应减量,也是

《灵枢·论痛》"胃厚色黑大骨及肥者，皆胜毒。故其瘦而薄胃者，皆不胜毒"的具体运用。而产后及诸亡血虚家不可与峻烈之剂，也是《素问·五常政大论》"能（耐）毒者以厚药，不胜毒者以薄药"的具体阐释。仲景还根据《内经》中五味所禁提出"肝病禁辛，心病禁咸，脾病禁酸，肺病禁苦，肾病禁甘"[7]241（《金匮要略·禽兽鱼虫禁忌并治》）五味禁忌原则，对临床运用具有重要意义。

另外，仲景针对不同病情而选择不同药物剂型，《伤寒杂病论》中载有汤剂、散剂、酒剂、洗剂、浴剂、熏剂、栓剂、滴耳剂、灌肠剂、含化剂及软膏等多种剂型，如蜂蜜为主的蜜导煎通便，薤白捣汁滴耳，苦参洗剂疗皮肤病等。

三、晋《刘涓子鬼遗方》丰富痈疽辨治用药

《刘涓子鬼遗方》（以下简称《鬼遗方》）系晋·刘涓子所著，后经南北朝时齐人龚庆宣整理，于齐东昏侯永元元年（公元499年）成书，总结了南北朝以前的外科学术成就，收录外科常用方140余首，集中于金疮、外伤、瘰疬、疥癣等病证，其中辨治痈疽最为详尽，所载的内治法及辨证论治，为后世外科不同阶段辨证使用"消、托、补"三法的确立奠定了基础，为我国现存最早一部外科专著。

在《灵枢·痈疽》系统论述"痈疽"病因病机及病证理论基础上，针对魏晋之后服石之风渐长，痈疽发病日增的情况，《鬼遗方》收录了前代医家经验并予以发挥，对痈疽的病机、诊断、证候、鉴别诊断及预后都进行全面的论述，并对不同部位的痈疽辨证论治，采用内外兼治之法。

《鬼遗方》对于痈疽病证的病因及分类的认识上，在《灵枢·痈疽》的基础上有了进一步细化及增加。在继承《内经》以寒热为主的基础上"寒邪客于经络之中则血泣，血泣则不通，不通则卫气归之，不得复反，故痈肿。寒气化为热，热胜则肉腐，肉腐则为脓……"《鬼遗方》"辨痈疽"从不节嗜欲、不顺时令，"辨发背"从阳毒、阴毒、金石、酒食、山岚瘴气论等，对痈疽的病因有了更丰富的认识。《灵枢·痈疽》论及痈疽病名17种、涉及头面、颈项、胸腹四肢等，详述其病位、症状及预后"发于胸，名曰井疽，其状如豆大""发于肩与臑，名曰疵痈，其状赤黑"；而《鬼遗方》所载病证名称丰富多达70多种，有明确病位、症候、形状、预后的病证有20余种，涉及皮肤、疮疡、男科，有根据部位命名，如：额（赤疽）、耳下（杼疽）、肩（丁疽）、阴股（阴疽）、颈项（脉疽）、胁（荣疽）、嗌（猛疽）、颈（夭疽）、脑（脑烁）、肩臑（疵痈）、腋（米疽）、胸（井疽）、胁（改疽）、股（股箅疽、赤施疽）、尻（锐疽）、膝（疵疽）、胫（兔啮）、踝（走缓）、足（四淫，厉疽）、趾（脱疽）等；还有根据形状及症候命名，如：兔啮、脑烁等。其中，《内经》存在痈疽名称混用的情况，如将发于肩和臑及膝的肿疡均称为"疵痈"，而《鬼遗方》在引用时则将发于膝部的肿疡称为"疵疽"，发于足傍之"厉痈"称为"厉疽"，发于足趾之"脱痈"称"脱疽"[8]1545。

《鬼遗方》对于"痈""疽"概念的辨析上，沿用《灵枢·痈疽》中痈疽的鉴别"大

热不止，热胜则肉腐，肉腐则为脓。然不能陷，骨髓不为燋枯，五藏不为伤，故命为痈""热气淳盛，下陷肌肤，筋髓枯，内连五藏，血气竭，当其痈下，筋骨良肉皆无余，故命曰疽"，提出"痈""疽"二者病位深浅不一："痈者，皮薄肿高""内损为疽，属五脏毒气深沉，多气伏而坚实"。其中，"疽上皮肉以坚，上如牛领之皮"沿用承袭了《灵枢·痈疽》理论。但不同于《灵枢·痈疽》注重痈疽寒热之别，《鬼遗方》更重视痈疽的辨脓及善恶缓急，通过外部形态的观察对痈疽辨脓的诊断、辨脓之有无、破脓时机及方法均有详尽的论述："痈大坚者，未有脓；半坚薄，半有脓；当上薄者都有脓，便可破之。听破之法，应在下逆上破之，令脓得易出"（卷第四"相痈疽知有脓可破法"）[9]40，对比《金匮要略》更为全面确切，具有重要的临床实用价值。

《鬼遗方》在痈疽的治疗上，分三焦从部位辨治痈证："上焦有痈为壅塞实候，中焦有痈为涩滞候，下焦有痈为流注虚候"[9]113，并提出治疗方法，开启后世分上中下三焦辨治的先河；外治方较多，外用膏剂使用尤为常见，占全书方剂近50%，以动物脂类作为赋形剂较多，主要为猪脂，也是《灵枢·痈疽》"涂以豕膏"理论的沿用继承和发展。

四、南梁《辅行诀脏腑用药法要》阐发五脏病证及五脏苦欲补泻组方之法

《辅行诀脏腑用药法要》（以下简称《法要》）托名南北朝梁·陶弘景所著，共一卷，后人于敦煌遗书中发现并珍藏，经马继兴教授鉴定、校勘，收入《敦煌古医籍考释》。《法要》是一部以五脏辨证为主的著作，载经方二旦、四神诸汤及救中恶卒死各法，并大量留存已失传古书内容如《桐君药录》，转录《汤液经法》60首，今存56首，剂型8种。虽为方书，但其组方规律充分体现了《内经》五脏理论和方剂配伍理论。

首先，《法要》中辨五脏病证文："辨肝脏病证文并方""辨心脏病证文并方""辨脾脏病证文并方""辨肺脏病证文并方""辨肾脏病证文并方"关于五脏虚实证候的描述，与《灵枢·本神》《素问·藏气法时论》对比仅有个别差异、大体一致，以"辨肝脏病证文并方"为例："肝虚则恐，实则怒""肝病者，必两胁下痛，痛引少腹。虚则目䀮䀮无所见，耳有所闻，心澹澹然如人将捕之；气逆则耳聋，颊肿。治之取厥阴、少阳血者。""邪在肝，则两胁中痛，中寒，恶血在中，则胻善瘛，节时肿。取之行间以引胁下，补三里以温中，取耳间青脉以去其瘛"，以上条文虽有个别字词出入，但分别与《灵枢·本神》《素问·藏气法时论》《灵枢·五邪》基本无异。可见，陶氏的辨五脏病证虚实证候理论承自《内经》，择取要点而撰。[10]20-27

《法要》还记载了君臣佐使配伍的组方理论，并较早应用五脏五味补泻法配伍方剂"或有疯瘤，或有时恶，一依五脏补泻法例，服药数剂，必使脏气平和……"[11]38书中皆遵《内经》五脏苦欲补泻之法，五脏的大、小和补、泻汤皆是按此法配制论治五脏虚实之证。如在"辨肝脏病证文并方"开篇即引经中原文"肝气虚则恐，实则怒"（《灵枢·

本神》），亦有"故经云：以辛补之，酸泻之；肝苦急，急食甘以缓之，适其性而衰之"[11]39，并分列大补肝汤、小补肝汤、大泻肝汤、小泻肝汤。由上可见，《法要》的组方用药充分体现了其与《素问·藏气法时论》中五脏"苦欲补泻"理论传承关系。

另外，《法要》中五首"救劳损诸方"，开篇陶氏对组方思路的阐释即引用《素问·藏气法时论》"毒药攻邪，五谷为养，五果为助，五畜为益，五菜为充"中虚损证"补精益气"的治则，以谷肉果菜合而服之，配合五味之用，以两补脏之味＋一泻脏之味＋补其子脏之味＋一谷（果）＋一菜而调五脏。

五、唐《备急千金要方》传承《内经》组方遣药之则创制新方

又名《备急千金要方》《真本千金方》《新雕孙真人千金方》，共30卷，为唐孙思邈吸收名医名著精华及民间的单方、验方，结合临床经验，于唐永徽三年（公元652年）编撰而得，分医学总论、妇人、少小婴孺、七窍、诸风、脚气、伤寒、内脏、痈疽、解毒、备急诸方、食治、养性、平脉、针灸等，共计232门，载方5 300余首，方论3 500首，剂型达42种[12]5-8，集唐代以前医方大成，收罗广博，几乎囊括《伤寒杂病论》全部方剂及当时流行的许多单方、秘方、验方（如葛洪《肘后备急方》、范汪《范东阳方》、陈延之《小品方》、胡洽《百病方》）等，正如林亿所言："上极文字之初，下讫有隋之世，或经或方，无不采撷，集诸家之所秘要，去众说之所未至。"[13]前言序 化裁前人方剂创立名方，扩大治疗范围，提高临床疗效，对后世临床具有借鉴意义，理论及方药俱备，为我国历史上最早的一部临床医学百科全书[14]199。徐大椿赞其："其用药之奇，用意之巧，亦自成一家，有不可磨灭之处。"[15]167

《备急千金要方》收方宏富，充分体现了对前人学术思想的传承，虽未出现对方剂组方原理的相关分析及阐述，但书中所载大量医论及方剂，更有许多首创方剂如温胆汤、独活寄生汤、犀角地黄汤、小续命汤等已成为流传千古的经典名方，均体现了对《内经》组方遣药之则的传承。

《灵枢·邪客》半夏秫米汤治疗失眠，后世医家多以此为基本方，《备急千金要方》中千里流水汤、温胆汤均是以此为祖方治疗失眠，《备急千金要方·胆虚实》"胆虚寒"篇中温胆汤主治大病后胆虚痰热上扰所致的虚烦不得眠，《灵枢·邪气藏府病形》有"胆病者，善太息，口苦，呕宿汁，心下澹澹，恐人将捕之，嗌中吤吤然数唾"，胆寒不可司陈发新，故见心烦不寐惊恐等症，方中辛温之半夏、生姜、陈皮温化寒痰、和胃理气，佐以甘寒竹茹化痰降逆，味苦微寒枳实辛开苦降，寒温并用以温胆和胃、升清降浊、疏理气机，因胆附于肝、亦主升发之气，故亦符合"肝欲散，急食辛以散之"（《素问·藏气法时论》）之理。

《备急千金要方·偏风》所载独活寄生汤为后世治疗痹证代表方剂，主治肝肾两虚、气血不足合并风寒湿邪外侵所致腰膝酸重冷痛之痹证，所述及致病之因："夫腰背痛者，皆由肾气虚弱、卧冷湿地当风"[13]179，与《内经》中所述风寒湿邪合并正气虚弱相符：

"风雨寒热，不得虚，邪不能独伤人……此必因虚邪之风，与其身形，两虚相得，乃客其形"（《灵枢·百病始生》），"风寒湿三气杂至，合而为痹也。其风气胜者为行痹，寒气胜者为痛痹，湿气胜者为著痹"（《素问·痹论》），方中独活剂量最重为君，苦辛走窜祛湿、甘温驱寒，符合"寒淫所胜，平以辛热，佐为甘苦"（《素问·至真要大论》）之经旨，杜仲甘温、牛膝甘苦、酸平补肝肾强筋骨，伍以四物补血活血，辅以甘温人参、甘淡茯苓、甘平甘草补气健脾，内外同调，标本兼治以祛风湿益肝肾以止痹痛。

《备急千金要方·吐血》中犀角地黄汤[13]235主治热毒深陷血分之耗血动血证，方中以咸寒之犀角为君，直入血分，凉血散血，其性寒亦可疗热疾，治疗血分大热，也是"热淫于内，治以咸寒，佐以甘苦，以酸收之，以苦发之"理论的体现；被誉为治疗六经中风之通剂的小续命汤[13]169（《备急千金要方·诸风》），主治外风中经络所致的筋脉拘急，方中防风、麻黄、川芎、桂枝、防己、附子辛以散风，佐以黄芩之苦，人参、白芍之甘，恰合"风淫于内，治以辛凉，佐以苦，以甘缓之，以辛散之"（《素问·至真要大论》）之经旨。

六、唐蔺道人承《内经》瘀血病机订理伤正骨之则

蔺道人（约公元790—850年），其真名已无考，因出家，故称道人，唐代骨伤科大家。所撰《仙授理伤续断秘方》为我国现存最早骨伤科专著，全书载有46首处方，覆盖洗、贴、掺、揩及内服诸方，其中内服方36首，用药139味，剂型6种，初步奠定骨伤科辨证立法、处方用药的基础。基于《内经》中瘀血病机，蔺道人提出"凡肿是血作"，认为跌仆损伤所致的肿痛是瘀血为患："瘀血留滞，外肿内痛，肢节痛倦"[16]12"瘀壅滞结，肿不散，或作痈疽，疼痛至甚"[16]13，发展了气血学说，重视调气活血，强调活血化瘀之法并贯穿于创伤早中后三期辨治当中。

蔺氏上承《内经》"先利后药"的治伤原则，根据伤势轻重缓急，制订攻下逐瘀、行气活血、养血活血、活血壮筋、补肾健骨等七步治伤法则的系列方药。创伤早期，遵"人有所堕坠，恶血留内，腹中满胀，不得前后，先饮利药"（《素问·缪刺论》）的治伤之则，结合晋葛洪治疗胸腹内伤多用大黄、当归、肉桂的经验，创制了攻下逐瘀的大成汤，以及养血疏肝、和血通滞的四物汤[17]99以攻利为主，达到瘀去新生之目的，后世常用于骨折的活血祛瘀之血府逐瘀汤、桃红四物汤、身痛逐瘀汤、膈下逐瘀汤、定痛活血汤等皆受蔺氏治伤理论影响。创伤中期，基于"血气者，喜温而恶寒，寒则泣不能流，温则消而去之"（《素问·调经论》），蔺氏提出运用温热药物以促进气血运行："凡损药必热，便生血气，以接骨耳。"[16]11于接骨诸方（如桃红散、大活血丹、红丸子）使用自然铜、乳香、没药、血竭等温热之品以温行血脉，并遵"气上而不下，积于胁下，则伤肝"（《灵枢·邪气藏府病形》）恶血伤肝理论，从肝论治，运用入肝经的活血之品增强活血接骨疗效，后世补血益气的八珍汤、圣愈汤、十全大补汤等亦体现补肝活血之则。创伤后期，以正虚为主，蔺氏提出"手足久损，筋骨差交，举动不得，损后伤风

湿，肢节挛缩，遂成偏废。"[16]12肾虚血瘀为关键所在，治以调合补益，配合活血化瘀，处以小红丸及乳香散补肾活血、祛风除湿，使得筋络通利、气血旺盛，以促稳定愈合，以图补而不滞、标本兼顾[18]57-58。

七、金成无己、刘完素、张元素、张从正归纳《内经》"七方"并阐释内涵

《内经》中对于制定方剂的原则做了较详细的论述，主要见于《素问·至真要大论》："帝曰：气有多少，病有盛衰，治有缓急，方有大小，愿闻其约奈何……《大要》曰：君一臣二，奇之制也；君二臣四，偶之制也；君二臣三，奇之制也；君二臣六，偶之制也。故曰：近者奇之，远者偶之；汗者不以奇，下者不以偶；补上治上制以缓，补下治下制以急，急则气味厚，缓则气味薄。适其至所，此之谓也……是故平气之道，近而奇偶，制小其服也。远而奇偶，制大其服也。大则数少，小则数多。多则九之，少则二之。奇之不去则偶之，是谓重方。"

成无己（公元1063—1156年），在《伤寒明理论·药方论序》中进一步将《内经》中所述的七种方剂制剂法明确表述为"七方"："制方之用，大、小、缓、急、奇、偶、复七方是也。"[19]154并且阐释了"远、近"的含义："所谓远近者，身之远近也。在外者身半以上，同天之阳，其气为近；在内者身半以下，同地之阴，其气为远。心肺位膈上，其脏为近；肾肝位膈下，其脏为远。"[19]154解释了为什么"近而奇耦，制小其服；远而奇耦，制大其服"："近而奇耦，制小其服；远而奇耦，制大其服。肾肝位远，数多则其气缓，不能速达于下，必剂大而数少，取其气迅急，可以走下也。心肺位近，数少则其气急，不能发散于上，必剂少而数多，取其气易散，可以补上也。"[19]154可以看出，这种说法也是根据援物比类的方法，以身体部位离太阳的远近来定义"远、近"的标准，这个说法为金代其他医家所沿用。

刘完素在《素问病机气宜保命集·本草论》在阐释《内经》七方的基础上，增加了"七方"概念的一些内涵，概括如下。

大方："大方之说有二：一则病有兼证而邪不专，不可以一二味治之，宜君一臣三佐九之类是也；二则治肾肝在下而远者，宜分两多而顿服之是也。"[20]127说的是"大方"有两种：① 病有兼症，并且有多种邪气，制方时就不能仅用一二味药，需要"君一臣三佐九"之类的组合。② 指治疗病变部位在下，如肝肾病变时，需要药物分量大，并且顿服。

小方："小方之说有二：一则病无兼证，邪气专一，可以君一臣二小方之治也；二则治心肺在上而迫者，宜分两微而频频少服之，亦为小方之治也。"[20]127说的是"小方"有两种含义：① 病无兼症，只有一种邪气致病，制方时可以用"君一臣二"的组合。② 治疗上部病变，如心肺病变时，药物分量宜小，并且分多次服用。

缓方："缓方之说有五：有甘以缓之为缓方者，为糖、蜜、甘草之类，取其恋膈也；

有丸以缓之为缓方者，盖丸之比汤散，药力宣行迟故也；有品味群众之缓方者，盖药味众多，各不能骋其性也；有无毒治病之缓方者，盖药性无毒，则攻自缓也；有气味俱薄而缓方者，药气味薄则常补于上，比至其下，药力既已衰，为补上治上之法也。"[20]127说的是"缓方"有五种含义：① 方中加甘草、蜜、糖等甘味药，"甘以缓之"的方剂。② 以丸剂为服用剂型，因为丸剂比汤剂和散剂的药效发挥缓和。③ 以药物种类众多者为方的药剂，起效也缓慢，由于药物种类众多，药力不专所致。④ 以无毒之药组成的方剂，其药性也比较缓和。⑤ 以气味俱薄之药组成的方剂，药性比较缓和，一般用于治疗上部疾病。

急方："急方之说有四：有急病急攻之急方者，如腹心暴痛，前后闭塞之类是也；有急风荡涤之急方者，谓中风不省、口噤是也，取汤剂荡涤，取其易散而施攻速者是也；有药有毒之急方者，如上涌下泄，夺其病之大势者是也；有气味厚之急方者，药之气味厚者，直趋于下而力不衰也，谓补下治下之法也。"[20]127说的是"急方"有四种含义：① 用于治疗急病的急攻急下之方。如治疗心腹暴痛、大小便不通之类的急下之方。② 用于治疗中风不省人事之类的荡涤急风的方剂。③ 用于"夺其病之大势"的含有毒性药物的方剂，如某些涌吐或者泻下方。④ 气味厚的药物组成的方剂，其药效发挥较快并且持久，一般用于治疗下部疾病。

奇方："奇方之说有二：有古之单行之奇方者，为独一物是也；有病近而宜用奇方者，为君一臣二、君二臣三，数合于阳也，故宜下不宜汗也。"[20]127说的是"奇方"的含义有二：① 古代只有一味药物的单方。② 方中药物数量为奇数（奇数合于阳），如君一臣二、君二臣三的方剂，这样的方剂用于治疗病位离中焦近的、宜下不宜汗的疾病。

偶方："偶方之说有二：有两味相配而为偶方者，盖两味相合者是也；有病远而宜用偶方者，君二臣四、君四臣六，数合于阴也，故宜汗不宜下也。"[20]127-128其含义有二：① 由两张方子合起来的方。② 方中药物数量为偶数（偶数合于阴），如君二臣四、君二臣六的方剂，这样的方剂用于治疗病位离中焦远的、宜汗不宜下的疾病。

复方："复方之说有二：有二三方相合之为复方者，如桂枝二越婢一汤之类是也；有分两匀同之复方者，如胃风汤各等分之类是也。又曰：重复之复，二三方相合而用也；反复之复，谓奇之不去则偶之是也。"[20]128其含义有二：① 由二三张方子相合成的方，如桂枝二越婢一汤，或胃风汤各等分者。② 治疗一种疾病时，先用奇方无效，再复用偶方治疗的方法。

张从正将急方中"急风荡涤"又分为两类，一类是治疗中风牙关紧闭饮食不入之症如急风散之类的散剂，另一类是指汤剂："又如中风牙关紧急，浆粥不入，用急风散之属亦是也。有汤散荡涤之急方，盖汤散之比丸，下咽易散而施用速也。"[21]16

张元素补充了奇偶远近的含义：治疗咽喉部疾病，用奇方，治疗肝肾部疾病，用偶方："去咽嗌之病，近者奇之；治肝肾之病，远者偶之。"[22]74张元素对《素问·至真要大论》中的"主病之谓君，佐君之谓臣，应臣之谓使"君臣方制说的解释为："此随病之所宜，而又赞成方而用之"[22]51，认为《内经》君臣方制的意义是针对疾病用药，并把治病的药攒在一起，从而合成了方剂，或许，这就是方剂最初的由来。

八、元王好古、明徐春圃、李梴阐发《内经》"君臣佐使"制方之法

《内经》中提出了方剂的君臣佐使结构，并将君臣佐使的概念与《神农本草经》中对药物的上、中、下三品的分类含义做出了区别，方剂中主治疾病的药物为君药，辅助君药治疗病证的为臣药，应和臣药作用的药物为使，而上、中、下三品是指药物有毒无毒。见于《素问·至真要大论》："帝曰：善。方制君臣何谓也？岐伯曰：主病之谓君，佐君之谓臣，应臣之谓使，非上下三品之谓也。帝曰：三品何谓？岐伯曰：所以明善恶之殊贯也。"

王好古（约公元 1200—1264 年），字进之，号海藏，元代赵州（今河北省赵县）人，师从张元素、李杲，为易水学派医家，曾任元代医官，是一名儒医[23]339。他在《汤液本草·制方之法》中阐发了《内经》制方君臣佐使的内涵，药味用于补泻，药性（寒热温凉）要根据节气时令更换，主治疾病的为君药，治疗兼症的为佐使药："凡药之所用者，皆以气味为主，补泻在味，随时换气。"[24]22 并且列举的一些具体例子："主病者为君，假令治风者，防风为君；治上焦热，黄芩为君；治中焦热，黄连为君；治湿，防己为君。"[24]22 即治疗风病，以防风为君药，治疗上焦热证，以黄芩为君药，治疗中焦热证，以黄连为君药，治疗湿病，以防己为君药[25]15。并且王好古阐明了君臣佐使在用药分量上的具体操作，君药最多，臣药第二，佐药最少，如果是治疗的病证程度相同，则用的药量等分。"为君者最多，为臣者次之，佐者又次之。药之于证，所主同者则等分。"[24]19

徐春圃在《古今医统大全·翼医通考》摘录了《柏斋二一书》中对《内经》君臣佐使的制方原则的进一步阐释，提出了佐药、使药的含义，即与君药药性相反但辅助君药的为佐药，引药至病所的为使药[26]1388。而李梴在《医学入门·本草总括》中补充了佐使药的一个概念内涵，即根据体质加用监制君臣寒热属性的药物："应臣向导者为佐使……或体薄不敢纯用苦寒，则以辛热为向导而监制之。"[27]128

李梴对于方剂的配伍，提出小方用于养性命，大方用于治病的观点："大概养命养性之药，一君二臣三佐使。治病之药，一君二臣九佐使。"并提出方剂的配伍要注意君臣气味相和，但也不必拘泥于药性的相反相畏，并指出明显相反相畏的药物配伍其实存在药性上的相互制约，反而可用于追重去积："务要君臣配合，如父子兄弟和气，主疗同而气味似旧方，小反小畏亦不甚拘，若大反大畏竟有同剂者，必追重去积，仍有监制，乃不杀人，非初学可妄也。"[27]128-129

九、金张元素"药类法象论"

金代张元素在《医学启源·用药备旨》中对《内经》的药性味理论做了进一步阐

发：① 根据《内经》五味归属五脏的观点，进一步提出引经药理论：太阳经羌活、黄柏，足太阳经羌活、藁本。少阳经柴胡、青皮，手少阳经柴胡。阳明经升麻、白芷、石膏，手阳明经白芷。太阴经白芍，手太阴经用白芷、升麻、葱白。少阴经知母，手少阴经独活，厥阴经青皮、柴胡，手厥阴经柴胡。其特别提出的头痛病的引经药至今仍在临床实践中广泛应用，他提出川芎是头痛必须用的药，而根据分经，太阳头痛加蔓荆子，阳明头痛加白芷，少阳头痛加柴胡，太阴头痛加苍术，少阴头痛加细辛，厥阴头痛加吴茱萸[22]24。② 提出专门泻五脏六腑实火的药物，如泻心火用黄连，泻肺火、大肠火用黄芩，泻肝火用白芍，泻肾火用知母，泻小肠火用木通，泻胃火用石膏，泻三焦火用柴胡和黄芩，泻肝火或胆经之火用柴胡佐黄连，泻膀胱火用黄柏[22]49。③ 将《内经》药物气味厚薄升降的特性与风、热、湿、燥、寒五气相结合，对当时常用药物进行归类："风升生"类药，此类药为味薄通泄者，以酸苦咸平为主，有升散的特性，其后所列的代表药物大多相当于现在的祛风解表药，张元素举出的具体药物有防风、升麻、柴胡、羌活、威灵仙、葛根、独活、细辛、桔梗、白芷、藁本、鼠粘子、蔓荆子、川芎、天麻、秦艽、荆芥、麻黄、前胡、薄荷等药物；"热浮长"类药，此类药为气厚发热者，以辛甘温热为主，具有升浮的特性，其后所列药物多为现代的散寒行气类药物。具体有黑附子、乌头、干姜、干生姜、高良姜、肉桂、桂枝、草豆蔻、丁香、厚朴、木香、益智仁、白豆蔻、川椒、吴茱萸、茴香、延胡索、缩砂、红蓝花、神曲等；"湿化成"类药，此类药以味淡平为主，主要归于脾胃，其后所附的药物也多为现代脾胃病用药，具体有黄芪、人参、甘草、当归、熟地黄、半夏、白术、苍术、陈皮、青皮、藿香、槟榔、蓬莪术、京三棱、阿胶、诃子、杏仁、大麦、桃仁、紫草、苏木等。"燥降收"类药，此类药为气薄发泄者，具有通降的特性，以辛甘淡平寒凉为主，其后所列药多为现代淡渗利湿及滋阴凉血类药，具体有茯苓、泽泻、猪苓、滑石、瞿麦、车前子、灯心草、五味子、桑白皮、天冬、白芍药、麦冬、犀角、乌梅、牡丹皮、地骨皮、枳壳、琥珀、连翘、枳实、木通；"寒沉藏"类药，此类药为味厚涌泄者，具有沉降的特性，以酸苦咸寒为主，其后所附药多为现代清热解毒类药，具体有大黄、黄柏、黄芩、黄连、石膏、草龙胆、生地黄、知母、防己、茵陈、朴硝、瓜蒌根、牡蛎、玄参、栀子、川楝子、香豉、地榆等[22]51-57。④ 归纳了《内经》药性味关于五脏六腑的补泻：肝胆病补法用辛温之品，泻法用酸凉之品；心、小肠、三焦、命门病补法用咸热之品，泻法用甘寒之品；脾胃病补法用甘味药，泻法用苦味药，药物的寒热温凉属性根据实际情况来确定；肺、大肠病补法用酸凉药，补法用辛温药，肾、膀胱病补法用苦寒药，泻法用咸热药[22]49-50。⑤ 指出具体的药之性味与升降浮沉的关系：苦、微寒药平升，甘辛药平降，甘寒泻火。苦寒泻湿热，苦甘寒泻血热。⑥ 根据《内经》五脏所苦所欲、五味补泻之说，结合《难经》的"虚则补其母，实则泄其子"之说，引申出五脏补泻的具体药物[22]49。如心病补用泽泻、炒盐、生姜、钱氏安神丸，泻用甘草、钱氏泻心汤、导赤散；肝病补用细辛、陈皮、生姜、熟地、黄柏、钱氏地黄丸，泻用白芍、钱氏泻青丸、甘草；脾病补用甘草、大枣、钱氏益黄散、炒盐，泻用枳壳、钱氏泻黄散、桑白皮；肺病补用五味子、甘草、钱氏阿胶散，泻用桑白皮、泽泻、钱氏泻白散；肾病补用黄柏、熟地、钱氏地黄丸、五味子，泻用泽泻。可见张元素对于五脏病的补泻所用方剂参考了北宋钱乙的观点。

十、金李杲论治"阴火"证，并归纳五脏常用药、脾胃病用药

李杲重视内伤致病，尤重脾胃内伤所致升降失调，所致水谷失运、湿浊郁于下焦、内郁化热之"阴火"，脾胃虚弱为根本，论治中李杲尊崇《素问·至真要大论》中"劳者温之""损者补之"之则，提出升阳泻火之法，创制补中益气汤："以柴胡、苍术、黄芪、甘草，更加升麻，得汗出则脉必下，乃火郁则发之也。"[28]39-40（《脾胃论·君臣佐使法》），以甘温之品补益升提、解郁除热。

李杲在张元素药类法象的基础上，根据五脏之气升降的特点，结合药物的升降，归纳了五脏常用药，如肾气沉藏，用黄芩、黄连、黄柏等；肝气升生，药用柴胡、升麻、葛根等；心气浮长，药用附子、乌头、高良姜等；肺气降收，药用泽泻、猪苓、瞿麦等[28]205。

他又按表里虚实寒热提出了脾胃病君臣佐使的具体药物：表实以麻黄、葛根为君；表虚以桂枝、黄芪为君；里实以枳实、大黄为君；里虚以人参、芍药为君；寒者以干姜、附子为君。并规定："君药分量最多，臣药次之，使药又次之，不可令臣过于君。"还提出了手足分经用药的区别，如手太阳气郁，症见"肩背痛不可回顾"者用风药；足太阳经症见"脊痛项强，腰似折，项似拔，上冲头痛"者用羌活胜湿汤等[28]40。

十一、元朱震亨归纳补泻虚火、郁热之药

对于火热证的用药，火热病的治法，朱震亨在张元素五脏用药的基础上进行了归纳："泻火之法，岂止如此，虚实多端，不可不察。以脏气司之：如黄连泻心火；黄芩泻肺火；芍药泻脾火；柴胡泻肝火；知母泻肾火。此皆苦寒之味，能泻有余之火耳。"[29]458

此外他增加治疗虚火和郁热的方法"若饮食劳倦，内伤元气，火不两立，为阳虚之病。以甘温之剂除之，如黄芪、人参、甘草之属。若阴微阳强，相火炽盛，以乘阴位，日渐煎熬，为火虚之病，以甘寒之剂降之，如当归、地黄之属。若心火亢极，郁热内实，为阳强之病，以咸冷之剂折之，如大黄、朴硝之属。若肾水受伤，其阴失守，无根之火，为虚之病，以壮水之剂制之，如生地黄、玄参之属。若右肾命门火衰，为阳脱之病，以温热之剂济之，如附子、干姜之属。若胃虚过食冷物，抑遏阳气于脾土，为火郁之病，以升散之剂发之，如升麻、干葛、柴胡、防风之属。"[29]458归纳了不同病因病机导致的火热之证分别可用甘温之剂（黄芪、人参、甘草），甘寒之剂（当归、地黄），壮水之剂（生地黄、玄参），用温热之剂（附子、干姜），咸冷之剂（大黄、朴硝），升散之

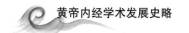

剂（升麻、干葛、柴胡、防风）治疗[29]458。

十二、明缪希雍、李梴、李中梓阐《内经》"五脏苦欲""四气五味"药性理论

缪希雍对《内经》的药性理论做了补充，指出五脏药性苦欲是指药性对于五脏虚实之证的。《素问·藏气法时论》中提出了五脏苦欲的说法，缪希雍将其阐释为五脏所欲之味可用于补五脏之虚，五脏所苦之味可用于泻五脏之实："欲者，是本脏之神之所好也，即补也。苦者，是本脏之神之所恶也，即泻也。"[30]23还指出，同一气味的药物还有不同的作用，即药性差别，如黄芩和天冬同为苦寒药，但黄芩可燥湿，天冬却可以润燥等[30]25。

李梴具体阐释了《内经》五味的功效："辛散，谓散其表里拂郁也；酸收，谓收其耗散之气也；淡渗，谓渗其内湿利小便也；咸软，谓软其大便燥结之大热也；苦泻，谓泻其上升之火也；甘缓，谓缓其大热大寒也。"[27]127即辛散为散表里之郁结，酸收为收敛耗散之气，淡渗为利小便，咸软为使燥结坚硬的大便变软，苦泻为降泻上升的火邪，甘缓为减轻大热大寒之病势。

李中梓通过药性和四时之性的类比，提出甘温之药对应于夏季，有生长万物的作用，所以为补，寒凉之药对应秋冬季，有肃杀的作用，所以为泻[31]84。

十三、清吴仪洛、程文囿对《内经》十三方的整理和阐释

后世医家对于《内经》十三方论述较少，清代有两位医家吴仪洛、程文囿对此十三方专门进行了整理和阐释。吴仪洛，约生于1704年，清代歙浦人，曾幼习举子业，后改为行医，有40年行医经历。他在《成方切用·内经方》中，将《内经》十三方原文辑出，归纳为寒痹方、季春痹方、目不瞑方、猛疽方、败疵方、鼓胀方、脾瘅方、血枯方、阳厥方、酒风方、尸厥方、五疫方，未收录汤液醪醴。并按疾病逐个注释，引述了一些前代医家对十三方的拓展应用，具有一定的文献学价值[32]13-23。

程文囿（公元1761—1833年），清代歙县东溪人，出身世医之家，为当地名医。他在《医述·方药备考》中，总结了清代医家对《内经》十三方的论述，但未有新的阐发[33]1058-1072。总而言之，关于《内经》十三方的理论研究并未受到重视，可能是由于后世经方学的发展，十三方被并入了经方的研究中。

十四、《内经》药剂理论发展研究评述

纵观《内经》药剂理论发展历程，《内经》"君臣佐使"和"七方"的制方法则、"辛甘酸苦咸淡"的药味属性，以及沿用后世的13首方剂，奠定了药剂理论体系框架的基础。秦汉时期，《本经》在《内经》理论基础上，深化了对"四气五味"药性学说的理论认识，在《内经》"君臣佐使"主次配伍的基础上，按上、中、下三品提出了药物

分类法，以及"七情合和"组方配伍原则及禁忌，张仲景《伤寒杂病论》在《内经》理论基础上继承发展，指导遣方用药、药味的加减运用，构建了方证对应的辨证论治模式；两晋至唐宋时期，各医家在《内经》理论的指导下，使用方剂论治疾病、归纳临床病候，涉及内外妇儿骨伤各科，积累了丰富的临证诊治经验，留下了数万首方剂。

至金元时期，对医经的研究增多，在药剂理论上多回到《内经》中的观点，并加以进一步阐述和发挥。如金代医家对《内经》"七方"的归纳和阐发，成无己用《内经》中的药物性味理论阐释《伤寒论》中的方剂组成原理，而张元素、李杲等根据《内经》五藏五行归类方法，将药物也按五藏类别分类，形成"药类法象"的学说。至此，后世医家对药剂的发展、方剂归类呈现以病统方的特点，具有临床适用性。

至明代，主要有缪希雍、李梴、李中梓等医家进一步阐述了"五脏苦欲""四气五味"的药性理论，但创新不多。清代主要有吴仪洛、程文囿两位医家对《内经》十三方做了整理和归纳，但未有新论。

综上可见，《内经》的方剂、组方原则理论为后世方剂的发展奠定了理论基础，产生了深远的影响。

参考文献

[1] 全国科学技术名词审定委员会中医药学名词审定委员会. 中医药学名词 [M]. 北京：科学出版社，2005：170.

[2] 张六通. 试论《内经》与方药学 [J]. 湖北中医杂志，1980，3：3-6.

[3] 王春雷，王烨燃.《内经》方剂组方法则探讨 [J]. 中医药学报，2010，38 (1)：130-132.

[4] [金] 成无己. 伤寒明理论 [M]. 上海：上海科学技术出版社，1955：50.

[5] 王洪图. 从方药加减看张仲景对《内经》的继承和发展 [J]. 浙江中医学院学报，1983，4：1-5.

[6] [汉] 张仲景. 金匮要略 [M]. 于志贤，张智基点校. 北京：中医古籍出版社，1997：1.

[7] [清] 陈修园. 金匮要略浅注 [M]. 林庆祥校注. 福州：福建科学技术出版社，1988：241.

[8] 王缙，和中浚.《刘涓子鬼遗方》的痈疽分类法及其特点 [J]. 中华中医药学刊，2011 (7)：1545.

[9] [南齐] 龚庆宣. 刘涓子鬼遗方 [M]. 北京：人民卫生出版社，1986：40.

[10] 李汪洋.《辅行诀五脏用药法要》对《黄帝内经》相关理论的继承及组方原则 [D]. 2011：20-27.

[11] 王雪苔.《辅行诀脏腑用药法要》校注考证 [M]. 北京：人民军医出版社，2008：38.

[12] 许霞.《备急千金要方》方剂剂型统计与分析 [J]. 安徽中医学院学报，2010，29 (1)：5-8.

[13] [唐] 孙思邈. 中医必读百部名著备急千金要方 [M]. 高文柱，沈澍农校注. 北京：华夏出版社，2008：前言序.

[14] 蔡践，王爱民. 中华人文知识全书 [M]. 北京：海潮出版社，2012：199.

[15] [清] 徐灵胎. 徐灵胎医书全集 [M]. 赵蕴坤等校勘. 太原：山西科学技术出版社，2001：167.

[16] 胡晓峰. 中医必读百部名著 伤科卷 [M]. 北京：华夏出版社，2008：12.

[17] 吴鸿洲. 中医方药学史 [M]. 上海：上海中医药大学出版社，2007：99.

[18] 刘蔚雯. 《仙授理伤续断秘方》的治法与方药特色 [J]. 福建中医学院学报，2002，12（2）：57-58.

[19] 张国骏. 成无己医学全书 [M]. 北京：中国中医药出版社，2004：154.

[20] 宋乃光. 刘完素医学全书 [M]. 北京：中国中医药出版社，2006：128.

[21] 徐江雁. 张子和医学全书 [M]. 北京：中国中医药出版社，2006：16.

[22] 郑洪新. 张元素医学全书 [M]. 北京：中国中医药出版社，2006：74.

[23] 夏征农. 辞海 医药卫生分册 [M]. 上海：上海辞书出版社，1989：339.

[24] [元] 王好古. 汤液本草 [M]. 张永鹏校注. 北京：中国医药科技出版社，2019：22.

[25] 盛增秀. 王好古医学全书 [M]. 北京：中国中医药出版社，2004：15.

[26] [明] 徐春甫. 古今医统大全 上 [M]. 崔仲平，王耀廷主校. 北京：人民卫生出版社，1991：1388.

[27] [明] 李梴. 医学入门 [M]. 金嫣莉等校注. 北京：中国中医药出版社，1995：128.

[28] 张年顺. 李东垣医学全书 [M]. 北京：中国中医药出版社，2006：15-17.

[29] 田思胜. 朱丹溪医学全书 [M]. 北京：中国中医药出版社，2006：458.

[30] 任春荣. 缪希雍医学全书 [M]. 北京：中国中医药出版社，1999：23.

[31] 包来发. 李中梓医学全书 [M]. 北京：中国中医药出版社，1999：84.

[32] [清] 吴仪洛. 成方切用 [M]. 北京：科学技术文献出版社，1996：13-23.

[33] [清] 程杏轩. 医述 16 卷 [M]. 合肥：安徽科学技术出版社，1983：1058-1072.

第四节　养　生　理　论

养生，又称摄生、道生，"养"有保养、调养、养护之意，"生"为生存、生命之意，养生即为保养生命之意。"养生"最早见于《庄子》内篇《养生主第三》，讨论养生的纲领："庖丁之言，得养生焉。"[1]1养生学作为中国传统文化的重要组成部分，是认识生命规律，探索衰老机制，研究各种颐养身心、增强体质、预防疾病、延年益寿方法的科学[2]28。

《内经》中"养生"一词见于"以此养生则寿"（《素问·灵兰秘典论》）、"智者之养生也"（《灵枢·本神》），皆为"保养生命"之意，糅合了儒、道、释及诸子百家的哲学观点，全面汲取秦汉以前养生学实践经验，研究生命规律、防病增寿的方法，进行归纳、总结和发挥，以阴阳五行和精气学说为指导，对养生理论和方法进行阐述，初步建构了系统的中医养生理论体系的雏形。《内经》全书有 40 余篇涉及养生，王冰深谙道家的养生要旨，"弱龄慕道，夙好养生"，注解《素问》将"上古天真论""四气调神大论""生气通天论""金匮真言论"这四篇调整篇目次序后合成《素问·卷一》置于卷首专论养生，篇幅之重可见在《内经》中的重要地位。

《内经》中所论述的具体养生内容，从现代医学的角度来看，可以分为防病保健养生和慢性病的调养两大方面。当然，防病保健养生的原则也适用于病后调养。防病保健可分为总原则和具体操作方法。保健养生的总原则可概括为顺应四时，避邪全形，形神俱养。如《灵枢·本神》有："故智者之养生也，必顺四时而适寒暑，和喜怒而安居处，节阴阳而调刚柔。如是则僻邪不至，长生久视。"《素问·上古天真论》："夫上古圣人之教下也，皆谓之虚邪贼风，避之有时，恬淡虚无，真气从之，精神内守，病安从来。""上古之人，其知道者，法于阴阳，和于术数，食饮有节，起居有常，不妄作劳，故能形与神俱，而尽终其天年，度百岁乃去。"《素问·四气调神大论》："所以圣人春夏养阳，秋冬养阴，以从其根，故与万物沉浮于生长之门。逆其根，则伐其本，坏其真矣。故阴阳四时者，万物之终始也，死生之本也。逆之则灾害生，从之则苛疾不起，是谓得道。道者，圣人行之，愚者佩之。从阴阳则生，逆之则死，从之则治，逆之则乱。反顺为逆，是谓内格。"

其具体操作方法可概括为饮食养生，导引养生，精神调摄，四时养生，房事养生（节欲保精）。饮食养生如《灵枢·师传》："食饮者，热无灼灼，寒无沧沧。寒温中适，故气将持，乃不致邪僻也。"《素问·痹论》："饮食自倍，肠胃乃伤。"《素问·生气通天论》："是故谨和五味，骨正筋柔，气血以流，腠理以密，如是则骨气以精，谨道如法，长有天命。"导引养生如《素问·上古天真论》："余闻上古有真人者，提挈天地，把握阴阳，呼吸精气，独立守神，肌肉若一，故能寿敝天地，无有终时，此其道生。"精神调摄如《素问·阴阳应象大论》："是以圣人为无为之事，乐恬憺之能，从欲快志于虚无之守，故寿命无穷，与天地终，此圣人之治身也。"房事养生如：《素问·上古天真论》："能知七损八益，则二者可调，不知用此，则早衰之节也。""今时之人不然也，以酒为浆，以妄为常，醉以入房，以欲竭其精，以耗散其真，不知持满，不时御神，务快其心，逆于生乐，起居无节，故半百而衰也。"

对于慢性病的调养，《内经》针对专门疾病做了论述，主要有五脏病变、热病、水肿病。如对于五脏病变，《灵枢·五味》："五宜所言五色者，脾病者，宜食秔米饭牛肉枣葵；心病者，宜食麦羊肉杏薤；肾病者，宜食大豆黄卷猪肉栗藿；肝病者，宜食麻犬肉李韭；肺病者，宜食黄黍鸡肉桃葱。"《素问·藏气法时论》"病在肝……禁当风""病在心……禁温食热衣""病在脾……禁温食饱食湿地濡衣""病在肺……禁寒饮食寒衣""病在肾……禁犯焠㶸热食温灸衣"等。热病调养如《素问·热论》："帝曰：病热当何禁之？岐伯曰：病热少愈，食肉则复，多食则遗，此其禁也。"水肿病如：《素问·汤液醪醴论》"平治于权衡，去宛陈莝，微动四极，温衣，缪刺其处，以复其形。"痈病如《灵枢·上膈》："伍以参禁，以除其内，恬憺无为，乃能行气，后以咸苦，化谷乃下矣。"热中消中病如：《素问·腹中论》"夫子数言热中消中，不可服高粱芳草石药，石药发瘨，芳草发狂。"

因此，《内经》的问世成了中医养生学形成的标志[3]前言，对后世影响深远。后世医家皆以《内经》为典范，从养生原则、方法等不同角度对养生理论进行阐发，丰富了养生学思想内涵并日趋完善成熟，分述如下。

一、精神养生

受老子"见素抱朴、少私寡欲"、庄子"清静无为"等思想的影响，《内经》重视形神一体，《灵枢·天年》有："神气舍心，魂魄毕具，乃成为人"，《素问·上古天真论》重视内养精神，提出调神宜"恬淡虚无，真气从之，精神内守，病安从来""志闲而少欲，心安而不惧""嗜欲不能劳其目，淫邪不能惑其心"以调神；还要"以恬愉为务，以自得为功"，调摄情志、保持精神畅快、心理欢愉，"美其食，任其服，乐其俗"，心神安定可助延年益寿："形与神俱，而尽终其天年。"《素问·四气调神大论》提出根据春夏秋冬四时之气的变化而行不同的养神之道：春三月"使志生"，夏三月"使志无怒"，秋三月"使志安宁"，冬三月"使志若伏若匿，若有私意，若已有得"。

基于"人有五藏化五气，以生喜怒悲忧恐"（《素问·阴阳应象大论》）的理论，情志变化与五脏功能密切相关，情志活动正常则脏腑功能协调，免受邪气的侵袭："志意和则精神专直，魂魄不散，悔怒不起，五藏不受邪矣"（《灵枢·本藏》）；反之若情志过极则危及健康："精神内伤，身必败亡"（《素问·疏五过论》），可致气机紊乱、脏腑气血功能失调而致病："怒则气上，喜则气缓，悲则气消，恐则气下，惊则气乱，思则气结""喜怒不节则伤藏"（《灵枢·百病始生》），"忧恐忿怒伤气。气伤藏，乃病藏"（《灵枢·寿夭刚柔》），《素问·举痛论》提出"怒伤肝，喜伤心，思伤脾，忧伤肺，恐伤肾"五志过极伤及脏腑之理。根据五行与脏腑七情的配属规律，《素问·阴阳应象大论》还依据五行生克关系提出了"怒伤肝，悲胜怒""喜伤心，恐胜喜""思伤脾，怒胜思""忧伤肺，喜胜忧""恐伤肾，思胜恐"，根据以偏救偏之理，奠定了情志相胜法的理论基础。医家养生防病发挥各有不同。

1. 汉张仲景"不惟名利是务" 遵《素问·上古天真论》"恬淡虚无"养生之则，张仲景重视调神养生，守"志闲而少欲""嗜欲不能劳其目"之法，张仲景在《伤寒杂病论·序》中提出"竞逐荣势，企踵权豪，孜孜汲汲，惟名利是务"[4]序页是不利养生，少私寡欲可达清静之界、获却病延年之功。同时，仲景提出需保持仁爱之心，爱己爱人，善待世间万物，不可类似"进不能爱人知人，退不能爱身知己"[4]序页，方可形神共养、颐养天年。

2. 晋葛洪"恬愉无欲" 葛洪的养生思想主要集中体现于《抱朴子·内篇》，遵《素问·上古天真论》"恬愉为务，自得为功"，葛洪提出"人能淡默恬愉，不染不移，养其心以无欲，颐其神以粹素，扫涤诱慕，收之以正，除难求之思，遣害真之累，薄喜怒之邪，灭爱憎之端，则不请福而福来，不禳祸而祸去矣"[5]155（《抱朴子·内篇·道意》），强调了清心、减少外部嗜欲对调神的重要意义；减少情绪的大起大落，避免大喜大怒："忍怒以全阴气，抑喜以养阳气"，内宝养生之道，可使"外则和光于世，治身而身长修"[5]135（《抱朴子·内篇·释滞》），指出心情恬淡无欲，精神无恙才能使得形体健康，可达益寿延年。

3. 梁陶弘景"静心简约"　陶弘景《养性延命录》集中反映了其养生思想，重视形神一体："神者，生之本；形者，生之具也……故人所以生者，神也；神之所托者，形也……故乃圣人重之。夫养生之道，有都领大归。"[6]4形与神相互依存，形为神的载体，神为形的主宰。惟有形神俱养，方可避病邪侵袭，同时，静心养神亦为养形之法："存神为养生之首，神大用则竭，形大劳则毙"，并将"啬神"列为"养生十要"之首，可见养神的重要性。

上承《素问·上古天真论》"恬淡虚无"之则，陶弘景引用嵇康《养生论》指出须保持内心的澄澈清明，摆脱世俗外物的羁绊，提出了"静者寿，躁者夭"，并非一味地压抑欲念："知名位之伤德，故忽而不营，非欲而强禁也；识厚味之害性，故弃而弗顾，非贪而后抑也"[6]111、[7]51，以达到"旷然无忧患，寂然无思虑"[6]111、[7]51（《养性延命录》附录引嵇康《养生论》），方为延年益寿之道；但倘若为外界名利、物欲所累，情志过度耗损神气，则见"恣意以耽声色，役智而图富贵，得丧恒切于怀，躁挠未能自遣……如斯之流，宁免夭伤之患也"（《养性延命录·序》）[6]3，并列日常扰神损形"十二多"为丧生之本："多思则神殆，多念则志散，多欲则损志，多事则形疲，多语则气争，多笑则脏伤，多愁则心慑，多乐则意溢，多喜则妄错昏乱，多怒则百脉不定，多好则专迷不治，多恶则憔煎无欢"，引以为戒，引"少不勤行，壮不竞时，长而安贫，老而寡欲，闲心劳形，养生之方"[6]2，认为养神需静养清心，摒除情欲纷扰之患，简约有节方可为养生所要。

4. 隋杨上善"养五神"　杨上善强调神志安宁、静而内守则可尽终天年，提出"神安"之理："夫神者，身之主也。故神顺理而动，则其神必安，神安则百体和适，和则腠理周密，周密则风寒湿无如之何，故终天年而无不道者也。"

《灵枢·本藏》云："五藏者，所以藏精神血气魂魄者也"，说明人体的五脏皆藏神，《素问·宣明五气》亦有"五神藏"理论："心藏神，肺藏魄，肝藏魂，脾藏意，肾藏志"，上承《内经》理论，杨上善强调摄生养神中调养五脏之神的重要性："魂神意魄志，以神为主，故皆名神欲为针者，先须理神也"，并提出摄养五神具体之法："人无悲哀动中，则魂不伤，肝得无病，秋无难也；无忧惕思虑，则神不伤，心得无病，冬无难也；无愁忧不解，则意不伤，脾得无病，春无难也；无喜乐不极，则魄不伤，肺得无病，夏无难也；无盛怒者，则志不伤，肾得无病，季夏无难也。是以五过不起于心，则神清性明，五神各安其藏，则寿近遐算，此则针布理神之旨也。"[8]265

5. 唐孙思邈"啬神养德"　继孔子在《中庸》中提出"大德必得其寿"之后，上承《素问·上古天真论》"所以能年皆度百岁，而动作不衰者，以其德全不危"的思想，孙思邈重视修养心性，在《备急千金要方·养性》中提出"性既自善，内外百病皆悉不生，祸乱灾害亦无由作，此养性之大经也"[9]477，若不重养德，则"德行不充，纵服玉液金丹，未能延寿"[9]477的观点，奉"信顺日跻，道德日全"养生之大旨，注重道德修养，多行善举有益延寿，与《庄子》中"执道者德全，德全者形全，形全者神全。神全者，圣人之道也"[10]319的观点不谋而合。

同时，孙思邈遵《素问·上古天真论》"恬淡虚无，精神内守""志闲而少欲，心安而不惧"养生之则，倡导"啬神"为要，并将之置于《千金翼方·养性卷》养生十要之首，上承《素问·汤液醪醴论》"嗜欲无穷，而忧患不止"理论，孙思邈认为养神不为名利所牵绊，不使情绪过极，保持心思澄净、不动妄念，淡化名利得失，需"不思衣食，不思声色，不思胜负，不思曲直，不思得失，不思荣辱"[9]485且以"十二少"之则："少思、少念、少欲、少事、少语、少笑、少愁、少乐、少喜、少怒、少好、少恶"方为养生之都契[11]489。

6. 晋葛洪、唐孙思邈提"宜十二少，忌十二多" 遵《内经》中情志致病特点，葛洪、孙思邈均提出情志养生"十二少"，并对《内经》中情志过极致病有着"十二多"的补充发挥，以被道家著作收录的《抱朴子·养生论》为例，葛洪在其中就倡导"十二少"："所以保和全真者，乃少思、少念、少笑、少言、少喜、少怒、少乐、少愁、少好、少恶、少事、少机。"[12]713并对《内经》情志致病补充发挥"十二多"："多思则神散，多念则心劳，多笑则脏腑上翻，多言则气海虚脱，多喜则膀胱纳客风，多怒则腠理奔血，多乐则心神邪荡，多愁则头鬓憔枯，多好则志气倾溢，多恶则精爽奔腾，多事则筋脉干急，多机则智虑沉迷。"[12]713

孙思邈在《千金要方·道林养性》中提出修身养性，需"十二少"为养性之都契："少思、少念、少欲、少事、少语、少笑、少愁、少乐、少喜、少怒、少好、少恶。"[9]480并分析"十二多"之害、为丧生之本："多思则神殆，多念则志散，多欲则志昏，多事则形劳，多语则气乏，多笑则脏伤，多愁则心慑，多乐则意溢，多喜则忘错昏乱，多怒则百脉不定，多好则专迷不理，多恶则憔悴无欢。"[9]481需戒怒愁、七情不可过极："善摄生者，常少怒""莫忧思，莫大怒，莫悲伤，莫大惧，莫多言，莫大笑""勿悁悁怀忿恨，皆损寿命"[9]480，力求"思无邪"，方可达养生延年之效，基本全面涵盖了调情志养性的内容。

7. 唐王冰释"情志相胜"之理 王冰注解整理《素问》，从脏腑机制方面阐释"情志相胜"之理，以恐胜喜为例："恐至则喜乐皆泯，胜喜之理，目击道存，恐则水之气也。"[13]313五志皆释，为后世理解运用情志相胜之法提供了便利。

8. 宋陈直顺老人特有心理状态以养生 北宋时期出现了我国现存最早的一本老年人养生专著，为陈直著的《养老奉亲书》一卷（约刊于1085年），其后，邹铉续增三卷，名曰《寿亲养老新书》。陈直曾于元丰中（公元1078—1085年）任泰州化县（今江苏省兴化）县令，生平无考[14]419。陈直将《内经》的养生理论运用于老年人的保健中，提出老年人保健和慢性病调摄主要在于饮食调养、精神调摄、四时调摄。其中饮食调养尤其重要[15]1243。

在精神调摄方面，陈直指出了老年人特有的心理状态："眉寿之人，形气虽衰，心亦自壮，但不能随时人事遂其所欲。虽居处温给，亦常不足。故多咨煎背执，等闲喜怒，性气不定。"[16]297"缘老人孤僻，易于伤感，才觉孤寂，便生郁闷。"[16]299基于老年人性格上的特异性，容易因不良情绪而导致疾病："若愤怒一作，血气虚弱，中气不顺，因而饮食，便成疾患。"[16]297所以调摄情志是预防老年疾病很重要的一方面。陈直提出老年人的精神调摄在于避免不良事件的情绪刺激，并且要有兴趣爱好，即使有一时的不愉快，也会因为爱好带来的愉悦而减轻，从而保持心情愉快，不至于生病[16]297-303。

9. 宋陈言"七情各随本脏所伤" 上承《内经》中如《素问·举痛论》以气机紊乱为核心的五志七情学说，陈言在《三因极一病证方论·七气叙论》中阐述七情致病之机，皆由"随其本脏所伤为病"，具体分为："喜伤心，其气散；怒伤肝，其气击；忧伤肺，其气聚；思伤脾，其气结；悲伤心胞，其气急；恐伤肾，其气怯；惊伤胆，其气乱。虽七诊自殊，无逾于气。"[17]153发展为内伤七情发病学说。

10. 金张从正平心火、"以情治情" 张从正重视情志调摄对养生的重要影响，特别提出妊娠期需保持心情愉悦，防止不良情绪刺激："妇人怀孕之日，大忌惊扰悲泣，"[18]131同时强调情志失调还可导致疾病反复，影响疾病预后："不节喜怒……病愈而复作。"[18]91

张从正认为情志为病皆为心火亢盛所致："五志所发，皆从心造。故凡见喜怒悲恐思之证皆以平心火为主。"[18]86故治疗中须平心火以养。上承于《素问·阴阳应象大论》"悲胜怒……恐胜喜……怒胜思……喜胜忧……思胜恐"理论，依据五行生克之理、七情与相应五脏的关系，通过激发某一情志从而制约与之对应的过极情志，张从正在《儒门事亲·九气感疾更相为治衍》中提出"以情治情"之法："悲可以治怒，以怆恻苦楚之言感之；喜可以治悲，以谑浪亵狎之言娱之；恐可以治喜，以迫遽死亡之言怖之；怒可以治思，以污辱欺罔之言触之；思可以治恐，以虑彼志此之言夺之。"[18]86

11. 明李梴"主于理" 李梴结合当时宋明理学"存天理，灭人欲"的思想，提出在养生的精神调摄方面当"主于理"："若识透天年百岁之有分限节度，则事事循理，自然不贪、不躁、不妄，斯可以却未病而尽天年矣。盖主于气，则死生念重，而昏昧错杂，愈求静而不静；主于理，则人欲消亡，而心清神悦，不求静而自静。"[19]29说的是如果能认识到"天年百岁"即人的寿命有限，在欲望的满足上要有节制分寸，那么在日常生活上事事都会遵循"理"，即遵循自然规律，克制超出正常需求的欲望，而自然就会在精神上达到"不贪、不躁、不妄""心清神悦"的内心平和境界，从而可以不生病而活到自然寿命的终止，即"尽天年"。

12. 明徐春圃提"控七情、少言语" 徐春圃认为养生重在精神情绪的调控，提出心神的激荡，即情绪过于激动会直接损伤形体："形者，生之气也；心者，形之主也；

神者，心之宝也。故神静而心和，心和而形全；神躁则心荡，心荡则形伤。将全其形也，先在理神。"[20]1391并从喜怒、思虑、言语、哀乐几个方面指出养神的具体方法："知喜怒之损性，故豁情以宽心；知思虑之销神，故损情而自守；知语烦之侵气，故闭口而忘言；知哀乐之损寿，故抑之而不有。"[20]1376

二、导引养生

源于《吕氏春秋·尽数》"流水不腐、户枢不蠹"动以养形之理，《内经》中已有"览于诸方，或有导引行气、乔摩、灸、熨、刺、焫、饮药"（《灵枢·病传》）的记载，已收导引、按跷、吐纳、散步等运动养生之术："缓节柔筋而心和调者，可使导引行气"（《灵枢·官能》），"民食杂而不劳，故其病多痿厥寒热，治疗宜导引按跷"（《素问·异法方宜论》），"呼吸精气"（《素问·上古天真论》），"春三月……广步于庭"（《素问·四气调神大论》）。

1. 汉张仲景"吐纳导引"　　上承《内经》"动以养形"之法，张仲景提出导引吐纳之法可为养生防病之措，可以使得气血流畅而九窍通利，以达防病治病之效："四肢才觉得重滞，即导引、吐纳、针灸、膏摩，勿令九窍闭塞"（《金匮要略·藏府经络先后病脉证》）[21]1。

2. 汉华佗"五禽戏"　　据《后汉书》《三国志》记载，华佗"晓养性之术，时人以为年且百岁而貌有壮容"，其养生成就可见一斑。基于《素问·举痛论》"百病生于气"之论，《灵枢·脉度》有"气之不得无行也"，气机流畅则不致病，华佗提出适度运动可使"人体欲得劳动，但不当使极尔。动摇则谷气得消，血脉流通，病不得生，譬如户枢终不朽也"（《三国志·魏书·方技传》）之效[22]271，导引之术有"导引则可以逐客邪于关节，按摩则可以驱浮淫于肌肉"[23]140之效，若未及时行导引之术，则有"宜导引而不导引，则使人邪侵关节，固结难通。宜按摩而不按摩则使人淫随肌肉，久留不消"[23]140之患，可见导引行气之法有"未病先防，既病防变"之功，故而《灵枢·病传》将导引行气置于诸法之首。

在《内经》养生理论的基础上，结合道家导引术，华佗创制了一套"五禽戏"，模仿虎、鹿、熊、猿、鸟的动作，"熊颈鸱顾，引挽腰体，动诸关节，以求难老""一曰虎，二曰鹿，三曰熊，四曰猿，五曰鸟，亦以除疾，兼利蹄足，以当导引"（《三国志·华佗传》）[22]493，模仿五种动物的行动，熔导引、行气、吐纳为一炉，刚柔相济，意守部位不同而强壮不同脏器，从而达到虎戏壮骨、鹿戏强筋、熊戏养脾胃、猿戏宁心、鸟戏生皮毛之功效，使得气机条达、血行调畅、阴阳平衡、体魄强健。陶弘景在《养性延命录》里评价五禽戏有"消谷气，益气力，除百病，能存行之者，必得延年"[6]58之效，若"体有不快，起作一禽之戏，怡而汗出，因以着粉，身体轻便而欲食"[24]1080可达到强壮不同脏器、益寿延年的目的。其弟子吴普践行练习至年九十依然"耳目聪明，齿牙完坚"，可惜已亡佚，现流传的为陶弘景整编而成的。"五禽戏"不仅体现了"动静结合"

"形神兼养"之理，也是《内经》养生理论与临床实践结合的最佳范例，是运动养生的典范。

3. 晋葛洪"胎息" 葛洪在"精气神"理论基础上，重视"气"在人体的作用，提出养生之本在"养气"："人在气中，气在人中，自天地至于万物，无不须气以生者也。善行气者，内以养身，外以除恶"（《抱朴子·至理》）[5]103，其中，"行气"即为呼吸吐纳养生之术，并提出"行气"重要性："服药虽为长生之本，若能兼行气者，其益甚速""擅行气者，内以养生，外以却恶"，而"行气"之法中，葛洪首重"胎息"为延年之法："虽云行炁，而行炁有数法焉……其大要者，胎息而已"（《抱朴子·内篇·释滞》）[5]136，并详述其要领，即是用想象来模拟胎儿于母体内呼吸之状："得胎息者，能不以鼻口嘘吸，如在胎中"，行气时心得虚静："吸之绵绵，呼之微微"，以达静守元气之效，并对如何行气有着详尽的介绍，其后道教所释元气周身运行规律之"大周天""小周天"即由此发展而来。

同时，葛洪躬行实践发展导引吐纳之术，不拘于形式："导引不在于立名，象物粉绘，表影着图，但无名状也。或伸屈，或俯仰，或倚立，或踯躅，或徐步，或吟或息，皆导引也。"[25]160葛洪认为因为人体"动之则百关气畅，闭之则三宫血凝"[25]160，而"夫导引疗未患之患，通不和之气"[25]160（《抱朴子·别旨》），"能龙导虎引，熊经龟咽，燕飞蛇屈鸟伸，天俛地仰，令赤黄之景，不去洞房，猿据兔惊，千二百至，则聪不损也"[25]117。可见，导引可以使得筋脉疏通、精血充盈，可治疗身体潜在疾患，通畅体内不顺之气，因此，尊崇导引为"养生之大律，祛疾之玄术"[26]200。

4. 梁陶弘景"六字吐纳" 承《内经》"百病生于气"之旨，陶弘景重视服气养生："气不行，则生病"，主张："食生吐死，可以长存。谓鼻纳气为生，口吐气为死也。"[6]48鼻吸入天地之清气，口吐出身体之浊气，通过吐故纳新行气之法可以养形养神，推崇气功养生，集古代气功大成，所著《养性延命录·服气疗病》中载有的呼吸吐纳导引的"六字诀"，明确提出不同脏病以对应字诀行调治之法："凡行气，以鼻纳气，以口吐气，微而引之，名曰长息。纳气有一，吐气有六。纳气一者，谓吸也。吐气有六者，谓吹、呼、唏、呵、嘘、呬，皆出气也……时寒可吹，时温可呼……吹以去风，呼以去热，唏以去烦，呵以下气，嘘以散滞，呬以解极。"[6]48此"息之六字"至今仍广为流传后世，承《内经》藏象、五行理论及"盛则泻之，虚则补之"（《灵枢·经脉》）之理，对应五脏疾患制订具体行气之法："心藏病者，体有冷热，呼吹二气出之；肺藏病者，胸膈胀满，嘘气出之；脾藏病者，体上游风习习，身痒疼闷，唏气出之；肝藏病者，眼疼，愁忧不乐，呵气出之；肾藏病者，咽喉窒塞，腹满耳聋，呬气出之"[6]49，使得全身气机顺畅，血行通利，这种导引调理脏腑之法为后世所重视并沿用。

陶弘景在服气养生同时，同《内经》一般重视导引按摩之术，强调形神统一，不仅完整记载了华佗的"五禽戏"，"夫五禽戏法，任力为之，以汗出为度。有汗以粉涂身"[6]57-58，认为长期练习可"消谷气，益气力，除百病。能存行之者，必得延年"[6]58。

还引录了《导引经》中狼踞、鸱颈、顿踵、叉手、伸足、熨眼、按目、摩面、干浴、托头仰手、挽弓、托天等动功之法，详录这些导引动作之要及作用，其中以干浴法为例：摩面"令人面上有光彩"[6]56，揩摩身体"令人胜风寒、时气、热头痛、百病皆除"[6]56，夜卧揩摩身体"辟风邪"，按摩护发"令人血气通，头不白"[6]56（《养性延命录·导引按摩》）。

5. 唐孙思邈重"调气吐纳"及"导引按摩"　　孙思邈上承《内经》"百病生于气"之理，注重调气养生，在《摄养枕中方》中设有"导引""行气"两节，提出："气息得理，即百病不生，若消息失宜，即诸疴竞起。善摄养者，须知调气方焉，调气方疗万病之患"[9]485，顺承陶弘景"六字诀"的同时细化论治心病的吹、呼二法："呼疗冷，吹治热"，使得辨治更为精准，还提出了具体的养生调气之法："调气之时则仰卧床，铺厚软，枕高下共身平，舒手展脚，两手握大拇指节，去身四五寸，两脚相去四五寸。数数叩齿，饮玉浆，引气从鼻入腹，足则停止。有力更取。久住气闷，从口细细吐出尽，还从鼻细细引入。出气一准前法。闭目以心中数数，令耳不闻；恐有误乱。"[9]486

孙思邈同样重视运动调气的养生防病作用："人欲劳于形，百病不能成"，提倡适度运动有助于气血调合，有养生祛病之效，在《备急千金要方·初生出腹》中即有："令母将儿于日中嬉戏……则血盈气刚，肌肉牢密……不易致病"[9]92；同时，孙思邈也对吐纳法之要领有所发挥："每旦初起，面向午，展两手于膝上，心眼观气，上入顶，下达涌泉，旦旦如此，名曰迎气。常以鼻引气，口吐气，小微吐之，不得开口。复欲得出气少，入气多。每欲食，送气入腹"[9]481（《备急千金要方·道林养性》）；重视按摩导引之术为祛病延年之法，提出"凡人自觉十日以上康健……按摩导引为佳"[9]484，载有"天竺国按摩婆罗门法""老子按摩法"，融导引、按摩之术为一体；并对吐纳法要领也有所发挥。

6. 明徐春圃提具体导引养生动作　　徐春圃提出"发宜多梳，齿宜多叩，液宜常咽，气宜精炼，手宜在面"[27]229，即平时可以多梳头、多叩击牙齿，多吞咽唾液，关注呼吸，多用手摩擦面部这几项运动可以保健养生。另外又提出具体器官的保养方法："养耳力者常塞，养目力者常瞑，养臂指者常屈信，养股趾者常步履。"[27]229如要保养眼、耳的视听能力，就要经常闭目塞听，保养四肢的功能就要经常活动。

7. 明李梴倡儒家"舞蹈"，荐导引治法　　李梴批判了当时流行的某些道家的意念搬运导引之术"内动运任、督者，久则生痈；运脾土者，久则腹胀；运丹田者，久则尿血；运顶门者，久则脑泄，内动固不然矣。至于六字气虽能发散外邪，而中虚有汗者忌；八段锦虽能流动气血，而中虚有火者忌。"[19]29说的是在长期持续运用一些意念搬运导引术后，会出现腹胀、尿血等病症，并且特殊体质的人并不适宜意念导引术。他指出导引的实质作用为养血脉："保养中一事也。盖人之精神极欲静，气血极欲动……认真只是舞蹈以养血脉意，其法虽粗，有益闭关守病之士。盖终日屹屹端坐，最是生病，人徒知久立、久行之伤人，而不知久卧、久坐之尤伤人也。"[19]30说的是久卧、久坐等静止不动的姿势也会损伤健康，所以提倡儒家"舞蹈"以使血脉通畅，并推荐了一些针对具体问题的导引治法，如治疗虚损的导引动作，疏通膏肓、降心包络火的"开关法"，和脾胃的"起脾法"，治名利不遂郁气为病的"开郁法"，治腰痛、积聚、遗精泄泻、痰壅的具体导引动作[28]973-974。

三、饮食调摄

民以食为天，饮食是人体从外界获取营养和能量的主要方式，是维持生命活动不可或缺的物质基础："人以水谷为本，故人绝水谷则死"（《素问·平人气象论》），同时《内经》也认识到饮食于健康的重要意义："人受气于谷，谷入于胃，以传与肺，五藏六府，皆以受气"（《灵枢·营卫生会》），故《内经》养生理论中不仅有"饮食有节""美饮食"，也有"虚则补之，药以祛之，食以随之""谷肉果菜，食养尽之，无使过之，伤其正也"（《素问·五常政大论》）食养之法；可见，通过调节饮食达到养生防病、延年增寿，也是《内经》养生理论中重要的一部分。

与《吕氏春秋·季春纪尽数》中"凡食之道，无饥无饱，是之谓五藏之葆"[29]57同理，《内经》认为饮食需有节制、饥饱适度，定量：若饮食过量则见"饮食自倍，肠胃乃伤"（《素问·痹论》），"因而饱食，筋脉横解，肠澼为痔"（《素问·生气通天论》），饮食不足则"谷不入，半日则气衰，一日则气少"（《灵枢·五味》）；定时：《内经》虽无定时饮食之载，但依据"日中而阳气隆，日西而阳气已虚"（《素问·生气通天论》）一日间阴阳气血盛衰之理，晚间阳虚阴盛、运化减弱，故晚饭不宜过多过晚，否则易致"胃不和则卧不安"（《素问·逆调论》）；寒温适当："食饮者，热无灼灼，寒无沧沧"（《灵枢·师传》），饮食不要过热过冷，否则妨害脾胃运化之功；谨和五味：基于"天人合一"的整体观"天食人以五气，地食人以五味"，饮食五味搭配得当、无所偏嗜是食养之本，故《素问·生气通天论》："谨和五味，骨正筋柔，气血以流，腠理以密，如是则骨气以精，谨道如法，长有天命。"若五味偏嗜可致五脏之气偏胜以致脏腑功能紊乱失调："酸走筋，多食之，令人癃；咸走血，多食之，令人渴；辛走气，多食之，令人洞心；苦走骨，多食之，令人变呕；甘走肉，多食之，令人悗心"（《灵枢·五味》），"多食咸，则脉凝泣而变色；多食苦，则皮槁而毛拔；多食辛，则筋急而爪枯；多食酸，则肉胝月当而唇揭；多食甘，则骨痛而发落"（《素问·五藏生成》）；过食肥甘厚味，化湿生热，蕴结中焦而内灼津液，可见"肥者令人内热"（《素问·奇病论》），抑或可见"膏粱之变，足生大丁"（《素问·生气通天论》）之患。

同时，《素问·藏气法时论》不仅提出"五谷为养，五果为助，五畜为益，五菜为充，气味合而服之，以补益精气"的合理饮食结构，还提出了药物和食物具有诸多类似的属性特点。不仅《灵枢·五味》载有五脏配属食养之法："脾病者，宜食秔米饭牛肉枣葵；心病者；宜食麦羊肉杏薤；肾病者；宜食大豆黄卷猪肉栗藿；肝病者，宜食麻犬肉李韭；肺病者；宜食黄黍鸡肉桃葱"；《素问·腹中论》的四乌鲗骨藘茹丸可谓最早且完整食疗方。

基于《内经》饮食偏嗜为害、食可入药理论，医家在临床辨治中各有发挥。

1. 汉张仲景设专篇"饮食宜忌"，并以食入药　遵经中"谨和五味"之旨，张仲景根据五味脏腑宜忌及其生克规律，遵"肝病禁辛，心病禁咸，脾病禁酸，肾病禁甘，肺病禁苦"（《灵枢·五味》）病后调养的"五禁"之旨，具体病证辨治中重视五味禁忌，依据具体药食气味，提出"节其冷、热、苦、酸、辛、甘"[21]1，以防五味太过不及所致脏腑盛衰失调、疾病丛生[30]2054-2055。

张仲景重视饮食与发病的关系"所食滋味……食之有妨，反能为害……若得宜则益体，害则成疾"（《金匮要略·禽兽鱼虫禁忌并治》）[31]382，遵《素问·金匮真言论》五脏与五季相通应之旨，提出"春不食肝，夏不食心，秋不食肺，冬不食肾，四季不食脾"[31]382的四时饮食禁忌，还根据脏腑与四时自然更替一致的特点，具体提出每月的饮食禁忌："正月勿食葱，令人面生游风。二月勿食蓼，伤人肾。三月勿食小蒜，伤人志性。四月、八月勿食胡荽，伤人神。五月勿食韭，令人乏气力。五月五日勿食一切生菜，发百病。六月、七月勿食茱萸，伤神气。八月、九月勿食姜，伤人神。十月勿食椒，损人心，伤心脉。十一月、十二月勿食薤，令人多涕唾。"（《金匮要略·果实菜谷禁忌并治》）[31]389。

另外，张仲景还论及食物搭配禁忌，味厚肥腻不可与生冷、酸涩收敛之物同服，有"羊肉不可共生鱼、酪食之"[31]384"食肥肉及热羹，不得饮冷水……猪脂不可合梅子食之……"[31]385"马肉、狍肉共食，饱醉卧，大忌"[31]384等，病证未愈之时需慎食发物："时病差未健，食生菜，手足必肿"[31]191，"病人不可食胡荽及黄花菜"[31]392，"饮白酒食生韭"[31]391易增病。尤其指出服药之后，如《伤寒论》桂枝汤方后饮食禁忌"禁生冷、黏滑、肉面、五辛、酒酪、臭恶等物"[4]19，否则"以此致危，例皆难疗"[31]382（《金匮要略·禽兽鱼虫禁忌并治》）。

《伤寒杂病论》中包含食疗方30余首[32]26，其中，猪肤汤、百合鸡子黄汤、当归生姜羊肉汤、瓜蒌薤白白酒汤、甘麦大枣汤等以食入药；另外，桂枝汤、理中丸辅以热粥、白虎汤、乌梅丸以粳米入药，取护胃扶正之效。

2. 晋葛洪"少食养生"，发"五味偏嗜"之异，"以食疗急"　魏晋南北朝时期随着"服食"的盛行，以少食养生为主，多名医家述及多食之患：葛洪《抱朴子·极言》中有"食过则结积聚，饮过则成痰癖"[5]201，需"食饮有度"（《抱朴子·内篇·至理》）[5]101、"食欲常少"[33]341"少勿至饥"[33]341（《抱朴子·养生论》）；受道家"辟谷"、佛教"戒杀生"思想的影响，葛洪提出养生需清淡饮食："欲得长生，肠中常清；欲得不死，肠中无滓。"[5]242

《内经》基于五味五脏配属规律，过食则伤配属之脏，异于《内经》"五味偏嗜"伤及配属之脏，葛洪则以五味入五脏，过食则所属脏气偏胜，所胜脏气受损致病，故发"五味偏嗜"[34]14："酸多伤脾，苦多伤肺，辛多伤肝，咸多伤心，甘多伤肾……久则寿损耳"（《抱朴子·内篇·极言》）[5]223，虽病脏不同，但致病之理相合。

葛洪在《肘后备急方》中以粳米、大豆、食盐等常见食用之品论治急症、痛证："治卒腹痛方……粳米二升，以水六升，煮六、七沸饮之……食盐一大把，多饮水送之，忽当吐，急差"[35]20，"治胁痛如打方：大豆半升，熬令焦，好酒一升，煮之令沸，熟饮取醉"[35]119；并以甘草、艾、大豆、大蒜等作为药物食物中毒的解毒之品。

3. 梁陶弘景"戒饱食、不夜食" 陶弘景重视饮食失节为患，故《养性延命录·教诫篇》中有："百病横夭，多由饮食，饮食之患过于声色。声色可绝之逾年，饮食不可废之一日。为益亦多，为患亦切"[6]7，同时，遵"饮食自倍，肠胃乃伤"（《素问·痹论》），"高梁之变，足生大丁"（《素问·生气通天论》）之旨，陶弘景阐发"厚味脯腊，醉饱厌袄，以致聚结之病"，重申强调饮食有节、少食多餐、饱食为患，过量损伤脾胃："多则切伤，少则增益"，故而《养性延命录·食诫篇》中有"食欲少而数，不欲顿多难消"[6]28，提出"觉饥乃食，食必多；盛渴乃饮，饮必过"，当先饥而食，先渴而饮，主张少食多餐，防止多食和过饮损伤脾胃；饮食须冷热适宜，否则"热食伤骨，冷食伤脏，热食灼唇，冷物痛齿"[6]28，饮食次序宜"先欲得食熟食，次食温食，次冷食"[6]28。同时，饮食还需顺应天地四时规律，遵五行脏腑配属规律，根据四时气候不同以及食物性味，来调整饮食结构，提出：春日宜辛辣、夏日宜酸、秋日宜苦、冬日宜咸，且有"春不食肝，夏不食心，秋不食肺，冬不食肾，四季不食脾。如能不食此五藏，尤顺天理"禁忌之说。另外，上承经中"胃不和则卧不安"，饮食需合乎时序，顺应自然规律和起居习惯，认为夜晚进食易损脾胃，故《养性延命录·食诫篇》有"人不要夜食"[6]28"饱食即卧生百病，不消成积聚也"[6]28之诫。

4. 隋巢元方妊娠"饮食宜忌"及病后饮食 巢元方在《诸病源候论·卷四十一·妇人妊娠病诸候上》针对妇人妊娠明确提出"饮食居处，皆有禁忌""妊娠一月……饮食精熟，酸美受御。宜食大麦，无食腥辛之物""妊娠二月……无食腥辛之物""妊娠三月……无食姜兔……食鲤鱼，欲令儿多智有力，则啖牛心，食大麦""妊娠四月……其食宜稻秔，其羹宜鱼雁""妊娠五月……其食宜稻麦，其羹宜牛羊，和以茱萸，调以五味""妊娠六月……宜食鸷鸟猛兽之肉""妊娠七月……饮食避寒，常宜食稻秔""妊娠九月……饮醴食甘"[36]193-194，依据食物性味，并明确具体细化至各妊娠时期。

同时，巢元方提出病后因脾胃虚弱，饮食须从少量、易消化之物开始，以伤寒病后为例："夫病之新瘥后，但得食糜粥，宁少食乃饥，慎勿饱，不得他有所食……引日转久，可渐食羊肉糜若羹，慎不可食猪狗等肉。"（《诸病源候论·卷八·伤寒病诸候下》）[36]48

5. 唐孙思邈设食治专篇，倡"不欲极饥而食，不欲极渴而饮" 孙思邈重视饮食养生："安身之本，必资于食；救疾之速，必凭于药。不知食宜者，不足以存生"，强调食养的重要性："食能排邪而安脏腑，悦神爽志，以资血气"（《备急千金要方·食治·序论》）[9]463，专设"食治篇"，为现存最早的食疗专篇，内容涉及食宜、食治、食养三方面。首先，以《素问·藏气法时论》"毒药攻邪，五谷为养，五果为助，五畜为益，五菜为充"为据，将食物分为果实、菜蔬、谷米、鸟兽虫鱼四门计154味食物药[37]37，提出："精以食气，气养精以荣色；形以食味，味养形以生力"，并对多种食物的性味及养护功效进行分类详述，在疾病论治中均可循其运用实例。其次，孙思邈不仅提出食物为疗病之方："食能排邪而安脏，悦神爽志，以资血气"，还强调食治之重："夫为医者，当须先洞晓病源，知其所犯，以食治之；食疗不愈，然后命药。"[9]463"若能用食平疴、释情遣疾者，可谓良工。长年饵老之奇法，极养生之术也。"[9]463

饮食宜忌方面，孙思邈秉承了《内经》中五味与五脏相合之则，提出饮食有节、饥饱适宜，以及均衡饮食的"五脏病五味对治法"[9]465，列举了对五脏助益的各种食物，如"五脏所宜食法"：肝病宜食麻、犬肉、李、韭等，心病宜食麦、羊肉、杏、薤等，脾病宜食牛肉、枣、葵等，肺病宜食黄黍、鸡肉、桃、葱等，肾病宜食大豆黄卷、粟、藿等[38]464，并列五味太过则伤及相应脏腑的"五脏不可食忌法"："多食酸则皮槁而毛夭；多食苦则筋急而爪枯；多食甘则骨痛而发落；多食辛则肉胝而唇褰；多食咸则脉凝泣而色变"[9]464，启张从正"养生当论食补"之端[39]9。其中，源于《素问·藏气法时论》"五畜为益，五菜为充，气味合而服之，以补精气"，承张仲景《伤寒杂病论》中"以肝补之"疗肝气虚证的经验，孙思邈在《备急千金要方》中以羊靥、鹿靥治瘿病，以动物肝脏治雀盲（"青羊肝补肝明目""沙牛肝明目""兔肝主目瘖"），还以动物心治疗人体心与神志病变[40]930，取"同气相求"之效，为"以脏补脏"运用最广泛者，为后世医家继承并沿用至今。

饮食习惯方面，孙思邈引嵇康"穰岁多病，饥年少疾"（《备急千金要方·养性序》）[9]480之论，提出"莫强食，莫强饮"，进食需饥饱适度："令如饱中饥，饥中饱耳"，饥饱失宜则"饱则伤肺，饥则伤气"，过量进食则食滞胃肠，不利于水谷精微运化输布，可致积聚之患。并述及饮食过极致病之理："不欲极饥而食，食不可过饱；不欲极渴而饮，饮不可过多；饱食过多，则结积聚；渴饮过多，则生痰癖"（《备急千金要方·养性序》）[9]479，过量则不利于水谷精微运化输布，可致积聚之患。其次，孙思邈还强调"饮食以时""先饥而食，先渴而饮""觉肚空即，须索食，不得忍饥"（《千金翼方·饮食》）[41]138等强调适时进食之论，并提及少食多餐的理念："暮无饱食……夜饱损一日之寿"，否则"饱食即卧，乃生百病"（《备急千金要方·道林养性》）[9]482，同时，规律进食方可保证脾胃消化吸收功能张弛有度、有节奏的进行；摄生养性还需少食肉："每食不用重肉，喜生百病；常须少食肉，多食饭"[9]482"厨膳勿使脯肉丰盈，常令俭约为佳。"[9]481另外，孙思邈《备急千金要方·道林养性》还强调了进食时需"美食须熟嚼"[9]481、细嚼慢咽："生食不粗吞"[9]481的习惯并释其理："食上不得语，语而食者，常患胸背痛。"[9]482以及食后宜摩腹、缓行、漱口等习惯："每食讫，以手摩面及腹，令津液流通。"[9]482"食毕当嗽口数过，令人牙齿不败、口香"[9]482"食毕当行步踌躇，计使中数里来，行毕使人以粉摩腹数百遍"[9]482，则有助于消化、祛病强身："食易消，大益人"之效。

6. **唐王焘论病后饮食禁忌**　王焘《外台秘要》不仅尽收前贤食疗之方，还在每种病证方药论治之后，载有饮食禁忌，如咳嗽忌生葱、生蒜、海藻、羊肉、菘菜，热毒痢忌猪肉、冷水、海藻等，如热病新瘥或大病之后，若："食猪肉及肠、血、肥鱼、油腻等，必大下痢，医不能疗也，必至于死。"[42]57又引巢元方《诸病源候论》有："若食肥肉、鱼脍、饼饵、枣栗之属，则未能消化，停积在于肠胃，使胀满结实，因更发热。"[42]58（《外台秘要·卷三·天行劳复食复方六首》）

7. **宋陈直细化老人饮食调摄**　陈直指出饮食调摄对人的健康的重要性："食者，生民之天，活人之本也。故饮食进则谷气充，谷气充则气血盛，气血盛则筋力强……是以一身之中，阴阳运用，五行相生，莫不由于饮食也。"[16]223并指出饮食养生对于老年人尤其重要："凡老人有患，宜先食治……是以善治病者，不如善慎疾；善治药者，不如善治食。"[16]序页5食养重于药治，老年人较之少年时期体质变弱，脏器功能下降，更依赖于饮食的供养，如果饮食不当，更容易生病："若少年之人，真元气壮。或失于饥饱，食于生冷，以根本强盛，未易为患。其高年之人，真气耗竭，五脏衰弱，全仰饮食以资气血。若生冷无节，饥饱失宜，调停无度，动成疾患。"[16]227老年人饮食的调摄应当注意少量多餐，宜进食温热熟软，忌黏硬生冷饮食："老人之食，大抵宜其温热熟软，忌其黏硬生冷……尊年之人，不可顿饱，但频频与食，使脾胃易化，谷气长存。若顿令饱食，则多伤满，缘衰老人肠胃虚薄，不能消纳，故成疾患。"[16]230-233对于老年人慢性病，陈直更是提出了以食疗为主，可避免药物损伤脏腑元气："若有疾患，且先详食医之法，审其疾状，以食疗之。食疗未愈，然后命药，贵不伤其脏腑也。"[16]233并且针对一些常见的老年慢性病症如气虚、眼目病、耳聋耳鸣、五劳七伤、虚损羸瘦、脾胃气弱、泻痢、烦渴热、水气、喘嗽、脚气、诸淋、噎塞、冷气、痔、诸风等提出了许多食疗方[43]91-93。

8. **金李杲脾胃为本论饮食禁忌**　李杲重视饮食致病："饮食劳倦则伤脾"（《脾胃论·饮食伤脾论》），饮食上强调宜寒温适度、不可过寒过热："饮食热无灼灼，寒无凄凄，寒温中适，故气将持，乃不致邪僻。"[44]87尊崇《素问·生气通天论》五味不可偏嗜："阴之所生，本在五味，阴之五宫，伤在五味……是故谨和五味，骨正筋柔"，提出"至于五味，口嗜而欲食之，必自裁制，勿使过焉，过则伤其正也"[44]2。

针对阳气不足的阴火证，除了运用甘温除热大法，"用药宜禁论"中提出饮食禁忌："诸淡食及淡味之药，泻升发以助收敛也。"[44]22"白粥、粳米、绿豆、小豆、盐豉之类"[44]95淡渗之品可大泻阳气，不宜常服；"诸苦药皆沉，泻阳气之散浮；诸姜、附、官桂辛热之药，及湿面、酒、大料物之类，助火而泻元气"[44]22，用药不可过于苦寒、辛热；"生冷、硬物损阳气"[44]22；在阴火欲衰而退时，因三焦元气未盛，口淡，但仍当禁咸物，恐其助火邪而泻肾水真阴；"论饮酒过伤"提出酒为辛热之物，易伤元气："酒者大热有毒，气味俱阳。"[44]78

9. 元朱震亨崇尚"茹淡"饮食　元代朱震亨重视摄养："与其救疗于有疾之后，不若摄养于无疾之先"[46]83，提倡"茹淡"，即饮食少加调味料。他提出味有天赋，有人为，《素问·阴阳应象大论》中"精不足者，补之以味"的味指天赋之味，即像谷、菽、菜、果那样的"自然冲和之味"，有"食人补阴之功"；而"烹饪调和偏厚之味"为人为之味，有"致疾伐命之毒"。冲和之味可以使心火平降，偏厚之味可"纵火之胜""眷彼味者，因纵口味，五味之过，疾病蜂起"[46]4。（《格致余论·饮食箴》）。并指出《素问·生气通天论》"阴之所生，本在五味"的味为天赋之味，"阴之五宫，伤在五味"的味指人为之味。根据《素问·至真要大论》"久而增气，物化之常也，气增而久，夭之由也"之说，针对当时的"服食家"（服药饵以求长生的人[45]958），提出服食药物养生需"却谷"，否则会导致阴火积毒，反而有害健康[46]26。提出"饮食尤当谨节"，清淡饮食尤以健康："山野贫贱，淡薄为谙，动作不衰，此身亦安。"[46]4又以老人为例，分析过食致病之因："老人内虚脾弱，阴亏性急，内虚胃热则易饥而思食，脾弱难化则食已而再饱，阴虚难降则气郁而成痰。"[46]9故而崇尚茹淡饮食："天之所赋者，若谷菽菜果，自然冲和之味，有食人补阴之功，此《内经》所谓味也。"[46]26对于常食的"大麦与栗之咸，粳米、山药之甘，葱、薤之辛之类，皆味也。"[46]26尤以粳米最有补阴之功："粳米甘而淡者，土之德也，物之属阴最补者也。"[46]26主张清淡天然饮食调理脾胃，以达补养阴气之效。

10. 明李梴"宜清淡，有节制"　李梴在朱震亨的基础上论述了人到中年用药物补养的害处："人至中年，肾气自衰，加人佚欲，便成虚损。兴阳补剂服之，则潮热不胜；专服滋降之药，虽暂得清爽，久则中气愈虚，血无生化。所以只得于饮食上调节。"[19]29即人到中年后肾气亏虚，一般人都喜欢服用补阳药物，结果导致阴虚潮热，如果服用滋阴降火之药时间长了会损伤脾胃之气，使气血无以生化。而相对于药补，饮食调养更有益于养生，其具体方法为"戒一切煎炒炙爆、酒醋糖酱燥热之物，恐燥血也；戒一切生冷时果时菜，恐伤脾也。能甘淡薄，则五味之本自足以补五脏，养老慈幼皆然。"[19]29此外饮食还需有节制，不仅饮食酒肉当有节制，吃饭也不可过饱，否则也会使元气阻滞："虽饭粥亦不可饱，恒言吃得三碗，只吃两碗……肉气胜，滞谷气；谷气胜，滞元气，元气流行者寿，元气滞者夭。"[19]29

11. 明末吴有性"疫后粥饮"调理胃气　"壮火食气"，久病邪气伤正，吴有性在病愈后尤其重视固护胃气，胃气充盛与否与预后密切相关："久病之后，胃气薄弱，最难调理。"[47]111需以粥饮渐进以调理胃气，"先与粥饮，次糊饮，次糜粥，次软饭，尤当循序渐进……思谷即与，稍缓则胃饥如刺，再缓则胃气伤，反不思食矣。"[47]111以促胃气恢复；且"暴解之后，余焰尚在，阴血未复，大忌参、芪、白术"[47]41，不可以油腻、峻补之剂急功劲补，以防造成壅滞之证，或余邪留伏而生变证。

12. 清叶桂重食养、防"食复"　叶桂重视食养的作用，上承《素问·五常政大论》"大毒治病，十去其六；常毒治病，十去其七；小毒治病，十去其八……谷肉食菜，食尽养之"，阐发食养的重要性："谷食养生，可御一生，药饵偏胜，岂可久服？"[48]397 辨治邪热兼酒热伤阴者："温热病，已伤少阴之阴……恰当夏令发泄……辛热劫阴泄气，致形体颓然"[48]245，以"每日饵鸡矩子，生用，其汤饮用马料豆汤"[48]245。辨治温暑热为患，除"益元散三四钱"[48]245，"嫩竹叶心二钱，煎汤凉用"[48]245，还"常用绿豆煎汤服。"[48]245

遵《素问·阴阳应象大论》"形不足者，温之以气，精不足者，补之以味"，叶桂提出："老年衰惫，无攻病成法。大意血肉有情之属，栽培生气而已。每日不拘，用人乳或牛乳。"[48]32 辨治虚劳患者，治以"血肉充养（阴虚）。牛骨髓、羊骨髓、猪骨髓、茯神、枸杞、当归、湖莲、芡实"[48]30 填精补髓、充养精血；辨治诸燥之证中，"心事繁冗，阳气过动，致五液皆涸"[48]267 所致"老人肉消肌枯"之证，嘱以"每早服牛乳一杯"滋养脏腑（《临证指南医案》）。

同时，叶桂重视温病初愈后防"食复"，饮食调摄，宜清淡，忌膏粱厚味，《临证指南医案》辨治暑热挟湿案中有："乱进食物，便是助热。惟清淡之味，与病不悖。自来热病，最怕食复劳复。"[48]254 "宿滞未去，肠胃气尚窒钝，必淡薄调理，上气清爽，痰热不至复聚。从来三时热病，怕反复于病后之复。"[48]245 均是《素问·热论》"热现少愈，食肉则复，多食则遗"思想的传承。

四、房事养生

《内经》对房事养生的原则有着较详尽的论述。首先房事需有节，房劳不节可伤及多脏。肾为先天之本，肾中精气盛衰直接关系人的健康与寿夭，肾主藏精，《素问·金匮真言论》"夫精者，身之本也"，故而肾精为养生防衰关键，房事有节则肾精盈满，若房劳过度则伤肾，易致肾精耗伤："以欲竭其精，以耗散其真"可致"半百而衰"（《素问·上古天真论》），房事过频可致："入房太甚，宗筋弛纵，发为筋痿，及为白淫"（《素问·痿论》）；其次，醉酒饱食亦不可行房："若醉入房中，气竭肝伤"（《素问·腹中论》），"数醉，若饱以入房……酒气与谷气相薄，热盛于中，故热遍于身，内热而溺赤"（《素问·厥论》）"若醉入房，汗出当风，则伤脾"（《灵枢·邪气藏府病形》），可伤及肝脾；同时，忌强力，"因而强力，肾气乃伤，高骨乃坏"（《素问·生气通天论》），否则易致精耗髓枯，而见腰痛俯仰不利之症，忌入房当风："入房汗出中风，则为内风"（《素问·风论》），否则风邪乘虚入内而见内风。

同时，《内经》中还提出房事术数："能知七损八益，则二者可调……智者有余，有余则耳目聪明，身体轻强，老者复壮，壮者益治"（《素问·阴阳应象大论》），增"八益"（治气、致沫、知时、蓄气、和沫、积气、待赢、定倾）以补益精气，而去"七损"（闭、泄、竭、勿、烦、绝、费）以防精气受损。基于《内经》房事有节、七损八益理论，后世医家各有补充和发挥。

1. 汉张仲景"房室勿令竭乏" 张仲景承《内经》房劳致病的思想，《金匮要略》

开篇的病因三分法中即提出房室劳伤是发病的重要途径："千般疢难，不越三条……房室、金刃、虫兽所伤"（《金匮要略·藏府经络先后病脉证》）[21]1，多病脉证篇章中皆有房室劳伤的记载，如虚劳病"五劳虚极羸瘦，腹满不能饮食，食伤、忧伤、饮伤、房室伤、饥伤、劳伤、经络营卫气伤"[21]17（《金匮要略·血痹虚劳病脉证并治》），黄疸病"黄家日晡所发热，而反恶寒，此为女劳得之"[21]43（《金匮要略·黄疸病脉证并治》），故而张仲景在病证论治中提出"房室勿令竭乏……不遗形体肾衰，病则无由入其腠理"[21]1，皆提示了须节制房事，勿令太过以致肾精乏竭，方为养生防病的关键措施。并以补肾健脾为治疗房事虚劳诸证之原则，如《金匮要略·血痹虚劳病脉证并治》中"虚劳腰痛，少腹拘急，八味肾气丸主之"[21]17，小建中汤、桂枝加龙骨牡蛎汤治疗失精证及梦交证，与《灵枢·邪气藏府病形》中"阴阳形气俱不足……调以甘药"之旨相符。

2. 晋葛洪房事须"得其节宣之和"　　葛洪遵《内经》房事有节之旨，不仅肯定了房事价值："夫阴阳之术，高可以治小疾，次可以免虚耗而已"，若"不知阴阳之术，屡为劳损，则行气难得力也"（《抱朴子·内篇·至理》），主要提出房事重在适度而行，不可绝欲，"人复不可都绝阴阳，阴阳不交，则坐致壅阏之病，故幽闭怨旷，多病而不寿"（《抱朴子·内篇·释滞》）[5]137，但亦不可纵欲、房事过度，"纵情恣欲，不能节宣，则伐天命"《抱朴子·内篇·微旨》[5]117，须"唯有得其节宣之和，可以无损"[5]137。同时，"欲不可强"，还需在生理心理和谐统一的状态下，不可强力为之，勉强则易伤及肾中精气，"才不逮，强思之，力不胜，强举之，伤之甚矣。强之一字，真戕生伐寿之本"。

另外，葛洪倡导掌握房中之术："善其术者，则能却走马以补脑，还阴丹以朱肠，采玉液于金池，引三五于华梁，令人老有美色，终其所禀之天年"（《抱朴子·内篇·微旨》）[5]118，可有益于延年益寿。

3. 梁陶弘景房事适度"节欲保精"　　陶弘景遵《内经》房事有节之旨，《养性延命录·御女损益》中专篇论房事养生，须适度。不可强行禁欲，否则"有强郁闭之，难持易失，使人漏精尿浊，以致鬼交之病"[6]64；但仍需节制有度、不可纵欲，因"道以精为宝，施之则生人，留之则生身"[6]64，房事养生中需以精为宝，多施则有精少、精尽之患："精少则病，精尽则死"，惟有节欲保精、固泄有度方得长寿"数交而时一泄，精气随长，不能使人虚损"[6]65，"若能一日再施精，一岁二十四气施精，皆得寿百二十岁"[6]66。同时，还需顺应四时："春三日一施精，夏及秋一月再施精，冬常闭精勿施。"

4. 唐孙思邈细化房事养生益忌　　遵《内经》房事养生之旨，孙思邈设"养性·房中补益"专篇，引葛洪《抱朴子》"长生之要，在于房中"之语，提出和谐适度的房事是为了"补益以遣疾"，可以"诸病皆愈，年寿日益""气力百倍，而智慧日新"[9]491，强调房事有节于养生的重要意义："男不可无女，女不可无男，无女则意动，意动则神劳，神劳则损寿"[9]492，节欲不可纵欲："上士别床，中士异被，服药百裹，不如独卧"[41]121（《千金翼方·养性禁忌》），过度纵欲则"恣其情欲，则命同朝露也"[9]478。

"精少则病，精尽则死，"[9]492 不可强力行房 "倍力行房，不过半年，精髓枯竭，唯向死近"[9]491；并细化节制房事之法，根据年龄及体质情况具体细化施泄频度："人年二十者，四日一泄；三十者，八日一泄；四十者，十六日一泄；五十者，二十日一泄；六十者，闭精勿泄；若体力犹壮者，一月一泄。凡人气力自有强盛过人者，亦不可抑忍，久而不泄，致生痈疽。"[9]492

遵《内经》四时养生之则，孙思邈拓展房事养生，细化时节、气候、酒醉饭饱、七情劳伤、病期、环境等诸多益忌，需避忌气候反常："丙丁日，及弦望晦冥，大风大雨大雾、大寒大暑、雷电霹雳，天地晦冥、日月薄蚀、虹霓地动"[9]492，否则可致"损人神不吉，损男百倍，令女得病，有子必癫痴愚痴哑聋聩，挛跛盲眇，多病短寿，不寿不仁"[9]492，忌大喜大悲"人有所怒，血气未定，因以交合，令人发痈疽"[9]493，病期或初愈"男女热病未瘥、女子月血新产者，皆不可合阴阳"，另外，"凡新沐、远行及疲"[9]493，醉酒饱食亦忌行房，否则可致"小者面皯咳嗽，大者伤绝脏脉损命"，细化了《内经》房事禁忌。

5. 明徐春圃补充房事注意事项　徐春圃引用葛洪《神仙传》中彭祖所言，指出过度节欲并非房事养生之道，反而有损健康："男女相成，犹天地相生也，所以导养神气，使人不失其和。天地得交接之道，故无终竟之限；人失交接之道，故有残伤之期。能避众伤之事，得阴阳之术，则不死之道也。"[20]1386

他提出房事养生的五个注意事项。① 不可完全避免房事："一阴一阳之谓道，偏阴偏阳之谓疾。又曰：两者不和，若春无秋，若冬无夏。因而和之，是谓圣度。"[20]1394 ② 年龄上不可过早进行房事："男破阳太早则伤其精气，女破阴太早则伤其血脉。"[20]1395 ③ 不可纵欲："欲多则损精。人可保者命，可惜者身，可重者精。肝精不固，目眩无光；肺精不交，肌肉消瘦；肾精不固，神气减少；脾精不固，齿发浮落。若耗散真精，疾病随生，死亡随至。"[20]1396 ④ 不可勉强进行房事："强勉房劳者，成精极体瘦，尪羸惊悸，梦遗便浊，阴痿里急，面黑耳聋。"[20]1397 ⑤ 进行房事时当有所避忌，即在过饱、大醉、劳累、女子月经未净、愤怒惊恐、金疮病、尿急时均不可行房，否则会产生疾病。[20]1397-1399

6. 明李梴"节制房事"　李梴同样提出养生当节制房事，并指出房事养生不仅指反对超越社会道德规范的纵欲宣淫，而且是符合道德范围内的，即自己的妻妾，也不能"妄合"："节色非惟眼招口挑，纵欲宣淫，乱匹配之常经，反交感之正理，得罪天地鬼神，虽自己妻妾，亦不可以妄合。"[19]29

五、四时养生

汲取哲学"天人合一"观："人法地，地法天，天法道，道法自然"（《道德经·二十五章》），《素问·六节藏象论》提出自然是人生存发展的基础："天食人以五气，地食人以五味"，天地变动应于人"天之邪气，感则害人五藏；水谷之寒热，感则害于六府；地之湿气，感则害皮肉筋脉"（《素问·阴阳应象大论》）；提出要重视人"与天地如一"（《素问·脉要精微论》），顺应自然界的变化规律、依时调摄："化不可代，时不可违"（《素问·五常政大论》），方可摄生保全"僻邪不至，长生久视"（《灵枢·本神》），从而确立了顺应自然的养生原则。

取法《庄子·天运》"顺之以天理，行之以五德，应之以自然，然后调理四时"的养生之则，在《素问·宝命全形论》"人以天地之气生，四时之法成"原则的指导下，《灵枢·顺气一日分为四时》"春生、夏长、秋收、冬藏，是气之常也，人亦应之"，强调了人的生命活动须顺应四时环境气候变化；在《素问·八正神明论》"天温日明，则人血淖液而卫气浮……天寒日阴，则人血凝泣而卫气沉"的理论基础上，提出了"圣人春夏养阳，秋冬养阴，以从其根"（《素问·四气调神大论》）顺应自然四时阴阳消长节律的养生之则。

《素问·四气调神大论》根据自然界的阴阳消长变化规律，不仅详述了四时养生起居调神之道，以顺应四季寒暑往来的变化规律，春夏阳气生长，秋冬阳气内敛潜降，故有"春夏养阳，秋冬养阴"之则，还论及四季各异的具体起居养生之法："春三月……夜卧早起，广步于庭，被发缓形……夏三月……夜卧早起，无厌于日，使志无怒……秋三月……早卧晚起，与鸡俱兴，使志安宁……冬三月……早卧晚起，必待日光；使志若伏若匿"，同时，"五藏应四时，各有收受"，《素问·金匮真言论》根据五脏与季节主气相通应之则，后人总结出"春养肝，夏养心，长夏养脾，秋养肺，冬养肾"的五脏调养之法。后世医家在起居、饮食、疗法等方面多有发挥。

1. 汉张仲景"顺时气养天和"　　张仲景强调人与自然的相互协调适应是养生的关键所在。遵《灵枢·岁露论》"人与天地相参，与日月相应"之则，《金匮要略·藏府经络先后病脉证》开篇即有"人禀五常，因风气而生长……能生万物，亦能害万物"，提出人体生理阴阳变化皆应于天地日月、人与自然的协调是养生关键所在："顺天地之刚柔"，逆之则变生疾病："小人触冒，必婴暴疹"（《伤寒例·气候变化与外感疾病》）[4]12；同时，疾病症状也应四时阴阳而变："劳之为病，其脉浮大，手足烦，春夏剧，秋冬瘥"（《金匮要略·血痹虚劳病脉证并治》）[21]15，"从春至夏衄者太阳，从秋至冬衄者阳明"（《金匮要略·惊悸吐衄下血胸满瘀血病脉证治》）[21]45。由上可知，仲景"顺时气养天和"之法言之甚少，但其应用于临证疾病辨治中，对后世影响颇大。

2. 杨上善注解阐释"顺四时阴阳起居"之理　　上承《素问·宝命全形论》中"人以天地之气生，四时之法成"天人相应的理论，杨上善提出世间万物皆需与天地变化同步："人应四时，天地亦为父母也"，顺应天地自然的四时阴阳变化规律方为养生之本："阴阳四时，万物之本也"，《素问·四气调神大论》中有"春三月""夏三月""秋三月""冬三月"四时起居事项，而杨上善以阴阳理论注释四时养生之理，以"春三月，夜卧蚤起"为例，杨上善释为："春之三月，主胆，肝之府，足少阳用事，阴消阳息。故养阳者，至夜即卧，顺阴消也……旦而起，顺阳息也。"倘若悖逆四时阴阳规律，则易受外邪侵袭而致病："夏则凉风以适情，冬则求温以纵欲。不领四时逆顺之宜，不依冬夏寒暑之适，由是贼风至于腠理，虚邪朝夕以伤体。"可见"顺阴阳四时"也是杨上善养生思想的核心。

3. 梁陶弘景，唐孙思邈、王焘"顺时起卧"　陶弘景《养性延命录》中有"侮天地者凶，顺天时者吉"，遵《素问·四气调神大论》"春夏养阳、秋冬养阴"四时养生之理，日出东方为阳气升发之所，故陶弘景有"凡卧，春夏欲得头向东，秋冬向西，有所利益"（《养性延命录·杂戒忌禳灾祈善篇》）[35]37 的顺四时起居之发挥。

孙思邈重视日常起卧作息规律，需顺应自然四时之律，有序有度："善摄生者，卧起有四时之早晚，兴居有至和之常制"[9]479，起居穿衣寝居皆从其理，"衣食寝处皆适，能顺时气者，始尽养生之道。故善摄生者，无犯日月之忌，无失岁月之和"，故在起居养生中进一步拓展详述了顺四时养生之法，根据四时季节变化制定：由于"冬日冻脑，春秋脑足俱冻"，故而睡眠姿势应"春夏向东，秋冬向西，头勿北卧"[9]482，而起卧时间规律则遵循《素问·四气调神大论》中：春、夏三月"夜卧早起"，秋三月"早睡早起"，冬三月"早卧晚起、必待日光"之则，提出："春欲晏卧早起，夏及秋欲侵夜乃卧早起，冬欲早卧而晏起，皆益人"，但又细化："虽云早起，莫在鸡鸣前；虽云晏起，莫在日出后"（《备急千金要方·卷二十七》）[9]483，与《内经》"夏季"起居养生有异。

王焘"夏不欲穷凉，亦不欲雾露星月下卧"[42]206，提出虽春夏为阳气升发之际，过度贪凉仍有伤阳之患，拓展了四时起居养生之法。

4. 梁陶弘景、唐孙思邈、王冰"饮食以顺四时"　遵《素问·四气调神大论》中的四时五脏之调养方法：春养肝，夏养心，长夏养脾，秋养肺，冬养肾，并结合五行、五味与脏腑配属的理论，顺应四时，陶弘景有"春宜食辛，夏宜食酸，秋宜食苦，冬宜食咸，此皆助五藏，益血气，辟诸病。食酸甜咸苦，即不得过分食"[6]29（《养性延命录·食戒》）；孙思邈有"春七十二日省酸增甘以养脾气；夏七十二日省苦增辛以养肺气；秋七十二日省辛增酸以养肝气；冬七十二日省咸增苦以养心气；季月各十八日省甘增咸以养肾气"[9]465（《备急千金要方·食治·序论》）的论述，根据五行生克之理，通过调摄饮食五味之法以顺应四时变化。另外，王冰阐发《内经》阴阳对立统一原则，秉承"以制为养"的思想，提出了饮食寒温养护的规律："春食凉，夏食寒，以养于阳；秋食温，冬食热，以养于阴"（《素问次注·四气调神大论》），春夏阳盛易伤阴宜寒食，秋冬阴盛易损阳宜食温热。

5. 汉《难经》、唐孙思邈"顺四时以疗疾"　《难经·七十七难》提出针刺深浅需遵四时阴阳的升降变化规律：春夏宜浅刺、秋冬宜深刺：春夏之季，阳气趋于浅层，"春夏温，必致一阴者"[49]306，故针刺宜浅从深部引出阴气，秋冬季节，阳气趋于深层，"秋冬寒，必致一阳者"[49]306，故针刺宜从浅层纳入阳气；孙思邈提出"春服小续命汤五剂，及诸补散各一剂；夏大热，则服肾沥汤三剂；秋服黄芪等丸一两剂；冬服药酒两三剂，立春日则止，则百病不生矣"[9]486 的药疗之法；可见，在疾病诊治方面也需要遵循四时变化规律。

6. 宋陈直提出老年人四时养生要点　陈直继承了《素问·四气调神大论》中顺应春生夏长秋收冬藏四时之气的主张，提出老年人养生更应该遵循此原则："人若能执天道生杀之理，法四时运用而行，自然疾病不生，长年可保。"[16]318 "其黄发之人……依四时摄养之方，顺五行休旺之气，恭恪奉亲，慎无懈怠。"[16]320并且提出了老年人适宜于各个季节的饮食、情志、导引、衣着起居的具体方法，大大丰富了《内经》的四时调摄内容，增加了可操作性。

7. 元朱震亨提"四虚"之时需节欲保精　《灵枢·岁露论》中提出了天时与疾病关系的"三虚"理论："三虚者，其死暴疾也；得三实者邪不能伤人也……乘年之衰，逢月之空，失时之和，因为贼风所伤，是谓三虚。"

元代朱震亨在《格致余论·阳有余阴不足论》中，基于此"三虚"理论，提出"四虚"："夫夏月火土之旺，冬月火气之伏，此论一年之虚耳。若上弦前、下弦后，月廓月空，亦为一月之虚。大风大雾，虹霓飞电，暴寒暴热，日月薄蚀，忧愁忿怒，惊恐悲哀，醉饱劳倦，谋虑勤动，又皆为一日之虚。若病患初退，疮痍正作，尤不止于一日之虚……若犯此四者之虚，似难免此。"[46]7 "四虚"即一年之虚、一月之虚、一日之虚、一病之虚。一年之虚指农历四月、五月、六月、十月、十一月这五个月。四月、五月火旺金衰，肺脏易受病，六月土气旺，肾水受制，易患肾病，故四月到六月夏季三个月要保养肺肾二脏。十月、十一月为冬季，是人体正气闭藏的时节，所以要节欲保精，否则来年春天容易得温病。一月之虚，指月廓空虚时的上弦月和下弦月时，即农历初七、初八和二十三日。一日之虚，指气候、饮食、情绪、劳倦的因素影响所致，一病之虚指大病初愈或生疮疡的期间。朱丹溪认为在此"四虚"之时特别要注意养生，他提出的具体方法为节欲，节欲保精主要针对一年之虚和一月之虚："善摄生者，于此五个月出居于外。苟值一月之虚，亦宜暂远帷幕，各自珍重，保全天和。""古人于夏必独宿而淡味，兢兢业业于爱护也。保养金水二脏，正嫌火土之旺尔。"[46]7

六、养生原则

源于《礼记·中庸》的"不偏之谓中，不易之谓庸"[50]74 "致中和，天地位焉，万物育焉"[50]64的"中""和"两大哲学思想，在《素问·上古天真论》"和于术数，食饮有节，起居有常，不妄作劳"体现得淋漓尽致，饮食饥饱适中，起居法于天地之常，动静相合、适度有节皆为养生之则，充分体现了和谐适度的思想，相对而言，"生病起于过用"则为致病的重要因素。正如《素问·宣明五气》提及的五劳所伤："久视伤血，久卧伤气，久坐伤肉，久立伤骨，久行伤筋"，正是劳逸失度所致。可见，"过用"即为起病的重要因素。"中和"体现在《内经》养生理论中的"有常""有节"，渗透于日常养生之中，诸如哀乐有节、饮食有制、劳逸有度、房事有节等多个方面，医家各有发挥，分述如下。

1. 晋葛洪"养生以不伤为本"　葛洪重视疾病的预防对健康的重要性，防病需先于治病，明确提出"至人消未起之患，治未病之疾，医之于无事之前，不追于既逝之后"[25]145，这也是《内经》"治未病"思想的继承和发展。同时，还提出摄养之总则："善摄生者，卧起有四时之早晚，兴居有至和之常制，调剂筋骨，有偃仰之方，杜疾闭邪，有吞吐之术，流行营卫，有补泻之法，节宣劳逸，有与夺之要，忍怒以全阴气，抑喜以养阳气。"[25]100（《抱朴子·内篇·极言》）

基于《素问·经脉别论》"生病起于过用"、《素问·宣明五气》"五劳所伤"，葛洪进而确立了"养生以不伤为本"之旨，时刻谨记不伤害自身精气。同时，还列举了各种生活中因过度而伤损之事，《抱朴子·内篇·极言》列举了"十三伤"行为："才所不逮而困思之""力所不胜而强举之""悲哀憔悴""喜乐过差""汲汲所欲""久谈言笑""寝息失时""挽弓引弩""沉醉呕吐""饱食即卧""跳走喘乏""欢呼哭泣""阴阳不交"[5]223，日久则会寿损，并提出了不伤损的养生之道，宜"无久坐、无久行、无久视、无久听"[51]341、"唾不及远，行不疾步，耳不极听，目不极视，坐不至久，卧不及疲"[5]223；同时，修炼房中之术需宣节有度"人不可以阴阳不交，坐致疾患。若乃纵性恣欲，不能节宣，则伐年命"[5]117。可见，葛洪的养生之则，即是"劳勿过极"，强调养生是建立于日常小事中，避免损伤正气，重在节制有度、有时、有节、有制，方可养生延年，为历代养生家所遵循。

2. 梁陶弘景"能中和者必久寿"　陶弘景（《养性延命录·教诫篇》）中提出："能中和者，必久寿也。"[6]7，五志适度、情绪平和方为长生之道："多笑则伤藏，多愁则心摄，多乐则意溢，多喜则忘错惛乱，多怒则百脉不定。"[6]4 遵《素问·宣明五气》"久视伤血，久卧伤气，久立伤骨，久行伤筋，久坐伤肉"之则，提出劳逸结合、适度交替，方可发挥养生之用："能从朝至暮，常有所为，使之不息为快，但觉极当息，息复为之。"[6]8 同时，还需遵从四时之和："夫冬温夏凉，不失四时之和，所以适身也。"[6]8 其中"养寿之法，但莫伤之而已"[6]8 与葛洪"养生以不伤为本"在养生原则中属一致。

3. 隋杨上善"内外兼顾"　杨上善提出了摄生防病的总则："人之生病，莫不内因怒喜思忧恐等五志，外因阴阳寒暑，以发于气而生百病。所以善摄生者，内除喜怒，外避寒暑，故无道夭，遂得长生久视者也。"[52]12 外养形体，内护情志，内外兼养方为摄生延寿之道。

4. 唐孙思邈"养生十要"　孙思邈重养生："人之所贵，莫贵于生。"[9]480 而"养性"位居养生之首："虽常服饵而不知养性之术，亦难长生也。"[9]480 并具体总结出十个养生要点："一曰啬神，二曰爱气，三曰养形，四曰导引，五曰言论，六曰饮食，七曰房室，八曰反俗，九曰医药，十曰禁忌。"[41]120（《千金翼方·养性》）整理归纳了十个具体的养生方法，主要有保养精神，爱惜元气，保养形体，做导引，少言语，节制饮食，节制房事，反世俗的生活习惯，使用医药养生，遵守禁忌。同时，上承《内经》"不妄作劳"之诫，在《素问·宣明五气》"五劳所伤"的基础上，孙思邈提出"常欲小劳，但莫大疲及强所不能堪耳"[9]480，强调劳逸适度、动静结合于养生的益处。

另外，孙思邈补充了"莫强食，莫强酒，莫强举重，莫忧思，莫大怒，莫悲愁，莫大惧，莫跳踉，莫多言，莫大笑，勿汲汲于所欲，勿悁悁怀忿恨"（《备急千金要方·道林养性》)[9]480，在饮食、起居、劳作、情志等方面还体现了"中和养生观"。

5. 明徐春圃、李梴阐发养生原则　徐春圃在《古今医统大全》中摘录了嵇康所论述的生活中养生五个难以节制的方面，如果这五个方面不节制，虽然采取了其他各种养生措施，但仍然不能长寿："养生有五难：名利不灭，此一难也；喜怒不除，此二难也；声色不去，此三难也；滋味不绝，此四难也；神虑精散，此五难也。五者必存，虽心希难老，口诵至言，咀嚼英华，呼吸太阳，不能不夭其年也。五者无于胸中，则信顺日深，玄德日全，不祈喜而自福，不求寿而自延。"[53]232他说的五个方面是名利、喜怒、声色、滋味、思虑，如果在这五个方面有所节制和取舍，那么人自然就会长寿。

《素问·上古天真论》："食饮有节，起居有常，不妄作劳，故能形与神俱，而尽终其天年，度百年乃去……以酒为浆，以妄为常，醉以入房，以欲竭其精，以耗散其真……起居无节，故半百而衰也。"李梴根据此说，指出养生的实质就是日常生活中的饮食起居的调养，并不需要服药来养生："保养不外日用食息，而为人所易知易行。"[19]29其具体方法为避风寒以保养皮肤六腑，节劳逸保养五脏筋骨，戒色欲以养精，正思虑以养神，薄滋味以养血，寡言语以养气："避风寒以保其皮肤六腑，则麻黄、桂枝、理中、四逆之剂，不必服矣；节劳逸以保其筋骨五脏，则补中益气、劫劳、健步之剂，不必服矣；戒色欲以养精，正思虑以养神，则滋阴降火、养荣、凝神等汤，又何用哉？薄滋味以养血，寡言语以养气，则四物、四君、十全、三和等汤，又何用哉？"[19]30

七、《内经》养生理论发展研究评述

养生，《内经》又称"宝命全形"，即珍惜生命，保全形体。《备急千金要方》有"人命至重，有贵千金。"[9]16《内经》养生的内涵充分体现了以人为本，生命至上，尊爱生命的精神。这与中国哲学是生命的哲学的基本精神一脉相承，也是中医药文化基本的核心价值观念。这种精神专注于生命的价值和对个体自由及尊严的尊重，并处处体现在医疗实践活动中人性化的处理方式。

纵观《内经》养生理论在秦汉魏晋隋唐时期的发展，秦汉时期是养生理论的奠基及初步实践期，张仲景"养慎"观"未病先防"，六经辨证、脏腑传变中"既病防变"，健脾扶正"瘥后防复"等措施，八味肾气丸、薯蓣丸、黄芪建中汤等的应用，在临床实践各环节皆体现了"治未病"理论，华佗创制"五禽戏"是《内经》运动养生理论运用于实践的最佳范例；魏晋南北朝是养生理论的践行发展期，以葛洪、陶弘景为代表，注重形神共养，在"精气神"理论基础上发展的导引吐纳摄生之术、"宝精爱气"的房中之术为后世所称道沿用，其中，行气导引之术也是后世气功术之源[54]2328-2329；隋唐时期是养生理论的总结诠释推广期，孙思邈承继前人发展调气吐纳、导引按摩之术，起居、七情调摄养生之法，并建立了完整的食疗学说，为后世中医食疗学的形成和发展奠定了基础。这一时期，《内经》养生原则得以践行细化，养生方法得以补充完善，食疗、导引之术渐成体系、为后世承继。

从秦汉魏晋隋唐时期《内经》养生理论的发展不难看出，社会环境和思想文化的变迁是其中重要的因素。笔者现以导引行气的盛行、食疗理论的变迁为例浅析如下。

秦汉时期，道家黄老之学的盛行，到西汉汉武帝提出的"罢黜百家，独尊儒术"，再到东汉时期佛教传入，可见，这一时期作为养生理论的奠基时期，为儒、释、道三教思想的影响最为显著；魏晋隋唐时期，从服丹石药饵到导引行气养生的盛行，经历了从"外丹"修炼到"内丹"静养的转变。炼丹服石蔚然成风的背后，不仅有战乱灾祸下，人们对养生的渴求、避世的愿望，催生出的玄学思想盛行，也有帝王所推崇关注的金液还丹的"修仙"要务，客观上促进了药物养生的发展；但伴随丹药毒性的显现，道教"金丹信仰"到"上清道法"的转变，使得服石之风至中唐后逐渐平息，而导引服气、内丹学理论得到很大的发展。可见，社会环境，道教思想的转变，重视精气神的思想在养生理论中得以运用，造就了从外丹黄白之术转至以静功、存思、气法为主的内丹路径的养生发展，注重形神共养。

《素问·藏气法时论》中"五谷为养，五果为助，五畜为益，五菜为充"以补益精气，至魏晋隋唐时期，饮食养生中逐渐出现"少食""素食"的趋势，与道教"辟谷"及佛教"戒杀生"的思想关系密切。道教推崇辟谷养生之术，葛洪"断谷人……身轻色好，堪风寒暑湿"[5]244，可见一斑，而佛教提倡"戒杀生"的思想，梁武帝颁布的《断酒肉文》中规定了出家僧侣禁食肉，开启了汉传佛教的素食传统，故孙思邈《备急千金要方》有："常须少食肉，多食饭"[9]482；可见，由"谷肉果菜"到"少食""素食"的转变，是带有明显宗教色彩影响的饮食养生法。

宋金元时期是养生理论的系统整理、细化完善的阶段，人们逐渐意识到金丹流弊，养生之法逐渐转向草木药物及饮食养生，例如宋代作为封建社会发展成熟时期，社会安定和经济发展，使得养生成为一种普遍的社会需求，推动了养生理论的充实和发展，出现了专门针对老年人养生的专题养生著作，北宋陈直的《养老奉亲书》中，详细论述了关于老年人在饮食调养、精神调摄、四时调摄方面的养生原则和方法，并给出了针对老年人慢性病的食疗方，内容十分全面；金元四大家虽各成一派，从多方面阐发养生之道，如张从正上承《内经》"情志"致病的阐发，拓展的"以情治情"之法，形成了较为系统的理论体系，不仅丰富了神志养生的内容，也为后世中医心理学的发展奠定了基础，李杲强调饮食起居及脾胃养护，朱丹溪述及的"茹淡"饮食、"四虚"之时房室养生，都可看出在《内经》的基础上的发挥和创建，也为后世养生理论的发展起到了重要的推动作用。至明清时期，养生为民众所关注，从皇家内廷逐渐走向民间，养生著作涌现，医家对养生的总原则多有阐发，以及房事养生多有补充和发挥。

参考文献

[1] 杨世忠. 中医养生学概论 [M]. 北京：中医古籍出版社，2009：1.

[2] 赵鲲鹏. 张仲景养生学 [M]. 北京：中国医药科技出版社，2012：28.

[3] 张登本，孙理军. 黄帝内经话养生 [M]. 北京：新世界出版社，2008：前言.

[4] [汉] 张仲景. 伤寒论 [M]. 厉畅，梁丽娟点校. 北京：中医古籍出版社，1997：序.

[5] 葛洪. 抱朴子内篇校释 [M]. 王明校释. 北京：中华书局，1980：155.

[6] [梁] 陶弘景. 养性延命录 [M]. 宁越峰注释，朱德礼校译. 赤峰：内蒙古科学技术出版社，2002：4.

[7] [晋] 嵇康. 嵇康集译注 [M]. 夏明钊译注. 哈尔滨：黑龙江人民出版社，1987：51.

[8] [隋] 杨上善. 中医十大经典系列 黄帝内经太素 大字诵读版 [M]. 北京：中国医药科技出版社，2018：265.

[9] [唐] 孙思邈. 中医必读百部名著备急千金要方 [M]. 高文柱，沈澍农校注. 北京：华夏出版社，2008：477.

[10] 陈鼓应. 庄子今注今译 [M]. 北京：商务印书馆，2007：319.

[11] 张印生，韩学杰. 孙思邈医学全书 [M]. 北京：中国中医药出版社，2009：489.

[12] 董沛文. 唐山玉清观道学文化丛书 金丹阐秘 下 [M]. 北京：宗教文化出版社，2015：713.

[13] 张登本，孙理军. 王冰医学全书 [M]. 北京：中国中医药出版社，2006：313.

[14] 张有隽. 中国养生大全：让生命充满活力 [M]. 天津：天津人民出版社，2007：419.

[15] 裘沛然. 中国医籍大辞典下 [M]. 上海：上海科学技术出版社，2002：1243.

[16] [宋] 陈直. 养老奉亲书 [M]. 陈可冀，李春生订正评注. 上海：上海科学技术出版社，1988：297 - 303.

[17] [宋] 陈无择. 三因极一病证方论 [M]. 北京：中国中医药出版社，2007：153.

[18] [金] 张从正. 儒门事亲 [M]. 王雅丽校注. 北京：中国医药科技出版社，2019：86.

[19] [明] 李梴. 医学入门 [M]. 金嫣莉等校注. 北京：中国中医药出版社，1995：29.

[20] [明] 徐春甫. 古今医统大全 下 [M]. 崔仲平，王耀廷主校. 北京：人民卫生出版社，1991：1391.

[21] [汉] 张仲景. 金匮要略 [M]. 于志贤，张智基点校. 北京：中医古籍出版社，1997：1.

[22] 李金龙，李明强. 二十五史文白对照第2卷 [M]. 呼和浩特：远方出版社，2005：271.

[23] [东汉] 华佗. 中医十大经典系列 华氏中藏经 大字诵读版 [M]. 北京：中国医药科技出版社，2018：140.

[24] 陈楠. 中华养生全书 [M]. 九州图书出版社，1999：1080.

[25] [晋] 葛洪. 抱朴子 [M]. 上海：上海古籍出版社，1990：160.

[26] 宋天彬，刘元亮. 中医气功学 [M]. 北京：人民卫生出版社，1996：200.

[27] 彭锦，胡镜清. 古代名家这样养生 [M]. 北京：中医古籍出版社，2013：229.

[28] 郑旭锐，文颖娟. 明代医家李梴养生学术思想探析 [J]. 河南中医，2012，32 (08)：973 - 974.

[29] 申笑梅，王凯旋. 诸子百家名言名典 [M]. 沈阳：沈阳出版社，2004：57.

[30] 门凌，陈铭泰，何日明，等. 张仲景对《黄帝内经》五行学说思想运用探讨 [J]. 河南中医，2016,36 (12)：2054 - 2055.

[31] 张建荣. 金匮证治精要 [M]. 北京：人民卫生出版社，1997：219.

[32] 邰丽萍. 宋以前食养食疗的研究 [D]. 北京：中国中医科学院，2007：26.

[33] 方春阳. 中国养生大成 [M]. 长春：吉林科学技术出版社，1992：341.

[34] 孙艳艳. 历代医家养生思想源流考 [D]. 哈尔滨：黑龙江中医药大学，2018：14.

[35] [晋] 葛洪. 肘后备急方 [M]. 王均宁点校. 天津：天津科学技术出版社，2005：209.

[36] [隋] 巢元方. 诸病源候论 [M]. 黄作阵点校. 沈阳：辽宁科学技术出版社，1997：193-194.

[37] 于守洋，崔洪斌. 中国保健食品的进展 [M]. 北京：人民卫生出版社，2001：57.

[38] 吴鸿洲. 中医方药学史 [M]. 上海：上海中医药大学出版社，2007：91-92.

[39] 大舜. 中国历代医论选讲 [M]. 北京：中国医药科技出版社，1997：9.

[40] 高宏存. 中华养生实用宝典 [M]. 北京：中国检察出版社，1999：930.

[41] [唐] 孙思邈. 千金翼方 [M]. 彭建中，魏嵩有点校. 沈阳：辽宁科学技术出版社，1997：138.

[42] [唐] 王焘. 外台秘要方 [M]. 高文铸校注. 北京：华夏出版社，1993：57.

[43] 梁润英，娄梦，乔帅. 《养老奉亲书》食疗方的特点及运用 [J]. 中国中医药现代远程教育，2014，12 (19)：91-93.

[44] [金] 李东垣. 中医临床经典丛书 脾胃论 [M]. 太原：山西科学技术出版社，2018：87.

[45] 张有隽. 中国养生大全：让生命充满活力 [M]. 天津：天津人民出版社，2007：958.

[46] 田思胜. 朱丹溪医学全书 [M]. 北京：中国中医药出版社，2006：26.

[47] [明] 吴有性. 中医古籍名家点评丛书 温疫论 [M]. 杨进点评. 北京：中国医药科技出版社，2018：11.

[48] [清] 叶天士. 临证指南医案 [M]. 孙玉信，赵国强点校. 上海：第二军医大学出版社，2006：397.

[49] 牛兵占. 难经译注 [M]. 北京：中医古籍出版社，2004：292.

[50] 严华英. 大学·中庸 [M]. 北京：中国戏剧出版社，2003：74.

[51] 方春阳. 中国养生大成 [M]. 长春：吉林科学技术出版社，1992：341.

[52] [隋] 杨上善. 黄帝内经太素 [M]. 北京：人民卫生出版社，1965：12.

[53] 牛淑平. 新安医学医论医话精华 [M]. 北京：中国中医药出版社，2009：232.

[54] 温茂兴. 论道教服气导引术对中医和于术"数"养生思想的影响 [J]. 时珍国医国药，2006，17 (11)：2328-2329.

第五节　治未病与预后

中医"治未病"思想历史悠久，继承《周易》"未雨绸缪、居安思危"忧患意识及道家"早治于未乱"思想，《素问·四气调神大论》首先提出了预防为主的"治未病"理论："圣人不治已病治未病，不治已乱治未乱，此之谓也。夫病已成而后药之，乱已成而后治之，譬犹渴而穿井，斗而铸锥，不亦晚乎。"强调了养生防病的重要性，也确立了中医预防医学的指导思想。"发于阴阳，和于术数，食饮有节，起居有常，不妄作劳"（《素问·上古天真论》），"顺四时而适寒暑，和喜怒而安居处，节阴阳而调刚柔"（《灵枢·本神》），涵盖了《内经》"治病先防"的核心法则和主要手段；同时，"正气存内，邪不可干"（《素问遗篇·刺法论》），"邪之所凑，其气必虚"（《素问·评热病论》）亦体现了"治未病"的发病观。另外，《内经》十三方之小金丹"和气咽之，服十粒，无疫干也"（《素问遗篇·刺法论》）首开药物预防的先例。可见，《内经》"治未病"思想为中医预防医学的发展奠定了理论基础，后世医家也对"圣人不治已病治未病"的理论多有继承发挥。

疾病均有一个发生发展的过程，预后，即是对疾病的发展、转归和治疗结果做出预测，是医生和患者最关心的内容，也是医学必不可少的功能之一。《内经》对此也有比较详细的论述，大致可分为根据病程四时季节、色脉、病状、人的体质几个方面来判断疾病的轻重难易、顺逆、生死。

根据病程、四时季节判断预后，如《灵枢·病传》："黄帝曰：大气入藏奈何？岐伯曰：病先发于心，一日而之肺，三日而之肝，五日而之脾，三日不已，死。冬夜半，夏日中。病先发于肺，三日而之肝，一日而之脾，五日而之胃，十日不已，死。冬日入，夏日出。病先发于肝，三日而之脾，五日而之胃，三日而之肾，三日不已，死。冬日入，夏早食。病先发于脾，一日而之胃，二日而之肾，三日而之膂膀胱，十日不已，死。冬人定，夏晏食。病先发于胃，五日而之肾，三日而之膂膀胱，五日而上之心，二日不已，死。冬夜半，夏日昳。病先发于肾，三日而之膂膀胱，三日而上之心，三日而之小肠，三日不已，死。冬大晨，夏早晡。病先发于膀胱，五日而之肾，一日而之小肠，一日而之心，二日不已，死。冬鸡鸣，夏下晡。诸病以次相传，如是者，皆有死期，不可刺也，间一藏及二、三、四藏者，乃可刺也。"《素问·藏气法时论》："病在肝，愈于夏，夏不愈，甚于秋，秋不死，持于冬，起于春，禁当风。肝病者，愈在丙丁，丙丁不愈，加于庚辛，庚辛不死，持于壬癸，起于甲乙。肝病者，平旦慧，下晡甚，夜半静。""病在心，愈在长夏，长夏不愈，甚于冬，冬不死，持于春，起于夏，禁温食热衣。心病者，愈在戊己，戊己不愈，加于壬癸，壬癸不死，持于甲乙，起于丙丁。心病者，日中慧，夜半甚，平旦静。""病在脾，愈在秋，秋不愈，甚于春，春不死，持于夏，起于长夏，禁温食饱食湿地濡衣。脾病者，愈在庚辛，庚辛不愈，加于甲乙，甲乙不死，持于丙丁，起于戊己。脾病者，日昳慧，日出甚，下晡静。""病在肺，愈在冬，冬不愈，甚于夏，夏不死，持于长夏，起于秋，禁寒饮食寒衣。肺病者，愈在壬癸，壬癸不愈，加于丙丁，丙丁不死，持于戊己，起于庚辛。肺病者，下晡慧，日中甚，夜半静。""病在肾，愈在春，春不愈，甚于长夏，长夏不死，持于秋，起于冬，禁犯焠㷅热食温灸衣。肾病者，愈在甲乙，甲乙不愈，甚于戊己，戊己不死，持于庚辛，起于壬癸。肾病者，夜半慧，四季甚，下晡静"等。

根据色脉来判断预后，如《素问·玉机真藏论》："形气相得，谓之可治；色泽以浮，谓之易已；脉从四时，谓之可治；脉弱以滑，是有胃气，命曰易治，取之以时。形气相失，谓之难治；色夭不泽，谓之难已；脉实以坚，谓之益甚；脉逆四时，为不可治。必察四难，而明告之。""病热脉静，泄而脉大，脱血而脉实，病在中脉实坚，病在外脉不实坚者，皆难治。"《灵枢·邪客》："其脉滑而盛者，病日进；虚而细者，久以持；大以涩者，为痛痹。阴阳如一者，病难治。"《素问·平人气象论》："脉从阴阳，病易已；脉逆阴阳，病难已。脉得四时之顺，曰病无他；脉反四时及不间藏，曰难已。""风热而脉静，泄而脱血脉实，病在中脉虚，病在外脉涩坚者，皆难治，命曰反四时也。"《灵枢·邪气藏府病形》："见其色而不得其脉，反得其相胜之脉，则死矣；得其相生之脉，则病已矣。"《素问·刺热论》："肝热病者左颊先赤，心热病者颜先赤，脾热病者鼻先赤，肺热病者右颊先赤，肾热病者颐先赤。病虽未发，见赤色者刺之，名曰治未病。"

据病状判断预后，如《素问·玉机真藏论》："黄帝曰：余闻虚实以决死生，愿闻其情。岐伯曰：五实死，五虚死。帝曰：愿闻五实五虚。岐伯曰：脉盛，皮热，腹胀，前后不通，闷瞀，此谓五实。脉细，皮寒，气少，泄利前后，饮食不入，此谓五虚。帝曰：其时有生者何也？岐伯曰：浆粥入胃，泄注止，则虚者活；身汗得后利，则实者活。此其候也。"《灵枢·终始》："太阳之脉，其终也。戴眼反折瘛疭，其色白，绝皮乃绝汗，绝汗则终矣。少阳终者，耳聋，百节尽纵，目系绝，目系绝一日半则死矣。其死也，色青白乃死。阳明终者，口目动作，喜惊妄言，色黄，其上下之经盛而不行则终矣。少阴终者，面黑齿长而垢，腹胀闭塞，上下不通而终矣。厥阴终者，中热溢干，喜溺心烦，甚则舌卷卵上缩而终矣。太阴终者，腹胀闭不得息，气噫善呕，呕则逆，逆则面赤，不逆则上下不通，上下不通则面黑皮毛焦而终矣。"

根据体质来断预后，如《灵枢·寿夭刚柔》："黄帝问于伯高曰：余闻形有缓急，气有盛衰，骨有大小，肉有坚脆，皮有厚薄，其以立寿夭奈何？伯高答曰：形与气相任则寿，不相任则夭。皮与肉相果则寿，不相果则夭，血气经络，胜形则寿，不胜形则夭。黄帝曰：何谓形之缓急？伯高答曰：形充而皮肤缓者则寿，形充而皮肤急者则夭，形充而脉坚大者顺也，形充而脉小以弱者气衰，衰则危矣。若形充而颧不起者骨小，骨小则夭矣。形充而大肉䐃坚而有分者肉坚，肉坚则寿矣；形充而大肉无分理不坚者肉脆，肉脆则夭矣。此天之生命，所以立形定气而视寿夭者，必明乎此，立形定气，而后以临病人，决死生。黄帝曰：余闻寿夭，无以度之。伯高答曰：墙基卑，高不及其地者，不满三十而死。其有因加疾者，不及二十而死也。黄帝曰：形气之相胜，以立寿夭奈何？伯高答曰：平人而气胜形者寿；病而形肉脱，气胜形者死，形胜气者危矣。"

总的看来，《内经》论述疾病的预后要点可归纳为七个方面：① 脉证相反为逆。② 脉无胃气为逆为死。③ 脉逆四时为难治。④ 面色无华或显露位置不当为逆为死。⑤ 形气相失为逆为难治。⑥ 四肢厥冷为逆为病难已。⑦ 毛发干枯为危候，见于小儿病的预后。

综上可见，《内经》"治未病"思想为中医预防医学的发展奠定了理论基础，正确判断疾病预后，择疾病病势未生、未盛或已衰之机，进行干预，后世医家对于"圣人不治已病治未病"理论，在临证实践中各有继承和发挥。

一、汉《难经》以问难阐释"治未病"

基于《内经》"治未病"未病先防的理论基础，《素问·玉机真藏论》亦有"五藏有病，则各传其所胜"，《难经·七十七难》"所谓治未病者，见肝之病，则知肝当传之与脾，故先实其脾气，无令得受肝之邪，故曰治未病焉"[1]328，运用五行乘侮理论，以肝为例，从已病防变的角度对"治未病"理论进行阐释和补充，不仅丰富了《内经》疾病传变理论，也为后世医家在临证中"治未病"的措施得以充实和具体化。

二、汉张仲景"养慎避风""已病防传"

《金匮要略》开篇即将"上工治未病"列于文首，可见"治未病"的重要意义，张仲景在疾病的辨证论治中运用并深化细化了《内经》"治未病"的思想，涵盖了后世未病先防、已病防传、瘥后防复的预防医学思想。

遵《灵枢·九宫八风》"谨候虚风而避之"辟邪防病的理论，张仲景《金匮要略·藏府经络先后病脉证》有"客气邪风，中人多死"[2]1之论，提出"养慎"观点内养正气以外避邪风，方可"不令邪风干忤经络"[2]1，倡导从房事、饮食养生入手："房室勿令竭乏"[2]1、"服食节其冷热苦酸辛甘"[2]1-2，保全正气，避开一切有损脏腑、变生疾病的不正之气，使病邪无由而入；若有病"适中经络，未流传脏腑"[2]1则尽早医治以防病邪深入，促进其向愈康复，并提出具体方案："四肢才觉重滞，即导引、吐纳、针灸、膏摩，勿令九窍闭塞。"可见，仲景所谓"若五脏元真通畅，人即安和"[2]1，与《素问·上古天真论》中"虚邪贼风，避之有时，恬淡虚无，真气从之，精神内守，病安从来"的理论乃一脉相承。

同时，张仲景在辨治疾病中，无论是外感病的六经传变，还是内伤疾病的五脏传变，都贯彻运用"治未病"已病防变的思想，重视疾病的传变，尽早阻断、防其蔓延为患。如《伤寒论》第277条："自利不渴者，属太阴，以其脏有寒故也，当温之，宜服四逆辈"[3]52，为太阴里虚寒证，治疗之法"当温之"，如虚寒程度较轻，可投以理中汤，若虚寒偏重，则以四逆类方治之温元阳，寓补火生土之意，以防脾病干肾。又如《伤寒论》第100条："伤寒，阳脉涩，阴脉弦，法当腹中急痛，先与小建中汤，不差者，小柴胡汤主之"[3]30，阳脉涩、腹中急痛已呈现气血不足、里气已虚之象，虽阴脉弦，邪在少阳，但已有渐入太阴之势，故而先予小建中汤温补中焦，待脾气充盛，不愈者，再以小柴胡汤调和疏泄，亦是《金匮要略》中"见肝之病，知肝传脾，当先实脾"的理论体现，后世医家称此法为"虚人伤寒建其中"。

另外，张仲景在立法处方中重视"顾护脾胃"和"救护阳气"。脾胃为后天之本，遵"胃者五藏之本"（《素问·玉机真藏论》）"胃者，平人之常气也。人无胃气曰逆，逆者死"（《素问·平人气象论》）之则，仲景固护脾胃的思想在六经辨治、遣方用药、饮食调护等方面皆有体现，除了"四季脾旺不受邪"[2]1（《金匮要略·藏府经络先后病脉证》），《伤寒论》中多处可见"微和胃气""当和胃气""以调胃气""祛邪不伤胃气"之语，可见其对顾护脾胃的重视程度；《伤寒杂病论》中小建中汤即是培补中焦脾土以达"建中州"之意，治里虚兼外感之证"心中悸而烦"[3]31，虽无外解之药，惟温中健脾之品，中气得助自可祛邪外达，使得少阳之邪不复传变；仲景组方遣药中还常以生姜、大枣、甘草、蜂蜜等加以固护，服桂枝汤"服已须臾，啜热稀粥"养胃气、资汗源，十枣汤后糜粥调养固护胃气，白虎汤中用粳米调中，调味承气汤中加甘草，皆是养中气以求祛邪不伤脾胃之效；同时，在病后脾胃功能尚未恢复时，重视饮食调养，遵《素问·热论》"病热少愈，食肉则复，多食则遗，此其禁也"，《伤寒论》第398条进一步阐释提出"病人脉已解，而日暮微烦，以病新瘥，人强与谷，脾胃气尚弱，不能消谷，故令微烦，损谷即愈"[3]65，同时施治中不忘"勿犯胃气及上二焦"（《金匮要略·妇人杂病脉证并治》）[2]59体现了瘥后调养、防病复作的思想。

遵《内经》"阳气者，若天与日，失其所则折寿而不张"，张仲景治疗危急重症，重视固护阳气，如误下、误汗后所出现的"昼日烦躁，不得眠，夜而安静，不呕不渴，无表证，脉沉微，身无大热者"（《伤寒论》第61条）[3]25，病在三阴，属阳气暴伤之虚寒证，危候虽未完全显露，但阳衰阴盛之本已见，即予干姜附子汤以救其阳，以防危亡之证接踵而至，四逆汤、通脉四逆汤、白通汤、白通加猪胆汁汤、通脉四逆加猪胆汁汤、四逆加人参汤亦体现了仲景救护阳气、防危防盛的思想，也是"治未病"理论在疾病论治过程中的具体运用。

三、晋葛洪《肘后备急方》重视疫病预防及药物养护

葛洪重视疾病预防，主张救疗于发病之前，《抱朴子养生论》有"是以至人上士，乃施药于未病之前，不追修于既败之后"，与《内经》"治未病"思想一致。

葛洪重视传染性疾病的预防，"治瘴气疫疠温毒诸方第十五"中"赤散方……捣筛为散，初觉头强邑邑，便以少许内鼻中吸之，取吐……晨夜行及视病，亦宜少许，以内粉粉身佳"[4]53"度瘴散，辟山瘴恶气，若有黑雾郁勃及西南温风，皆为疫疠之候……辟毒诸恶气，冒雾行，尤宜服之"[4]53。预先服用药物防止交叉感染："治伤寒时气瘟病方第十三"所载"大黄三两，甘草二两，麻黄二两，杏仁三十枚，芒消（原书为'消'，应为'硝'，笔者注）五合，黄芩一两，巴豆二十粒（熬）。捣，蜜丸和如大豆，服三丸，当利毒。"[4]37即是"家人视病者，亦可先服取利，则不相染易也。"[4]37采用芳香药物制方如太乙流金方、虎头杀鬼方，制成药丸置于香囊之中随身佩戴，以艾灸熏蒸"断温病令不相染"，以防病邪侵犯人体，达到减少疾病的传播流行的目的。

另外，葛洪重视《内经》中"食肉则复"之论，对于时气致病瘥愈后注意起居饮食、防止食复，"治时气病起诸劳复方第十四"中详细列出时气病后百日内的饮食禁忌

明细及禁食之因："病愈后，百日之内，禁食猪、犬、羊肉，并伤血，及肥鱼久腻、干鱼，则必大下痢，下则不可复救。"[4]49 同时，还有列出"面食，胡蒜，韭薤，生菜，虾鲑辈，食此多致复发，则难治。"[4]49 为食后易复之品。病后的饮食宜忌及防治："治温疟不下食……忌蒜、热面、猪、鱼。"[4]59 "治瘴疟……服药后至过发时勿吃食"[4]59（《治寒热诸疟方第十六》）。多方面体现了葛洪"瘥后防复"的治未病思想。

四、隋巢元方析病候重"避风防疫"、灸法防口噤

《诸病源候论》在病源分析中，认为多病皆因风邪所伤，如可致瘙痒皮疹："邪气客于肌肤，复风寒相折，则起风瘙瘾疹"[5]13，"汗出不可露卧及浴，使人身振寒热，风轸"（《诸病源候论·卷二·风瘙身体瘾疹候》）；可致口㖞偏瘫："大汗勿偏脱衣，喜偏风半身不随"[5]5（《诸病源候论·卷一·风痹候》）"夜卧当耳勿得有孔，风入耳中，喜令口㖞"[5]2（《诸病源候论·卷一·风口㖞候》）；可致癫疾："夫人见十步直墙，勿顺墙而卧，风利吹人，必发癫痫及体重"[5]10（《诸病源候论·卷二·风癫候》）；可致毛发脱落之患："热食汗出勿伤风，令发堕落"[5]129（《诸病源候论·卷二十七·毛发病诸候》），故而需"慎避邪风"。

同时，对于麻风病的成因，《诸病源候论》上承《内经》"疠风之说"："疠气……使其鼻柱坏死色败，皮肤疡溃，风寒客于脉而不去，名曰疠风"（《素问·风论》），并详尽分析成因"恶风须眉堕落者，皆从风湿冷得之，落因汗出，入水得之，或冷水之肌体得之，或因久卧湿地得之，或当风冲坐，卧树下及湿草上得之"[5]12，并以藏象学说为中心，析其证候"恶风……入五脏，即与脏食……若食人肝，眉睫堕落；食人肺，鼻柱崩坏；食人脾，语言变散；食人肾，耳鸣啾啾，或如雷击；食人心，心不受触而死"[5]13，亦体现了"慎避风邪"的重要性。

此外，巢元方《诸病源候论·卷九·时气令不相染易候》提出"人感乖戾之气"[5]53是传染性疾病的病因，"预服药物"可预防疫病传播和感染，是《内经》"未病先防"理论在临床实践中的体现。其中，卷二十五"射工候"[5]123 所载射工毒蛊致病中有"此虫冬月蛰在土内，人有识之者，取带之溪边行亦佳，若得此病毒，仍以（射工）为屑渐服之。"[5]123 根据考证，所谓"射工毒蛊"为斑疹伤寒[6]8，射工则为媒介，此预防之法类同于西医学的免疫接种法，亦是《内经》"治未病"思想在预防医学中的具体运用。

除了疫病防治，巢元方《诸病源候论》中还有小儿灸法防噤的记载："河洛间土地多寒，儿喜病痉，其俗生儿三日，喜逆灸以防之；又灸颊以防噤。"[5]207

书中虽不载方药，但在诸证之后附有"补养宣导"的说明，广泛吸收前人经验，将行气、导引、按摩融合一体以"治未病"。

五、唐孙思邈提"欲病"说、遣药艾灸"防疫补益"

上承《内经》"治未病"思想，孙思邈提出："常须安不忘危，预防诸病也。"[7]484

"善养性者，则治未病之病，是其义也。"[7]477 "消未起之患，治未病之疾，医之于无事之前，不追于既逝之后"（《备急千金要方·养性序第一》）[7]480，并首次提出"欲病"之说："上医医未病之病，中医医欲病之病，下医医已病之病"（《备急千金要方·诊候》）[7]24，其中欲病之病指："人有少苦，似不如平常……若隐忍不治……已成痼疾。"[7]188 以做到"消未起之患，治未病之疾，医之于无事之前"[7]480。重视疗未病、欲病，着眼于疾病微而未显、显而未成、成而未传的时期，在养生防病的具体原则和方法方面有着颇多创新和发展，导引按摩、饮食起居、七情调摄、调气吐纳等皆详述于"养生"篇章中。

遵《素问·刺法论》"正气存内，邪不可干"之论，孙思邈在《备急千金要方·伤寒例》中提出"辟疫气，令人不染"[7]188 的预防之则，强调用药以预防疾病："天地有斯瘴疠，还以天地所生之物以防避之"[7]186，不仅总结如太乙流金散、雄黄散、屠苏酒、治疫病方、治瘴气方等辟秽逐邪用于"辟疫气""辟温气"方剂共 36 首[8]4-5，而且剂型用法多样，其中，如熏烧太乙流金方（雄黄 90 g、雌黄 60 g、鬼箭羽 45 g、羚羊角 60 g，共研为细末，蜡为丸），虎头杀鬼方（虎头骨 150 g、朱砂 45 g、雄黄 45 g、鬼臼 30 g、皂荚 30 g，共研末蜡为丸），于瘟疫流行时，每日焚 1～2 丸熏烟，有除秽辟疫之用[9]7-8，口服"岁旦屠苏酒（大黄、白术、桔梗、蜀椒、桂心、乌头、菝葜），令人不染温病及伤寒"[7]188，涂药：雄黄散（雄黄、朱砂、石菖蒲、鬼臼）涂五心、额上、鼻人中及耳门[7]189，粉身：（川芎、白芷、藁本）研粉与米粉调匀粉身[7]189，膏摩：五物甘草生摩膏（甘草、防风、白术、雷丸、桔梗）"炙手以摩"（《备急千金要方·惊痫》)[7]98，《千金翼方》杂病下章"大金牙散""小金牙散"（含雄黄、牛黄、麝香、朱砂、细辛、蜀椒等）既可内服，亦可鼻塞、佩戴，"绛囊盛之"用以预防瘴气疫毒伤人；还重视保健灸预防疾病："凡人家居及远行，随身常有熟艾一升"（《备急千金要方·居处法》）[7]483，"若要安，三里常不安"，《备急千金要方·灸例》多载有预防"瘴疠、温疟、毒气"等时疫病的灸法，例如以化脓灸预防疟疾："凡入吴蜀地游官，体上常须两三处灸之，勿令疮暂瘥，则瘴疠、温疟毒气不能著人"[7]523，平日康健平安仍可"灸三数穴以泄风气，每日必须调气补泻，按摩引导为佳"[7]484。

同时，孙思邈还提出顺应季节之变服用药物预防疾病："凡人春服小续命汤五济……夏无热则服肾沥汤三济，秋服黄芪等丸……冬服药酒……终身常尔，百病不生"（《备急千金要方·服食法》）[7]486，春季服用小续命汤以宣畅阳气，以利于春季肝气畅达。另外，孙思邈重视药物养生，认为"药能恬神养性以资四气"[10]127 "勤于服食，则百年之内不惧于夭伤也"[10]122。设专篇"服食法第六"载有二十四首养生补益方剂[7]486，如地黄方、黄精膏方、饮松子方等，并述其原则"当寻性理所宜，审冷暖之适，不可见彼得力"[7]486 以及遂其药性的服饵法则次第："先去三虫，三虫既去，次服草药，好得药力；次服木药，好得力讫；次服石药。"[7]487 完善了《诸病源候论》有理无方的缺憾，充实了"未病先防"药物预防内容。

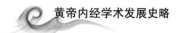

六、金李杲已病防变治从五行、瘥后饮食防复

李杲重脾胃为本："五脏之气，上通九窍。五脏禀受气于六腑，六腑受气于胃。"[11]20擅长根据五行相生相克之理，掌握疾病的传变规律，从五行论治，如《脾胃论》"肺之脾胃虚论"中，述及时值秋燥令行，见脾胃虚病，常兼见肺病："乃阳气不伸故也"[11]6，治以升阳益胃汤，以人参、白术、芍药治之，源于脾为肺之母，母病及子："脾胃虚则肺最先受病"[11]6，为后世所推崇的培土生金之法。同时，在疫病的诊治中，提出外感之患皆有内伤的基础，感邪与正气虚弱程度密切相关，曾亲历汴京大疫，创制普济消毒饮治疗大头瘟，重视固护正气且贯穿诊治始终，慎用寒凉药物，注意固护脾胃。

疾病初愈阶段，李杲重视固护胃气、调护脾胃运化之功，阐发饮食宜忌，瘥后防复："应减食，宜美食。服药讫，忌语话一二时辰许，及酒、湿面、大料物之类，恐大湿热之物，复助火邪而愈损元气也。"[11]5均是《内经》治未病理论的实践与发挥。

七、元朱丹溪阐发"治未病"之理

朱丹溪重视并阐发"圣人不治已病治未病"之理，《丹溪心法·不治已病治未病》开篇即有："与其救疗于有疾之后，不若摄养于无疾之先。盖疾成而后药者，徒劳而已。是故已病而后治，所以为医家之法；未病而先治，所以明摄生之理。夫如是则思患而预防之者，何患之有哉？"[12]2并取象比类地阐发说明"治未病"的重要性："尝谓备土以防水也，苟不以闭塞其涓涓之流，则滔天之势不能遏；备水以防火也，若不能扑灭其荧荧之光，其燎原之焰不能止。其水火既盛，尚不能止遏，况病之已成，岂能治欤？"[12]2并切实提出见既病之端，防止病势进展之措施，如"见右颊之赤，先泻其肺经之热，则金邪不能盛"[12]2。

八、明徐春甫阐释"治未病"

徐春圃阐释了《内经》"不治已病治未病"的观点，辨明了不治已病，不是说已经生病了不去治，也不是说已经病了就不能治，而是说在疾病刚开始，病情轻浅的时候立即治疗则疗效好，人体受损也小："春甫曰：圣人治未病不治已病，非谓已病而不治，亦非谓已病而不能治也。盖谓治未病，在谨厥始防厥微以治之，则成功多而受害少也。惟治于始微之际，则不至于已著而后治之，亦自无已病而后治也。"[13]233"圣人起居动履，罔不摄养有方。间有几微隐晦之疾，必加意以防之，用药以治之。圣人之治未病不治已病有如此。"[13]233

九、明张介宾"保精"治于未形

张介宾重视"未病先防"的思想，提出防重于治，《类经》有载："祸始于微，危因于易，能预此者，谓之治未病，不能预此者，谓之治已病，知命者其谨于微而已矣"[14]25，"治于未形，故用力少而成功多，以见其安不忘危也"[14]25。

发病与否与正气的强弱密切相关，治于未形即为固护正气，张介宾重视保精："善养生者，必宝其精"，认为此为扶正、延年益寿之根本，《景岳全书》有载："盖人自有生以后，惟赖后天精气以为立命之本，故精强神亦强，神强必多寿；精虚气亦虚，气虚必多夭。"[14]1068强调"保精"的重要性，恣意纵欲易成虚损之证："欲不可纵，纵则精竭。精不可竭，竭则真散。"[14]19七情过极、悲喜无度则："苦乐失常皆伤精气，甚至竭绝，则形体毁沮。"[14]210故须保精以养。

十、明喻嘉言治中风需早御外入之风

喻昌（公元 1585—1664 年），字嘉言，晚号西昌老人，江西新建人，明末清初医学家。所著《医门法律》中贯穿了未病先防、既病早治的思想。如中风病的论治中，卷三"中风门"有载："是风虽未入，脏真先已自伤，火热气湿痰虚，迎之内入，多汗恶风等证，因之外出，治之难矣。善治者，乘风未入，审其何脏先伤何邪，彻土绸缪，最为扼要之法也。"[15]103认为既病者，需辨明病所，尽早施治："其在于经络肌表筋骨之间，尚未入于脏腑者，并以通荣卫为治。"[15]109所制人参补气汤便是抵御外入之风的绸缪之计："诸阳起于指，手指麻木，风已见端。宜亟补其气，以御外入之风，故用此为绸缪计也。"[15]112

十一、清徐大椿强调"早治"

而疾病的发展由轻到重，得病以后很容易因劳累、外感或饮食不当加重病情，以至于不治："若夫得病之后，更或劳动感风，伤气伤食，谓之病后加病，尤极危殆。"所以当及早治疗，即一有不适，就要进行治疗："故凡人少有不适，必当即时调治，断不可忽为小病，以致渐深；更不可勉强支持，使病更增，以贻无穷之害。"[16]147

十二、温病学派固护阴液阐发"治未病"

1. 清叶天士"先安未受邪之地" 叶天士创立卫气营血辨证的同时，根据病传规律，提出"先安未受邪之地"的治未病思想，以及逐邪务早，先证用药，先安防变等用药原则，重视温热病发展规律，易乘虚内传、耗伤津液为患："热邪不燥胃津，必耗肾液"[17]344，故论治中多以固护津液为要，"胃津亡""重则如玉女煎，轻则如梨皮、蔗浆之类"[17]341以养胃液，"肾水素亏""甘寒之中加入咸寒"以滋肾水，以遏制邪热内传之势；同时，因时制宜，如在泄泻篇中，辨治长夏入秋、腹满便溏者"未受病前……即饮芳香正气之属，毋令邪入，为第一义"[17]192，乃先行既病防变思想的具体运用。

2. 清吴瑭"救阴精为主" 吴瑭提出在温病三焦辨证体系的基础上，同样重视温病伤阴之本："温热，阳邪也。阳盛伤人之阴也"[18]20"热病未有不伤阴者，其耗之未尽

者胜，尽则阳无留恋，必脱而死也"[18]15阴液耗伤程度直接关系病程转归及预后，故而《温病条辨·杂说》提出"本论始终以救阴精为主"[18]101分三焦论治。

上焦之患施以辛凉平剂银翘散、辛凉轻剂桑菊饮以疏风透邪，方中均以芦根甘寒保津："预护其虚，纯然清肃上焦……有轻以去实之能。"[18]22若深入营分，则以增液汤辛凉、咸寒之品合用，壮水以制火，使得邪热去而不伤正，深入血分，则以犀角、地黄凉血散血、增液行瘀，以防耗血动血，故有"上焦以清邪为主，清邪之后，必继以存阴"[18]80之论。病在中焦者多犯胃，清胃热、泻肠燥的同时，重视养精保液，根据胃阴耗损程度辨证用药，对于津亏而热结不重者，用增液汤或增液承气汤以补药之体作泻药之用。而热入下焦，因"温邪久羁中焦阳明阳土，未有不克少阴癸水者"[18]76，故多为肝肾阴亏，"或在少阴，或在厥阴，均宜复脉"[18]77，护其阴液。

十三、清王孟英重起居审慎

王孟英在《随息居重订霍乱论·卷上·治法篇第二》提出霍乱易生之因："冬夏衣被过暖，皆能致病，而夏月为尤甚。既因暖而致病矣，或又因病而反畏寒，以热郁于内，而气不宣达也。再加盖覆，则轻者重，而重者即死矣。"[19]159"勿过于贪凉，迎风沐浴，夜深露坐，雨至开窗，皆自弃其险，而招霍乱之来也，不可不戒。"[19]159须遵四时寒温变化。同时，还重视水源的卫生洁净："平日即留意，或疏浚河道，毋使积污；或广凿井泉，毋使饮浊，直可登民寿域。"[19]158

十四、清张璐"冬病夏治"

张璐（公元1617—1699年），字路玉，晚号石顽老人，江南长洲人（今属江苏苏州），清初医学家。张璐推崇经典，所著《张氏医通》中疾病证治皆先列《内经》《金匮》："是编首列《灵》《素》病机，次则《金匮》治例，以冠诸论。"[20]凡例并博采众长。

遵《素问·四气调神大论》"圣人春夏养阳，秋冬养阴，以从其根"之旨，春夏阳气生发、万物始生，秋冬万物收敛闭藏、阴气渐生，于春夏阳气充足之际，固护阳气，以减少秋冬阴盛之时易患之症，《张氏医通》中所载的天灸所用的"白芥子涂法"，于夏月三伏中灸治冷哮："方用白芥子净末一两，延胡索一两，甘遂、细辛各半两，共为细末，入麝香半钱，杵匀，姜汁调涂肺俞、膏肓俞、百劳等穴，涂后麻瞀疼痛，切勿便去，候三炷香足，方可去之。十日后涂一次，如此三次，病根去矣。"[20]85借助自然界阳气最充盛之时来充养人体的阳气，可预防哮喘冬季发病，为后世医家广泛使用，运用于秋冬易发的虚寒性疾患中，是《内经》"治未病"理论的实践。

十五、《内经》治未病与预后理论发展研究评述

《内经》提出"治未病"思想，充分体现了传统文化居安思危的忧患意识，居安思危则安，居安思安则危；未病思防则健，未病不防则病。从文化和哲学角度来分析，忧

患意识实际是一种"超前意识""风险意识",是促进医学发展的重要动力。《证治心传》说:"欲求最上之道,莫妙于治其未病。"[21]678"治未病"是"最上之道",也就是医学的最高境界。元代医家朱丹溪说:"今以顺四时调养神志,而为治未病者,是何意耶?盖保身长全者,所以圣人之道。"[12]2 把"治未病"提高到"圣人之道"。

《内经》中的"治未病"观点,是着眼于个体健康的系统管理,无论针对健康还是疾病的状态、采取有效措施,防止疾病的发展、深入及复发。《素问·阴阳应象大论》有:"故善治者治皮毛,其次治肌肤,其次治筋脉,其次治六腑,其次治五脏,治五脏者,半死半生也。"说明疾病的治疗宜尽早入手,若失于先机,伴随疾病深入则诊治难度增加。因此,后世医家传承发展《内经》"治未病"思想,往往体现在临床诊治中。

汉代的《难经》中被赋予了"见肝之病,先实其脾气"的具体含义,这个原则受到后世医家治疗肝病时的重视。后世医家将《内经》"治未病"的范畴细化分为了未病先防、欲病救萌、既病防变、愈后防复四类,根据不同病程阶段施治、控制病势进展,还补充了一些"治未病"的具体方法和措施,如汉代张仲景以循经传变和五行生克制化规律为指导,注重调摄未病之脏,提出"见肝之病,知肝传脾,当先实脾",为后世医家所推崇,还在伤寒病的治疗中提出:"四肢才觉重滞,即导引、吐纳、针灸、膏摩,勿令九窍闭塞。"东晋葛洪不仅详细列出预防传染性疾病传播的方药,以及制丸、香囊、艾熏等用药方式,还列举了易致食后疾病反复的食物,以达保健和防病的目的。唐代孙思邈不仅在病程中细化提出"欲病",还提出用烟熏法、涂药法、艾灸、按摩等方法预防瘟疫等。可见,"治未病"理论得到了广泛的运用,是承前启后的发展阶段。金元百家争鸣,"治未病"之法日趋细化并充实,《太平圣惠方》重视食疗和药饵,刘完素调气、李杲重脾胃、朱丹溪重保阴精。明清时期,"治未病"理论得到了充分的发展,温病学派结合温热病程中阴伤为患的特征,"固护阴液"之法贯穿病程始终,根据疾病的现状和发展趋势,"截断扭转,阻邪入之势",扶助欲传之脏的正气以防病势进展,以及喻嘉言御外入之风的内服用药,张璐冬病夏治白芥子外涂之法,均是《内经》"治未病"既病防变理论的继承和发展,充实了"治未病"的内涵并强调了其临床价值,形成了系统的既病防变的理论体系,"治未病"思想进入了成熟的阶段。从后世医家对"治未病"的发展实践,不难看出与当时所处时代的历史文化、社会需要、医家医术等密切相关。

而《内经》中诸多关于预测疾病预后的方法,也为后世医家所发挥,如明代李梴提出根据脉动止预测生死之期之说,但此种预测之说多缺乏实证的依据、具有其历史时代的局限性,故自国人进入现代文明社会以后,逐渐被淘汰。

《内经》"治未病"的核心思想是顾护机体的正气,提高抗邪能力,减少患病的概率,患病后减少病势进一步发展,病愈后减少复发的机会。在临证实践中被后世医家不断扩充完善,对应现代预防医学理论,"未病先防"对应一级预防,"欲病救萌、既病防变"则对应二级和三级预防,可谓目前所倡导的慢性疾病防治中"关口前移、以预防为主、防治结合"的核心思想,与我国现阶段医药卫生事业发展方向一致,在各系统疾病的防治中应用广泛，如高血压、冠心病、慢性阻塞性肺疾病等慢性疾病的综合防治，以及恶性肿瘤防治体系的构建中，重视中医经典古籍，发挥"治未病"的特色优势，对于降低患者病死率、复发率，提高患者生活质量，均具有广阔的应用前景及重要的指导意义，值得我们继续去发掘、传承和发扬。

当今社会医学面临着新的困惑，例如物质文明提高了有些疾病反而增多了，医源性、药源性疾病增加，生态环境与医学的矛盾突出，医学与老龄化社会的矛盾显现，医疗费用开支大幅度增加，医学的发展无法遏止新生疾病的产生，等等。鉴此，《内经》养生和"治未病"的理念尤显现实意义。

国家卫生和计划生育委员会原副主任，国家中医药管理局原局长王国强说：开展中医"治未病"是服务我国经济社会发展大局的需要；开展中医"治未病"是满足广大人民群众对中医药服务需求的需要；开展中医"治未病"是适应医学模式转变的需要。现代的医学模式转变和现代的医学理念调整，其实质就是由以疾病为中心转变为以健康为中心，由治"已病之人"转变为"治未病之人"。有专家预测，"治未病之人"必将成为21世纪医学变革的主流。中医"治未病"的思想，完全符合现代的医学发展潮流，开展中医"治未病"工作，完全符合现代的医学模式转变。在这一划时代的医学革命中，中医"治未病"思想的全面继承与发扬，具有重要的现实意义和深远的历史意义。

参考文献

[1] 牛兵占. 难经译注 [M]. 北京：中医古籍出版社，2004：328.

[2] [汉] 张仲景. 金匮要略 [M]. 于志贤，张智基点校. 北京：中医古籍出版社，1997：1.

[3] [汉] 张仲景. 伤寒论 [M]. 厉畅，梁丽娟点校. 北京：中医古籍出版社，1997：52.

[4] [晋] 葛洪. 肘后备急方 [M]. 王均宁点校. 天津：天津科学技术出版社，2005：53.

[5] [隋] 巢元方. 诸病源候论 [M]. 黄作阵点校. 沈阳：辽宁科学技术出版社，1997：13.

[6] 广州中医药大学《中医预防医学》编委会. 中医预防医学 [M]. 广州：广东科技出版社，2002：8.

[7] [唐] 孙思邈. 中医必读百部名著备急千金要方 [M]. 高文柱，沈澍农校注. 北京：华夏出版社，2008：21.

[8] 全惠兰. 孙思邈对方剂学的贡献及学术成就 [J]. 现代中医药，2003 (5)：4-5.

[9] 李永峰，李红. 论孙思邈预防医学思想 [J]. 陕西中医学院学报，2001，24 (4)：7-8.

[10] [唐] 孙思邈. 千金翼方 [M]. 彭建中，魏嵩有点校. 沈阳：辽宁科学技术出版社，1997：127.

[11] [金] 李杲. 脾胃论 [M]. 彭建中点校. 沈阳：辽宁科学技术出版社，1997：20.

[12] [元] 朱震亨. 丹溪心法 [M]. 彭建中点校. 沈阳：辽宁科学技术出版社，1997：2.

[13] [清] 徐春甫. 古今医统大全 [M]. 人民卫生出版社，1991：233.

[14] 李志庸. 张景岳医学全书 [M]. 北京：中国中医药出版社，1999：25.

[15] [清] 喻嘉言. 医门法律 [M]. 韩飞等点校. 太原：山西科学技术出版社，2006：103.

[16] 刘洋. 徐灵胎医学全书 [M]. 北京：中国中医药出版社，1999：147.

［17］黄英志. 叶天士医学全书［M］. 北京：中国中医药出版社，1999：344.

［18］李刘坤. 吴鞠通医学全书［M］. 北京：中国中医药出版社，1999：20.

［19］盛增秀. 王孟英医学全书［M］. 北京：中国中医药出版社，1999：159.

［20］［清］张璐. 张氏医通［M］. 李静芳，建一校注. 北京：中国中医药出版社，1995：凡例.

［21］裘庆元. 三三医书 精校本 第 2 册［M］. 北京：中国医药科技出版社，2016：678.

跋：让中医经典"活"在当下

中医学经典集中反映了先人们关于生命、健康、疾病及其防治的智慧和经验，其为中华民族的生存繁衍厥功甚伟。历史已经推演到新的世纪，人们对于疾病的防治和健康的追求和期望已经发生了巨大的变化。当前我们需要认真思考和研究的是如何让古老的中医学经典"活"在当下，以福佑人民的健康。笔者不揣浅陋试谈一些感想，以求正于高明。

一、用经典激活临床

中医学经典是先人们临床医疗经验的结晶，所以离开临床实践就无法解析经典的隐奥和是非曲直，立足临床实践是研读中医学经典的最高境界。笔者认为当前倡导"读经典，做临床"的主要目的有二：一是用中医经典激活临床的思维，旨在提高临床疗效；二是通过长期的临床经验的积累，经过提炼升华，旨在拓展经典理论创新，推动中医学术的发展。

然而数千年以前的中医学经典不可能回答和解决我们当前医疗工作中所有的问题和难题，学习经典的目的旨在借鉴古代医家的智慧和思维方式。一部《伤寒论》113方，397法，实际是阐释外感热病的辨证施治规律。其以三阴三阳六经分证统率诸病，通过辨阴阳、分寒热、定表里、决虚实，进一步判明病变的性质、部位、邪正态势及其演变规律，其所见者大，所包者广。只要我们详其意趣，识契真要，师其法，不泥其方，则不仅可指导外感病的辨治，而且完全可用于现代各种杂病的论治。

例如，仲景有治疗"伤寒表不解，心下有水气"的小青龙汤法，裘沛然先生常用此方加减治疗老年性慢性支气管感染，效果甚好；对某些病邪久稽，脾肾阳虚，痰湿阴寒凝聚，咳嗽、气喘并作者，裘老取小青龙法合阳和汤法，方中麻黄、白芥子、甘草有平喘、化顽痰、止咳之功；姜炭易干姜，温阳蠲饮；肾不纳气，用熟地填精，鹿角霜温肾壮阳。此方标本兼顾，对肾虚咳喘患者，颇为合拍。阳和汤出《外科证治全生集》，原为专治阴疽而设，有温阳散寒、解凝通滞之功。此取《内经》"阳化气"及《金匮要略》"病痰饮者，当以温药和之"的经义，犹如春温和煦之气，普照大地，驱散阴霾，以布阳和。用外科方治疗内科病，独出机杼，发经典之绪余，颇见新意。诚如吴尚先《理瀹骈文》所说："外治之理，即内治之理，外治之药亦即内治之药，所异者法耳。医理药性无二，而法则神奇变幻。"又如，凌耀星教授根据《内经》"饮入于胃，游溢精气，上输于脾，脾气散精，上归于肺，通调水道，下输膀胱""三焦者，决渎之官，水道出焉"等记载，认为水液代谢之原动力来自肾之真阳，犹如釜底之薪火燃烧；水液运化之枢机在脾胃，犹釜锅之熟腐蒸腾，通过气化，精气上升，浊气下降，维护水液代谢。先生根据经旨采用健脾温阳、祛浊利水法治疗严重慢性肾功能衰竭案，达到减轻症状、延长生命的疗效。

笔者认为，中医学经典代表了那个时代的学术成就，但毕竟存在着某些局限和不足，不可能为我们直接提供解决当前医疗实践所面临的各种难题的答案，因此，读经典做临床需要智慧、需要在继承中不断探索与创新，才能起到激发临床思路，提高疗效的目的。例如，《素问·阴阳别论》记载："二阳结，谓之消。"二阳，指阳明之胃与大肠，肠胃结热，津液枯涸，口渴善饥，发为消渴。后世治消渴有滋阴、润燥、降火等，疗效不一。笔者体会，清胃与大肠之热，滋胃与大肠之阴，是取效的关键。余曾治一男性中年患者，日饮水八热水瓶，小便二三十次，形体日瘦，苦不堪言。经西医多次住院检查，排除糖尿病、尿崩症等病变，以口渴尿频待查出院。患者在当地医院选服中药80余剂，收效不显。药有补气、敛津、养阴、清胃、益肾等。邀诊后，遍览前方，余亦技穷，后追询病史发现，患者饮食必欲经冰箱之冷食、冷饮而为快，大便干结，察舌质红，苔根黄色。此二阳热结，胃、肠热盛。前医虽曾投石膏、知母之类，恐病深药轻，不足以克邪。遂投方：生石膏90克（后加至120克），知母、寒水石各30克，甘草6克，乌梅12克，地骨皮15克，生大黄9克（后下）。并根据仲景用白虎汤煎法，以粳米60克，先煮成米汤，再以米汤煎中药。14剂后，饮水、尿量有所减少，大便通调。前方续有增损，调治3月余，诸症悉除，照常工作。此案二阳热结，取大剂白虎直折火势，伍大黄通阳明之腑，结果较短时间内热撤渴平。

笔者深切地体会，对中医经典的学习仅仅停留在背诵一些条文，未能真正体悟其中的真谛，就不能做到圆机活法，激发临证思路，促进疗效的提高。

二、从科研拓展经典

科学研究离不开科学假说，假说是开拓科学新领域，打开科学宝库的钥匙。假说可以唤起众说，促进科学发展。从科学研究而言，中医学经典所提出的许多观点大抵属于"假说"范畴，我们应该用经典理念开掘科研思路，通过现代科研手段把经典理论中的"假说"变成"真说"，以推动理论创新。

例如：《灵枢·阴阳二十五人》《灵枢·卫气失常》《灵枢·九针十二原》将人体体质分为"膏人""脂人""肉人"。它以肥胖的病理特点进行分型，是对肥胖病最为简明的一种分型方法。全小林课题组通过对1 267例肥胖成人进行人体测量学等，结果显示，1 267 例中，膏人 576 例，数量最多，占 45.5%，其次为脂人 351 例（27.7%）和肉人（26.8%）。三类人症状中频率出现最高的均是嗜食肥甘醇酒，其中膏人在糖尿病、脂肪肝、血脂紊乱、痛风、冠心病等大多数代谢相关性疾病的患病率均比脂人、肉人多近 10% 及以上。仝小林教授提出"膏浊"的概念及生成原理、过程与危害，以及膏浊与"湿、痰、瘀"之间的关系，说明"膏浊"阻滞血脉，闭阻络脉，耗伤气血津液，所引起的多种病变是 2 型糖尿病、心脑血管疾病等慢性重大疾病的源头病因。现代研究也证实了肥胖与多重疾病的相互关联性，"膏浊"理论是中医病因学理论的重要组成部分，影响并决定了多种慢性重大疾病的发生发展方向和预后。《素问·奇病论》说："此五气之溢也，名曰脾瘅。夫五味入口，藏于胃，脾为之行其精气，津液在脾，故令人口甘也。此肥美之所发也，此人必数食甘美而多肥也。肥者令人内热，甘者令人中满，故其气上溢，转为消渴。治之以兰，除陈气也"。《素问·通评虚实论》："凡治消瘅、仆击、偏枯、痿厥、气满发逆，甘肥贵人则膏粱之疾也。"经文提示：肥胖是脾瘅的源头，消渴由脾瘅转化而来；脾瘅的核心病机是"中满"和"内热"。脾瘅之后，会发生一系列与大血管病变相关的疾病，脾瘅的形成与代谢综合征极为相似。2011 年仝小林系统提出代谢综合征"膏浊"理论，创建通腑泄浊法，确立以大黄黄连泻心汤为主的方药，并以减轻胰岛素抵抗为主线，开展了中药复方治疗单纯性肥胖症及含血压、血糖、血脂异常不同组分代谢综合征的多项临床研究，实现了对肥、脂、压、糖等多代谢紊乱的整体治疗。获得国家科技进步奖二等奖。

又如，吴以岭院士以《内经》络脉理论为基础，提出"脉络-血管系统病"发病与病理演变规律的新认识，根据新的病机观点制定有效治法进而组方选药并经临床实践取得疗效，成为创新药物的源头。"中药通心络胶囊治疗冠心病研究"因首次提出络气虚滞、脉络瘀阻、脉络绌急病机新认识，揭示脉络绌急-冠脉痉挛-血管内皮功能障碍的内在相关性，总结出"搜剔疏通"的用药规律，以益气药人参为君药，配伍化瘀通络之水蛭、地鳖虫、全蝎、蜈蚣等用于冠心病治疗，获 2000 年国家科技进步奖二等奖。

要之，用《内经》理论指导科学研究有两种思路，一是用临床及实验研究验证经典理论的科学价值，二是借鉴经典理念，进行理论创新，设计治疗方案，进而结合临床实践和实验研究创制新药，取得疗效的突破，造福人民的健康。吴以岭的研究思路"源于经典-基于临床-创新理论-研发新药-提高疗效"，值得我们作为研究拓展中医学经典的圭臬。

三、从文化演绎经典

中医学是中华民族的生存方式和生存技术，由生存方式衍生了中华文化，由生存技术逐渐发展成为医学。前者属于"道"，后者属于"术"，"道无术不行，术无道不久"，所以中医学从萌生开始就体现了"道术相合"、文化与医学不可分割。《黄帝内经》是中国传统文化与医疗实践经验相结合的结晶，文化是"根"与"魂"，医学是大厦。没有坚实的根基，大厦就会倒塌；没有丰富的灵魂，独存躯壳，就没有生命的活力。故文化与医学，两者血脉相连，须臾不能分离。诚如韩启德院士所说："医学是对人类痛苦的回应，它从诞生那一天起，就不是单纯的技术，而更多的是对患者的安慰和关怀，所以说医学起源于人文，它本身就体现了人文，而且永远也脱离不了人文。"

说到《黄帝内经》的文化理念，就首先要谈到中国传统文化中的"天人之学"。先人们在探讨宇宙的生成或探索生命的奥秘过程中，无不围绕着天人关系这个核心展开的。"天人之学"是中国传统文化的思维起点，也是中国人最基本的思维方式。古代贤哲们经过长期的探索与思考，提出了"天人合一"的理念。近代著名学者钱穆说："我以为'天人合一'是中国文化的最高信仰，也是中国文化最有贡献的一种主张。西方人离开了'人'讲'天'，在今天科学愈发达愈显出对人类生存的不良影响。'天人合一'论，是中国文化对人类最大的贡献。"《黄帝内经》秉承了中国传统文化的"天人合一"的基因，强调研究"天"必然联系"人"，研究"人"一定联系"天"。中医学所研究的"人"，其实质是"人-人""人-天"关系的总和。中医学是以"天人一体"为理论核心，探讨人体生命活动规律的科学。中医药文化的内涵应该是以中国传统文化为母体，解读中医学对生命、健康、疾病及生死等的价值观念、独特的认知思维方式、人文精神等。《黄帝内经》所提出的"人与天地相参"的观点是建立在中国传统文化"天人合一"思想基础之上的，并以当时医学实践的成果丰富和发展了"天人合一"思想，是中医学最基本的核心理念，它贯穿于中医学理论体系的全部，并作为临床实践的指导思想。

《黄帝内经》另一个重要文化理念是"形神一体"的生命观。形神关系是哲学领域中的一个重要命题，形神是生命的基本要素。人类的生命活动有两大类，即生理性活动和心理性活动，而主导统率人体生理、心理活动的是"心"。《内经》提出"心者君主之官，神明出焉""心者，五藏六府之大主，精神之所舍也"。经文提示"心"有两大生理功能："心主血脉""心主神明"。"血脉之心"主宰五脏六腑生理活动，"神明之心"主宰心理活动。近年心理生物学研究确认，社会心理因素主要通过自主神经系统、内分泌系统、神经递质和免疫系统作为中介机制而影响躯体内脏器官的功能。中医将"心"作为调节心理、生理活动的最高统帅，把形、神整合成统一的整体，这是中医学对生命理论的独特贡献。1995年心血管病专家胡大一教授提出的"双心医学"概念，是将精神心理因素作为心脏整体防治体系的组成部分，实质上佐证了中医"形神一体"以及"心主神明""心主血脉"的科学理念。

《黄帝内经》文化思想突出"以人为本"的人本思想。"以人为本"思想是当今社会的最高价值观。《黄帝内经》的人本思想，是站在疾病与人这个角度去探索的，强调尊重人、关爱人、治病的目的是救人。《内经》有"人者天地之镇也"等记载。孙思邈说"人命至重，有贵千金"。中医学的人本思想从患者与医生的关系说，以患者为主；从"病"与"人"的关系说，以人为主；在"邪"与"正"的关系说，以保护"正气"为主。这一理念贯穿于医疗实践活动的始终。中医治疗疾病时强调"扶正祛邪""祛邪即所以安正""祛邪而不伤正""有胃气则生,无胃气则死""得神者昌,失神者亡""留得一分津液,便有一分生机""阳回则生,阳亡则死"等原则就是"以人为本"思想的具体表现。

文化并不是虚无缥缈的东西,它产生于人类的生存方式以及对世界事物的认知。中医药文化是"道",它可以内化为认知生命活动的思维方式。我们今天强调为医者要学习研究中医药文化,并不是一件或可有无的事,而是切实弘扬中医特色,激发中医独特认知思维方式的需要。有哲人说"经典永远活在现代诠释之中",按照现代解释学家伽达默尔的看法,任何文本和事物的意义就存在于人们的理解和解释之中。对于中医学经典所提出的原创理论的现代诠释,剖析其科学内涵,并付之临床实践及科学研究,必将有助于中医学揭示生命、疾病的本质,阐明治疗疾病的机制,推动学术的创新发展和临床疗效的突破。

王庆其

壬寅年于槐荫堂